D. Kleinmann
**Laufnebenwirkungen**

D. Kleinmann

# Lauf-
# nebenwirkungen

Vom Ermüdungsbruch zum plötzlichen
Herztod: Was können Sie dagegen tun?

Mit 84 Abbildungen in 128 Einzeldarstellungen
und 53 Tabellen

Deutscher Ärzte-Verlag Köln

Dr. med. Dieter Kleinmann
Internist/Sportmediziner
Frisonistr. 7
70736 Fellbach-Schmiden

ISBN 3-7691-0513-3

aerzteverlag.de

Bibliografische Information Der Deutschen Bibliothek
Die Deutsche Bibliothek verzeichnet diese Publikation in der Deutschen Nationalbibliografie; detaillierte bibliografische Daten sind im Internet über http://dnb.ddb.de abrufbar.
Die Wiedergabe von Gebrauchsnamen, Handelsnamen, Warenbezeichnungen usw. in diesem Werk berechtigt auch ohne besondere Kennzeichnung nicht zu der Annahme, dass solche Namen im Sinne der Warenzeichen- oder Markenschutz-Gesetzgebung als frei zu betrachten wären und daher von jedermann benutzt werden dürfen.

**Wichtiger Hinweis:**
Die Medizin und das Gesundheitswesen unterliegen einem fortwährenden Entwicklungsprozess, sodass alle Angaben immer nur dem Wissensstand zum Zeitpunkt der Drucklegung entsprechen können.
Die angegebenen Empfehlungen wurden von Verfassern und Verlag mit größtmöglicher Sorgfalt erarbeitet und geprüft. Trotz sorgfältiger Manuskripterstellung und Korrektur des Satzes können Fehler nicht ausgeschlossen werden.
Der Benutzer ist aufgefordert, zur Auswahl sowie Dosierung von Medikamenten die Beipackzettel und Fachinformationen der Hersteller zur Kontrolle heranzuziehen und im Zweifelsfall einen Spezialisten zu konsultieren.
**Der Benutzer selbst bleibt verantwortlich für jede diagnostische und therapeutische Applikation, Medikation und Dosierung.**
Verfasser und Verlag übernehmen infolgedessen keine Verantwortung und keine daraus folgende oder sonstige Haftung für Schäden, die auf irgendeine Art aus der Benutzung der in dem Werk enthaltenen Informationen oder Teilen davon entstehen.
Das Werk ist urheberrechtlich geschützt. Jede Verwertung in anderen als den gesetzlich zugelassenen Fällen bedarf deshalb der vorherigen schriftlichen Genehmigung des Verlages.

Copyright © 2006 by
Deutscher Ärzte-Verlag GmbH
Dieselstraße 2, 50859 Köln

Umschlagkonzeption: Hans Peter Willberg und Ursula Steinhoff
Titelgrafik: Eva Kroll
Titelabbildung: Rhein-Ruhr-Foto: Gustav Schröder
(mit freundlicher Genehmigung)

Satz: Deutscher Ärzte-Verlag, 50859 Köln
Druck/Bindung: Warlich-Druck,
53340 Meckenheim

5 4 3 2 1 0 / 614

# Vorwort

„Longum iter est per praecepta, breve et efficax per exempla" („Lang ist der Weg durch Lehren, kurz und wirksam durch Beispiele") (Seneca um 50 n.Chr.).

25 Jahre Erfahrung in fachinternistischer und sportmedizinischer Praxis, als Langstreckenläufer (Quereinsteiger vom vereinsmäßigen Fußballspielen), Lauftreffleiter sowie als Gründer und ärztlicher Betreuer einer Herzsportgruppe sind neben einem wissenschaftlichen Fachliteraturstudium in dieses Buch eingeflossen, ganz nach dem Motto „aus der Praxis, für die Praxis". Zusätzlich sensibilisiert durch die gestellten Fragen nach meinen Vorträgen und die mir von Laufzeitschriften zur Beantwortung vorgelegten Läuferanfragen hoffe ich, die wichtigsten Probleme zum Thema Laufen und Gesundheit angesprochen zu haben. Ein Glossar mit den medizinischen Fachausdrücken soll den zum Teil wissenschaftlichen Text auch für interessierte medizinische Laien lesbar machen, die heutzutage oft schon regelrechte Spezialisten in ihrer Krankheit sind oder bei entsprechenden Beschwerden nach tiefgründiger Information suchen. Ich habe versucht, durch zahlreiche Bilder aus der Marathonszene den Text aufzulockern und durch Fallbeispiele lebendig zu gestalten. (Wenn nicht anders vermerkt, sind die Bilder vom mitlaufenden und fotografierenden Autor selbst „geschossen" worden).

Infolge von Unterzuckerung, Elektrolytstörung (Hyponatriämie) u.a. desorientierte und verwirrte Läufer landen in der Psychiatrie, überhitzte, dehydrierte auf der Intensivstation; Kollapszustände, Darmblutungen, Erbrechen, Bauch- und Muskelkrämpfe, Ermüdungsbrüche, Hunde- und Bussardangriffe, Todesfälle ... der Leser könnte an einen Krimi erinnert werden. Ich habe die in den Fallbeispielen und den Statistiken erwähnten Todesfälle nicht gezählt, doch kamen mir Bedenken, manch ein Leser könnte vom Laufen abgeschreckt werden. Dabei wurde ich an eine riesige Schlagzeile auf der ersten Seite von Medical Tribune vom 01.03.1991 erinnert: „Wie krank macht Joggen?" oder in derselben Zeitung für Mediziner (!) am 07.11.2003: „Jeder zweite Jogger riskiert Kopf und Kragen". Es sollte daher nicht der Eindruck erweckt werden, dass ein Arzt, der bereits über 100 Marathonläufe „überlebt" hat – nach dem Lesen dieses Buches wohl keine Selbstverständlichkeit –, in das gleiche Horn wie die unzureichend informierten Laufkritiker bläst. Um also das Verhältnis positive Auswirkung zu möglicher „Nebenwirkung", ähnlich wie bei einem potenten Medikament, ins richtige Licht zu rücken, habe ich am Ende des Buches noch ein entsprechendes Kapitel angefügt: „Warum ist Laufen dennoch so gesund?"

Im Übrigen gibt es kein Medikament, das sowohl vorbeugend als auch therapeutisch derartig effektiv und preiswert bei geringer „Nebenwirkungsrate" ist wie ein richtig dosiertes Lauftraining!

Dieses Buch ist nicht nur für Ärzte gedacht, sondern auch für interessierte anspruchsvolle Läufer, die sich nicht mit oberflächlichen Informationen begnügen, sondern sich ein fundiertes Hintergrundwissen aneignen wollen, um von anderen bereits gemachte Fehler nicht zu wiederholen und auftretende Symptome richtig einzuschätzen, um gegebenenfalls die richtige Maßnahme zu treffen. Des Weiteren werden auch Sportlehrer und -studenten, Trainer und Physiotherapeuten, die in Anbetracht des Massenphänomens Laufen – bis hin zum Marathon und länger – vermehrt mit Langstreckenläufern zu tun haben, Nutzen aus diesem Buch ziehen. Das Kapitel 14 **Herz-Kreislauf-Probleme** ist wegen der Praxisrelevanz für den Arzt wie auch für den betroffenen Läufer („Experte in der eigenen Krankheit") ausführlicher dargestellt. Wenn das Buch dann noch aufgrund des umfangreichen Literaturverzeichnisses als Nachschlagewerk genutzt wird, so ist das Ziel des Autors erreicht.

Dem Deutschen Ärzte-Verlag, vor allem Frau Bertram und Frau Blechschmidt, sei für die gute Zusammenarbeit und die Anregungen gedankt.

70736 Fellbach
Dieter Kleinmann

# Inhaltsverzeichnis

| | | |
|---|---|---|
| **1** | **Orthopädische Probleme** .................................................... | **1** |
| 1.1 | Ermüdungsbruch (Stressfraktur) – 1 | |
| 1.2 | Andere orthopädische Überlastungssyndrome – 3 | |
| | 1.2.1 Wirbelsäulenbeschwerden – 3 | |
| | 1.2.2 Achillessehnenbeschwerden – 5 | |
| | 1.2.3 Plantarfasziitis – 5 | |
| | 1.2.4 Schienbeinkanten-Syndrom – 6 | |
| | 1.2.5 Kniebeschwerden – 8 | |
| 1.3 | Therapie und Vorbeugung bei Überlastungssyndromen – 12 | |
| 1.4 | Arthrose – 17 | |
| | 1.4.1 Gefahr der Arthrose? – 17 | |
| | 1.4.2 Training bei Arthrose – 20 | |
| 1.5 | Physiologie des Laufens – 23 | |
| 1.6 | Lyme-Arthritis (Borreliose) als Gefahr für Waldläufer – 25 | |
| | Literatur – 29 | |
| **2** | **Muskelprobleme** ............................................................. | **33** |
| 2.1 | Muskelkater – 34 | |
| | 2.1.1 Arten muskulärer Beanspruchung – 34 | |
| | 2.1.2 Ursachen des Muskelkaters – 36 | |
| | 2.1.3 Vorbeugung und Verhalten bei Muskelkater – 37 | |
| 2.2 | Muskelkrämpfe, Muskelschmerzen – 39 | |
| | 2.2.1 Ursachen der Muskelkrämpfe – 39 | |
| | 2.2.2 Vorbeugung und Behandlung von Muskelkrämpfen und Muskelschmerzen – 42 | |
| 2.3 | Rhabdomyolyse (Muskelfaserzerfall) – 45 | |
| | 2.3.1 Ursachen der Rhabdomyolyse – 46 | |
| | 2.3.2 Diagnostik – 47 | |
| 2.4 | Muskelschwäche (rasche Muskelermüdung) – 47 | |
| | 2.4.1 „Toter Punkt" als Ursache für frühzeitige Muskelermüdung – 48 | |
| | 2.4.2 Weitere Ursachen für frühzeitige Muskelermüdung – 52 | |
| | 2.4.3 Übertraining – 55 | |
| | Literatur – 59 | |
| **3** | **Hormonelle Störungen** ...................................................... | **63** |
| 3.1 | Menstruationsstörungen und Osteoporose – 63 | |
| | 3.1.1 Ursachen der Menstruationsstörung – 63 | |
| | 3.1.2 Knochendichte (Osteoporose) bei Menstruationsstörung – 65 | |
| | 3.1.3 Ursachen der verminderten Knochendichte – 65 | |
| | 3.1.4 Vorbeugung und Behandlung – 66 | |

3.2 Langstreckenlauf in der Schwangerschaft – 67
3.3 Laufbedingte Veränderungen des Testosteronspiegels – 68
Literatur – 69

# 4 Psyche und Laufen ... 71
4.1 Läufertypen – 72
4.2 Wann ist ein Läufer psychisch krank? – 73
    4.2.1 „Laufsucht" – 73
    4.2.2 Einfluss des Laufens auf die Psyche – 75
4.3 Rolle der Endorphine – 76
4.4 Marathonlauf als Grenzerfahrung – 77
4.5 Laufveranstaltungen mit sozialer Komponente – 78
4.6 Lauftraining und Essstörung – 80
Literatur – 87

# 5 Anstrengungsasthma ... 89
5.1 Was ist eigentlich ein Bronchialasthma? – 90
5.2 Wodurch wird ein Anstrengungsasthma provoziert? – 91
5.3 Asthma durch Ozon? – 93
5.4 Vorbeugung asthmatischer Beschwerden – 94
    5.4.1 Atemtechnik und physiologische Grundlagen – 94
    5.4.2 Training – 101
    5.4.3 Vorbeugende Medikation bei Anstrengungsasthma – 103
5.5 Spitzensport und Dopingproblematik bei Asthmatikern – 104
    5.5.1 Olympische Medaillen trotz Anstrengungsasthmas – 106
    5.5.2 Asthma im Spitzensport – 107
Literatur – 107

# 6 Gefäßkomplikationen ... 109
6.1 Arterielles System – 109
    6.1.1 Akuter Arterienverschluss („Jogger-Syndrom") – 109
    6.1.2 Gefäßwandverdickung, Knickbildung – 111
    6.1.3 Gefäßkrampf („Kalte Hände") – 112
6.2 Auswirkungen eines Geh- und Lauftrainings – 113
6.3 Venöses System – 114
    6.3.1 Reisethrombose: „Economy-class-syndrome" – 114
    6.3.2 Beinvenenthrombose durch Laufen? – 120
6.4 Veränderungen im Gerinnungssystem durch körperliche Belastung – 122
Literatur – 123

# 7 Unterzuckerung ... 125
7.1 Muskelstoffwechsel – 125
7.2 Unterzuckerung bei Diabetikern – 126
7.3 Typ-1-Diabetes – 128
7.4 Typ-2-Diabetes – 136
7.5 Unterzuckerung bei Gesunden – 138
Literatur – 139

## 8 Hautveränderungen — 143
- 8.1 Anstrengungsinduzierte Urtikaria (Nesselsucht) – 143
  - 8.1.1 Pathophysiologie – 144
  - 8.1.2 Urtikaria auslösende Sportarten – 145
  - 8.1.3 Behandlung und Vorbeugung – 146
- 8.2 Banale laufbedingte Hautveränderungen – 147
- 8.3 Bussardangriffe und andere Angriffe auf Waldläufer – 147

  Literatur – 150

## 9 Blutbildveränderungen, Immunreaktion, oxidativer Stress — 153
- 9.1 Eisenmangelanämie – 153
- 9.2 Hämolyse (Zerfall der roten Blutkörperchen) – 155
- 9.3 Leukozytose (erhöhte Zahl der weißen Blutkörperchen) – 158
- 9.4 Immunreaktion – 158
  - 9.4.1 Physiologie – 159
  - 9.4.2 Immunfunktion beim leistungsorientierten Ausdauersportler – 161
  - 9.4.3 Infektvorbeugung – 162
  - 9.4.4 Laufen trotz Erkältung – 164
- 9.5 Oxidativer Stress – 164

  Literatur – 166

## 10 Probleme unter Hitzebedingungen — 171
- 10.1 Arbeitshyperthermie – 173
- 10.2 Hitzeanpassung – 173
- 10.3 Vorbeugung von Hitzeproblemen – 174
- 10.4 Hitzeschäden (Hitzekrankheiten) – 178

  Literatur – 181

## 11 Probleme unter Höhenbedingungen — 183
- 11.1 Höhenkrankheit (Bergkrankheit) – 183
- 11.2 Höhenanpassung – 188
- 11.3 Höhentraining – „erlaubtes Doping"? – 190
- 11.4 Unwetter, Kälte – 195

  Literatur – 200

## 12 Störungen des Wasser- und Elektrolythaushaltes sowie Nierenprobleme — 203
- 12.1 Hyponatriämie – 203
- 12.2 Magnesiummangel – 208
- 12.3 Nierenfunktionsstörung, Urinveränderungen – 209

  Literatur – 212

## 13 Magen-Darm-Probleme — 215
- 13.1 Oberer Verdauungstrakt – 216
  - 13.1.1 Magensäurereflux – 216
  - 13.1.2 Übelkeit, Erbrechen – 217
- 13.2 Unterer Verdauungstrakt – 219
  - 13.2.1 Bauchschmerzen, „Seitenstechen", Blähungen, Durchfall – 219
  - 13.2.2 Blut im Stuhl – 224
- 13.3 Vorbeugung und Behandlung – 226

  Literatur – 228

## 14 Herz-Kreislauf-Probleme … 231

- 14.1 Schwindelgefühl und Kollapszustände (Synkopen) – 231
  - 14.1.1 Vasovagale Synkopen – 231
  - 14.1.2 Orthostatisch bedingte Synkopen – 233
  - 14.1.3 Respiratorisch bedingte Synkopen – 233
  - 14.1.4 Kardiale Synkopen – 233
- 14.2 Plötzlicher Herztod – 245
  - 14.2.1 Statistik – 245
  - 14.2.2 Ursachen des plötzlichen Herztodes – 248
- 14.3 Wie kann man den Herztodkandidaten erkennen? – 261
  - 14.3.1 Echokardiographie – 262
  - 14.3.2 Belastungs- und Langzeit-Elektrokardiogramm – 263
- 14.4 Wie kann der Läufer dem plötzlichen Herztod vorbeugen? – 266
- 14.5 Durch die Pulsuhr zum „Pulsneurotiker"? – 269
- 14.6 Laktat – 275
- 14.7 Laufen nach Kammerflimmern und erfolgreicher Wiederbelebung – 276
- 14.8 Herzmuskelermüdung/-schädigung durch Marathon- und Ultralangstreckenlauf? – 278
- 14.9 Marathonlauf nach Herzinfarkt: Wunschtraum des Patienten oder Albtraum des Arztes? – 281
  - 14.9.1 „Immunität" gegen Herzinfarkt durch Marathontraining? – 283
  - 14.9.2 Trainingsanforderungen – 290
  - 14.9.3 Ist ein Marathontraining nach Herzinfarkt ärztlich überhaupt vertretbar? – 293
  - Literatur – 297

## 15 Warum ist Laufen dennoch so gesund? … 305

- 15.1 Metabolisches Syndrom = „Das tödliche Quartett" – 305
  - 15.1.1 Veränderung der Muskelfasertypen – 305
  - 15.1.2 Insulinresistenz durch Ausdauertraining beeinflussbar – 307
- 15.2 Cholesterin und Arteriosklerose – 307
  - 15.2.1 Mechanismus der Atherogenese – 309
  - 15.2.2 Cholesterin in Beziehung zu Intensität und Dauer des Lauftrainings – 311
- 15.3 Adipositas (Fettsucht) – 313
- 15.4 Bedeutung der Endothelfunktion für die Gefäße – 316
- 15.5 Lebenserwartung und Ausdauertraining – 321
  - 15.5.1 Bewiesen: Langläufer leben länger! – 322
  - 15.5.2 Welches Lauftraining ist hinsichtlich der Lebenserwartung anzuraten? – 324
- 15.6 Schlussfolgerung – 327
  - Literatur – 330

**Glossar** … 335

**Stichwortverzeichnis** … 339

# 1 Orthopädische Probleme

## 1.1 Ermüdungsbruch (Stressfraktur)

**Fallbeispiel**
30-jähriger Marathonläufer hatte während eines 14-tägigen „Laufurlaubs" seinen Trainingsumfang von bisher 60 km pro Woche auf jeweils 160 km in den beiden Urlaubswochen gesteigert, um sich auf den Berlin-Marathon vorzubereiten. Am letzten Urlaubstag bekam er auf einer Bergabstrecke plötzlich Schmerzen außen am rechten Unterschenkel, sodass er den Lauf abbrechen musste. Da die Beschwerden nach Urlaubsrückkehr beim Treppabgehen zunahmen, suchte er unsere Praxis auf. Die veranlasste Röntgenaufnahme ergab einen Ermüdungsbruch der rechten Wade (s. Abb. 1.1).

**Symptome**
Während im Bereich der Mittelfußknochen, des Wadenbeins und des Schienbeins Ermüdungsbrüche relativ häufig vorkommen, ist dies im hüftgelenknahen Bereich (Schenkelhals) doch eine Rarität.

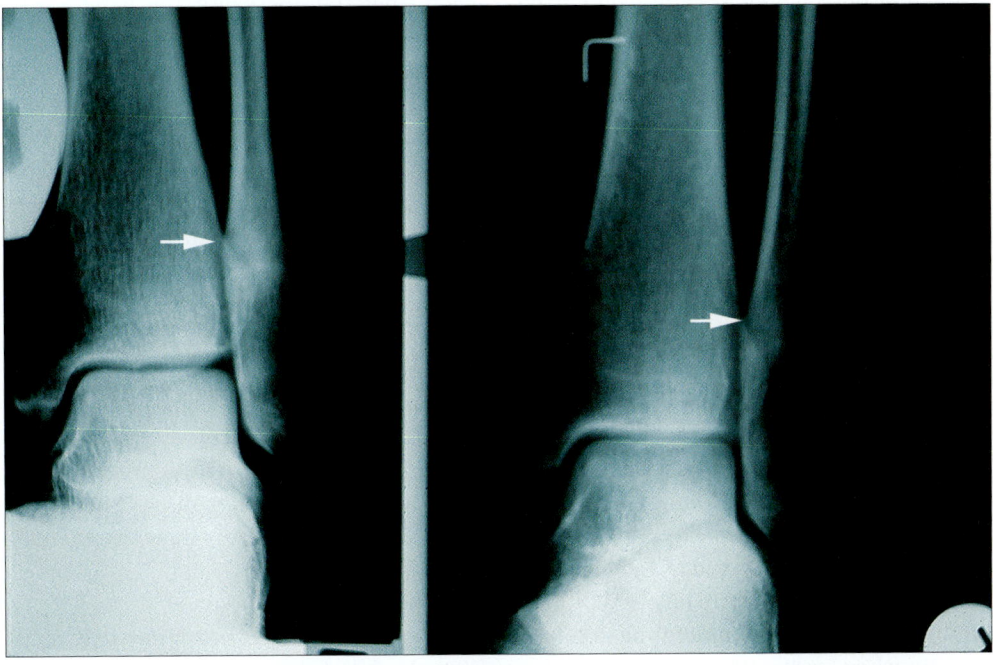

**Abb. 1.1:** Ermüdungsbruch am rechten Wadenbein (Pfeil) bei einem Marathonläufer nach plötzlicher Umfangs- und Intensitätssteigerung im Rahmen eines Laufurlaubs

**Fallbeispiel**
So berichtet Korn [34] von einer 31-jährigen Patientin, die bis zum 30. Lebensjahr nur gelegentlich Sport betrieb. Dann lernte sie einen jungen Mann kennen, der Langstreckenläufer war und an den sie sich stark gebunden fühlte. Dadurch wurde sie motiviert, ebenfalls ein Langstreckenlauftraining zu beginnen. Sie steigerte das Trainingspensum auf maximal 20 km pro Woche und lief auch mit diesem geringen Trainingsaufwand Marathon. Bei einem 19-km-Lauf bemerkte sie Schmerzen in der Hüfte und im gleichseitigen Knie, schließlich nach einigen weiteren Kilometern ein Knacken mit erheblichen Schmerzen, die zum Abbruch des Laufes zwangen. Im Krankenhaus zeigte sich ein Ermüdungsbruch des Schenkelhalses, der operativ versorgt wurde.

Ermüdungsbrüche treten vorwiegend nach ungewohnt langen Läufen auf. Sie betreffen im Bereich des Fußes in erster Linie den 2., 3. und 4. Mittelfußknochen, aber auch das Fersenbein, Wadenbein (s. Abb. 1.1), Schienbein, den Oberschenkelknochen, ausnahmsweise auch einmal die Rippen [61] und Wirbelkörper, z.B. bei der Vizeeuropameisterin im Marathon 2002 Luminita Zaituc, die beim Hamburg-Marathon 2003 bereits nach 14 km wegen Rückenschmerzen aufgeben musste.

**Ursachen**
Als Ursache einer Stressfraktur wird beispielsweise der Verlust der Dämpfungseigenschaft der Muskulatur durch Ermüdung oder schlechten Trainingszustand angesehen [11]. Aber auch ständige Muskelkontraktionen mit unterschiedlichen Zugrichtungen setzen den Knochen einer ständigen Wechselbelastung aus, sodass schließlich als Überlastungsreaktion sich ein Ermüdungsbruch entwickeln kann [66]. Ein derartiger Belastungsmechanismus ist bei der Rippenermüdungsfraktur nachgewiesen [16].

Myburgh und Mitarbeiter [53] fanden in einer vergleichenden Studie, dass Stressfrakturen bei Sportlern mit ähnlichen Trainingsgewohnheiten dann häufiger vorkamen, wenn die Knochendichte niedrig lag, weniger Calcium aufgenommen wurde, bei Frauen Menstruationsstörungen vorlagen und weniger häufig orale Kontrazeptiva eingenommen wurden (s. auch Kap. 3 Hormonelle Störungen).

Typischerweise geben die Sportler Schmerzen im Bereich des betroffenen Knochens zunächst beim Laufen, später auch beim Stehen an. Eine besondere vorangegangene Verletzung wie Umknicken oder Sturz wird verneint. Doch liegt meist eine Intensivierung des bisherigen Trainings vor, häufig auch nach einer Trainingspause. Das Beschwerdebild bei Überlastungsfrakturen ist in Tabelle 1.1 dargestellt.

**Diagnose**
Die genaue Diagnose einer Stressfraktur kann gelegentlich Schwierigkeiten machen, da die Röntgenbilder anfangs häufig einen Normalbefund zeigen und der Ermüdungsbruch dann meist erst nach 10 Tagen oder noch später anhand der lokalen Knochenhautreaktion (beginnende Kallusbildung) zu erkennen ist. Bei normalem Röntgenbild und klinischem Verdacht auf Ermüdungsbruch kann durch Kernspinuntersuchung (Magnetresonanztomographie, MRT) der entsprechende Nachweis erbracht werden.

**Therapie**
Wird ein Ermüdungsbruch festgestellt, so ist eine absolute Schonung nicht zu umgehen. Andernfalls kann sich aus der Ermüdungsfraktur, bei der es sich zunächst immer um

**Tab. 1.1:** Symptomatik bei Ermüdungsbruch

| Symptomatik bei Ermüdungsbruch |
|---|
| „Teigige" Schwellung über der Bruchstelle |
| Druckschmerz über dem betroffenen Knochen |
| Schmerzen beim Auftreten und/oder Abrollen des Fußes an der Bruchstelle |
| Röntgenologisch haarfeine Frakturlinie, teilweise auch bandförmig über den Knochen ziehende Verdichtung, periostale (Knochenhaut-) Reaktionen und als Spätreaktion Kallusbildung mit lokalisierter Knochenverdickung |
| Szintigraphisch (heutzutage durch MRT ersetzt) umschriebene Aktivitätsvermehrung bereits im Frühstadium |

einen inkompletten Bruch handelt, ein kompletter Bruch entwickeln. Aber auch Ermüdungsbrüche am anderen Bein sind bei weiterem Lauftraining beobachtet worden, ebenso Brüche am selben Bein, doch an anderer Stelle [13].

Die Behandlung ist relativ einfach: Ruhigstellung, schmerzlindernde und entzündungshemmende Medikation. Eine Ruhigstellung des gesamten Körpers ist nicht angebracht, das Training sollte so gestaltet werden, dass lediglich der Bereich der Ermüdungsfraktur entlastet ist, z.B. kräftigende Übung der übrigen Muskulatur.

Selbst „Aquajogging" ist oft zur Erhaltung der Ausdauerleistungsfähigkeit möglich, meist auch Radfahren, z.B. auf dem Hometrainer mit Gehgips. Matheson und Mitarbeiter [51] fanden in einer Serie von 320 Stressfrakturen durchschnittlich eine Erholungszeit von 12,8 Wochen. Die Wiedererlangung der vollen Leistungsfähigkeit ist abhängig von der Lokalisation des Ermüdungsbruches. Wird der Knochen statisch nicht sehr stark belastet, so ist die volle Leistungsfähigkeit wesentlich früher zu erreichen, beispielsweise im Falle der Rippenfraktur nach etwa 4 Wochen [61].

## 1.2 Andere orthopädische Überlastungssyndrome

### 1.2.1 Wirbelsäulenbeschwerden

**Ursachen**

Ursächlich für Überlastungsschäden ist ein Missverhältnis zwischen der Trainings- bzw. Wettkampfbelastung und der Belastbarkeit unseres Bewegungsapparates (Muskel, Sehnen, Bänder, Gelenke, Knochen), wobei insbesondere Deformationen, wie beispielsweise O-Beine, die Belastbarkeit herabsetzen. Ein solches Missverhältnis findet sich bei Läufern naturgemäß im Bereich der unteren Gliedmaßen am häufigsten. Die Abbildung 1.2 zeigt die Lokalisation der typischen laufbedingten Überlastungsschäden. Zunehmend und in der Vorbeugung oft vernachlässigt sind Lendenwirbelsäulenbeschwerden („Kreuzschmerzen") vor allem bei Freizeitläufern, die meist funktioneller Natur sind [55, 64]. Anfällig sind hier der Übergang der Lendenwirbelsäule zum Kreuzbein und die benachbarten Ileosakralgelenke.

Wirbelsäulenbeschwerden sind meist Folge einer vorbestehenden Verkrümmung der Wirbelsäule, eines Bandscheibenschadens, eines schlechten („trampelnden") Laufstils, evtl. verbunden mit deutlichem Übergewicht oder Folge ungenügend dämpfenden Schuhwerks auf hartem Boden. Auch bei Verletzungen der unteren Extremitäten

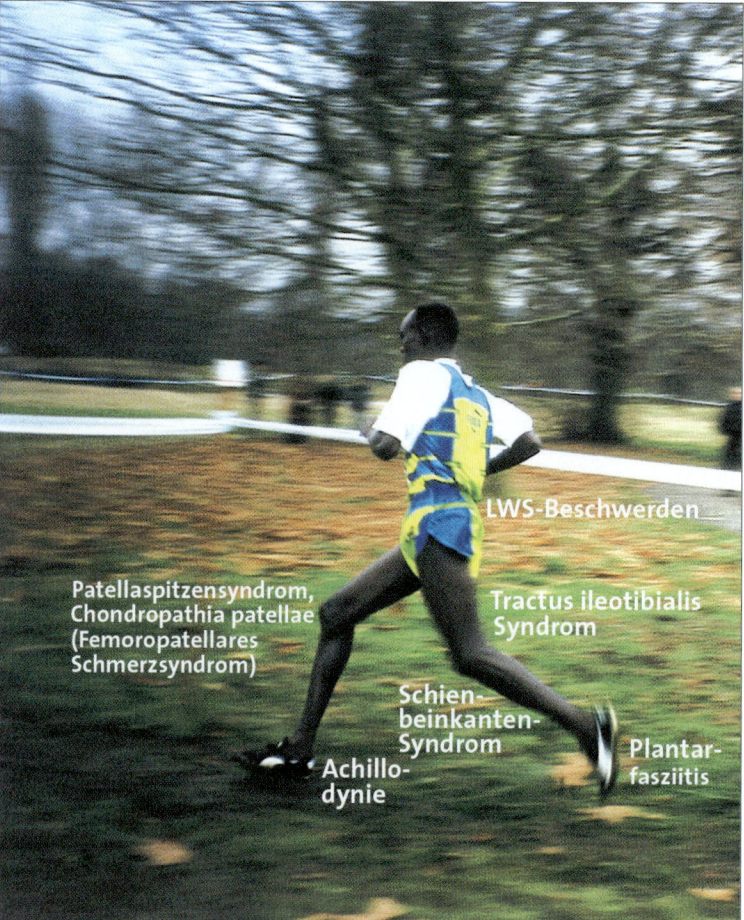

**Abb. 1.2:** Lokalisation der typischen Überlastungsschäden des Läufers

mit dadurch bedingter Änderung des Bewegungsablaufes im Sinne von Ausweichbewegungen können Wirbelsäulenprobleme auftreten.

Degenerative Wirbelsäulenveränderungen im Lenden- und Halswirbelsäulenbereich sind jedoch selbst bei Hochleistungssportlern (Marathonläufern, Triathleten, Hallenhandballern) im Alter von 41–69 Jahren kernspintomographisch nicht häufiger festzustellen. Die 19 von Healy und Mitarbeitern [25] untersuchten Athleten waren beschwerdefrei und weiterhin körperlich aktiv, selbst beim Vorliegen degenerativer Veränderungen wie Bandscheibenvorfall, Spondylose und Einengung des Spinalkanals.

**Therapie**
Wenn bereits vor Aufnahme eines Lauftrainings Beschwerden vonseiten der Wirbelsäule vorliegen, so besteht dennoch eine gute Chance, dass durch ein systematisch aufgebautes Training die Beschwerden zu beseitigen sind. Langes Sitzen, Stehen, Bücken und Liegen fördern Wirbelsäulenbeschwerden, Laufen bzw. Gehen mindern sie. In der akuten Phase, beispielsweise „Hexenschuss", ist ein Gehen, später vorsichtiges Laufen, oft erst nach Schmerzlinderung durch Medikamente möglich. Bei weitgehender Schmerzfreiheit ist dann auch eine regelmäßige Wirbelsäulengymnastik anzuraten.

## 1.2.2 Achillessehnenbeschwerden

Bei leistungsorientierten Läufern überwiegen die Achillessehnenbeschwerden (**Achillodynie**). Die Schmerzen können an der Achillessehne selbst bzw. deren Begleitgewebe mit Schwellneigung als Entzündungsreaktion nach Überlastung auftreten, oder direkt am Ansatz des Fersenbeins, eventuell mit Entzündung des in der Nähe gelegenen Schleimbeutels (Bursitis achillea).

**Ursachen**
Ursächlich kommen neben dem Fuß- und Beinanomalien in erster Linie trainingsmethodische Fehler in Frage: nicht kontinuierliche langsame Steigerungen der Trainingsbelastung (zu viele Tempoläufe), abrupter Wechsel des Trainingsterrains (z.B. tiefer Sandboden), Lauf- und Sprungübungen auf zu hartem, zu weichem oder rutschigem Untergrund, zu viel und zu lang Fußballenlauf bzw. Berganläufe, fehlendes Ausgleichstraining (oft mangelndes Dehnen der Wadenmuskeln), ungeeignetes Schuhmaterial (ab- oder schiefgelaufene Schuhsohlen, kein erhöhter Absatz, harte Schuhsohlen, mechanische Druckwirkung auf die Achillessehnen durch zu harte Schuhkappe) usw.

**Symptome**
Bei der Achillodynie ist anfangs meist nur das Gleitgewebe entzündlich verändert (Peritendinitis) und verursacht durch Verklebungen mit der Sehne stechende Schmerzen zu Beginn der Belastung und früh morgens bei den ersten Schritten. Die Schmerzen lassen dann nach dem „Einlaufen" nach, um später bei längerer intensiver (Tempo-) Belastung wieder zuzunehmen. Erst in einem späteren Stadium treten die Achillessehnenschmerzen während der gesamten Trainingszeit auf und klingen in Ruhe nur langsam ab. Erst dann ist ein mehr oder weniger vollkommenes Laufverbot angezeigt, nicht jedoch im Anfangsstadium, wo lediglich Sprünge, Berg-an- und Tempoläufe zu unterlassen sind. Nach Brenke [6] würde eine Trainingspause zur Rückbildung des Gefäßnetzes der Achillessehne und des umgebenden Gleitgewebes führen. Bei Wiederaufnahme der Belastung wäre dann keine optimale Blutversorgung mehr gewährleistet, gefolgt von einer erhöhten Rückfallgefahr. Zum Ausgleich des verminderten Lauftrainings sind Schwimmen, vor allem Aquajogging, Radfahren und Gymnastik zu empfehlen.

In schweren Fällen kann die Sehne selbst schließlich vollständig zerstört sein. Oft sieht man auch Verkalkungen im Bereich des Sehnenansatzes im Sinne eines dorsalen Fersensporns.

Eine gesunde Achillessehne ist sehr zugfest, aber nur gering dehnbar. Nach intensiven Belastungen ist die Elastizität der Sehne für etwa 30–60 Minuten verringert. Für die Erholung der Sehne sind daher Pausen unbedingt erforderlich.

**Therapie**
Die Behandlung der Achillodynie kann problematisch sein. Eisabreibungen (s. Tab. 1.2) im Wechsel mit milder feuchter Wärme, Querfriktionen (Massageart), Ultraschall, Elektrotherapie, entzündungshemmende Medikamente, Einlagenverordnung, spezielle Schuhversorgung und Änderung des Trainings sind oft ausreichend, sofern es sich um ein Anfangsstadium handelt. Nur in schweren chronischen Fällen ist auch einmal eine Operation notwendig.

## 1.2.3 Plantarfasziitis

Die Plantarfaszie ist eine bindegewebige, bandähnliche Verstärkung, die unter der Fußsohlenhaut liegt und das Fußgewölbe vom Fersenbein zum Fußballen überbrückt, damit auch unterstützt. Liegt nun bei Überlastung ein entzündlicher Reizzustand dieser Faszie vor (Plantarfasziitis), so sind Fußsoh-

**Tab. 1.2:** Auswirkungen der Kältetherapie

| Auswirkungen der Kältetherapie |
| --- |
| Absinken der Gewebstemperatur |
| Herabsetzen der Stoffwechselaktivität und damit Entzündungshemmung |
| Schmerzlinderung |
| Herabgesetzte Nervenleitgeschwindigkeit mit Reflexdämpfung |
| Volumenverminderung und damit Rückbildung der Schwellung |
| Herabsetzung der Durchblutung infolge Engstellung der Gefäße (reaktiv, also nach der Kälteeinwirkung wieder Gefäßweitstellung) |
| Bei kurzfristiger Anwendung erhöhte Muskelspannung, bei längerfristiger Verminderung des Muskeltonus (krampflösend) |

lenschmerzen während des Laufens, insbesondere beim Zehenspitzengang oder morgens bei den ersten Schritten typisch. Die Fußsohle ist vor allem an den Ansatzstellen dieser Faszie, z.B. am Fersenbein druckschmerzhaft. Besteht dieses Beschwerdebild schon länger, so lässt sich röntgenologisch oft im Bereich des Ansatzes der Plantarfaszie ein Fersensporn nachweisen.

**Therapie**

Häufig sind die Beschwerden bereits durch eine Einlage mit Aussparung im Bereich des Fersensporns zu beseitigen. Wenn geringe Beschwerden vorliegen, so genügen eine Einschränkung des Lauftrainings, Eisbehandlung (s. Tab. 1.2) und, wenn möglich, Wassertreten auf sandigem Untergrund, z.B. im Sommer am Strand. In schweren Ausnahmefällen kann einmal eine Kortisoninjektion notwendig werden, eventuell sogar eine Operation. Vorbeugend hat sich das Gehen auf der Stelle in einer zum Beispiel mit Maiskörnern gefüllten Wanne bewährt.

*Entzündliche Veränderungen im Bereich der Sehnen* betreffen in erster Linie die Beuge- und Strecksehnen der Großzehen. Auch hier haben sich eine Eisbehandlung, eine Trainingsreduktion bzw. eine Belastungsänderung (Aquajogging, Radfahren) bewährt, evtl. zusätzlich entzündungshemmende Medikamente.

### 1.2.4 Schienbeinkanten-Syndrom

Das Schienbeinkanten-Syndrom (Shin splints) ist ein Überlastungssyndrom im Bereich der Unterschenkel. Das hintere Schienbeinkanten-Syndrom (Tibialis-posterior-Syndrom) zeichnet sich durch Schmerzen im Verlauf des Musculus tibialis posterior hinter der innen gelegenen Schienbeinkante aus. Ferner sind weitere in der Nachbarschaft gelegene Muskeln (Zehenbeuger) beteiligt (M. flexor hallucis longus, M. flexor digitorum longus). Beim vorderen Schienbeinkanten-Syndrom sind es der M. tibialis anterior (vorderer Schienbeinmuskel), der M. extensor hallucis longus (langer Großzehenstrecker) und der M. extensor digitorum longus.

**Ursachen**

Diese Muskeln werden beim Läufer besonders stark belastet. Schlechtes Schuhwerk, harter Untergrund und Fehlstellungen des Fußes können das Schienbeinkanten-Syndrom provozieren. So findet man bei einem Hohlfuß vor allem Überlastungen der vorderen Unterschenkelmuskeln (vorderes Schienbeinkanten-Syndrom), bei einem Senk-Spreizfuß der hinteren Muskeln (hinteres Schienbeinkanten-Syndrom). Dabei kommt es zu einem übermäßigen Zug am Sehnenapparat mit begleitenden Schmerzen, Überempfindlichkeit und nachfolgendem Anschwellen des Unterschenkels. Durch Überstreckung und Laufen auf hartem Untergrund wird die Fehlbelastung noch verstärkt. Im akuten Stadium wird von den Läufern über einen umschriebenen Druck- und Bewegungsschmerz geklagt, der im Falle eines vorderen Schienbeinkanten-Syndroms bei aktiver Anhebung des Vorfußes gegen Widerstand zunimmt, beim hinteren Schienbeinkanten-Syndrom durch Beugung des Fußes gegen Widerstand (Zehenspitzengang) verstärkt wird. In fortgeschrittenem Stadium kann oft keine genaue Schmerzlokalisation angegeben werden.

**Therapie**
Einlagenverordnung mit beispielsweise Innenranderhöhung beim hinteren Schienbeinkanten-Syndrom, Eismassagen und entzündungshemmende Medikamente sowie auch Änderung des Trainings (möglichst auf Gelände mit anderer Bodenbeschaffenheit als bisher) beseitigen die Beschwerden meist, andernfalls ist auch an eine Operation zu denken mit Spaltung der Faszie der oben genannten Muskeln.

**Vorbeugung**
Vernachlässigt werden häufig Übungen, die die Unterschenkelmuskulatur kräftigen, um dem Schienbeinkanten-Syndrom vorzubeugen, das infolge überlasteter Muskulatur bei Überpronation (Einwärtsknicken) oder Laufen auf sehr hartem Untergrund, z.B. asphaltierten Bergabstrecken oder gar abwärts auf steinigen, unwegsamen alpinen Steilhängen, provoziert werden kann. Durch die folgenden Übungen werden die beim Laufvorgang besonders wichtigen Muskeln wie Wade (M. gastrocnemius/soleus), hinterer Schienbeinmuskel (M. tibialis posterior), der vorn neben dem Schienbein liegende Musculus tibialis anterior und der seitlich am Unterschenkel verlaufende und am Außenrand des Fußes ansetzende Musculus peroneus brevis trainiert.

Der vordere Schienbeinmuskel setzt an der Innenseite des Fußes an, zieht ihn nach oben und dreht ihn nach innen. Bei Ermüdung dieses Muskels wird die Pronation (Einwärtsknicken) des Sprunggelenkes weiter verstärkt. Sprünge mit nach innen gedrehten Fußspitzen stärken demnach den vorderen Schienbeinmuskel und auch die Wadenmuskulatur:

- Hüpfen auf der Stelle mit einwärts gedrehten Fußspitzen bei gleichzeitigem Armkreisen vorwärts, wobei die Sprünge allmählich an Höhe gewinnen. Abgefedert wird auf dem Vorfuß, die Ferse darf den Boden nicht berühren. Nach 20–30 solcher hoher Sprünge folgen ebenso viele sehr schnelle Sprünge, wobei man nur sehr wenig vom Boden abhebt, als ob der Untergrund sehr heiß wäre.
- Danach folgen wieder 20–30 hohe Sprünge, jetzt mit Armkreisen rückwärts und nach außen gedrehten Fußspitzen (s. Abb. 1.3). Diese hohen Sprünge gehen dann wieder in sehr schnelle, wenig abhebende Sprünge über. Durch diese Übungen wird der kurze Peroneusmuskel gekräftigt. Er unterstützt das Abrollen (Drehbewegung um das Sprunggelenk) beim Laufen. Durch diese Übungen wird der Abdruck vom Boden bei höherem Lauftempo explosiver, das Fußgelenk stabiler.
- Nach den Sprüngen $1/2$ Minute normales Gehen, dann 20 bis 30 Meter laufen.
- Auf dem Ballen (Vorfuß), zunächst mit einwärts gedrehten Fußspitzen, dann 20 bis 30 m mit nach außen gedrehten Fußspitzen.
- Anschließend ist ein Fersengang von 20 bis 30 m empfehlenswert.
- Nach einem langsamen 1-minütigen Lauf sind die genannten Übungen zu wiederholen.
- Ziel sollte es sein, mindestens 4 x pro Woche, beginnend mit 2 x, diese Übungen durchzuführen, wenn möglich barfuß auf Rasen oder Sand.

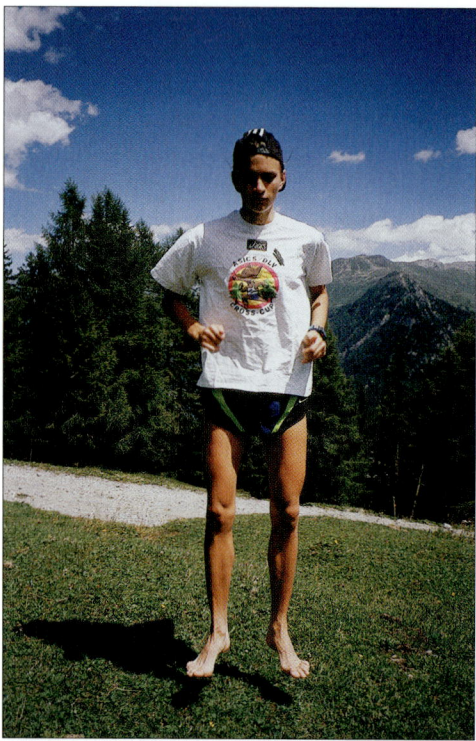

**Abb. 1.3:** Sprungübungen mit abwechselnd ein- und auswärts gedrehten Füßen, wenn möglich barfuß, stärken die Unterschenkelmuskulatur und beugen einem Schienbeinkanten-Syndrom vor.

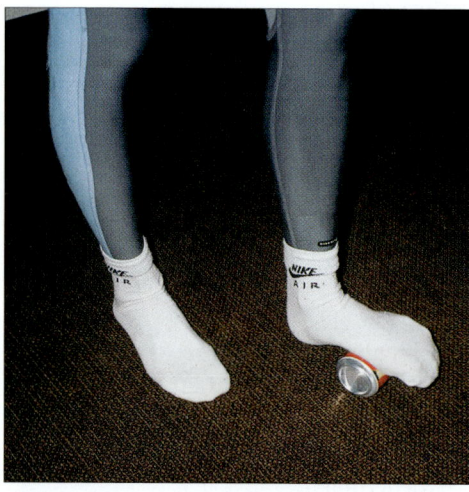

**Abb. 1.4:** Bei einer Plantarfasziitis, die im späteren Stadium oft mit einem Fersensporn verbunden ist, bringt das Abrollen der Fußsohle über eine tiefgefrorene Getränkedose Linderung.

- Auch in der Wohnung lassen sich entsprechend kräftigende Übungen, z.B. mit einem Gummiband durchführen, das irgendwo fixiert wird. Dann dieses Band mit dem Fußrücken Richtung Schienbein ziehen.
- Schmerzen im Bereich der Fußsohle (Plantarfasziitis) werden durch Barfußlaufen, Zehengreifübungen, z.B. mit Golfball oder Handtuch, oder „Sohlenmassage" durch Barfußtreten, z.B. in einer Wanne mit Maiskörnern, vorgebeugt.
- Liegen bereits Fußschmerzen bei Plantarfasziitis vor, so kann über eine tiefgefrorene Getränkebüchse der Fuß von der Ferse zu den Zehen gerollt werden (Hauterfrierungen bei unter 0 °C abgekühlten Getränkedosen werden vermieden, wenn man beim Abrollen Socken anbehält, also kein direkter Hautkontakt, s. Abb. 1.4).

### 1.2.5 Kniebeschwerden

Überlastungsprobleme am Knie (**Runner's knee**) betreffen Schleimbeutelentzündungen (Bursitis), Veränderungen der Sehnen (Tendopathie), Knorpelveränderungen der Kniescheibe (Chondropathia patellae), Kniescheibenanomalien, fortgeleitete Schmerzen zum Beispiel bei Koxarthrose (Hüftgelenkarthrose).

#### Schleimbeutelentzündung

Von den Schleimbeuteln sind am häufigsten der an der Innenseite des Kniegelenkes im Bereich des Ansatzes des Musculus semimembranosus liegende Schleimbeutel, der weiter vorn im Bereich des Pes anserinus und der seitlich am Knie gelegene Schleimbeutel (biceps femoris bursa) befallen. Oft ist auch der unterhalb der Kniescheibe gelegene Schleimbeutel entzündet, häufig in Verbindung mit einer Entzündung der dazugehörenden Sehne. (Der Pes anserinus wird gebildet durch die Ansatzpunkte der Endsehnen des M. sartorius, M. gracilis und des M. semitendinosus. Hinzu kommen noch die Bursa anserina und das Innenband).

**Ursachen.** Alle diese genannten Sehnen und Schleimbeutel können sich bei sehr anstrengenden Ausdauerbelastungen entzünden. Bei Schmerzen im Bereich des inneren Gelenkspaltes muss differentialdiagnostisch auch an einen Innenmeniskusschaden gedacht werden. Schmerzen an der Knieaußenseite haben ebenfalls verschiedene Ursachen. Besonders beim Bergablaufen und vermehrtem Einwärtsknicken des Fußes entwickelt sich bei Überlastung häufig ein Schmerz im Bereich des Sehnenansatzes des M. popliteus, ein Schmerz der sowohl an der Knieaußenseite als auch in der Kniekehle auftreten kann, verstärkt bei Kniebeugung und Einwärtsdrehen des Unterschenkels. Hier muss auch an eine Außenmeniskusschädigung gedacht werden.

### Tractus-iliotibialis-Syndrom
Ein Reizzustand im Bereich des Sehnenansatzes des Oberschenkelspanners (Musculus tensor fasciae, tractus iliotibialis) darf nicht mit einem Außenmeniskusschaden verwechselt werden.

Der Verstärkungszug der Oberschenkelfaszie (tractus iliotibialis), die vom Leistenband abwärts bis zur Kniescheibe den Oberschenkelmuskel umgibt, ist im Bereich des Ansatzes am Oberschenkelknochen (Epicondylus lateralis), besonders beim Vorliegen von O-Beinen, schmerzanfällig bei Überlastung. Etwa 1 bis 2 Querfinger oberhalb des äußeren Kniegelenkspalts ist die Knochenhaut dann schmerzhaft, teilweise auch geringfügig angeschwollen. Die Schmerzen werden durch Laufen in hügeligem Gelände und durch Treppensteigen verstärkt.

**Therapie.** Therapeutisch haben sich auch hier Eisanwendungen, Ultraschall, Elektrotherapie und Querfriktionen bewährt, bei unzureichender Wirkung auch Kortisoninjektion. Vorbeugend sind die in Tabelle 1.3 aufgeführten Punkte zu beachten.

### Patellaspitzen-Syndrom
Das Patellaspitzen-Syndrom mit Schmerzen im Bereich des unteren Kniescheibenpols (Ligamentum patellaris, Patellarsehne) tritt gehäuft bei Sprungläufen auf. Hier muss differenzialdiagnostisch an die Chondropathia patellae (s.u.), an eine Schleimbeutelentzündung (Bursitis praepatellaris) gedacht werden, bei Jugendlichen auch an den Morbus Osgood-Schlatter mit Schmerzen im Bereich

**Tab. 1.3:** Vorgehen bei Überlastungsschäden

| Vorgehen bei Überlastungsschäden |
| --- |
| Verminderung des Laufpensums, alternativ Aquajogging, Radfahren u.a. |
| Gezielte gymnastische Übungen, auch koordinative (Wackelbrett, Trampolin) |
| Geeignete Laufschuhversorgung, ggf. Sportschuheinlagen |
| Evtl. Wechsel des Trainingsgeländes (Bodenbeschaffenheit, Bergan- und weniger Bergabläufe, flache Strecke) |
| Physikalische Therapie (Eis-, Wärme-, Elektrotherapie usw.), evtl. Querfriktionen |
| Entzündungshemmende und schmerzlindernde Medikamente |
| Stütz-(Tape-)Verbände, Salbenverbände |
| Ggf. Operation |

der Tuberositas tibiae, dem Ansatz des von der Kniescheibe zum Schienbein führenden Bandes (Patellarsehne). Es handelt sich dabei um eine Wachstumsstörung im Rahmen der Verknöcherung (Ossifikationsstörung) im Apophysenbereich des Schienbeins. Für die Behandlung des Patellaspitzen-Syndroms gilt das Gleiche wie für das Tractus-iliotibialis-Syndrom.

### Chondropathia patellae

Von einer Chondropathia patellae spricht man bei einem Knorpelschaden auf der Gelenkfläche der Kniescheibe. Meistens werden unbestimmte, hinter der Kniescheibe liegende Schmerzen nach längerer Beugestellung des Kniegelenkes, z.B. nach längerem Sitzen oder auch beim Berg- oder Treppensteigen, angegebenen. Teilweise kann das Kniegelenk auch anschwellen. Manchmal sinkt das Knie beim Gehen völlig unkontrolliert und überraschend nach vorn weg. Drückt man kräftig auf die Kniescheibe, so ist dies in der Regel schmerzhaft. Bei abwechselnder Kniebeugung und -streckung lässt sich ein Reiben unter der Kniescheibe ertasten, das teilweise auch hörbar ist.

In der Regel kann trotz einer Chondropathia patellae noch auf weichem Boden, jedoch möglichst nicht bergab und bergauf gelaufen werden, da hierdurch eine nur unwesentliche Druckbelastung auf die Kniescheibenrückwand auftritt und die Stoffwechselvorgänge des Knorpels angeregt werden. Die geringe Druckbelastung auf die Kniescheibe kann bei gestrecktem Bein leicht demonstriert werden: Die Kniescheibe lässt sich bei dem locker gestreckt liegenden Bein hin und her bewegen, nicht jedoch beim abgewinkelten. Je stärker man also das Knie anwinkelt, desto größer ist der Druck, mit dem die Kniescheibe auf den Oberschenkelknochen gepresst wird.

**Ursachen.** Kniescheibenanomalien können die Chondropathia patellae fördern, ebenso Fehlstellungen im Bereich der unteren Extremitäten oder altersabhängiger Strukturwandel des Knorpels. Daneben kommen mehr oder weniger Bagatellverletzungen, blutige Gelenkergüsse, Meniskusverletzungen usw. als Ursache in Frage. Der Knorpel kann also mechanisch durch Gewalteinwirkung verletzt werden, aber auch durch die beispielsweise im blutigen Gelenkerguss enthaltenen Enzyme geschädigt werden.

**Therapie.** Bei der Chondropathia patellae ist eine Kräftigung des zur Kniescheibe führenden Oberschenkelmuskels (Quadrizeps) besonders wichtig. Dabei kann in sitzender Position versucht werden, gegen einen Widerstand zu strecken, indem man beispielsweise auf dem Fuß liegende Sandsäcke anhebt, wobei 5 bis 10 Sekunden lang das Bein bei angespanntem Quadrizeps gestreckt zu halten ist (s. Abb. 1.5).

### Läuferknie

**Ursachen.** Oft sind die Schmerzen im Rahmen eines Läuferknies funktionell verursacht. Viele Läufer haben eine übermäßige Pronationsstellung (Einwärtsknicken). Durch dieses übermäßige Einwärtsknicken beim Laufen dreht der Unterschenkel vermehrt nach innen, wodurch dessen Kniebandapparat überdehnt wird, da der Fuß am Boden fixiert ist. Knackende Geräusche unterhalb der Kniescheibe sowie Schmerzen beim Bergauf-, noch mehr beim Bergablaufen, und beim Aufstehen nach längerem Sitzen mit gebeugten Knien sind charakteristisch für das Läuferknie.

**Therapie.** Konditionstraining mit Kräftigung der Oberschenkelmuskulatur zur Kniestabilisierung sowie ein adäquates Schuhwerk mit guter stützender Wirkung, welche die Überpronation beim Auftritt vermindert, ggf. mit Einlagen, sind angezeigt. Wird nunmehr durch die Laufschuhe das überschießende Einwärtsknicken weitgehend verhindert, so

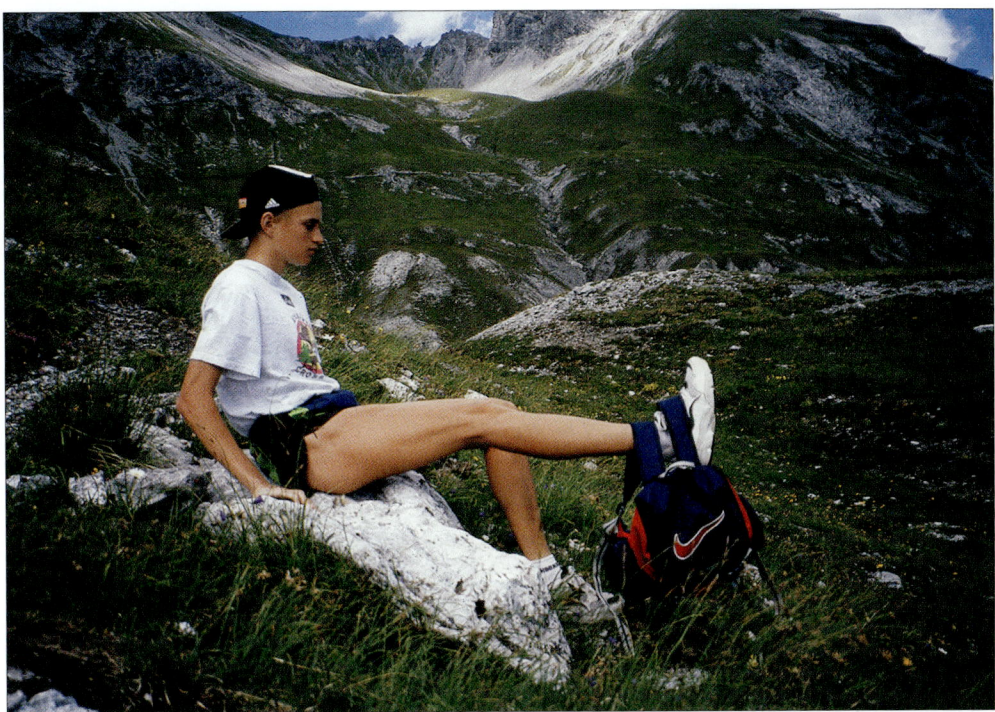

**Abb. 1.5:** Stärkung der Streckmuskulatur des Oberschenkels (Quadrizeps) durch Anspannung in gestreckter Haltung über jeweils 5–10 Sekunden, erschwert durch ein Gewicht, vermindert das Risiko von Knieschmerzen („Läuferknie").

wird auch die Innenrotation der Unterschenkel herabgesetzt. Die Zugbelastung zwischen dem Quadrizepsmuskel und der Kniescheibe sowie der Kniescheibensehne (Patellarsehne) hat nun den gewünschten linearen Verlauf.

**Kompartment-Syndrom**
Eine weitere Überlastungsfolge sind die Kompartment-Syndrome. Darunter werden Funktionsstörungen an den Extremitäten aufgrund eines Anstiegs des Gewebedruckes innerhalb geschlossener Faszienräume („Muskellogen") verstanden.

Da die Faszien, die die einzelnen Muskeln umgeben, nur sehr wenig dehnbar sind, kommt es beispielsweise durch Überlastung zu einer Schwellung der Muskulatur mit einem Druckanstieg in der betroffenen Muskelloge. Das häufigste Kompartment-Syndrom findet man beim **Schienbeinkanten-Syndrom** (Tibialis-anterior-Syndrom). Aber auch Verletzungen von Muskeln mit Einblutungen oder zu enge Verbände können zu einem derartigen Druckanstieg im betroffenen Gewebe führen, dass die Durchblutung nicht mehr gewährleistet ist. Subjektiv werden bei einem Kompartment-Syndrom zunächst Schmerzen angegeben, die bei jeder Bewegung verstärkt werden. Je länger der erhöhte Gewebedruck anhält, desto häufiger kommt es zu sensiblen und motorischen Störungen in den entsprechenden Muskellogen, z.B. den Fußhebern und Großzehenhebern, sowie Sensibilitätsstörungen im Bereich der ersten Zehenzwischenfalte beim Unterschenkel-Kompartment-Syndrom.

**Therapie.** Im Anfangsstadium reichen Ruhigstellung, Hochlagerung und Kühlung meist aus, später ist nur die operative Faszienspaltung erfolgreich. Chronische Kompartment-Syndrome werden häufig bei jungen Soldaten nach langen Märschen [62] beobachtet. Auch bei der Rhabdomyolyse mit Zerfall von Muskelfasern, die auch ohne extreme Muskelbelastung vorkommen kann, werden Kompartment-Syndrome beschrieben [74]. An diese Konstellation muss man denken, wenn der Urin braun ist (s. Kap. 12.3) und die entsprechenden Muskeln schmerzhaft angeschwollen sind. Eine Faszienspaltung ist hier auch zur Vorbeugung eines akuten Nierenversagens notwendig.

## 1.3 Therapie und Vorbeugung bei Überlastungssyndromen

**Therapie**

Das totale Einstellen des Lauftrainings bei Überlastungsbeschwerden ist meist nicht erforderlich. Sollte dies doch der Fall sein, dann sind oft Fahrradfahren, Aquajogging oder zumindest ein gezieltes Gymnastikprogramm möglich. Dies ist unbedingt anzuraten, da in einem ruhig gestellten verletzten Gelenk die Gefahr einer Entzündung (Synoviitis) besteht. Auch eine zu schwache gelenknahe Muskulatur oder ein ungenügend trainierter Kapsel-Band-Apparat kann eine Entzündung der Synovia (Gelenkschleimhaut) begünstigen. Der Knorpelstoffwechsel wird durch ein frühzeitiges Aufbautraining wieder gefördert. Daneben bremst die Gelenkbewegung die Alterung der Knorpelzellen und sorgt für einen höheren Wassergehalt im Knorpelgewebe (erhöhte Elastizität). Stöße können dann besser abgedämpft werden.

Liegt bzw. lag eine Verletzung vor, so wird durch Bewegungstherapie versucht, den Teufelskreis zu durchbrechen. Der Verletzungsschmerz führt zur Bewegungshemmung, diese zur Muskelschrumpfung. Eine dadurch bedingte Schonhaltung, die dann häufig durch „Trickbewegungen" wieder kompensiert wird, kann an anderer Stelle Überlastungsschäden verursachen. Wurde beispielsweise nach einer Sprunggelenkverletzung das linke Bein nur sehr wenig belastet, so nimmt die Muskelkraft des linken Beines schnell ab. Der Bewegungsablauf ist gestört, da nun der Stoß beim Laufen im linken Bein nicht muskulär abgefangen werden kann. Stattdessen wird der Gelenkknorpel, beispielsweise im Kniegelenk, stärker belastet, sodass auch hier Schmerzen auftreten können. Es ist daher sehr wichtig, auch bei vorwiegender Ruhigstellung, z.B. im Gips, die entsprechende Muskulatur isometrisch, d.h. ohne Änderung der Muskellänge, zu trainieren. Ist beispielsweise das Knie in Gips ruhig gestellt, so sollte insbesondere die Oberschenkelmuskulatur (Quadrizeps) immer wieder über 5–10 Sekunden angespannt werden, um einem Muskelschwund vorzubeugen. Eine Kräftigung dieses Muskels ist vor allem bei Kniebeschwerden infolge von Knorpelveränderungen hinter der Kniescheibe (Chondropathia patellae) angebracht. Man versucht dann in sitzender Position das gestreckte Bein anzuheben, evtl. erschwert durch einen Sandsack oder ein anderes Gewicht (s. Abb. 1.5). Auch vor geplanten Operationen können derartige isometrische Muskelübungen vorbeugend durchgeführt werden. Man erreicht dadurch nicht nur eine Muskelkraftzunahme, sondern auch eine Verbesserung des Muskelstoffwechsels und der Muskeldurchblutung.

Auch bei schmerzhaften Gelenken ist eine gezielte krankengymnastische Behandlung angezeigt, die durch vorangehende Eisanwendung unterstützt werden kann. Eine vor der Operation auftrainierte Muskulatur stabilisiert das operierte Kniegelenk besser, die postoperative Rehabilitationszeit ist kürzer.

**Vorbeugung**

Ein Minimalprogramm für die Gymnastik im Rahmen eines Lauftrainings zur Vorbeugung von Verletzungen ist in Abbildung 1.6 dargestellt.

## 1.3 Therapie und Vorbeugung bei Überlastungssyndromen

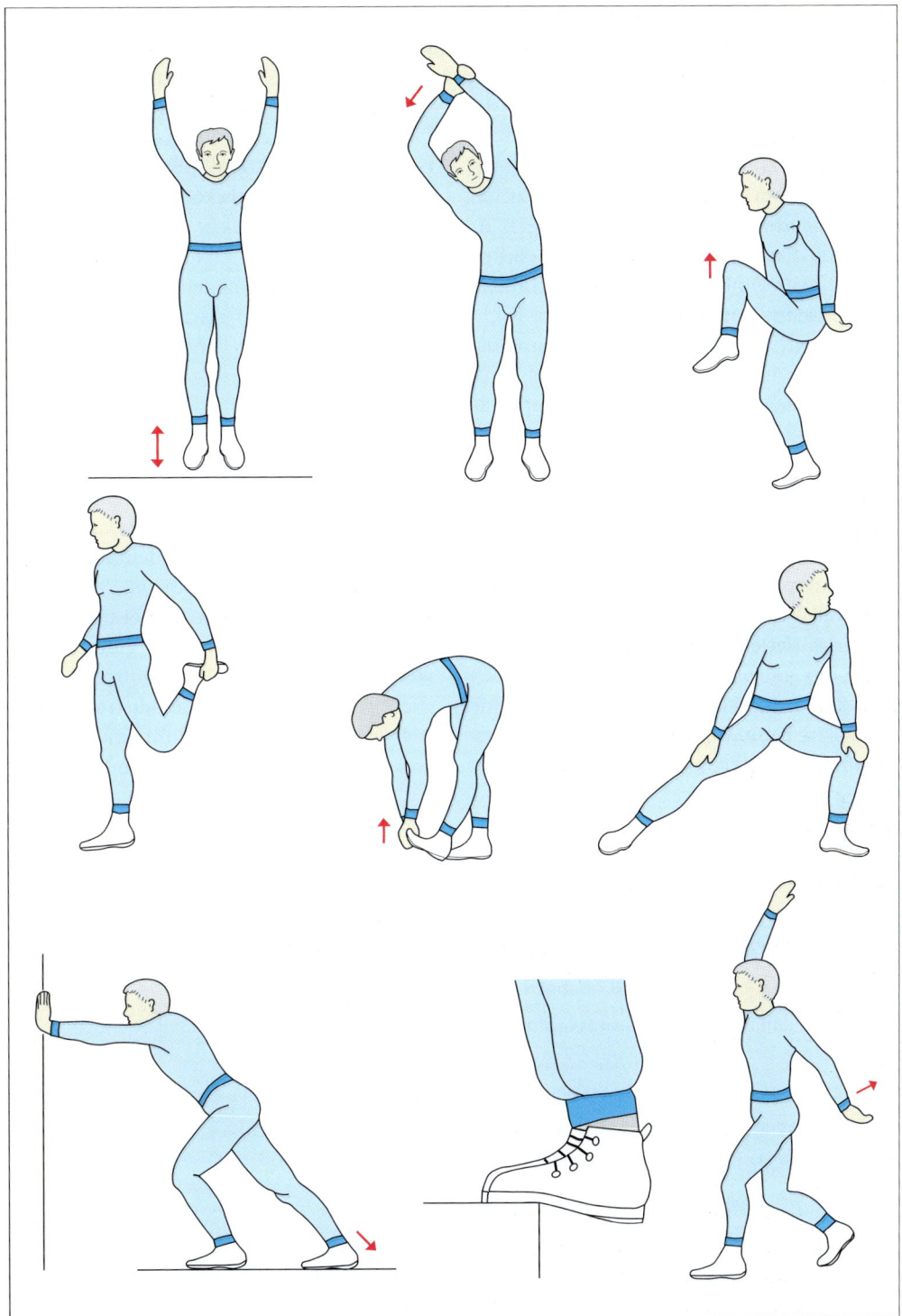

**Abb. 1.6:** Gymnastikminimalprogramm für Läufer (aus: Kleinmann D. Koronarsport richtig. Walking/Jogging. Hannover: Giulini Pharma 1990)

Es sei jedoch daran erinnert, dass unsere vorwiegend sitzende Lebensweise mit den angewinkelten Beinen zu einer Verkürzung der entsprechenden Muskulatur, z.B. der Wade, führt. Bei Frauen, die gerne Schuhe mit erhöhten Absätzen tragen, findet man häufig eine verkürzte Wadenmuskulatur mit nachfolgenden Achillessehnenreizungen, da durch die flacheren Laufschuhe die Achillessehne ungewohnt gedehnt wird. Auch beim Laufen selbst sind die Beine noch leicht angewinkelt, sodass hier keine Dehnung der Muskulatur erfolgt. Eine verkrampfte Muskulatur drückt die kleinen Kapillargefäße innerhalb des Muskels ab, sodass keine optimale Sauerstoffversorgung gewährleistet ist. Doch sollten zu ausgeprägte Dehnungsübungen vermieden werden.

Durch aktives Warmmachen, nicht passiv mit durchblutungsfördernden Salben, die nur Blut vom Muskel in die Haut umleiten, wird die Verletzungsgefahr bei hohem (!) Lauftempo möglicherweise verringert (s. auch Kap. 2), das Muskelspiel harmonisiert (keine muskuläre Dysbalance zwischen den Agonisten und den Antagonisten). Wird ein Muskel als Agonist aktiv betätigt, so muss sein Gegenspieler als Antagonist vollständig entspannt sein, um einen lockeren, Energie sparenden Laufstil zu gewährleisten. Andernfalls würde die Bewegung schwerfällig, Kraft raubend und unkoordiniert mit einem erhöhten Verletzungsrisiko sein.

Nicht nur *körperliche* Mängel wie O-Beine, Senk-Spreizfuß, Übergewicht usw. fördern Überlastungsschäden, sondern in erster Linie Trainingsfehler, nach James und Mitarbeiter [29] in 60% der Laufverletzungen (s. Tab. 1.4).

Die Vermeidung von Trainingsfehlern stellt gleichzeitig eine Vorbeugung von Überlastungssyndromen dar. Im Gegensatz zu Sprintwettkämpfen und Sportarten mit kompliziertem Bewegungsablauf ist das Aufwärmen vor einem Langstreckenlauf mit langsamem Tempo weniger wichtig (s. Kap. 10). Es reichen einige 100 Meter zum Einlaufen.

Bedeutend ist jedoch ein gutes **Schuhwerk**. Je größer der Trainingsaufwand, desto wichtiger ist das abwechselnde Tragen von 2–4 verschiedenen Laufschuhmarken. Da die Schuhhersteller unterschiedliche Prinzipien,

**Tab. 1.4:** Häufige Trainingsfehler

| Häufige Trainingsfehler |
| --- |
| Keine Ausgleichsgymnastik, z.B. einer Achillodynie vorbeugendes Dehnen der Wade |
| Ungenügendes dynamisches Krafttraining der Beinmuskulatur vor allem bei geringem Trainingsumfang |
| Keine Koordinationsschulung, z.B. Übungen auf dem Trampolin, Wackelbrett usw. |
| Einseitiges umfangreiches intensives Lauftraining ohne Abwechslung, z.B. durch Radfahren, Aquajogging usw. |
| Einseitigkeit des Lauftrainings selbst ohne Tempovariationen |
| Keine Änderung der Bodenbeschaffenheit (Tartanbahn, Asphalt, Naturböden) |
| Kein Barfußlaufen auf Rasen oder Sand |
| Plötzliche zu schnelle Tempo- und Umfangsteigerung, auch nach längeren Laufpausen |
| Einmaliges zu hartes Training bzw. zu harter Wettkampf ohne entsprechende Vorbereitung |
| Ständig zu hohe Laufgeschwindigkeit |
| Ungewohntes Training wie lange Bergan- bzw. Bergabläufe |
| Ungenügende Regenerationsphasen |

## 1.3 Therapie und Vorbeugung bei Überlastungssyndromen

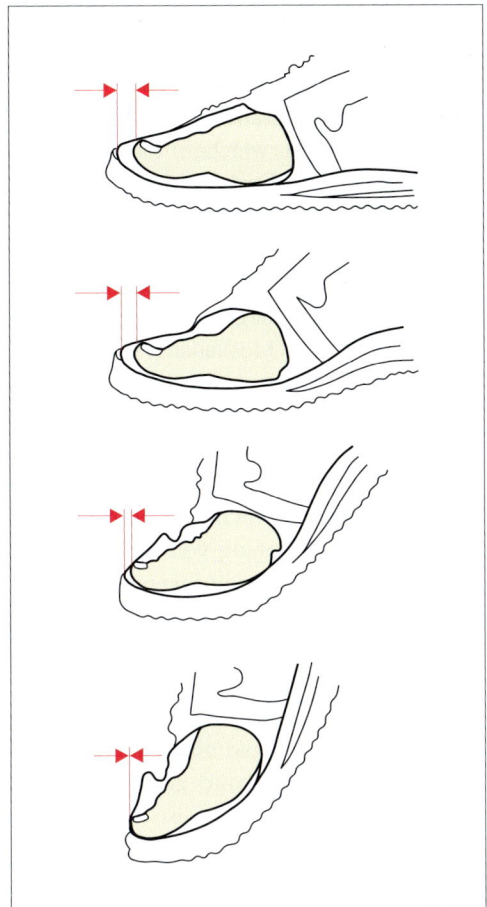

**Abb. 1.7:** Beim Abrollvorgang brauchen die Zehen Platz. Die Schuhe sollten etwa 1,5 cm zu groß gekauft werden (aus: Kleinmann D. Koronarsport richtig. Walking/Jogging. Hannover: Giulini Pharma 1990)

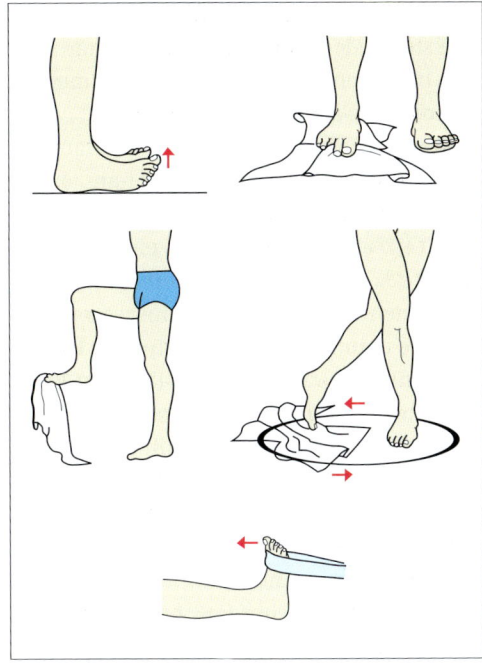

**Abb. 1.8:** Fußgymnastik (aus: Kleinmann D. Koronarsport richtig. Walking/Jogging. Hannover: Giulini Pharma 1990)

z.B. bei den Dämpfungseigenschaften der Schuhsohle, anwenden, die Dämpfung und auch die Fußführung durch das Wechseln der Schuhmarken verschiedenartig ist, treten auch Überlastungsprobleme weniger häufig auf. Da die meisten Läufer Überpronierer (zu stark einwärts knicken) sind, sollte auf eine gute Stützfunktion im Fersenbereich (Innenseite) geachtet werden. Zu beachten ist auch beim Schuhkauf, dass die Zehen genügend Spielraum haben, also etwa Daumenbreite „zu groß" sind, da sich der Innenraum des Schuhes durch das Abbiegen der Sohle während des Abrollvorgangs verkleinert und die Zehen beim Abdrücken nach vorne rutschen (s. Abb. 1.7).

Daneben sollte man das **Barfußlaufen** (Rasen, Sandboden) neben einer **Fußgymnastik** nicht vernachlässigen (s. Abb. 1.8). Bei zuvor schon bestehenden erheblichen Mängeln, wie beispielsweise ausgeprägtem Knickfuß, sollte von orthopädischer Seite soweit wie möglich eine Korrektur (Einlagen, Schuhkorrektur) vorgenommen werden.

### Studien

Nitzschke und Mitarbeiter [54] befragten und untersuchten 220 Läufer hinsichtlich des Auftretens von Überlastungsschäden. In einem Beobachtungszeitraum von 8 Monaten traten bei 67 männlichen und 44 weiblichen Läufern in erster Linie Achillessehnenreizungen, Schienbeinkanten-Schmerzen, Schmerzen durch Fußdeformitäten und Wadenmuskelzerrungen auf. Sie entwickelten sich vor allem mit zunehmender Belastung und steigendem Alter. Marti und Mitarbeiter [48] befragten 4.358 Läufer (Teilnehmer am 16-km-Volkslauf Bern 1984) über laufbedingte Beschwerden des Bewegungsapparates innerhalb der vergangenen 12 Monate. 45,8% der Läufer hatten entsprechende Beschwerden, 14,2% suchten deswegen einen Arzt auf und 2,3% fehlten wegen laufbedingter Beschwerden am Arbeitsplatz. Insgesamt wiesen die Läufer mit durchschnittlich 3,15 Arztbesuchen während der 1-jährigen Beobachtungszeit weniger Arztkonsultationen auf als die Kontrollbevölkerung mit 4,42 Arztbesuchen. Allerdings stiegen zum Umfang der Laufaktivität auch die laufbedingten Beschwerden an.

Auch Koplan und Mitarbeiter [39] sowie Pollok und Mitarbeiter [58] registrierten vermehrte Beschwerden und krankhafte Befunde mit zunehmendem wöchentlichen Kilometerumfang. Nach einer Studie von Walter und Mitarbeitern [72] erlitten innerhalb eines Jahres 48% von 1.680 Läufern mindestens eine Verletzung. Das Verletzungsrisiko nahm mit dem Laufkilometerumfang zu, war unabhängig von der Laufgeschwindigkeit, der Bodenbeschaffenheit oder von Hügelläufen, unabhängig auch vom Alter, Geschlecht und der Lauferfahrung. Diejenigen, die bereits im Jahr zuvor schon eine Verletzung auskurierten, hatten ein etwa 50% höheres Risiko für eine erneute Verletzung!

Macera [45] bestätigte diese Ergebnisse. Einzig und allein der wöchentliche Laufkilometerumfang sei entscheidend für das Verletzungsrisiko und nicht die oben erwähnten anderen Aspekte, was man aus rein rationellen Überlegungen unter Berücksichtigung physikalischer ($E = 1/2 m \times v^2$, siehe unten) und physiologischer Erkenntnisse doch anzweifeln möchte. So verstärkt beispielsweise ein weicher Sandboden das Einwärtsknicken (Überpronation), weil der Sand dem Druck nach innen nachgibt. Wer schon einmal eine lange Strecke barfuß auf einem weichen Sandstrand gelaufen ist, der hat mit Sicherheit mehr oder weniger starke Achillessehnen- und Wadenschmerzen bekommen, da die Achillessehne ständig beim Eintauchen der Ferse in den weichen nachgebenden Sand ungewohnt überdehnt wurde. Der viel verpönte Asphalt hätte diese verstärkten Fehlfunktionen nicht zugelassen.

Die Ernsthaftigkeit der erfragten „Verletzungen" müsste diagnostisch objektiviert werden. Selbst der Muskelkater ist eine Verletzung (s. Kap. 2). Für Freizeitläufer, die bereits eine Verletzung – vor allem im Jahr zuvor – hatten, empfiehlt Macera [45] den wöchentlichen Kilometerumfang auf unter 32 zu beschränken. Auch von internistischer Seite ist ein Laufumfang von 30 km/Woche in der Tat als Vorbeugung gegen Herzinfarkt, Zuckerkrankheit usw. ausreichend, nicht jedoch für einen Marathon, dazu siehe später.

Hootman und Mitarbeiter [28] stellten bei 4.034 Männern und 967 Frauen, die zunächst auf dem Laufband getestet wurden, ein höheres Verletzungsrisiko mit zunehmender Belastungsdauer im Training und steigender kardiorespiratorischer Fitness fest. Eine hohe Herz-Kreislauf-Fitness sprach dafür, dass auch mit hoher Intensität (Tempo) trainiert wurde. Für die meisten Erwachsenen sei daher Walking mit einem geringeren Verletzungsrisiko verbunden als Laufen. Doch sind die Läufer eindeutig fitter (s. auch Kap. 15).

Jeschke und Heitkamp [31] fanden dagegen keine Zunahme laufbedingter Beschwerden mit dem Trainingsumfang. Dabei wurden im Rahmen einer 5-jährigen Verlaufsuntersuchung 158 Dauerläufer mit 54 Nichtsportlern verglichen, die bei Beginn der Studie 25–45 Jahre alt waren. In jährlichen Abständen wurde eingehend der Stütz- und Bewegungsapparat untersucht. Beschwerden und abnormale Befunde waren bei Läufern um ca. 10% häufiger als bei Nichttrainierenden, was in erster Linie durch Überlastungssyndrome im Fuß-, Sprung- und Kniegelenksbereich hervorgerufen wurde. Die meisten Probleme wiesen die Läufer auf, die im Durchschnitt weniger als 22 km pro Woche trainierten, was eine Trainingshäufigkeit von weniger als 2-mal pro Woche (weniger als 2 Stunden/Woche) entsprach, im Gegensatz zu den umfangreicher trainierenden Gruppen.

Die Autoren [31] diskutieren eine gesteigerte Beschwerdetoleranz durch langjähriges Training für die Abnahme der laufbedingten Probleme trotz zunehmenden Trainingsumfangs und vermehrter objektiv festgestellter abnormaler und krankhafter Befunde. Durch zu geringe Trainingsumfänge könnten auch die für Anpassungen an Kraft übertragenden (bradytrophen) Geweben notwendigen Reizschwellen nicht überschritten werden. Dafür spricht auch, dass, entgegen der Erwartung, Jogger trotz weitaus geringeren Trainingsumfanges ähnliche Probleme wie die 5.000- und 10.000-Meter-Läufer und größere als die Marathonläufer aufwiesen. Möglicherweise sind auch zumindest zum Teil anatomische Faktoren anzuschuldigen, wenn nur ein geringer Kilometerumfang pro Woche (unter 22 km) zurückgelegt wurde, weil die individuelle biomechanische Belastbarkeit dieser untersuchten Gruppe einen höheren Umfang einfach nicht zuließ (Selektion).

Kerner und Mitarbeiter [33] fanden bis zu den ersten 25–30 Meilen Laufumfang eine Zunahme der Verletzungen, die dann bei höherem Laufumfang wieder abnahmen. So seien Läufer, die mehr als 30 Meilen pro Woche zurücklegen, besser trainiert, würden ernsthafter und regelmäßiger laufen und hätten einen besseren Laufstil. Auch McQuade [52] fand keine „Dosis/Wirkungsbeziehung" zwischen Laufstrecke und Verletzungsgrad. Der größte Anteil der Verletzungen (31%) von den 155 ereignete sich in der Gruppe, die 16–32 km/Woche zurücklegte. Bei größeren Distanzen nahm die Verletzungsrate wieder ab. Auffallend in dieser Untersuchung war, dass das Verletzungsrisiko durch Stretching halbiert wurde, wobei das Stretching nach dem Lauf als der beste Zeitpunkt angesehen wurde (s. auch Kap. 2).

Man sieht, für jede Meinung ist eine Studie zu finden. Man kommt also nicht umhin, den eigenen Menschenverstand walten zu lassen, um die Argumente anzunehmen, die in physikalischer und physiologischer Hinsicht verständlich sind und den eigenen Erfahrungen entsprechen.

## 1.4 Arthrose

### 1.4.1 Gefahr der Arthrose?

Nicht nur unter Laien, sondern selbst unter vielen Medizinern werden häufig erhebliche Bedenken hinsichtlich vorzeitiger Verschleißerscheinungen (Arthrosen) im Bereich der Gewicht tragenden Gelenke durch langjähriges regelmäßiges Langstreckenlaufen geäußert. Es gibt wohl begeisterte Berichte über das geringe Arteriosklerose-Vorkommen, einschließlich koronarer Herzkrankheit, bei verschiedenen Ethnien, wie beispielsweise den ostafrikanischen Massai [47], wo Joggen sowohl während der Arbeit als auch in der Freizeit üblich ist, oder über die Tarahumara-Indianer [23] aus dem Nordwesten Mexikos, die neben dem täglichen Joggen Rennen über 36 Stunden und mehr durchführen. Es existieren allerdings keine Berichte über die Gelenksituation dieser ausdauertrainierten Ethnien. Es wird jedoch berichtet, dass bei jedem Schritt auf Sprung- und Hüftgelenk die 2fachen und auf das Kniegelenk sogar die 6fachen Kräfte im Vergleich zum Gehen einwirken [1, 2, 3]. Bei Endoprothesenträgern fanden Hodge und Mitarbeiter [26], dass die Krafteinwirkung auf den Gelenkersatz beim Joggen 1,5-mal höher war als beim Gehen (s.u.).

Kritisch ist anzumerken, dass die Gelenkbelastung neben den orthopädischen Gegebenheiten in erster Linie abhängig ist von:

- der Laufgeschwindigkeit
- dem Laufstil
- dem Gewicht
- vom Trainingszustand der Laufmuskulatur

So wird man feststellen können, dass beim Vorliegen von orthopädischen Problemen wie der Arthrose der Läufer als Anpassungsreaktion sich einen „Schongang" zulegt, wobei die Füße nur wenige Zentimeter vom Boden abgehoben werden und somit der Aufprall, d.h. die Gelenkbelastung, deutlich abgemildert wird. Die weit verbreiteten Vorstellungen über eine Gelenkbelastung von einem Vielfachen des Körpergewichtes beim Aufprall von Schritt zu Schritt sind in der Regel an gelenkgesunden Versuchspersonen jüngeren Alters erhoben worden und sind nicht zutreffend für geübte Altersläufer mit guten Laufschuhen und angepassten, d.h. kaum vom Boden abhebenden langsamen (!) Laufschritten. Nach dem physikalischen Gesetz

$$E = {}^1/_2 m \times v^2$$

ist die Geschwindigkeit (v), die im Quadrat eingeht, die entscheidende Größe für den Aufprall (E), weniger das Gewicht (m) = Masse.

Man darf also keinesfalls, wie meist geschehen, die an jungen Versuchspersonen bei hoher Laufgeschwindigkeit erhobenen Ergebnisse hinsichtlich Gelenkbelastung auf langsam laufende ältere Arthrosepatienten übertragen!

Im Prinzip ist das Laufen ein **physiologischer Bewegungsablauf**. Man fragt sich daher, wofür die Gelenke überhaupt vorhanden sind, wenn nicht zu ihrem Gebrauch in der physiologischen Richtung, die ja beim Laufen gegeben ist. So konnte beispielsweise Eichner [18] im internationalen Schrifttum keinen sicheren Hinweis dafür finden, dass Laufen die Entstehung einer Arthrose fördert. Vielmehr scheint eher das Gegenteil der Fall zu sein, da das Muskel-/Skelettsystem bei Läufern in funktioneller Hinsicht langsamer altert.

So sind bei trainierten Marathonläufern Knie- und Hüftgelenke offensichtlich gut an die Belastung angepasst. Hohmann und Mitarbeiter [27] konnten jedenfalls keine Reaktionen der Knie- und Hüftgelenke 24–48 Stunden nach einem Marathonlauf im Vergleich zu 48 Stunden davor mittels Kernspinuntersuchung (Magnetresonanz-Tomographie, MRT) feststellen. Die Autoren vermuten, dass die Läufer auch durch ihren Laufstil die rund 2.800 Tonnen Belastung beim Marathon ausgleichen können. Die 8 getesteten Marathonläufer legten in den letzten 5 Jahren jährlich durchschnittlich 5.000 km zurück.

Bei häufigen Verletzungen scheinen allerdings ehemalige Athleten im Alter mehr degenerative Veränderungen (Verschleißerscheinungen) im Bereich der Gelenke und Wirbelsäule zu haben als die Durchschnittsbevölkerung. Jedoch können die Sportler diese Verschleißerscheinungen durch ihre gute Muskelfunktion bei weiterhin hoher körperlicher Aktivität offensichtlich kompensieren [41].

Zweifellos sind Gelenke zum Bewegen da, sodass physiologische Belastungen wie das Laufen ein normal gebautes, nicht vorgeschädigtes Gelenk kaum gefährden dürfte [8, 18, 56]. Erst durch Bewegung mit Be- und Entlastung wird der Gelenkknorpel optimal mit Nährstoffen versorgt [59], während eine Ruhigstellung des Gelenkes über längere Zeit zu Veränderungen führt, die einem arthrotischen Prozess ähneln, z.B. Verkleinerung des Gelenkspaltes [5]. Bewegung und Belastung sind für das Gelenk unverzichtbar. Auch das Knorpelgewebe passt sich Belastungen an. So fanden beispielsweise Lane und Mitarbeiter [42] röntgenologisch bei Langläufern einen verbreiterten Gelenkspalt. Bei stark arthrotischen Hüftgelenken wurde durch Bewegung sogar wieder eine Zunahme der Gelenkspaltenweite als Hinweis für eine rückläufige Arthrose beobachtet [5]. Es ist daher auch nicht überraschend, dass sich in den meisten Studien kein erhöhtes Arthrose-Risiko für Langstreckenläufer fand, zumindest wenn man ein wöchentliches Laufpensum von 20–65 km zugrunde legt, wie es dem heutigen Freizeitsportler entspricht [36].

Panush und Mitarbeiter [57] verglichen beispielsweise 17 männliche Läufer (73% Marathonläufer) mit 18 Nichtläufern. Die Läufer hatten ein Durchschnittsalter von 56 Jahren und waren 73 kg schwer bei einer Durchschnittsgröße von 180 cm. Die Nichtläufer waren durchschnittlich 60 Jahre alt und wogen 78 kg bei 178 cm Größe. Die Läufer legten durchschnittlich 44,8 km wöchentlich über 12 Jahre hinweg zurück. Im Vergleich zur Kontrollgruppe fand sich bei den Läufern kein Unterschied hinsichtlich subjektiven Beschwerden, wie Schmerzen und Schwellungen an den Gelenken, sowie röntgenologisch nachweisbaren degenerativen Veränderungen.

Lane und Mitarbeiter [42] hatten in ihrer Studie bei 41 Langläufern im Alter zwischen 50 und 72 Jahren mit 66,4 kg ein niedrigeres Durchschnittsgewicht festgestellt als in der alters- und geschlechtsgleichen Kontrollgruppe mit einem Durchschnittsgewicht von 72,7 kg. Dies erscheint um so mehr von Bedeutung zu sein, da Übergewicht einen Arthrose-Risikofaktor darstellt [21, 70]. Beachtenswert ist, dass eine Herabsetzung des Body-Mass-Index um 2 (entspricht etwa 5 kg) das Kniegelenkarthrose-Risiko um 50% verringerte (!) [21]. In der Studie von Lane [42] waren die sportlichen Senioren 4-mal länger aktiv (286 bzw. 71 Minuten pro Woche), hatten größere Strecken zurückgelegt (12.547 bzw. 1.263 Meilen) und hatten eine am ersten Lendenwirbelkörper gemessene um 40% höhere Knochendichte als die Kontrollgruppe. Röntgenologisch fanden sich bei den Langläufern keinesfalls häufiger Arthrosezeichen, im Gegenteil, die Gelenkzwischenräume waren weniger eingeengt.

In einer anderen Untersuchung verglichen Lane und Mitarbeiter [43] 489 ältere Langläufer mit 365 Kontrollpersonen. Dabei zeigte sich, dass die Läufer signifikant weniger körperlich behindert und auch signifikant körperlich leistungsfähiger waren. Sie nahmen seltener ärztliche Hilfe in Anspruch, hatten ein niedrigeres Körpergewicht und eine geringere altersbegleitende Abnahme von Knochensubstanz.

Konradsen und Mitarbeiter [37] untersuchten 30 Langstreckenläufer, die in den frühen 1950er Jahren im damaligen Alter zwischen 20 und 30 Jahren an Laufwettbewerben teilgenommen hatten, und verglichen sie mit 27 Nichtläufern, die hinsichtlich Alter, Gewicht und Beruf vergleichbar waren. 3 der Läufer waren zwischenzeitlich nicht mehr aktiv. Einer hatte den Laufsport aufgegeben, nachdem sich in den späten 1970er Jahren Arthrosen sowohl der unteren als auch der oberen Extremitäten entwickelten. Die übrigen Sportler waren zum Zeitpunkt der Untersuchung noch aktiv, legten seit fast 40 Jahren ein wöchentliches Laufpensum von 20–40 km zurück. Die Auswertung hinsichtlich der Gelenkbeweglichkeit, vorhandener Gelenkbeschwerden mit Röntgenuntersuchungen (degenerative Veränderungen, Knorpeldicke) ergaben keine signifikanten Unterschiede zwischen Läufern und Nichtläufern. Die Autoren kamen zu dem Schluss, dass selbst jahrzehntelang durchgeführte Langstreckenläufe nicht zu einer vorzeitigen Arthrose in den Gelenken der unteren Extremitäten führen.

Kujala und Mitarbeiter [40] untersuchten 2.402 finnische Hochleistungssportler, die an Olympischen Spielen, Welt- bzw. Europameisterschaften oder Länderkämpfen teilgenommen haben, und verglichen diese Hochleistungssportler im Verlauf von 21 Jahren mit 1.712 Männern, die im Alter von 20 Jahren während des Militärdienstes als vollkommen gesund beurteilt worden waren. In dem Beobachtungszeitraum waren Ausdauersportler (Langläufer, Skilangläufer) im Vergleich zu den Kontrollen mit einem 1,73-fachen Arthrose-Risiko (Hüfte, Knie, Sprunggelenk), Sportler mit hoher Krafteinwirkung (Fußball, Basketball, Eishockey, Leichtathletik) mit einem 1,90fachen und Kraftsportler (Boxen, Gewichtheben, Wurfsportarten, Ringen) mit einem 2,17fachen Arthrose-Risiko belastet. Wurde jedoch das Alter bei der ersten stationären Behandlung betrachtet, so waren Kraftathleten etwa gleich alt wie die Kontrollpersonen (62 Jahre). Die Ausdauersportler mussten allerdings erst im Alter von 71 Jahren wegen Arthrose stationär behandelt werden.

Bei all den Studien muss man sich natürlich fragen, ob Langläufer mit einer lebenslangen Sportkarriere nicht eine Auswahl besonders gesunder Athleten darstellen.

Man könnte einwenden, dass arthrosebedingte Schmerzen zu einer Aufgabe einer Sportart zwingen, sodass lediglich noch arthrosefreie Sportler übrig bleiben. Wenn nun an dieser Gruppe untersucht wird, wie sich lebenslanges Laufen auswirkt, so erhält man ein verzerrtes Bild. Andererseits ist es keine Seltenheit, dass Athleten anderer Sportarten gerade wegen einer Arthrose zum Laufen mit einem physiologischen Bewegungsablauf überwechseln. So gab der Autor dieses Buches selbst als ehemaliger Fußballspieler diese Sportart auf, nachdem ein Meniskusschaden (zusätzlich Knorpelschäden im Bereich des Kniegelenkes und Hüftgelenkes) nachgewiesen wurden. Trotz dieser Verschleißerscheinungen aufgrund von Mikroverletzungen und evtl. auch Fehlstellung der Beine (leichte O-Beine) und Fußdeformitäten (Senk-Spreizfuß mit Überpronation) sind Langstreckenläufe bis hin zum Marathon noch heute weitgehend beschwerdefrei möglich.

Wenn also bei einem Läufer eine Arthrose festgestellt wird, so bedeutet dies nicht, dass Langstreckenlaufen mit dem physiologischen Ablauf dafür verantwortlich ist. Vielmehr muss in erster Linie an einen Vorschaden durch Verletzungen schon im Kindes- und Jugendalter gedacht werden, wie sie beim Spielen mit Stürzen durchaus gängig sind. Solche oft kleinen Verletzungen (Mikrotraumata) machen sich dann erst im Laufe des späteren Lebens bemerkbar oder vielleicht gerade dann, wenn man „gesundheitsbewusst" ein Langlauftraining intensiviert hat. Cooper und Coggan [12] stellten fest, dass vor allem eine früher erlittene Verletzung des Kniegelenkes besonders häufig zu einer Kniearthrose führt. An weiteren Risikofaktoren wurden Veranlagung, Gewicht, weibliches Geschlecht und das Alter angegeben.

Der gesamte Bewegungsapparat mit Muskeln, Sehnen, Bändern, Knochen und Knorpel ist hinsichtlich Belastbarkeit abhängig von den auf ihn wirkenden Reizen. Er ist somit anpassungsfähig. Die Schrumpfung der Muskulatur durch Ruhigstellung im Gips (Inaktivitätsatrophie) ist ebenso allgemein bekannt wie die Knochenentkalkung (Inaktivitätsosteoporose) bei fehlender Belastung. Das Gleiche gilt für Bandstrukturen und Knorpel. Durch regelmäßige Beanspruchung gewinnen diese Strukturen an Festigkeit [1, 10]. Wechselnde Bodenbeschaffenheit mit Unebenheiten, Glätte usw. schulen auch die Gleichgewichtsreflexe beim Laufen und erfordern Konzentration, um Stürze mit mehr oder weniger ausgeprägten Verletzungen zu vermeiden (s. Abb. 1.9).

## 1.4.2 Training bei Arthrose

Entgegen landläufiger Meinungen scheint eine Laufbewegung allein eine bereits vorhandene Arthrose nicht zu verschlimmern.

## 1.4 Arthrose

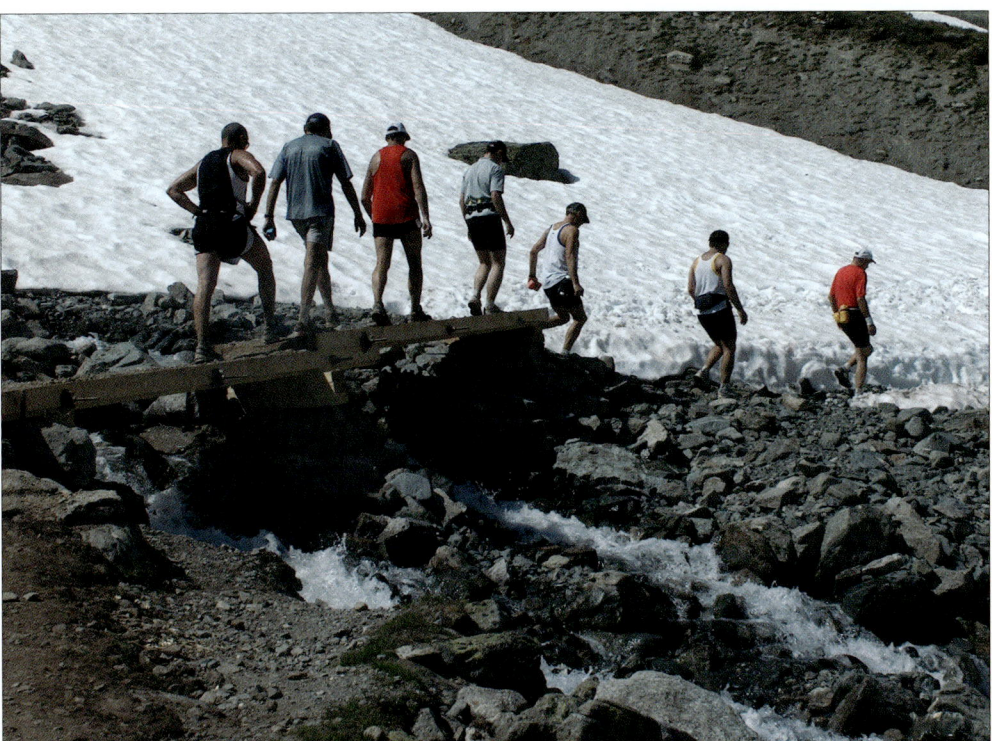

**Abb. 1.9:** Gleichgewichtsübungen und Konzentration sind beim Laufen und Wandern in schwierigem Gelände vorbeugend anzuraten, um Verletzungen durch Umknicken oder Stürze zu vermeiden (beispielhaft ein Streckenabschnitt vom Swiss Alpine-Marathon Davos).

**Studien**

Kovar und Mitarbeiter [39] teilten 120 Patienten mit Kniegelenksarthrose in eine Experimental- und Kontrollgruppe. Die erstgenannte führte ein 8-wöchiges überwachtes Gehtraining mit intensiver Patientenerziehung durch. Bei der trainierenden Gruppe vergrößerten sich Beweglichkeit und die Schmerzen nahmen signifikant gegenüber der Kontrollgruppe ab, bei der sogar eine Verschlechterung des Zustandes eintrat. Der Medikamentenverbrauch in der trainierenden Gruppe war geringer als der in der Kontrollgruppe. Das Gehtraining (jeweils bis zu 30 Minuten) wurde 3 x pro Woche unter Anleitung eines Physiotherapeuten durchgeführt und durch gymnastische Übungen ergänzt.

Dabei nahm die maximale Gehstrecke, die die Patienten innerhalb von 6 Minuten bewältigen konnten, von anfänglich 381 m im Durchschnitt um 70 m (18,4%) zu. In der Kontrollgruppe nahm nach 8 Wochen die durchschnittliche maximale Gehstrecke von 356 um 17 m ab.

Ettinger und Mitarbeiter [20] unterteilten 365 über 60 Jahre alte Patienten mit gesicherter Arthrose in 3 Gruppen. Die 1. Gruppe unterzog sich einem 18-monatigen Gehtraining, die 2. Gruppe führte ein Programm mit muskelstärkenden Übungen durch, während die 3. Gruppe lediglich Gesundheitsunterricht unter Betonung der Probleme des Bewegungsapparates erhielt. In der Gruppe 1 waren nach dem Training die körperlichen Beschwerden im Allgemeinen um 10%, die Kniebeschwerden um 12% geringer als in der Kontrollgruppe (Gruppe 3). In der Gruppe 2 lagen die Prozentsätze jeweils bei 8. Definierte Belastungen wie Gehen, Treppensteigen,

Gewichtheben, ins Auto ein- und aussteigen bereiteten bei den übenden Gruppen weniger Probleme, obwohl sich der röntgenologische Kniebefund nicht von der Kontrollgruppe unterschied.

**Risikofaktoren**
Ausgeprägte unphysiologische Belastungen scheinen allerdings zu einer Arthroseentwicklung beizutragen [7]. So sind beispielsweise extrem tiefe Kniebeugen oder der „Entengang" (Gehen in der Hocke) sehr gelenkbelastend, ebenso Drehbewegungen im Kniegelenk (Scharniergelenk), die beispielsweise im Tennis- oder Fußballspiel vorkommen. Höhere Trainingsintensitäten führen wohl zu größeren Verbesserungen der Fitness, erhöhen jedoch auch das Risiko von Verletzungen und dämpfen teilweise die Mitarbeit (Compliance) bzw. die Motivation [19]. Wie bereits die zitierten Untersuchungen und andere zeigen, ist bei einem dosierten Trainingsprogramm für Arthrosepatienten mehr Nutzen als Schaden zu erwarten. Selbst wenn sich einmal ein Reizzustand im arthrotischen Gelenk infolge Überlastung einstellen sollte, so ist dies im wahrsten Sinne des Wortes kein „Beinbruch". Solche Zustände lassen sich in der Regel durch physikalische Maßnahmen, in erster Linie Eisbehandlung und entzündungshemmende Medikation, beheben.

**Sport bei Endoprothese**
Häufig ist jedoch im Laufe der Jahre ein Gelenkersatz (**Endoprothese**) notwendig. Hier wird man unter den Ärzten unterschiedliche Meinungen über die Sportfähigkeit mit Endoprothese finden. So wurden von Jerosch und Mitarbeiter [30] 510 Rehabilitationseinrichtungen in Deutschland über die Nachbehandlungskonzepte und Empfehlungen zur Sportfähigkeit von Patienten mit Totalendoprothesen (TEP) des Hüft- und Kniegelenkes befragt. Danach wurden Mannschaftssportarten wie Fußball oder Volleyball oder auch das alpine Skifahren als relativ ungeeignet für TEP-Patienten eingestuft, andere Sportarten wie Laufen, Rudern, Bergwandern und Tennis wurden „bedingt" empfohlen, Schwimmen, Gymnastik und Wandern als relativ „geeignet". Als Kontraindikation der sportlichen Belastungen wurden in über 80% Instabilität und Infektionen im Bereich der Prothese angesehen.

Insgesamt gesehen sollte die körperliche und sportliche Belastung des Patienten individuell so dosiert werden, dass gelenkstabilisierende Bewegungsreize ebenso wie die Herz-Kreislauf- und Stoffwechselreize gesetzt werden, ohne dass schädigende Überlastungen auftreten.

Widhalm und Mitarbeiter [73] fanden in einer retrospektiven Studie, dass die Lockerungsrate einer Hüftendoprothese bei Sportlern lediglich 18% betrug, bei Nichtsportlern 57%. Die Autoren konnten dabei keinerlei schädigende Auswirkung einer bestimmten Sportdisziplin auf die Haltbarkeit von Hüftendoprothesen feststellen. Es wurden nur positive Auswirkungen durch den Sport hinsichtlich der Dauerhaftigkeit und Prothesenverankerungen registriert, was mit einer Verbesserung des knöchernen Prothesenlagers durch eine physiologische Anregung zur Knochenneubildung erklärt wurde. Die Autoren haben daher ihre Patienten ermutigt, auch nach künstlichem Gelenkersatz ihre gewohnte Sportart weiter auszuüben. Den bisher unsportlichen TEP-Patienten wurde zu mehr Bewegung geraten, sofern dabei die Schmerzgrenze nicht deutlich überschritten würde.

Auch bei anderen Untersuchungen schnitten die Sportler nach Endoprothesenoperationen besser ab. So mussten in der Studie von Dubs und Mitarbeiter [17] bei den Sporttreibenden (Schwimmen, Radfahren) lediglich 1,6% erneut operiert werden, bei Nichtsportlern 14,6%. Bei von Strempel und Mitarbeitern [68] lag die Lockerungsrate der Endoprothese der Sportler bei 4,9%, der

Nichtsportler bei 9,8% (durchschnittlicher Nachuntersuchungszeitpunkt 5 Jahre und 11 Monate). Darüber hinaus hatten 24,1% der sportlichen Gruppe keinerlei Schmerzen, während es bei den inaktiven Patienten nur 17,5% waren. Interessant in diesem Zusammenhang sind die Messungen zur Krafteinwirkung auf das Gelenk (Prothese). Hodge und Mitarbeiter [26] registrierten beim Jogging 1,5-mal höhere Belastungswerte als beim normalen Gehen. Dagegen lagen die Werte für das Aufstehen von einem Stuhl sogar 3-mal höher!

Bergmann und Mitarbeiter [4] betonen die Veränderung des Laufrhythmus beim Übergang vom Gehen zum Joggen und damit die Zunahme der Gelenkbelastung. Wie die Praxis zeigt, wird sich der arthroseerfahrene sporttreibende Patient beim Joggen automatisch einen sehr gelenkschonenden Laufstil angewöhnen, indem er langsam läuft und die Füße kaum vom Boden abhebt, sodass nur eine gering erhöhte Kraft auf das Gelenk einwirkt (s.o.).

> Unbestritten ist, dass Bewegungsmangel die Knochenentkalkung (Osteoporose) fördert und, wie die Untersuchungen zeigen, auch das Lockerungsrisiko erhöht. Übergewicht und Herz-Kreislauf-Probleme können hinzukommen.

## 1.5 Physiologie des Laufens

Zum Schutz von Knorpelstrukturen scheint die neuromuskuläre Funktion besonders wichtig zu sein. So beobachteten Jones und Watt [32], dass ein unerwarteter, d.h. unvorbereiteter Fall aus Höhen von nur 2,5 cm als subjektiv wesentlich unangenehmer empfunden wurde als bei einem Fall aus Höhen bis zu 20 cm. Hier blieb genügend Zeit, um die Gelenke reflektorisch richtig zu stellen und die entsprechenden Muskeln zur Energieabsorption (Dämpfung) einzusetzen, wozu bei Fallhöhen unter 2,5 cm die Zeit zu gering bemessen ist.

Beim Fersenauftritt wird im nicht ermüdeten Zustand sofort bei Bodenberührung der Fußheber (M. tibialis anterior) aktiviert (Vorfuß angehoben), die Ferse also etwas gesenkt, sodass ein weiches Abrollen über die gesamte Fußsohle möglich ist. Im Prinzip ist der Fuß ein 2-armiger Hebel, der um die Achse des oberen Sprunggelenkes drehbar ist [60]. Der Fersenauftritt ist nur sanft, wenn vorher die Fußheber angespannt, d.h. die Ferse gesenkt, der Vorfuß angehoben wird. In ermüdetem Zustand oder bei schlecht trainierten übergewichtigen Menschen ist häufig ein Aufstampfen mit der Gesamtfußsohle zu beobachten, was oft zu Gelenkproblemen führt. Üben und ggf. Gewichtsabnahme sind dann angezeigt und nicht Laufverbot.

Das Zusammenspiel, die Synchronisation der einzelnen Muskelgruppen über das Nervensystem zur Verminderung der Gelenkbelastung beim Laufen ist störanfällig durch Abnahme der Muskelkraft (Trainingsmangel), altersabhängige Abnahme der motorischen Einheiten [9], Verminderung der schnell zuckenden Muskelfasern [35] und Abnahme der Reflexgeschwindigkeit [63] im Alter. Eine weitere Störung der Muskelaktionen ist durch Abnahme der Leitungsgeschwindigkeit über die Muskelmembran infolge Lactatanhäufung zu registrieren [70].

Die Beinmuskulatur ermüdet schneller bei **Fehlstellungen**, z.B. O-Beinen. So tritt ein vermehrtes Einwärtsdrehen (Innenrotation) am Unterschenkel auf, wenn sich der Fuß bei Zehenspitzenstand nicht in lotrechter Stellung befindet [69]. Dadurch wird die Muskulatur in ihrem Bemühen, das Körpergewicht im Gleichgewicht zu halten, überbeansprucht, sodass eine frühzeitige Ermüdung mit nachlassender Schrittdämpfung eintritt. Subotnick [69] fand, dass beim Lauf der Fersen-Boden-Kontakt idealerweise zu einer Aktivierung aller Beinmuskeln führt, während beim Gehen vorwiegend nur die Wadenmuskulatur beansprucht wird. So scheint es bei Läufern mit weniger idealen Beinverhältnissen möglich zu sein, die relative Zahl der motorischen Muskel-Nerv-Einheiten zu verringern (Ökonomisierung der Muskelarbeit), wenn die Fußanatomie therapeutisch verbessert wird. Dies kann durch Konditionstraining, Fußgymnastik, Barfußlaufen usw. erreicht werden, was zu einer Verbesserung der Laufleistung führt.

Ein wesentlicher Unterschied zwischen Gehen und Laufen liegt nicht nur darin, dass beim Gehen immer ein Bein auf dem Boden steht, während beim Laufen phasenweise beide Beine „schweben" und somit die Wucht beim Wiederaufkommen wieder größer ist, sondern auch darin, dass beim Laufen die Füße auf einer geraden Linie wieder aufsetzen, die sich im vertikalen Schnittpunkt unter der Schwerkraftachse mit dem Boden befindet.

Man läuft also in idealer Weise wie mit O-Beinen, indem man das Bein jeweils vor dem Aufsetzen nach innen zieht (Varusstellung), um auf einer geraden Linie zu bleiben. Dagegen setzen wir beim Gehen die Füße praktisch in 2 parallelen Linien – eine für den rechten und eine für den linken Fuß – auf (Abduktionsstellung). Somit ist beim Gehen das Einwärtsknicken (Pronation) weniger ausgeprägt als beim Laufen, d.h. Läufer mit Überpronation haben beim Gehen weniger Probleme.

> Die Belastung der unteren Extremität (Gelenke, Sehnen, Muskeln, Bänder) wird in erster Linie durch die Art der Bewegung (Bergab-, Bergauflaufen, Laufen in der Ebene u.a.), durch das Körpergewicht, durch evtl. vorliegende Fußdeformitäten bzw. Fehlstellungen der Beine, durch die Schuh- und die Bodenbeschaffenheit bestimmt.

Das **Körpergewicht** sowie die **Art und die Intensität der Bewegung** spielen hinsichtlich der Belastung des Bewegungsapparates die wichtigste Rolle, auch hinsichtlich der Beeinflussbarkeit durch den Sportler selbst. So sind Bergabläufe und Tempoläufe insbesondere im untrainierten Zustand bei Fehlstellungen der Extremitäten sowie bei Übergewicht möglichst zu meiden, da hier Überlastungsschäden fast immer provoziert werden.

Bei den heutigen guten Laufschuhen renommierter Laufschuhhersteller spielen die **Bodeneigenschaften** nur noch eine untergeordnete Rolle. Entgegen landläufiger Meinung ist der ebene Asphaltboden für den Läufer weniger risikoreich als die Naturböden mit Wurzeln und anderen Unebenheiten, die häufig zu Stürzen, Umknicken und Bandüberlastungen führen. Je weicher der Boden ist, desto mehr kommt eine Fehlstellung zum Tragen. So gibt beispielsweise ein weicher Sandboden bei vermehrtem Einwärtsknicken (Überpronation) nach, d.h., der Läufer knickt noch mehr nach innen ein, die Bänder werden im Bereich der Sprunggelenke überdehnt (s. Abb. 1.10). Ebenso überdehnt wird die Achillessehne beim Aufkommen mit der Ferse, die tiefer in den Sand eindrückt. Der harte Asphaltboden gibt in diesen Fällen nicht nach. Darüber hinaus lässt er einen ungestörten, Kraft sparenden Laufstil zu.

### Laufstil

Hinsichtlich des Laufstils unterscheiden wir 2 Gruppen von Läufern, die so genannten „Fersenläufer" und die „Ballenläufer". Die **Fersenläufer** kommen wie oben beschrieben, zunächst mit der Ferse auf dem Boden auf, um dann über die gesamt Fußsohle abzurollen, während die **Ballenläufer** zuerst mit dem Ballen, d.h. Vorfuß, auf den Boden auftreten. Der Ballenlauf lässt besonders hohe Geschwindigkeiten zu. Er wird in erster Linie im Kurz- und Mittelstreckenlauf angewendet, da er wohl schnell, aber auch sehr Kraft raubend ist.

Biomechanische Untersuchungen am Institut für Biomechanik der Deutschen Sport-

1.6 Lyme-Arthritis (Borreliose) als Gefahr für Waldläufer

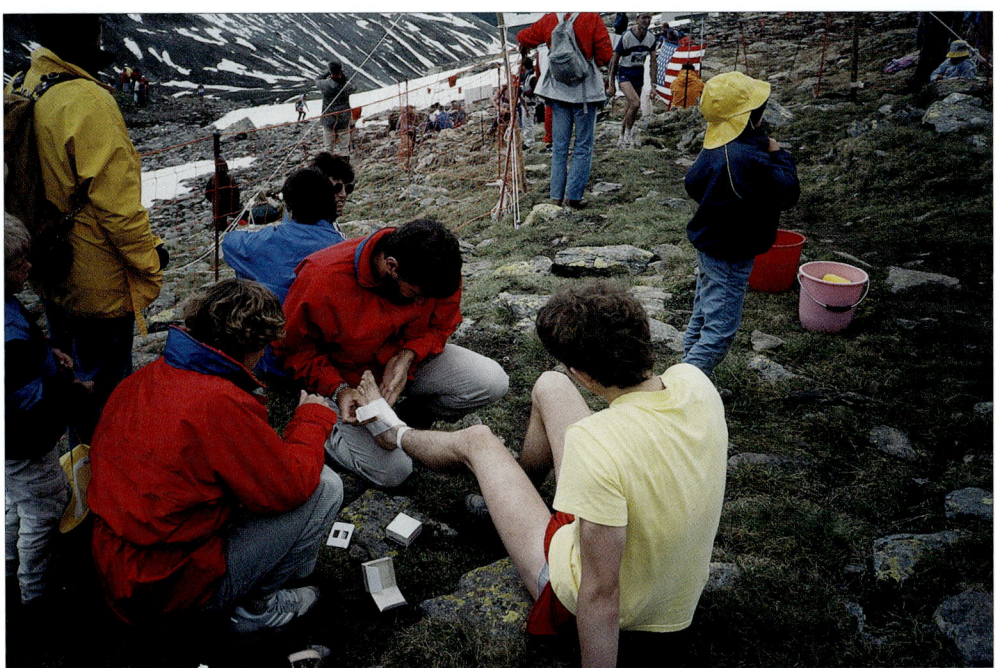

**Abb. 1.10:** Naturböden haben mehr Tücken als Asphaltböden: Umknicken durch Unebenheiten oder nachgebender weicher Boden (Sandboden!) mit dadurch verstärktem Einwärtsknicken (Überpronation) überlasten Bänder und Gelenke und erfordern teilweise einen Tape-Verband.

hochschule Köln haben für den Ballenlauf deutlich höhere Gelenkbelastungen am Sprunggelenk ergeben als beim Fersenlauf [22]. Durch die größeren Auf- und Abbewegungen des Körperscherpunktes würden sich größere Bodenreaktionskräfte ergeben, die dann zu einer höheren Belastung der Achillessehne und des Sprunggelenkes führen. Chronische Achillessehnenverletzungen (Achillodynie) sind bei diesem Laufstil häufiger. Für den „Gesundheitsläufer" ist daher der Fersenlauf zu empfehlen und nur für den leistungsorientierten „Tempoläufer" der Ballenlauf, wobei hier der sorgfältige Trainingsaufbau besonders wichtig ist. Günstig ist der Ballenlauf auch bei ausgeprägtem Einwärtsknicken (Überpronation), da bei diesem Laufstil eher eine Supination (nach außen knicken) provoziert wird. Der Ballenlauf wird auch spontan beim Barfußlauf auf hartem Untergrund angewandt, da bei härterem Aufkommen über die Ferse diese zu stark schmerzen würde.

## 1.6 Lyme-Arthritis (Borreliose) als Gefahr für Waldläufer

**Fallbeispiel**
14-jährige Freizeitläuferin (T.R.) suchte uns Ende November wegen einer Knieschwellung links auf (s. Abb. 1.11). Es lag keine vorangehende Verletzung oder Überlastung vor. Auf Befragen gab T.R. einen **Zeckenstich** Anfang Juli am Oberschenkel, jedoch ohne Rötung, an.
Unter dem Verdacht auf Lyme-Arthritis wurden die Borreliose-Titer sowohl im Blut als auch im Gelenkpunktat bestimmt, die positiv ausfielen (TPHA zum Ausschluss einer Kreuzreaktion mit Treponemen war negativ). Die Tabelle 1.5 zeigt den Titerverlauf. Die BSG war anfangs mit 20 mm nach Westergren. (n.W.) als Entzündungszeichen gering erhöht, Blutbild, Harnsäure, CRP unauffällig, Rheumafaktor leicht positiv (un-

spezifische Reaktion). Nach Diagnosestellung erfolgte eine intravenöse Behandlung mit Ceftriaxon (Rocephin R) 2 g täglich, anfangs zusätzlich 25 mg Diclofenac. Die Behandlung wurde nach 10 Tagen wegen Übelkeit und Durchfall unterbrochen. Die Gelenkschwellung war zu diesem Zeitpunkt rückläufig, doch stieg die BSG auf 74 mm n.W. an, ebenso die Temperatur auf 38,3 °C. Blutbild, Leberwerte, Calcium, Kreatinin, CRP unauffällig. Kalium mit 3,5 mval/l bei Durchfall etwas erniedrigt.

Der IgM-Titer, der anfangs noch negativ war, lag jetzt bei 111 E/ml, der IgG-Titer stieg von 159 auf 545 E/ml an. Nach Abklingen der Magen-Darm-Beschwerden Weiterbehandlung mit Doxycyclin bis Mitte Januar 1995. Das linke Kniegelenk war zu diesem Zeitpunkt noch geringfügig geschwollen. Am 13. Februar 1995 suchte uns die junge Patientin erneut auf, jetzt mit Schwellung im linken Ellenbogengelenk seit 2 Tagen. Die BSG betrug zu diesem Zeitpunkt 36/50 mm n.W., Blutbild unauffällig, CRP und Rheumafaktor positiv. Übriger Titerverlauf s. Tabelle 1.5.

Wir hatten daraufhin eine stationäre Infusionstherapie empfohlen, die jedoch abgelehnt wurde. Da offensichtlich weder Rocephin R intravenös noch Doxycyclin eine überzeugende Wirkung zeigten, wurde versuchsweise mit Erythromycin 1 g täglich weiterbehandelt. Die Schwellungen im Bereich des Knies und des Ellbogens nahmen ab. Die BSG war am 10.04.1995 mit 8/16 und am 12.09.1995 mit 2/5 mm n.W. wieder normal. CRP negativ; Rheumafaktor sowie die Antikörper gegen Borrelien blieben positiv, jedoch rückläufig. Bei der letzten Kontrolluntersuchung im Juli 1998 war die junge Sportlerin beschwerdefrei.

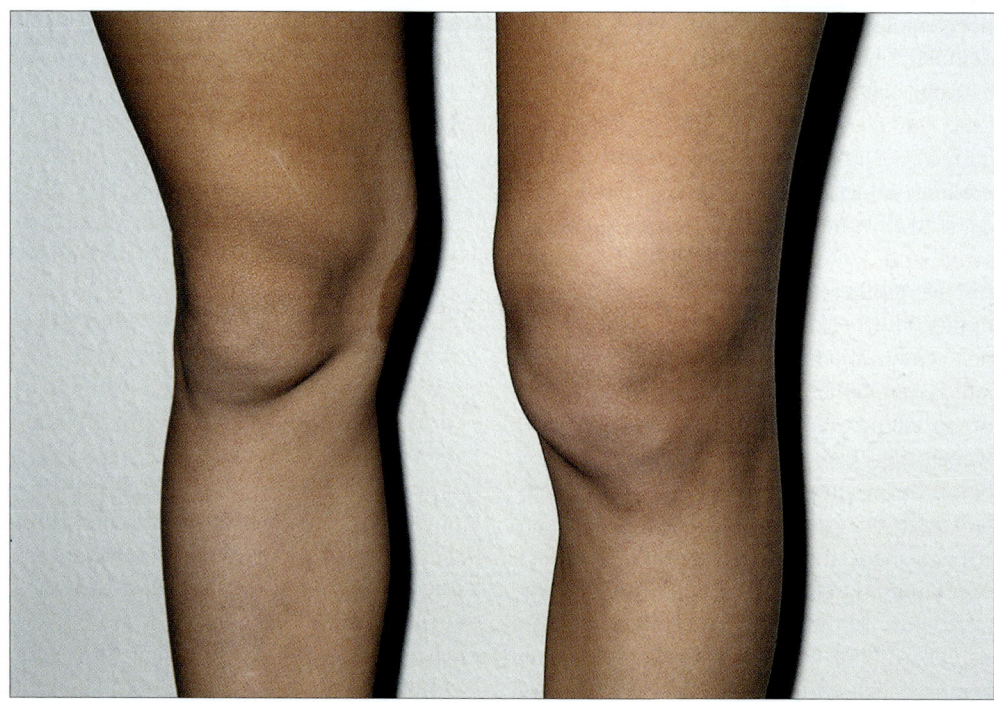

**Abb. 1.11:** Knieschwellung links bei einer Joggerin nach Zeckenstich Monate zuvor

## 1.6 Lyme-Arthritis (Borreliose) als Gefahr für Waldläufer

**Tab. 1.5:** Antikörpertiterverlauf (Borrelia burgdorferi) bei einer jungen Freizeitläuferin

| Datum | 22.11.1994 | 03.01.1995 | 13.02.1995 | 10.04.1995 | 02.09.1995 | 10.10.1996 | 21.07.1998 |
|---|---|---|---|---|---|---|---|
| (Normal) | | | | | | | |
| Borrelien IFT (1:40) | 320 | 1:640 | 1:5.120 | 1:640 | 1:640 | 1:40 | – |
| Borrel. IgG ELISA (1:10) | 159 | 545 | 434 | 318 | 433 | 375 | 76 U/ml |
| Borrelien IgM ELISA | neg | 111 | 122 | neg | 123 | neg | neg |
| Borrelien IgG-Blot | pos | pos | pos | pos | pos | pos | pos |
| Borrelien IgM-Blot | pos | pos | pos | pos | pos | Grenzwert | neg |

**Fallbeispiel**
Lukoscheck und Mitarbeiter [44] beschreiben einen 49-jährigen Marathonläufer mit Lyme-Arthritis, der wiederholte Kniegelenkergüsse seit einem Jahr hatte und deshalb bei Verdacht auf Knorpelschaden unter der Diagnose „Joggerknie" erfolglos behandelt wurde, bis schließlich in der Klinik durch Gelenkpunktat und Borreliose-Titerbestimmung im Blut die Diagnose einer Lyme-Arthritis gesichert wurde, nachdem zuvor auf gezieltes Befragen hin Zeckenstiche mit Rötung an der Stichstelle angegeben wurde. In diesem Fall normalisierte sich der IgM-Titer nach sechswöchiger Tetracyclin-Gabe. Der Läufer wurde beschwerdefrei und hatte wieder danach einen Marathon erfolgreich überstanden.

Bei der weiten Verbreitung von Zecken, die mit Borrelien infiziert sind, muss man insbesondere bei Sportlern, die sich auch im Wald aufhalten, an die Möglichkeit einer Borreliose denken, wenn über Muskel-, Gelenkschmerzen und -schwellungen, über Nervenlähmungen, Herzrhythmusstörungen, Kopfschmerzen, Abgeschlagenheit usw. geklagt wird. Wie Tabelle 1.6 zeigt, läuft die Borreliose-Erkrankung in drei verschiedenen Stadien ab. Die Zusammenhänge zwischen Zeckenstich und den in dieser Tabelle aufgelisteten Symptomen bzw. Erkrankungen wurden erst spät erkannt [Zusammenfassung in 46]. Eine ungewöhnliche Häufung von Gelenkentzündung bei Kindern in der Umgebung des Ortes Lyme in Connecticut/USA führte schließlich zu der Erkenntnis, dass Zecken diese Erkrankung übertragen [67]. Der später entdeckte Erreger, eine Spirochäte, wurde nach dem Entdecker Borrelia burgdorferi benannt.

Vor allem im Frühstadium der Infektion sind negative Testergebnisse häufig. Doch auch im Spätstadium sind seronegative Patienten beschrieben worden, aber auch falsch positive, beispielsweise bei Eppstein-Barr-Virusinfektionen. In der Regel wird jedoch die Aktivität einer Infektion und die Anwesenheit des Erregers an der Produktion von spezifischen IgM-Antikörpern erkennbar.

**Therapie**
Therapeutisch reicht im Frühstadium bei einer Borreliose die orale Antibiotikagabe meist aus, um Gelenk- und Herzprobleme sowie auch neurologische Erscheinungen zu verhindern, wie Massarotti und Mitarbeiter [50] in einer prospektiven Studie zeigen konnten. Bei einer Hautrötung (Erythema migrans, s. Abb. 1.12), bei Zeichen einer Gelenkentzündung, Bauch- und Kopfschmerzen, Nackensteifigkeit, Missempfinden und Gesichtsnervlähmung (Facialisparese) wurden Amoxicillin, Doxycyclin oder Arithromycin (Zithromax R) eingesetzt. Alle drei getesteten Antibiotika waren gleich wirksam. Bei 54 der 57 Patienten bildeten sich die

**Tab. 1.6:** Stadieneinteilung mit dem möglichen Organbefall bzw. Beschwerdebild der Lyme-Borreliose nach Zeckenstich

| Stadium I (etwa 1 Woche bis 1 Monat nach Zeckenstich) |
| --- |
| Erythema migrans (zunehmende Hautrötung an Einstichstelle), multiple Erytheme |
| Abgeschlagenheit, Fieber, Kopfschmerzen, Nackensteifigkeit |
| Muskel- und Gelenkschmerzen |
| Lymphknotenschwellungen |
| Konjunktivitis (Bindehautentzündung der Augen) |
| Eiweißausscheidung im Urin, Leberwerterhöhungen (Transaminasenanstieg im Blut) |
| **Stadium II (mehrere Wochen bis etwa 4 Monate nach Zeckenstich)** |
| Nervensystem: Hirnnervenlähmungen (z.B. Fazialisparese), Nervenwurzelentzündungen (Radikulitis), Hirnhautentzündung |
| Herz: AV-Block im EKG mit möglichem Schwindel oder Kollaps, Herzmuskel- und Herzbeutelentzündung |
| Bewegungsapparat: Wechselnde Schmerzen in der Muskulatur und in den Gelenken |
| Augen: Entzündungen, z.B. Iritis |
| **Stadium III (Monate bis Jahre nach Zeckenstich)** |
| Arthritis: Entzündung einzelner großer Gelenke mit Ergussbildung, seltener generalisierte Entzündungen (Polyarthritis) |
| Nervensystem: Nervenentzündungen (Polyneuritis), chronische Entzündung des Gehirns (Enzephalomyelitis) |
| Haut: Chronische Hautentzündung an den Körperenden wie Kinn, Ohren, Hände usw. (Akrodermatitis chronica atrophicans) |

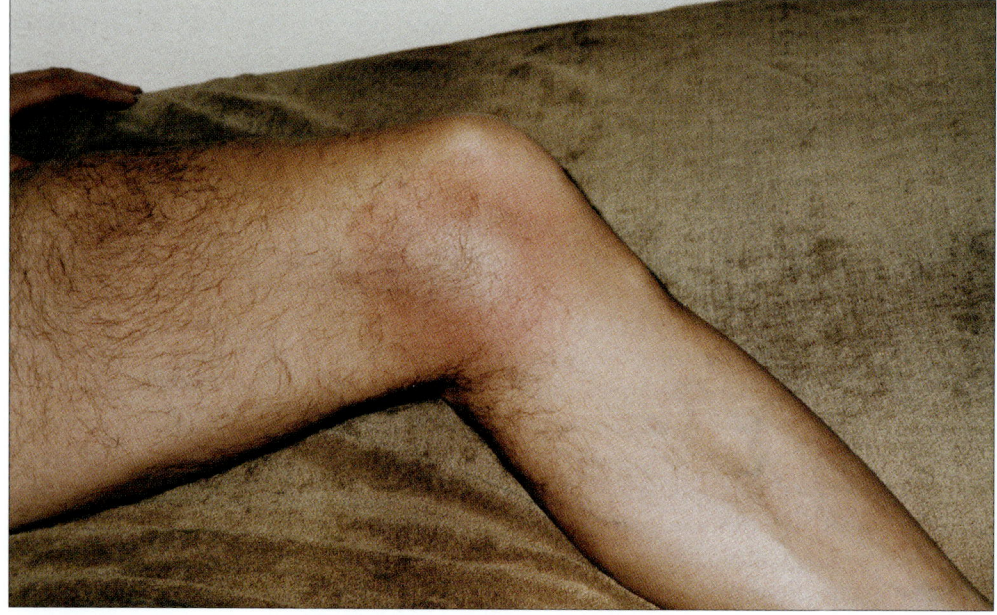

**Abb. 1.12:** Kreisförmig sich ausbreitende Rötung (Erythema migrans) am Knie nach Zeckenstich als Hinweis für einen Borrelienbefall. Antibiotische Behandlung ist erforderlich.

Krankheitszeichen nach 10- bis 20-tägiger Behandlung zurück.

In einer prospektiven Multicenter-Studie [15] wurden bei akuter Borreliose mit Organbeteiligung, jedoch ohne Hirnhautentzündung, 2 g Ceftriaxon intravenös über 14 Tage oder 2-mal täglich 100 mg Doxycyclin oral über 21 Tage gegeben. Die Erfolgsrate war bei Ceftriaxon 85%, bei Doxycyclin 88 %. Neun Monate nach Beendigung der Behandlung klagten 18 von 67 Patienten aus der Ceftriaxon-Gruppe (27%) und 10 von 71 Patienten aus der Doxycyclin-Gruppe (14%) noch über Restsymptome wie leichte Gelenkschmerzen, gelegentliche Fieberschübe, Müdigkeitsgefühl und Kopfschmerzen. Damit scheint die Doxycyclin-Gabe für die Praxis geeigneter. Allerdings ist zu berücksichtigen, dass dieses Medikament nicht bei Schwangeren und auch nicht bei Kindern gegeben werden darf, da es zum Beispiel Zahnveränderungen als Nebenwirkung geben kann. Es stellt sich nun die Frage der vorbeugenden Antibiotikabehandlung nach Zeckenstich.

Shapiro und Mitarbeiter [65] konnten keinen signifikanten Unterschied nach Zeckenstich zwischen vorbeugender Amoxicillin-Gabe und Plazebo (kein Antibiotikum) feststellen. 15% der 344 Zecken, die gestochen hatten, waren mit Borrelien infiziert. Somit scheint eine routinemäßige Antibiotikaprophylaxe nach Zeckenstich nicht gerechtfertigt, zumal man aus experimentellen Studien weiß, dass die Übertragung von Borrelien sehr selten ist, wenn die Zecke weniger als 48 Stunden saugen kann [65].

Im Stadium I (lokale Rötung an der Zeckeneinstichstelle) und Stadium II (frühe Organmanifestation wie Fazialisparese, Herzbeteiligung usw.) hat sich die genannte orale Therapie mit Doxycyclin bewährt. Im Stadium III (chronische Organmanifestation wie Arthritis, Enzephalopthie usw.; s. Tab. 1.6), wird in erster Linie die intravenöse Behandlung, beispielsweise mit Ceftriaxon, empfohlen. Doch auch hier gibt es Therapieversager wie unser eingangs geschildertes Fallbeispiel zeigt. Hassler und Mitarbeiter [24] geben im Stadium III dieser Erkrankung eine Erfolgsrate von 80–95% durch intravenöse Antibiotikatherapie im ersten Zyklus an. Bei den restlichen Patienten sind mehrere Therapiezyklen erforderlich. Bis zu 2 Jahre nach intravenöser Antibiotikatherapie wurden allerdings Krankheitsrezidive beobachtet [75], sodass man die Patienten auf diese Möglichkeit aufmerksam machen sollte, um sie zu sensibilisieren, bei irgendwelchen Symptomen den Arzt zur Kontrolluntersuchung aufzusuchen.

Eine vorbeugende Impfung gibt es bisher nur gegen die von Zecken übertragene virusbedingte Hirnhautentzündung (Frühsommer-Meningoenzephalitis, FSME), noch nicht gegen die hier übertragene Bakterienart (Borrelien).

## Literatur

[1] Adeson WH, Amiel DS, Woo LY, Immobility effects on synovial joints. Biorheology (1980), 17, 95–110

[2] Asmussen E, Observation on experimental muscular soreness. Acta Rheumat Scand (1956), 2, 109

[3] Astrom JH et al., Physical activity in women sustaining fracture of the neck of the femur. J Bone Joint Surg (1987), 69 B, 381–383

[4] Bergmann G, Rohlmann A, Graichen F, In vivo Messungen der Hüftgelenkbelastung. 1. Teil, Krankengymnastik. Orthop (1989), 127, 672–679

[5] Bland JH, The reversibility of osteoarthritis. A review. Am J Med (1983), 74, 16–26

[6] Brenke H, et al., Zur Prophylaxe und Rehabilitation der Achillodynie aus sportmedizinischer Sicht. Med Sport (1979), 19 (11), 337

[7] Buckwalter JA, Osteoarthritis and articular cartilageuse disue and abuse: experimental studies. J Rheumatol (1995), 22, 13–15

[8] Burry HC, Viewpoint. Sport, exercise and arthritis. Br J Rheumatol (1987), 22, 386–388

[9] Campbell MJ, McComas AJ, Petito F, Physiological changes in aging muscles. J Neu-

rology, Neurosurgery and Psychiatry (1973), 36, 174

[10] Candolin T, Videman T, Surface changes in articular cartilage of rabbit knees during immobilisation. Acta path microbiol scan (1980), Sect A 88, 291–297

[11] Clement DB, Tibial stress syndrome in athletes. J Sports Med (1974), 2, 81–85

[12] Cooper C, Coggan D, Physical activity and knee osteoarthritis. Lancet (1999), 353, 2177–2178

[13] Daffner RH, Martinez S, Gehweiler JA, Ermüdungsbrüche bei Läufern. JAMA D1 (1982), 13, 723

[14] Darga LL et al., Endurance training in middle-aged male physicians. Physician Sportsmed (1989), 17, 85–98

[15] Dattwyler RJ et al., Ceftriarone compared with doxycycline for the treatment of acute disseminated Lyme disease. N Engl J Med (1997), 337 (5), 289–294

[16] Derbes VJ, Haran T, Rib fracture from muscular effort with particular reference to cough. Surgery (1954), 35, 294–321

[17] Dubs L, Gschwend N, Munzinger U, Sport after total hip arthroplasty. Arch Orthop Traum Surg (1983), 101, 161–169

[18] Eichner ER, Does running cause osteoarthritis? Physician Sportsmed (1989), 17, 147–154

[19] Elward K, Larson EB, Benefits of exercise in older adults: a review of existing evidence and current recommendations for the general population. Clin Geriatr Med (1992), 89, 35–50

[20] Ettinger WH et al., A randomised trial comparing aerobic exercise resistance exercise with a health education program in older adults with knee osteoarthritis. JAMA (1997), 277 (1), 25–31

[21] Felson T et al., Weight loss reduces the risk of symptomatic knee osteoarthritis in women.. The Framingham study. Ann Intern Med (1992), 116, 535–539

[22] Glitsch U., Schadet Laufen den Gelenken? Herz Sport u. Gesundheit (1989), 6 (3), 44–45

[23] Groom D., Cardiovascular observations on Tarahumara Indian Runners – The modern Spartans. Am Heart J (1971), 81, 304

[24] Hassler D et al., Cefotaxime versus penicillin in the late stage of Lyme-disease. Prospective, randomized therapeutic study. Infection (1990), 18, 16–20

[25] Healy JF et al., Cervical and lumbar Mri in asymptomatic older male lifelong athletes: frequency of degenerative findings. J Comput Assist Tomogr (1996), 20, 107–112

[26] Hodge WA et al., Contact pressures from an instrumented hip endoprothesis. J Bone Joint Surg (1989), 71 A, 1378–1386

[27] Hohmann E, Wortler K, Imhoff AB, MR imaging of hip and knee before and after marathon running. Am J Sports Med (2004), 32 (1), 55–59

[28] Hootman JM et al., Association among physical activity level, cardiorespiratory fitness, and risk of musculoskeletal injury. Am J Epidemiol (2001), 154 (3), 251–258

[29] James SL, Bates BT, Osternig LR, Injuries to runners. Am J Sports Med (1978), 6, 40–58

[30] Jerosch J, Heisel J, Fuchs S, Sport mit Endoprothese. Was wird empfohlen, was ist erlaubt, was wird verboten? Dtsch Z Sportmed (1995), 46, 305–312

[31] Jeschke D, Heitkamp HC, Probleme des Stütz- und Bewegungsapparates bei Dauerläufern im Vergleich zu untrainierten. Prakt Sport-Traum (1987), 4

[32] Jones GM, Watt DCD, Muscular control of landing from unexpected falls in man. J Physiol (1971), 219, 729–737

[33] Kerner JA, D'Amico JC, A statistical analysis of a group of runners. J Am Podiatry Assoc (1983), 73, 160–164

[34] Korn U, Weichel K, Weh L, Die Schenkelhalsermüdungsfraktur als Beispiel mangelhafter Adaptation an Belastungsspitzen beim Sport. Dtsch Z Sportmed (1979), 30, 104

[35] Komi PV, Karlsson J, Skeletal fibre types, enzyme activities, and physical performance in young males and females. Acta Physiol Scand (1975), 103, 210

[36] Konradsen L, Hansen EM, Sondergaard L, Long-distance running and osteoarthrosis. Int J Sports Med (1989), 10, 112

[37] Konradsen L, Hansen EM, Sondergaard L, Long distance running and osteoarthrosis. Am J Sports Med (1990), 18, 379–381

[38] Koplan JP et al., An epidemiologic study of the benefits and risks of running. JAMA (1982), 248, 3118

[39] Kovar PA, et al., Supervised fitness walking in patients with osteoarthritis of the knee. Ann Int Med (1992), 116, 529–534

[40] Kujala UM, Kaprio J, Sarna S, Osteoarthritis of weight bearing joints of lower limbs in

former elite male athletes. Br Med J (1994), 308, 231–234

[41] Kujala UM et al., Sports career-related musculoskeletal injuries: long-term health effects on former athletes. Sports Med (2003), 33 (12), 869–875

[42] Lane NE et al., Long-distance running, bone density and osteoarthritis. JAMA (1986), 255, 1147–1151

[43] Lane NE et al., Aging, long-distance running, and the development of musculoskeletal disability. A controlled study. Am J Med (1987), 82, 772–780

[44] Lukoschek M, Schiltenwolf M, Loew M, Jogger-Knie? – Ein Fall von Lyme Arthritis. Dtsch Z Sportmed (1991), 42, 44–46

[45] Macera CA, Lower extremity injuries in runners. Advances in prediction. Sports Med (1992), 13 (1), 50–57

[46] Maiwald M, Lyme-Borreliose – eine Infektionskrankheit mit interdisziplinären Anforderungen. Medwelt (1994), 45, 1–8

[47] Mann GV, Shaffer RD, Rich A, Physical fitness and imunity to heart-disease in Massai. Lancet (1965), 2, 1308

[48] Marti B, Abelin TH, Schoch O, Zur Epidemiologie laufbedingter Beschwerden bei Joggern. Berner Läufer-Studie 1984. Schweiz Med Wschr (1986), 116, 603–608

[49] Marti B et al., Is excessive running predictive of degenerative hip disease? Controlled study of former elite athlete. Br Med J (1989), 299, 91–93

[50] Massarotti EM et al., Treatment of early Lyme disease. Am J Med (1992), 92, 396–402

[51] Matheson GO et al., Stress fracture in athletes – A study of 320 cases. Am J Sports Med (1987), 15, 46–58

[52] McQuade KJ, A case-control study of running injuries: Comparison of patterns of runners with and without running injuries. JOSPT (1986), 8 (2), 81–84

[53] Myburgh KH et al., Low bone density is an etiologic factor for stress fractures in athletes. Ann Intern Med (1990), 113, 754–759

[54] Nitzschke E et al., Joggen – Überlastungsschäden am Bewegungsapparat. Sportverl Sportschad (1991), 5, 22–26

[55] Ogon M et al., Does arch height affect impact loading at the lower back level in running? Foot Ankle Int (1999), 20, 263–266

[56] Panush RS, Brown DG, Exercise and arthritis. Sports Med (1987), 4, 54–64

[57] Panush RS et al., Is running associated with degenerative joint disease? JAMA (1986), 255, 1152

[58] Pollok Ml et al., Effects of frequency and duration of training on attrition and incidence of injury. Med Sci Sports (1977), 9, 31–36

[59] Puranen J et al., Running and primary osteoarthritis of the hip. Brit med J (1975), 285, 424–425

[60] Rabl CRH, Wichtig für das Verstehen und Behandeln vieler Fußbeschwerden: Positive und negative Beschleunigung während der Schrittphasen. Orthop Praxis (1972), 12, 297–302

[61] Reifenrath M, Schilgen M, Jerosch J, Rippen-Ermüdungsbruch bei einem Langstreckenläufer. Dtsch Z Sportmed (1991), 42, 44–45

[62] Reneman RS: The anterior and the lateral compartment syndrome of the leg due to intensive use of muscle. Clin Orthop (1975), 113, 69

[63] Sabbahi MA, Sedwik EM, Age related changes in monosynaptic reflex excitability. J Gerontology (1982), 37, 24

[64] Schache A et al., The coordinated movement of the lumbo-pelvic-hip complex during running. Gait Posture (1999), 10, 30–47

[65] Shapiro ED et al., A controlled trial of antimicrobial prophylaxis for Lyme disease after deertick bites. N Engl J Med (1992), 327 (25), 1769–1773

[66] Stanitzki CL, McMaster JH, Scranton PE, On the nature of stress fractures. Am J Sports Med (1978), 6, 391–396

[67] Steere AC et al.: Clinical manifestations of Lyme disease. Zbl Bakt Hyg A (1986), 263, 201–205

[68] Strempel VA, Menke W, Wirth CJ, Sportliche Aktivitäten von Patienten mit zementfrei implantiertem Hüftgelenksersatz. Prakt Sport Traum Sportmed (1992), 2, 58–64

[69] Subotnik S, Jogging: Verletzungen und Beschwerden. Tempo Medical (1984), 18, 22

[70] Viitasalo JT, Komi PV, EMG, reflex and reaction time components, muscle structure and fatigue during intermittend isometric contraction in man. Int J Sports Med (1980), 1, 185–190

[71] Vingard E, Overweight predisposes to coxarthrosis. Body mass index studied in 239 males with hip arthroplasty. Acta Ortop Scand (1991), 62 (2), 106–109

[72] Walter SD et al., The Ontario cohort study of running-related injuries. Arch Intern Med (1989), 149 (11), 2561–2564

[73] Widhalm R et al., Ist die Gefahr der Sportverletzung oder die Gefahr der Inaktivitätsosteoporose beim Hüftprothesenträger größer? Folgerungen auf die Dauerhaftigkeit von Prothesenverankerungen. Z Orth (1990), 128, 1139–1143

[74] Wise JJ, Portin PT, Bilateral exercise-induced thigh compartment syndrome diagnosed as exertional rhabdomyolysis. A case report and review of the literature. Am J Sports Med (1997), 25, 126–129

[75] Zöller L, Haude M, Hassler D, Spontaneous and posttreatment antibody kinetics in late Lyme borreliosis. Serodiagn Immunother Infect Dis (1989), 3, 345–353

# 2 Muskelprobleme

**Fallbeispiel**

Mein erster Marathonlauf wird mir in ewiger Erinnerung bleiben. Zufällig erfuhr ich, dass 3 Wochen später in Illertissen, südlich von Ulm/Donau, von einer dort ansässigen Pharmafirma ein Marathonlauf mit Ärztewertung veranstaltet wurde. Ich meldete mich sofort an, ging in das seinerzeit gegenüber meiner Praxis liegende Sportgeschäft und verlangte „Marathon-Schuhe". Da damals die Laufbewegung, vor allem das heutige „Massenphänomenen" Marathon noch in den Anfängen lag, war der Verkäufer diesbezüglich genauso wenig informiert wie ich. Er empfahl „Puma Meile", ein schwerer Schuh mit Noppensohle und Wildlederbezug mit Luftlöchern! Ich staunte nicht schlecht, da ich diesen Schuh eher für einen Fußball- als für einen Laufschuh hielt. Doch der Modellname „Meile" zerstreute meine Bedenken, sodass ich ihn kaufte.

Um ein spezielles Marathontraining machte ich mir keine Gedanken. Mein jahrelanges 2-mal wöchentliches Fußballtraining und das Spiel am Wochenende erschienen mir für einen schlanken Sportler ausreichend. Da ich in Ulm meine gesamte Schulzeit verbracht hatte und auch für den dortigen Verein „Ulm 1846" Fußball spielte, somit in der Jugend gelegentlich in Illertissen mit unserer Mannschaft war, kannte ich nicht nur den Ort, sondern auch einige Sportler, die teilweise selbst am Marathonstart standen oder als Zuschauer an der Straße. Zusätzlich fand als Parallelveranstaltung ein 10-Kilometer-Lauf bzw. eine -Wanderung statt, sodass ich diese gesamte Veranstaltung als Betriebsausflug mit meinen beiden Arzthelferinnen einplante – mit anschließendem Essen in einer mir von früher bekannten guten Gaststätte.

Ein paar 100 Läufer waren am Start. Das Tempo empfand ich als Fußballer mit Sprinttraining als sehr moderat und lag unversehens in der Spitzengruppe. Nach etwa 1.000 m war mir dann die Geschwindigkeit doch zu hoch. Ich fiel immer weiter zurück. Bei Kilometer 10 wurde ich vom 1. Kollegen überholt, den ich noch aus meiner Studienzeit in Hamburg kannte und von dem ich wusste, dass er ein Langstreckenläufer ist. Er schaute kurz auf meine Schuhe, fragte: „Was hast Du denn für Schuhe an?" Er empfahl mir sogleich seine Marke, die er gerade an hatte. „Du wirst dann gleich eine halbe Stunde schneller sein! Tschüss, wir treffen uns im Ziel", waren seine letzten Worte, als er davon trabte, was ich noch akzeptierte, zumal er mir ja zum Trost den Grund für meine sich verlangsamende Geschwindigkeit nannte: meine Schuhe waren Bremsklötze! Von einer ungenügenden Trainingsvorbereitung und einem zu hohen Anfangstempo war nicht die Rede.

Ich wurde immer weiter nach hinten durchgereicht. Doch als ich nach gut 30 Kilometern von einer Frau in meiner Altersklasse überholt wurde, was für mich seinerzeit trotz der schweren Schuhe undenkbar war, war ich schockiert!

Ich versuchte noch einige 100 m ihr zu folgen, „dran bleiben" heißt es im Läuferjargon. Doch wurde ich durch einen schweren Muskelkrampf abrupt gestoppt, musste eine Gehphase einlegen, wollte wieder traben, wieder ein Stechen gefolgt von einem krampfartigen Schmerz. Ich weiß nicht mehr, ob in der linken oder rechten Wade oder in beiden oder überall in den Beinen gleichzeitig. Ich weiß nur noch, dass ich nicht laufen konnte und zwar viele Kilometer nicht mehr! Ich war froh, dass wir schon längst im Gelände außerhalb von Illertissen waren, also keine Zuschauer, die einen sich mühsam voranquälenden Arzt beobachten konnten. Keine Spur von Endorphinwirkung und „Runner's high"!

Als ich nun nach rund 8 km gehend die ersten Häuser von Illertissen erreicht und mich etwas erholt hatte, also mit den ersten Zuschauern, darunter meine beiden Arzthelferinnen und andere Bekannte aus der Jugendzeit, rechnen musste, riss ich mich zusammen und lief die letzten 2 km so weit wie möglich „locker" ins Ziel in 3:53 h. Ich möchte meine anschließenden „Leiden" nicht weiter ausmalen, nur so viel: Das anschließende „gepflegte" Essen mit meinen Arzthelferinnen, auf das ich mich schon Tage zuvor gefreut hatte, musste ich wegen erheblicher Appetitlosigkeit und allgemeinen Unwohlseins fast vollständig zurückgehen lassen (s. Kap. 13). Am nächsten Tag in der Praxis konnte ich kaum noch von meinem Sprechzimmer zur Anmeldung gehen, so schmerzte mein ganzer Körper, nicht nur die Beine, sondern auch der Brustkorb (4 h vermehrte Atmung!). Ich musste rückwärts, mich am Geländer festhaltend, die Treppen hinuntergehen …

## 2.1 Muskelkater

Die zwei wohl häufigsten Muskelprobleme des Sportlers sind: der Muskelkrampf (s.u.) und der Muskelkater. Letzteren hat wohl jeder einmal erlebt, auch Nichtsportler. Die Symptomatik beginnt meist einige Stunden nach Belastungsende, erreicht ihren Höhepunkt am 1.–3. Tag danach und dauert abhängig von der Ausprägung der vorangegangenen Überlastung etwa eine Woche an.

### 2.1.1 Arten muskulärer Beanspruchung

Bei folgenden Anlässen tritt im Rahmen einer sportlichen Aktivität Muskelkater auf:
- ungewohnte muskuläre Beanspruchung nach langer Trainingspause
- neuer Bewegungsablauf, der noch nicht beherrscht wird
- körperliche Höchstbelastungen auch bei trainierten Sportlern im Wettkampf, wenn sich aufgrund muskulärer Ermüdung die Koordination verschlechtert.

**Isometrische und konzentrische Muskelbelastung**
Doch nicht jede der drei Arten muskulärer Beanspruchung verursacht gleich häufig einen Muskelkater. Bei der **isometrischen** Muskelanstrengung, wo eine hohe Kraft ohne Muskelverkürzung, z.B. Drücken gegen eine Wand, entwickelt wird, ist relativ selten ein Muskelkater zu beobachten. Häufiger tritt ein Muskelkater bei einer **konzentrischen (isotonischen)** Muskelbelastung auf, z.B. Heben eines Gewichtes oder Bergauflaufen, wobei sich der Muskel zusammenzieht, also verkürzt. Diese konzentrische Belastung benötigt viel Energie. Auffällig ist allerdings, dass nach Mittelstreckenwettkämpfen mit extrem hohen Laktatspiegeln deutlich weniger Muskelkater auftritt als nach einem Marathonlauf mit geringem Laktatanstieg, aber mit einem sehr hohen Energieverbrauch und Erschöpfung der Glykogenvorräte.

## Exzentrische Muskelbelastung

Am häufigsten ist ein Muskelkater bei der **exzentrischen** Kraftentwicklung zu beobachten, z.B. Bergablaufen. Koller und Mitarbeiter [43] konnten beispielsweise zeigen, dass beim Bergablaufen (exzentrische Kraft) auf einer Strecke von 4 km und 950 Höhenmetern das Muskelenzym CK mit einem Gipfel nach einer Woche massiv anstieg, ebenso die für einen Muskelzelluntergang sprechenden Myosinschwerkettenfragmente im Blut. Dagegen stiegen diese Werte beim Bergauflaufen (konzentrische Kraft) auf derselben Strecke nur wenig mit einem Gipfel innerhalb von 2 Tagen an (s. Abb. 2.1).

Beim Bergablaufen handelt es sich um Bremsvorgänge. Der angespannte Muskel wird abhängig von der Geschwindigkeit (Wucht) und koordinativer Fähigkeiten beim Aufprall mehr oder weniger stark gedehnt („auseinander gerissen"). Der Energieaufwand ist hierbei sehr gering im Gegensatz zur konzentrischen Muskelarbeit. Selbst bei maximaler Belastung ist auch die Laktatkonzentration geringer [44].

Bereits 1956 hat der skandinavische Sportphysiologe Assmussen [3] einen sehr anschaulichen Test veröffentlicht: Eine Versuchsperson steigt mit gleichmäßiger Geschwindigkeit bis zur Erschöpfung auf einen Stuhl hinauf und wieder hinunter. Das Hinaufsteigen (positive Arbeit, konzentrische Muskelbeanspruchung) leistet immer nur ein Bein, während das andere zum Abbremsen (negative Arbeit, exzentrische Muskelbeanspruchung) beim Absteigen benutzt wurde. Da der Energieverbrauch beim Aufsteigen größer ist, ermüdet dieses Bein zuerst. Der

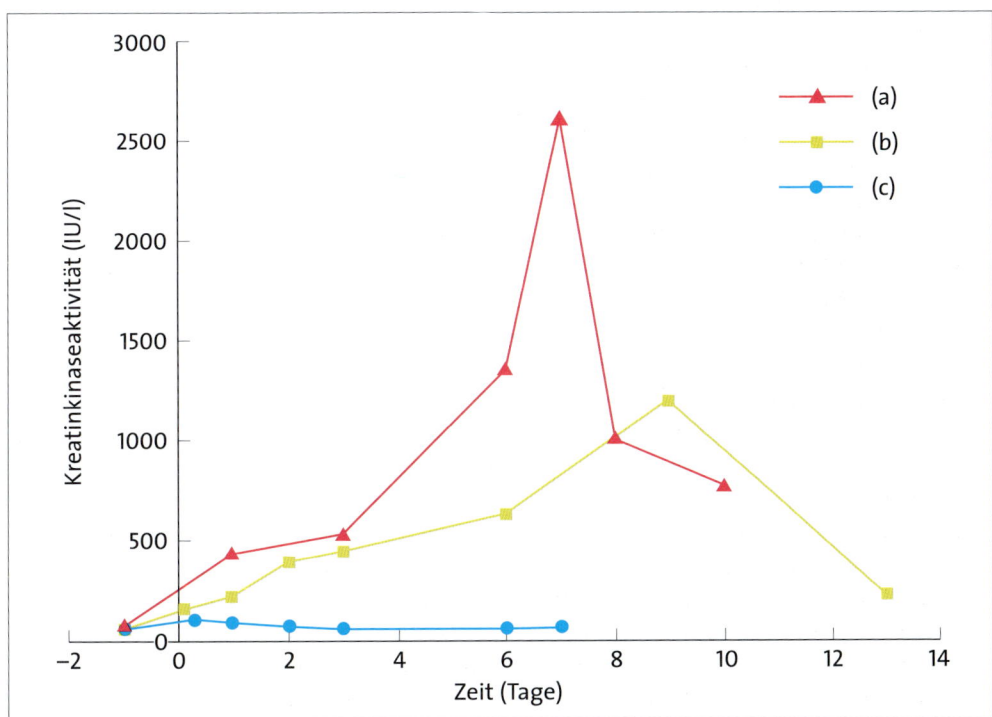

**Abb. 2.1:** Verlauf der Blutkonzentration des Muskelenzyms CK vor und Tage nach einem Bergablauf (exzentrische Muskelbelastung) in der oberen Kurve, beim Bergauflaufen (konzentrische Muskelbelastung) in der untersten Kurve (jeweils dieselbe Strecke mit 4 km Länge und 950 m Höhendifferenz). Die mittlere Kurve zeigt den CK-Verlauf nach exzentrischer Belastung an einer Kraftmaschine („leg-press"). Der Muskelschaden ist signifikant am größten bei exzentrischer Muskelbeanspruchung (Bremsbewegung) vor allem steil bergab [nach 43].

geringe Energieaufwand beim Absteigen kann von wenigen sich abwechselnden Muskelzellen aufgebracht werden. Dadurch sind allerdings die Kräfte, die auf den einzelnen Zellen lasten, bergab größer als bergauf [15], denn die Gesamtkraft (Kraft = Masse x Beschleunigung) bleibt bei jeder Bewegungsrichtung gleich. Zusätzlich werden die Muskeln beim Abstieg sogar noch auseinander gezogen und wahrscheinlich beschädigt. Es ist daher verständlich, dass der Muskelkater in diesem Versuch immer nur im bremsenden Bein auftritt.

### 2.1.2 Ursachen des Muskelkaters

Früher glaubte man, dass der Muskelkater durch eine **Ansammlung von Milchsäure** im Muskel verursacht wird. So wird die Milchsäure (Laktat) bei harter Muskelarbeit ohne ausreichende Sauerstoffzufuhr zum Gewebe aus Traubenzucker gebildet. Wenn also ein Sauerstoffmangel bei intensiver Belastung im Muskel vorliegt, dann wird der Traubenzucker nicht vollständig zu $CO_2$ (Kohlendioxid), sondern nur bis zur Milchsäure abgebaut. Während das Kohlendioxid über die Lunge abgeatmet werden kann, staut sich die Milchsäure im Körper an, je intensiver die Belastung ist, desto höher der Milchsäureanstieg. Besonders hohe Milchsäurewerte erzielen 400- und 800 m-Läufer.

Säuren können Gewebsschäden und Schmerzen auslösen, weshalb man hierin die Ursache des Muskelkaters vermutete. In diesem Fall müsste jedoch der Schmerz zum Zeitpunkt der höchsten Milchsäurekonzentration, also in der Regel bei Belastungsende, am größten sein. Zum Zeitpunkt des Muskelkaters, also 1–2 Tage später, ist die Milchsäure aber längst wieder auf Normalwert abgesunken. Der Normalwert wird im Allgemeinen 1–2 Stunden nach Arbeitsende wieder erreicht.

Mittlerweile konnten elektronenmikroskopisch **Mikroverletzungen der Muskelzellen** nach exzentrischer Belastung als Ursache des Muskelkaters nachgewiesen werden [21, 59]. Die Muskelfaserdefekte nahmen in den ersten 3 Tagen an Anzahl zu [21] und waren nach 6 Tagen bei Sportstudenten weitgehend abgeheilt. Bei vollkommen untrainierten Männern wurden allerdings noch nach 10 Tagen Muskelfaseruntergänge (Nekrosen) registriert [63]. Auch die Wiederauffüllung der Glykogenreserven ist inkomplett und verzögert während des Muskelkaters [63, 73].

Lambert und Noakes [45] aus Südafrika berichteten auf einem internationalen Symposium in Ulm über blutchemische und muskelbioptische Untersuchungen bei Läufern, die den berühmten 90-km-Comradeslauf (Pietermaritzburg/Durban, Südafrika) mit über 25.000 Teilnehmern zum 10. Mal absolviert haben. Das Muskelenzym CK war bis zu 400 U/l erhöht (maximal 2 Tage nach dem Rennen). Die Muskeln schmerzten noch nach 5–7 Tagen nach dem Lauf, am stärksten am 1. Tag. Die Muskelkraft war 18 Tage reduziert. Auch die Reflexsensibilität war mehrere Tage erniedrigt, was zu einem längeren Boden-Fuß-Kontakt führt. Die feingewebliche Untersuchung deckte die erwarteten Schäden an den Muskelfibrillen und Mitochondrien auf. Reparatur erfolgte nach 3–4 Wochen. Regenerationszeichen (zentraler Kern und Satellitenzellen) waren nach 8–12 Wochen zu erkennen. Die Fähigkeit zur Regeneration nimmt mit dem Alter ab.

**Entzündungsreaktionen** mit lokaler Vermehrung weißer Blutkörperchen werden erst beobachtet, wenn die Muskelkater auslösende Belastung sehr lang und extrem ist [18, 53]. Wenn die exzentrischen Muskelbelastungen im vorgedehnten Zustand durchgeführt wurden, war der Muskelschaden größer [61], was den Sinn von Stretchingübungen vor derartigen Muskelbeanspruchungen in Frage stellt. So gaben weibliche Versuchspersonen, die nach exzentrischer Kraftbeanspruchung beider Oberschenkel (M. rectus femoris) einen Muskelkater bekamen, in dem Bein stärkere Muskelschmerzen an, wo die Muskulatur vor der Belastung 3 Minuten gedehnt wurde [80]. Somit scheint **Stretching** unmittelbar vor intensiver Muskelbeanspruchung den Muskelschaden mit entsprechenden Beschwerden eher zu steigern und nicht zu vermindern, wie häufig angenommen wird!

Der Muskelschaden tritt demnach in folgender Reihenfolge auf:

- Einzelne Muskelfasern und eventuell auch ihre bindegewebige Hülle erleiden durch hohe Kräfte Schäden, besonders bei starker Dehnung (Bremsbewegung) der Muskeln und bei schlecht koordinierten Bewegungen infolge fehlender Übung (Anfänger) oder bei schwerer Erschöpfung (langer Wettkampf). Die Muskelkraft ist sofort herabgesetzt, am stärksten am 2. Tag nach Überlastung [24].
- Die Zerfallsprodukte des geschädigten Gewebes führen allmählich zu einer schmerzhaften Entzündung. Der Schmerz erreicht nach 1–3 Tagen einen Höhepunkt. Auch das Muskelenzym CK (Kreatinkinase) steigt verspätet an und erreicht im Blut etwa am 4. Tag den Maximalwert.
- Der Entzündungsreiz löst Verkrampfungen des betroffenen Muskels aus. Nach etwa 1 Woche bestehen meist keine Probleme mehr. Auch feingeweblich sind die Muskelfaserschädigungen nach 6 Tagen weitgehend abgeheilt [21], kann im Einzelfall aber auch länger dauern, z.B. nach Ultralangstreckenläufen und bei verzögerter Regeneration im Alter. Dauerschäden sind nicht zu beobachten [60].

### 2.1.3 Vorbeugung und Verhalten bei Muskelkater

Im Tierversuch konnte nachgewiesen werden, dass das Ausmaß des Zellschadens vom **Trainingszustand** abhängig war [70]. Wenn man den Anstieg des Muskelenzyms CK und des Myoglobins („Sauerstoffspeicher" des Muskels) im Blut als Maßstab der Muskelzellschädigung nimmt, so war dieser beim Trainierten geringer als beim Untrainierten [16]. Nach McHugh [56] sollen bereits etwa 10 maximale exzentrische Muskelbeanspruchungen ausreichend vor Muskelkater schützen.

Die beste Vorbeugung ist allerdings der Muskelkater selbst, der kurze Zeit zurückliegt [4, 20, 54]. Dies wird mit einer verbesserten Koordination bei Einsatz von mehr Muskelfasern und verbesserter zeitlicher Abstimmung sowie mit einer verstärkten mechanischen Belastbarkeit oder einer Zerstörung besonders empfindlicher Muskelfasern [1, 20] erklärt. Der **schützende Effekt eines bereits durchgemachten Muskelkaters** hielt mindestens 6 Monate an und war nach 12 Monaten nicht mehr nachweisbar [62].

Ein vorbeugendes Training sollte eine **exzentrische Kraftkomponente** enthalten. Bewährt haben sich Bergab- und Treppabläufe, vor allem wenn längere Bergwanderungen oder -läufe geplant sind. Gänzlich Untrainierte können mit täglich 2-mal 4 Stockwerke Treppabgehen beginnen, um dann Anzahl der Stockwerke und Trainingshäufigkeit langsam zu steigern.

Häufig nehmen Wanderer und Läufer mit Arthrose vorbeugend bereits **nichtsteroidale Antirheumatika (NSAR)** wie beispielsweise Diclofenac ein. Diese haben auch nach eigener Erfahrung eine positive Auswirkung auf den Muskelkater [5]. Wenn diese Medikamente nur kurzfristig eingenommen werden, sind sie in der Regel gut verträglich. Allerdings können durchaus bei empfindlichen Personen Magen-Darm-Beschwerden, Asthmaprobleme und in sehr seltenen Fällen ein passageres Nierenversagen vor allem bei ungenügender Trinkmenge auftreten (s. Kap. 12 und 13).

Das vielfach geübte „Auslaufen" hatte nach einem Marathonlauf keinen Effekt in

Bezug auf den Wiederherstellungsprozess, gemessen an der Wiederauffüllung der Glykogendepots oder an Enzymaktivitäten [73]. Die Versuchspersonen legten in dieser Studie ihr tägliches Lauftraining hinsichtlich Intensität und Dauer zwischen 20 und 45 Minuten in der Woche nach dem Marathon selbst fest.

**Trainingspause.** Oft wird angeraten, noch während der Schmerzsymptomatik des Muskelkaters mit dem Training fortzufahren. Dies ist wenig sinnvoll, wie eine Untersuchung von Gutenbrunner und Mitarbeitern [24] zeigt: 45 gesunde Männer wurden einer Muskelüberlastung mit nachfolgendem Muskelkater unterzogen. 15 Versuchspersonen begannen bereits am nächsten Tag mit einem viertägigen isometrischen Krafttraining über jeweils 20 Minuten. Dagegen fingen 15 andere Personen erst am 7. Tag nach der Muskelkater auslösenden Überlastung mit demselben Krafttraining an. Die übrigen 15 Personen dienten als Kontrollgruppe, die nach dem Muskelkater kein Krafttraining durchführte.

Es zeigte sich, dass die Abnahme der isometrischen Maximalkraft am 2. Tag des Muskelkaters in allen 3 Gruppen am größten war (s. Abb. 2.2). Danach nahm sie langsam wieder zu. In der nicht trainierenden Kontrollgruppe und in der Gruppe, die noch während des Muskelkaters ein 4-tägiges Krafttraining durchführte, waren allerdings die Ausgangswerte bis zum Ende des 25-tägigen Nachbeobachtungszeitraums im Durchschnitt noch nicht wieder erreicht. Das 4-tägige Training im Muskelkater war also nutzlos. Die Trainierbarkeit der Muskulatur unmittelbar nach Überlastung mit Muskelkater ist aufgehoben.

Dagegen zeigte die Gruppe mit Trainingsbeginn am 7. Tag nach Überlastung anfänglich wohl denselben Kraftverlust, jedoch war ab dem 10. Tag eine deutlich stärkere Kraft-

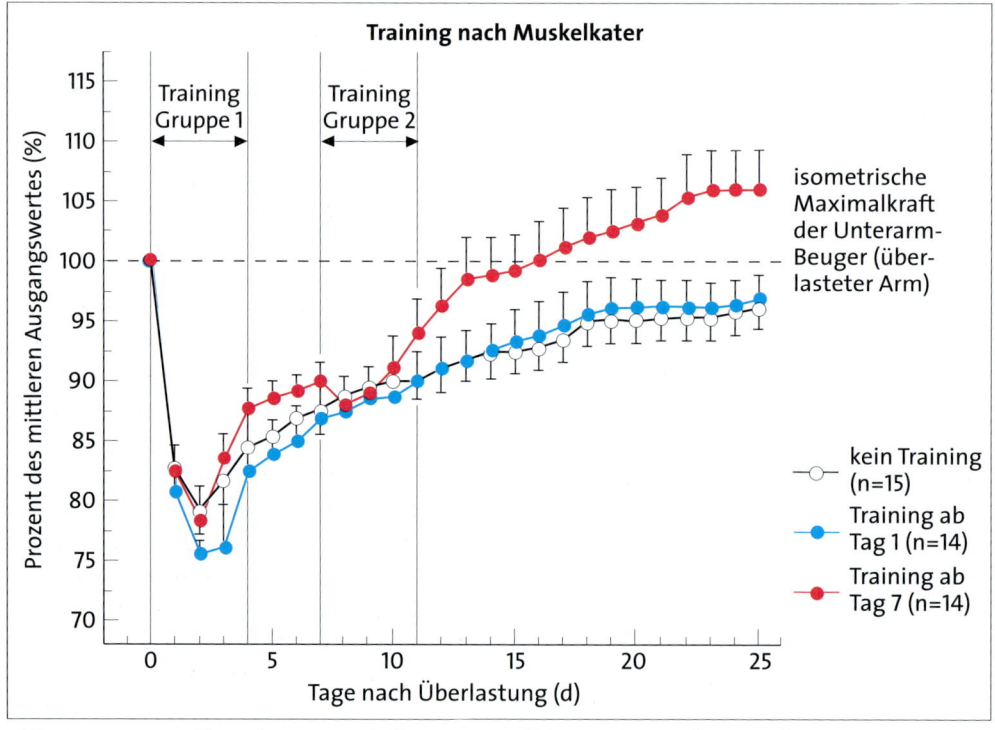

**Abb. 2.2:** Training während eines Muskelkaters ist ineffektiv, siehe Text [nach 24].

zunahme zu verzeichnen als in den übrigen Gruppen. Dabei wurde das mittlere Ausgangsniveau ab dem 16. Tag überschritten. Die gleichzeitig bestimmten Muskelenzyme CK und GOT (ASAT) erreichten am 4. Tag nach Überlastung in allen Gruppen den Höchstwert. Der verzögerte Anstieg der Enzymkonzentrationen im Serum zeigt, dass er nicht direkter Ausdruck der mechanischen Muskelüberlastung ist, sondern im Rahmen von Reparaturprozessen auftritt.

> Als praktische Trainingskonsequenz kann man aus dieser Untersuchung ziehen, dass nach einer Überlastung mit Muskelkater ein übliches Training erst wieder nach einer Woche sinnvoll und effektiv ist.

Für uns haben sich unmittelbar nach einer Überlastung der Beinmuskulatur **Eismassagen** bzw. **Kaltwasseranwendung** bewährt (s. Tab. 1.2). In den ersten Tagen des Muskelkaters sollten lediglich leichte Übungen zur Erhaltung der Beweglichkeit und Koordination durchgeführt werden [68], evtl. auch Schwimmen im Falle überlasteter Laufmuskulatur.

## 2.2 Muskelkrämpfe, Muskelschmerzen

Beim Muskelschaden (Mikroverletzungen) im Rahmen eines Muskelkaters treten die Schmerzen erst am Tag nach der Überlastung auf, in der englischsprachigen Fachliteratur wird daher von „delayed onset muscle soreness" (DOMS)", also von einem verzögerten „Anfall" der Muskelschmerzen gesprochen. Beim Muskelfaserriss und Muskelkrampf dagegen treten Schmerzen sofort auf und führen in der Regel zwangsweise zum Abbruch der Belastung. Auf den Muskelfaserriss oder die Muskelzerrung wird hier nicht eingegangen. Sie kommen auch bei körperlicher Alltagsbelastung mit abrupter Krafteinwirkung vor, z.B. beim reflexartigen Abfangen eines Sturzes infolge Stolperns oder auch bei ermüdeten Muskeln mit entleerten Glykogenspeichern und Übersäuerung (Laktatazidose) mit Abnahme der Flexibilität. Vielmehr soll das häufige Problem der Muskelkrämpfe, vor allem der Wadenkrämpfe, erörtert werden.

### 2.2.1 Ursachen der Muskelkrämpfe

Nicht zuletzt aufgrund von Werbekampagnen sehen betroffene Läufer die Ursache der Krämpfe in **Elektrolytstörungen**, vor allem im **Magnesiummangel**. Oft haben die Läufer teilweise in Höchstdosen Mineralgetränke und Magnesiumpräparate erfolglos zu sich genommen. Der Griff zum Elektrolytbecher oder zur Salztablette nach dem Motto „viel hilft viel" führt dann eher zu Magenkrämpfen und Durchfällen als zum therapeutischen Erfolg. Dennoch ist die hohe Meinung über das „Allheilmittel" Elektrolytgetränk und Magnesiumtablette bei den Läufern nicht auszurotten, wozu die Werbung sicherlich beiträgt. Manchmal treten die Muskelkrämpfe erst durch ein Zuviel an solchen Mineralien auf. Werden beispielsweise die Elektrolyte nach einem 20-km-Trainingslauf ohne Aufnahme von Getränken bestimmt, so konnten wir einen Anstieg von Elektrolyten gegenüber vor dem Lauf unter anderem auch aufgrund einer Bluteindickung feststellen, zumal ausdauertrainierte Langstreckenläufer mehr Wasser als Elektrolyte im Schweiß verlieren (s. Kap. 12).

Maughan [55] untersuchte das Blut von 82 Langstrecklern vor und nach einem Marathonlauf. 15 (18%) hatten Muskelkrämpfe nach 35 km (± 6 km) bekommen. Diese Läufer unterschieden sich nicht hinsichtlich Trainingsstatus und Rennleistung gegenüber denen ohne Muskelkrämpfe. Ebenso wenig fand sich ein Unterschied hinsichtlich der Elektrolytkonzentrationen vor und nach dem Marathon. In beiden Gruppen nahm die Natriumkonzentration nach dem Marathon signifikant zu und das Plasmavolumen ab. Demnach waren die Muskelkrämpfe nicht auf Störungen im Elektrolyt- und Wasserhaushalt zurückzuführen.

Die Elektrolytstörung als Muskelkrampfursache wird von Läufern oft überschätzt. Die Hauptursache liegt vielmehr meist in einer **muskulären Ermüdung mit Milchsäureanhäufung**, z.B. lange Berganstrecken (s. Abb. 2.3) oder Bergabstrecken, oft provoziert durch eine Überlastung bei Beinfehlstellungen wie O-Beinen, Überpronation, Senk-Spreizfuß usw. Die Laktatwerte liegen im Muskel höher als im Kapillarblut. Durch die Übersäuerung (Azidose) ist der Muskel weniger dehnbar, was krampffördernd ist.

> **Fallbeispiel**
> Ein 30-jähriger Jogger gab an, seit einer Grippe mit Halsschmerzen und hohem Fieber müde Beine und Muskelschmerzen zu haben, insbesondere wenn er versuche, einmal wieder zu joggen. Bei der körperlichen Untersuchung ergab sich kein krankhafter Befund. Laborwerte wie BSG, Blutbild, Blutzucker, Kreatinin, CK und Leberwerte lagen im Normbereich. Das TSH war deutlich erhöht, Thyroxin erniedrigt. Somit lag eine Unterfunktion der Schilddrüse vor, die mit Muskelschmerzen und müden Beinen einherging. Die Schilddrüsenfunktionsstörung war wahrscheinlich im Rahmen des hochfieberhaften Infektes aufgetreten. Nach Schilddrüsenhormongabe (100 µg L-Thyroxin täglich als Erhaltungsdosis) besserte sich der Zustand des Patienten bei nun normalem TSH zusehends, sodass er beschwerdefrei laufen konnte.

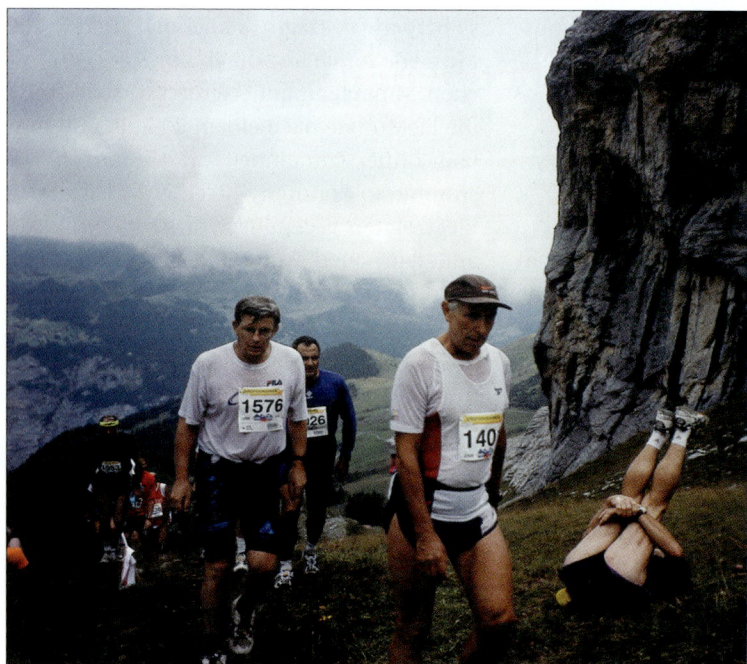

**Abb. 2.3:** Muskelkrämpfe während eines anstrengenden Laufes, hier beim Jungfrau-Marathon/Schweiz, sind meist Folge einer Überlastung und nicht eines Magnesiummangels, wie vielfach angenommen. Der am Boden liegende Läufer dehnt seine verkrampften Oberschenkelflexoren.

## Fallbeispiel

63-jähriger Patient, der 4 Jahre zuvor einen Herzinfarkt bei Cholesterinerhöhung, Zigarettenrauchen und Bewegungsmangel als Risikofaktoren hatte, klagte über Muskelschmerzen im Rücken, die vorwiegend im Sitzen auftraten und beim langsamen Joggen abnahmen. Es war gerade die Zeit, als der Cholesterinsenker Cerivastatin (Lipobay R) nach in den Medien aufgebauschten Todesfällen durch Muskelzerfall (Rhabdomyolyse, s.u.) und Nierenversagen nach Kombination mit Fibraten aus dem Handel genommen wurde. Da der Patient auch ein solches sich noch im Handel befindliches Statin wegen seines erhöhten Cholesterins zur Verbesserung seiner Krankheitsprognose einnahm, wo ebenfalls im Beipackzettel als mögliche Nebenwirkung Muskelschmerzen angegeben wurden, führte er seine Rückenschmerzen auf das Medikament zurück, obwohl das von uns bestimmte Muskelenzym CK im Normbereich lag. Erst als nach mehrwöchigem Absetzen des Statins keine wesentliche Änderung der Beschwerden eintrat und das Cholesterin trotz Diät und moderaten Lauftrainings wieder erheblich anstieg, war der Patient doch bereit, den Cholesterinsenker einzunehmen. Von orthopädischer Seite fanden sich Verschleißerscheinungen an der Wirbelsäule. Durch regelmäßige Wirbelsäulengymnastik und vermehrtes Joggen ließen die Schmerzen allmählich nach.

Zwei Fallbeispiele aus der Praxis, die die Komplexität von Muskelschmerzen aufzeigen. Relativ häufig kommen Muskelschmerzen sowie Schwächegefühl **bei Infektionskrankheiten** und **unter Hitzebedingungen** (s. Kap. 9 und 10) vor. Auch an **Durchblutungsstörungen** (s. Kap. 6), **rheumatische Erkrankungen**, **Stoffwechselkrankheiten** (Diabetes mellitus, Unterfunktion der Schilddrüse), **Genussmittelmissbrauch** (Alkohol, Nikotin) und **Nebenwirkungen von Medikamenten** (Diuretika mit Elektrolytstörungen, Fibrate, Statine, Steroide, bronchialerweiternde Medikamente u.a.) ist zu denken (s. Tab. 2.1).

Gelegentlich werden von Patienten mit erhöhten Cholesterinwerten Muskelschmerzen unter Belastung im Sinne der „**Exercise Myopathie**" [8] mit (v.a. Fibrate) und ohne Medikation angegeben. Klemp und Mitarbeiter [42] fanden bei 88 Patienten mit **Fettstoffwechselstörung** einen Zusammenhang zwischen erhöhten Fettspiegeln im Blut und Veränderungen am Bewegungsapparat wie Sehnenxanthome, Entzündung an der Achillessehne und in geringerem Maße auch Entzündung an den Gelenken (Oligoarthritiden). In 62% der Fälle wurden zuerst die Schäden am Stütz- und Halteapparat diagnostiziert, bevor die Fettstoffwechselstörung erkannt wurde. In 63% führte eine Fett senkende Behandlung zu einer deutlichen Besserung oder vollständigen Rückbildung der Beschwerden.

Seltene Ursachen von Muskelschmerzen sind **angeborene Muskelerkrankungen**. Hier sind es vor allem die sehr blande verlaufenden Myopathien, die leicht übersehen werden können. Eine solche metabolische Myopathie ist die myopathische Form des **Carnitinmangels** [14]. Carnitin ist ein essenzieller Kofaktor für Fettzellen, ohne den diese die innere Mitochondrienmembran in den Muskelzellen nicht durchdringen können. Carnitin wird in der Leber und Niere synthetisiert, aber auch mit der Nahrung aufgenommen.

Schon im Kindesalter treten Muskelschmerzen bei einer anderen Myopathie auf, die durch einen **Carnitinpalmitoyltransferase-Mangel** bedingt ist. Dieses Enzym katalysiert das Durchdringen von langkettigen Acyl-Koenzym-A-Verbindungen durch die

**Tab. 2.1:** Ursachen von Muskelschmerzen/-krämpfen

| | |
|---|---|
| 1. Orthopädische Ursachen | Fußdeformitäten (Senk-Spreizfuß), Wurzelreizsyndrom (Ischiasschmerzen), verkürzte Muskulatur, Arthrose, Osteoporose |
| 2. Myogelosen (Muskelhartspann) | Muskuläre Überlastung (vor allem exzentrische Belastung) |
| 3. Rhabdomyolyse (Auflösung quergestreifter Muskelfasern) | Massive Muskelschädigung durch Belastung vor allem bei Hitze, Infekten und unter Drogeneinfluss |
| 4. Durchblutungsstörungen | Periphere arterielle Verschlusskrankheit, venöse Zirkulationsstörung (z.B. nach Thrombose) |
| 5. Elektrolytstörung (Natrium-, Kalium-, Calcium-, Magnesiummangel) | Wasser- und Salzverlust über den Schweiß und/oder durch Medikamente (Abführmittel, Diuretika, Alkohol), falsche Atmung (Hyperventilation) mit pH-Verschiebung und nachfolgender Hypokalzämie |
| 6. Hitzekrämpfe | Hitzebedingungen (s. Kap. 10.4) |
| 7. Unterkühlung | Kälte (Gefäßspasmen, Durchblutungsstörung) |
| 8. Stoffwechselkrankheiten | Diabetes mellitus, fortgeschrittene Nierenfunktionsstörung, Schilddrüsenunterfunktion |
| 9. Muskelschmerzen bei Infektionskrankheiten | Grippale Infekte und andere Viruserkrankungen, Salmonellosen, Toxoplasmose |
| 10. Neuromuskuläre Krankheiten | Polyneuropathie (z.B. bei Alkoholkrankheit, Diabetes mellitus), angeborene Muskelerkrankungen |
| 11. Schwangerschaft, Menstruation | Hormonell bedingte Veränderungen des Wasser- und Elektrolythaushaltes |
| 12. Medikamenteneinfluss | Cortisonpräparate, Cholesterinsenker (Statine, Fibrate), Bronchospasmolytika, Chinidin, Diuretika, Kontrazeptiva |
| 13. Intoxikationen | Alkohol („Muskel- und Nervengift"), Nikotin, Fluor |
| 14. Weichteilrheumatismus | Entzündungsreaktion an den Muskelgefäßen |
| 15. Idiopathische Muskelkrämpfe | Keine erkennbare organische bzw. metabolische Ursache |

innere Mitochondrienmembran. Nach Kälte, Fasten (zu wenig Kohlenhydrate) oder Sport treten Myoglobinurien auf. Neben einem Schwächegefühl in der Muskulatur und Muskelschmerzen bei Rhabdomyolysen, (s.u.) muss man an derartige, wenn auch seltene metabolische Myopathien denken.

### 2.2.2 Vorbeugung und Behandlung von Muskelkrämpfen und Muskelschmerzen

Die Vorbeugung und Behandlung ist abhängig von den Ursachen der Muskelschmerzen und -krämpfe. Somit muss immer eine exakte Diagnostik voran gehen. Die Anamnese, das Beschwerdebild und der körperliche Untersuchungsbefund sind meist schon für die Diagnose wegweisend. Blut- und Urinuntersuchung, Laktatmessungen unter Belastung können notwendig werden, in Ausnahmefällen auch einmal eine Muskelbiopsie.

Muskelkrämpfen lässt sich vorbeugen, wenn man die Ursachen beseitigen kann. Ein **verbessertes Ausdauertraining mit Lockerungs- und Dehnungsübungen** (s.u.), ein **gezieltes Krafttraining** [38], adäquate **Ernährung** sowie **Ausgleich von orthopädischen Fehlstellungen**, z.B. Einlagen bei

Senk-Spreizfuß usw., können Muskelkrämpfe häufig unterdrücken. Sind in einem geplanten Wettkampf Hitzebedingungen zu erwarten, so sollte vorher auch unter Hitzebedingungen trainiert werden (s. Kap. 10). **Alkohol und Nikotin sind** selbstverständlich **zu meiden**. Vergessen wird häufig, dass Alkohol durch Unterdrückung des antidiuretischen Hormons (ADH) Urin treibend wirkt und daher Störungen im Wasser- und Elektrolythaushalt mit nachfolgenden Muskelkrämpfen auftreten können. Das von vielen geliebte „Bierchen" am Abend vor dem Wettkampf und danach wirkt sich kaum störend aus, wenn es bei einem bleibt und zusätzlich alkoholfreie Getränke konsumiert werden.

Liegen bereits Entgleisungen des Elektrolythaushaltes nach Durchfällen, Erbrechen, Alkoholmissbrauch, Wasser treibenden Medikamenten sowie erheblichem Schweißverlust vor, so sind diese **Störungen auszugleichen**. Oft kündigen sich die Muskelkrämpfe schon durch leichtes krampfartiges Ziehen, beispielsweise in der Wade, auf den letzten Kilometern eines zu schnell angegangenen Marathonlaufes an. Hier sollte man nicht versuchen, mit Gewalt weiter zu laufen, sondern sofort eine **Gehphase** einlegen oder zumindest das Tempo drastisch drosseln, bis sich die Muskulatur wieder etwas erholt hat. Wer dies nicht macht, läuft direkt in den Muskelkrampf hinein. Die Schmerzen sind dann so stark, dass kein Weiterlaufen möglich ist. In diesem Fall sollte die **verkrampfte Muskulatur gedehnt werden**. Dazu lehnt man sich im Falle des Wadenkrampfes gegen einen Baum, eine Hauswand oder Ähnliches nach vorn, sodass die Achillessehnen mit der dazugehörigen Wadenmuskulatur gedehnt wird. Dabei darf der Absatz nicht angehoben werden. In sitzender Haltung wird der Vorfuß mit beiden Händen gefasst und nach oben in Richtung Schienbein gezogen, wodurch ebenfalls die Wadenmuskulatur gedehnt wird. Wenn man Glück hat, sind im Wettkampf Masseure in der Nähe, die die Muskulatur durch Massage etwas lockern können.

Manchmal treten auch Krämpfe trotz guter Vorbereitung, dosierter Laufbelastung, fehlender orthopädischer Probleme usw. vor allem nachts bei Streckbewegungen auf, ohne dass eine Ursache erkennbar ist. Hier hat sich bei wiederholtem Auftreten solcher Krämpfe die abendliche Gabe von einer Tablette **Limptar (R) (Chinin)** für 2–4 Wochen bewährt. Weniger effektiv, aber doch gelegentlich ausreichend wirksam sind **Magnesiumeinnahmen** auch ohne bestehenden Mg-Mangel, da Mg die Reizschwelle für Muskelkrämpfe erhöht. Wegen der Harmlosigkeit der Mg-Medikation kommt sie auch für Schwangere mit Muskelkrämpfen in Frage.

Bei chronischen Muskelschmerzen wirken **Massagen**, allerdings nicht sehr lange. Schwedische Forscher [27] haben 129 Patienten mit chronischen Schmerzen am Bewegungsapparat in 2 Gruppen unterteilt. Die eine Gruppe erhielt über 5 Wochen 6–10 20-minütige Massagen. Die 2. Gruppe (Kontrollgruppe) unterzog sich mittels Tonband 2-mal wöchentlich progressiven Entspannungsübungen. Bei Behandlungsende und 3 Monate später wurden die Schmerzen, die Lebensqualität und die mentale Energie mittels Fragebögen erhoben. In allen 3 Punkten zeigte die Massagetherapie Vorteile, allerdings nur bei Therapieende. 3 Monate danach war alles wieder beim Alten!

Englische Sportwissenschaftler [28] untersuchten die Wirksamkeit der Erholungsmassage (s. Abb. 2.4). Nach maximaler Ergometerbelastung sollte entweder bis zur völligen Erholung geruht werden oder die Sportler erhielten eine Massage. Danach wurde nochmals maximal ergometrisch belastet. Es zeigte sich zwischen beiden Verfahren kein Unterschied hinsichtlich der Leistung einschließlich Laktat- und Glukosespiegeln im Blut. Doch war die subjektiv empfundene Erholung in der Ruhephase mit der Massage besser als ohne Massage. Die

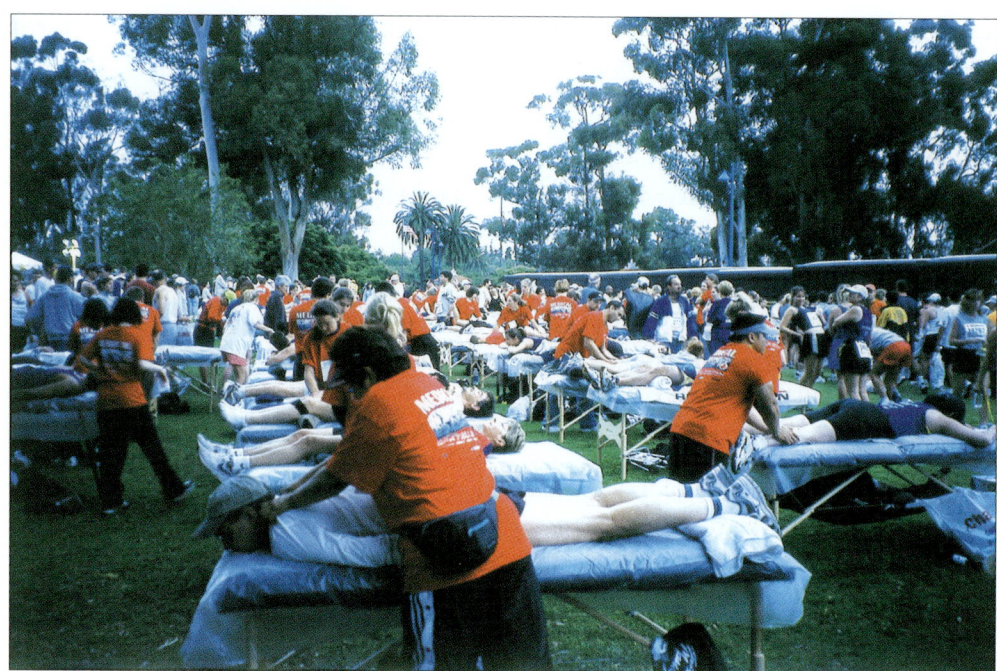

**Abb. 2.4:** Sehr beliebt sind die „Erholungsmassagen", hier nach dem Rock-'n-Roll-Marathon in San Diego/Kalifornien. Eine Leistungsverbesserung konnte dadurch in einer Studie einschließlich Laktatbestimmung nicht nachgewiesen werden. Doch fühlten sich die Studienteilnehmer nach der Massage subjektiv besser als ohne Massage.

Autoren erklären dies ausschließlich mit psychologischen Effekten der Massage. Auch wenn durch Massage keine Leistungssteigerung zu verzeichnen ist, so ist im Leistungssport der psychologische Effekt nicht unwichtig.

**Dehnübungen (Stretching)** sollte man nicht gedankenlos durchführen. Bei verkürzter Muskulatur und auch vorbeugend sind sie nach (!) dem Warmlaufen im Training durchaus sinnvoll, nicht jedoch beim Vorliegen einer Muskelverletzung wie z.B. Muskelfaserriss oder Muskelkater (s.o.). Die Muskelfasern können dabei weiter einreißen, gefolgt von mehr oder weniger großen Einblutungen mit schmerzhafter Druckerhöhung innerhalb der Muskelfaszie. Eine Abnahme der Verletzungshäufigkeit nach Stretching konnte für Sportarten wie Langstreckenlaufen, Radfahren und Schwimmen nicht nachgewiesen werden [30, 81, 82].

Herbert und Gabriel [30] von der Universität Sydney/Australien werteten nur randomisierte Studien hinsichtlich Verletzungshäufigkeit und Stretching aus. Danach fand sich durch Stretching kein statistisch signifikanter Rückgang von Muskelkater, Muskelfaser- und Achillessehnenrissen, Ermüdungsbrüchen usw. Dennoch berechneten die Autoren die in der Statistik wichtige „number needed to treat" (die Zahl, die für einen Behandlungseffekt nötig ist): Danach müssen 100 Personen 12 Wochen lang ununterbrochen stretchen, eine Einzelperson sogar 23 Jahre lang, um eine Verletzung zu vermeiden!

Wenig beachtet wird, dass sich die Muskelspannung durch das Dehnen vermindert, wodurch die Maximalkraft (Schnellkraft) abnimmt [65, 81]. Selbst 120 Minuten nach dem Stretchen war die Kraft noch vermindert [65]. Hennig und Podzielny [29] konnten beispielsweise an Sportstudenten und Leichtathleten eine 4%ige Abnahme der Sprungleistung nach vorangegangenen Dehnübungen messen, während nach einem 10-minütigen Warmlaufen ohne Stretching die Sprungleistung um 6% gegenüber dem Ausgangswert anstieg. Es ist daher nicht sinnvoll, vor einem Wettkampf ausgiebig zu stretchen, wie man es überall beobachten kann.

## 2.3 Rhabdomyolyse (Muskelfaserzerfall)

**Fallbeispiel**
„Durchtrainierter Langläufer rannte sich zu Tode", so titulierte die Ärztliche Praxis am 16.05.1987 eine Falldarstellung von Lonka und Pedersen [51]: Ein 27-jähriger Marathonläufer wurde 30 Minuten nach einem 8-km-Lauf bewusstlos im Krankenhaus aufgenommen. Er schwitzte, die Hautgefäße waren enggestellt, Blutdruck normal, Körpertemperatur 39,5 °C, schnelle Atmung (Hyperventilation). Das Muskelenzym CK war mit 3.500 U/l (normal unter 270 U/l) massiv erhöht, ebenso das aus dem Muskel stammende Myoglobin mit 3.000 nmol/Liter (normal unter 5 nmol/l) als eindeutiger Hinweis für eine Rhabdomyolyse. Es entwickelte sich eine Gerinnungsstörung (Verbrauchskoagulopathie) und ein rasch fortschreitendes Leberversagen. Nachdem noch eine Staphylococcus-aureus-Sepsis hinzu kam, verstarb der Patient. Die Autopsie ergab eine Hirnschwellung, Einblutungen in die Lunge, in das Herzgewebe und in den Magen-Darm-Trakt. Die Nieren waren geschwollen und hatten Myoglobin-Ablagerungen. Daneben zeigten sich eine „gelbe Leberatrophie" und Muskelzelluntergänge (Nekrosen) in der Oberschenkelmuskulatur.

**Fallbeispiel**
Ein 28-jähriger Läufer brach nach einem Marathon auf der Ziellinie mit Kammerflimmern (s. Kap. 14) zusammen [66]. Die Wiederbelebungsversuche mit mehreren Elektroschocks und intravenöser Adrenalingabe waren erfolgreich. Es stellte sich wieder ein normaler Sinusrhythmus im EKG ein. Die Untersuchungen im Krankenhaus ergaben ein gesundes Herz bei unauffälligen Herzkranzgefäßen in der Gefäßdarstellung mittels Herzkatheter (Koronarangiographie). Auffallend waren dagegen eine massive Erhöhung des Muskelenzyms CK mit 1.272 U/Liter, am nächsten Tag 280.000 U/Liter (!) und eine Azidose bei Niereninsuffizienz. Auch der Kaliumwert stieg im Blut weiter an. Es entwickelte sich in beiden Beinen ein Kompartment-Syndrom (s. Kap. 1). Trotz Operation (Fasziotomie beider Beine) musste schließlich der rechte Unterschenkel wegen einer Gangrän doch amputiert werden.
In der Vorgeschichte hatte der Patient auch bei seinen vorangegangenen Marathonläufen keinerlei Probleme. Doch hatte er vor dem jetzigen Rennen wegen eines Virusinfektes nichtsteroidale Antirheumatika (NSAR) eingenommen (s.o.). Bei der Krankenhausentlassung nach 8 Wochen hatten sich sämtliche Laborwerte wieder normalisiert. 9 Monate später zeigten sich bei der Muskelbiopsie Enzymveränderungen, die für eine mitochondriale Myopathie sprachen, weshalb der Läufer angewiesen wurde, zukünftig intensive Belastungen zu meiden.

> **Fallbeispiel**
> Derstappen und Mitarbeiter [12] berichten über einen 19-jährigen Mann, der wenige Stunden nach einem 15 Kilometer langen Marsch zunächst über Schwindel und Unwohlsein klagte. Dann bekam er um 40 °C Fieber, blutigen Auswurf, Teerstühle und Schmerzen in den Oberschenkeln. Ursache dafür war eine Rhabdomyolyse, die zu einem akuten Nieren- und Lungenversagen sowie zu einer Gerinnungsstörung (Verbrauchskoagulopathie) führte. Nach 8-wöchiger Intensivbehandlung konnte der Patient beschwerdefrei entlassen werden.

## 2.3.1 Ursachen der Rhabdomyolyse

Solche dramatischen Verläufe sind selten. Im 1. Fall sind weder ein Fehlverhalten des trainierten 8-km-Läufers noch eine andere Ursache der Rhabdomyolyse beider Oberschenkel, wie Muskelverletzung, Muskelerkrankung, Alkohol- oder Medikamenteneinfluss, Hitzebedingungen u.a., erkennbar. Im 2. Fall lag eine leichtgradige Muskelerkrankung im Bereich der Mitochondrien, der „Kraftwerke" der Muskelzellen, vor. Erstes Zeichen eines solchen mitochondrialen Schadens ist die Muskelschwäche. Dehydration unter extremer Belastung, Infekt und, wie in unserem zitierten Fall, zusätzliche Einnahme von NSAR-Präparaten können schließlich zu dem geschilderten dramatischen Krankheitsbild führen.

Im 3. Fall entwickelte sich bei einem gesunden 19-jährigen Stunden nach einer 15-km-Wanderung eine lebensgefährliche Symptomatik infolge einer Rhabdomyolyse. Hier konnte wie bei dem zuerst genannten 8-km-Läufer mit fatalem Ausgang keine Ursache des Muskelzerfalls gefunden werden **(idiopathische Rhabdomyolyse)**.

Von einer Rhabdomyolyse sind jedoch meist Personen betroffen, die sich einer mehr oder weniger intensiven sportlichen Belastung aussetzen. Möglicherweise sind Trainierte weniger häufig betroffen als Untrainierte (s. Kap. 2.1).

Nicht nur beim Marathonlauf kommt es zu einem gewissen Grad an Rhabdomyolyse, deren Ausmaß unterschiedlich ist, sondern auch beim Marathontraining selbst. So fanden Hikida und Mitarbeiter [32] muskelbioptisch vor einem Marathon bereits Muskelfaserzerstörungen, die am 1. und 3 Tag nach dem Marathon am stärksten ausgeprägt waren. Am 7. Tag, dem letzten Tag der Untersuchung, war der Muskelschaden noch nicht vollständig behoben. Es fand sich auch kein Unterschied, ob in dieser Woche nach dem Marathon wieder etwas trainiert wurde oder nicht.

Man sollte immer eine relevante Rhabdomyolyse in Betracht ziehen, wenn akut Muskelschmerzen, ein Schwächegefühl und eine Schwellung der betroffenen Muskelgruppe auftreten, vor allem wenn der Urin rotbraun verfärbt ist. Eine rasche ärztliche Hilfe kann dann eventuell noch ein drohendes akutes Nierenversagen verhindern, wie 2 von Springer und Clarkson [74] beschriebene Fälle demonstrieren:

> **Fallbeispiel**
> Eine 22-jährige durchtrainierte Studentin wurde von ihrem Fitnesstrainer angehalten, ihre Übungen weiter zu forcieren. Sie hatte daraufhin zunächst ein Schwächegefühl in den Beinen, am nächsten Tag Muskelkater, einen Tag später starke Schmerzen auch im Bereich des Rückens und unter den Rippen. Der Urin war verfärbt bei Myoglobin-Ausscheidung, wie die Untersuchung ergab. Das Muskelenzym CK lag bei 234.000 U/Liter extrem erhöht. Nach Kochsalzinfusionen lagen die Werte am 7. Tag wieder im Normbereich.

## 2.4 Muskelschwäche (rasche Muskelermüdung)

**Fallbeispiel**
Der 2. Fall betraf einen 37-jährigen Arzt, der ebenfalls von seinem Trainer zu Höchstleistungen angetrieben wurde. Der Urin wurde bei nachlassender Ausscheidung dunkel. Der Arzt ließ sich daraufhin sein Blut untersuchen. Es fanden sich eine CK-Erhöhung von 19.746 U/Liter, GOT 1.210 U/Liter. Auch hier normalisierten sich die Werte nach Infusionsbehandlung ohne Auftreten eines Nierenversagens.

### 2.3.2 Diagnostik

Ein roter Urin bedeutet nicht immer Blut im Urin (Hämaturie). So war beispielsweise ein Urin-Streifentest bei einem 3-jährigen Mädchen mit rotem Urin positiv auf Blut, weshalb es zum Nephrologen überwiesen wurde [76]. Das Mädchen hatte seit 2 Tagen Fieber und Muskelschmerzen. Die weißen Blutkörperchen und der Entzündungswert CRP lagen im Normbereich, Niere unauffällig. Mikroskopisch waren im Urin keine roten Blutkörperchen nachweisbar, das Serum war klar, die CK deutlich erhöht, sodass es sich nicht um eine Hämaturie handelte, wie ursprünglich vermutet, sondern um eine Myoglobinausscheidung im Urin bei Rhabdomyolyse im Rahmen eines Infektes.

Der Urin-Streifentest kann nicht zwischen Hämaturie, Hämoglobinurie und Myoglobinurie unterscheiden. Sind im Urinsediment mikroskopisch rote Blutkörperchen zu sehen, so liegt eine **Hämaturie** vor. Sind keine roten Blutkörperchen nachweisbar und ist das Serum rötlich verfärbt bei gleichzeitigem Vorliegen von Hämolysezeichen (LDH und freies Hämoglobin erhöht im Blut), so liegt eine **Hämoglobinurie** vor (s. Kap. 9). Ist das Serum jedoch klar, aber das Muskelenzym CK deutlich erhöht, so handelt es sich um eine **Myoglobinurie**.

## 2.4 Muskelschwäche (rasche Muskelermüdung)

**Fallbeispiel**
„Irgendwann musst Du nach Biel", zitierten immer wieder Langstreckenläufer den Titel eines 1978 erschienenen Buches von Werner Sonntag. Gemeint war der 100-km-Lauf in Biel. Ich wollte mir dem Buchtitel entsprechend selbst einmal ein Bild von diesem berühmten Lauf machen. Meine Marathonerfahrung reichte erwartungsgemäß knapp 50 km. Dann meldeten sich die schweren Beine und allgemeine Müdigkeit (Startzeit war 22 Uhr). Lange Gehphasen folgten. Mit meiner Endzeit zwischen 11 und 12 Stunden war ich nicht zufrieden. Mein Bruder und ich nahmen daher für das folgende Jahr eine Zeit von unter 10 Stunden in Angriff. Unglücklicherweise setzte mit dem Start ein schweres und anhaltendes Gewitter ein. Mein Bruder und ich lagen noch gut in der vorgenommenen Zeit. Doch ab Kilometer 50 bei beginnenden leichten Schienbeinschmerzen im Sinne eines Schienbeinkanten-Syndroms als Überlastungszeichen aufgrund des schwer zu laufenden Bodens hatte ich die ersten Zweifel, ob es in Anbetracht der bereits erfolgten Meldung zum ultralangen Gebirgslauf in Davos (damals noch über den Sertigpass mit 2.740 m Höhe!) sinnvoll ist, jetzt weiterzulaufen. „Eigentlich reicht es doch, einmal die 100 Kilometer in Biel erfolgreich beendet zu haben", schoss es mir in den Kopf, „Und Fotos kann ich nun auch nicht mehr machen", da mein Fotoapparat durch den Gewitterregen einen „Totalschaden" erlitten hatte. Ich erinnerte mich noch vom Jahr zuvor, dass bei der Station Kirchberg (59 Kilometer) ein Bus stand, der die aufgebenden Läufer nach Biel zurückbrachte. Zunächst wagte ich es noch nicht, einen derartigen Gedanken meinem Bruder mitzuteilen, der immer

noch wild entschlossen war, unter der 10-Stunden-Grenze zu bleiben. Aufgeben bei einem Lauf, das hatte es bei uns noch nie gegeben und wurde auch nie vorher erörtert. Doch mit meinem Grübeln wurde ich langsamer, während mein Bruder immer noch auf das Tempo drückte, sodass ich ihm doch meinen Plan eröffnete, in Kirchberg aus dem Rennen auszusteigen, zumal unmittelbar danach der berühmt berüchtigte „Ho-Chi-Minh-Pfad" (bekannt aus dem Vietnamkrieg) kam, ein Pfad, der seinerzeit nach Regen sehr tiefgründig und sumpfig war und auf dem hin und wieder tief hängende nasse Zweige einem bei Dunkelheit ins Gesicht schlugen.

Offensichtlich war ich der erste Läufer, der in Kirchberg aufgeben wollte. (Ein Zieleinlauf für diese Teilstrecke gab es seinerzeit noch nicht). Wer so früh noch bei Dunkelheit in Kirchberg ankam, gab in der Regel nicht auf. Völlig durchnässt und mittlerweile frierend ließ ich mir eine Decke geben, als ich hörte, dass der Bus erst nach Biel zum Start und Ziel fährt, wenn er weitgehend mit aufgebenden Läufern gefüllt ist. Ich sah die Läufer, die an der Verpflegungsstelle versorgt wurden und weiter Richtung Biel liefen. Niemand schien aufgeben zu wollen, sodass ich die Richtigkeit meines Entschlusses anzweifelte, zumal es mir eigentlich gar nicht so schlecht ging, dass eine Aufgabe anzuraten war. Doch nach 1–2 Stunden kamen zunehmend „Leidensgenossen" an, denen man es allerdings wirklich ansah, dass sie „litten", teilweise total verdreckt und aus Schürfwunden blutend nach Stürzen.

Allmählich füllte sich nun der Bus. Mir fiel der Spruch eines Patienten ein, der sagte: „Mir gefällt alles, was nicht klappt. Darüber spricht man noch Jahre danach!" Im Bus herrschte eine drückende Stille. Jeder war mit sich selbst beschäftigt, niedergeschlagen.

### 2.4.1 „Toter Punkt" als Ursache für frühzeitige Muskelermüdung

Die Gründe für den vorzeitigen Wettkampfabbruch der Läufer waren sicherlich unterschiedlich. Doch dürfte bei den meisten der **„tote Punkt"**, den jeder Marathon- und Ultralangstreckenläufer kennt, zumindest dazu beigetragen haben. Bis Halbmarathon läuft alles noch wie „geschmiert", die Stimmung ist prächtig. Aber dann, meist nach 30–35 Laufkilometern: Müdigkeit, schwere Beine mit mentalen Auswirkungen (Motivationsprobleme). Man wird langsamer, quält sich von Schritt zu Schritt und fragt sich nach dem Sinn des Laufes. Von einem Hochgefühl kann keine Rede sein, ein Versagen der stimmungsaufhellenden und schmerzlindernden körpereigenen Endorphinproduktion? Nein, ganz offensichtlich ein **Stoffwechsel-**, **Trainings-**, **Laufgeschwindigkeits-** und eventuell ein **Ernährungsproblem**.

**Steigerung der Leistungsfähigkeit**
Durch Ausdauertraining kann der Organismus seine Leistungsfähigkeit über 2 Wege verbessern:
- über das Herz-Kreislauf-System (Sportherz mit vergrößertem Schlagvolumen und langsamem Ruhepuls bei vermindertem Sympathikotonus auch unter Belastung)
- über Stoffwechselvorgänge mit Vermehrung und Vergrößerung der Mitochondrien („Kraftwerke" der Zellen) und Vermehrung der oxidativen Enzyme

Eine Verbesserung dieser Stoffwechselvorgänge ist vor allem durch ein Ausdauertraining nahe an der anaeroben Schwelle zu erzielen. An der anaeroben Schwelle liegt ein Gleichgewicht zwischen Laktatbildung und Laktatabbau vor. Bei Überschreiten dieser Schwelle steigt Laktat weiter an. Das ist der Fall, wenn der Muskulatur nicht genügend Sauerstoff zur Verfügung steht. Die Muskeln übersäuern, da infolge zu geringer Zahl an

## 2.4 Muskelschwäche (rasche Muskelermüdung)

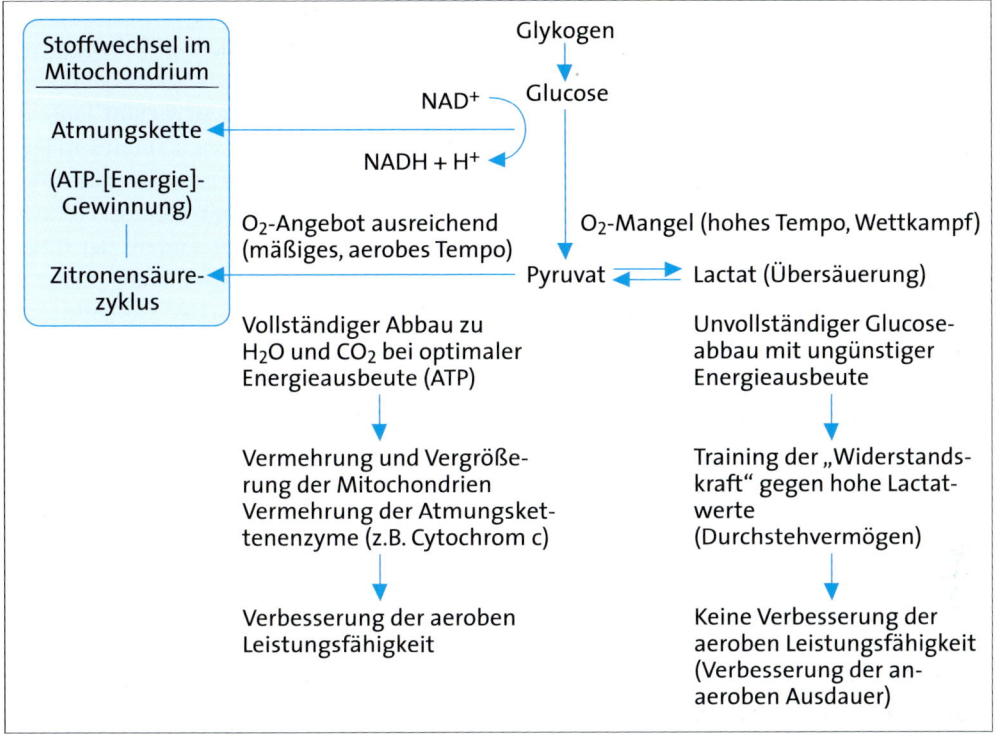

**Abb. 2.5:** Schematische Darstellung des Kohlenhydratabbaus zur Energiegewinnung und die Beeinflussung durch die Art des Trainings: Bei aerober (langsamer) Laufbelastung mit vollkommener Verbrennung von Traubenzucker zu Wasser und Kohlendioxid wird durch Enzym- und Mitochondrienanpassung (Vermehrung und Vergrößerung) die allgemeine Ausdauerleistungsfähigkeit verbessert. Bei schnellen (anaeroben) Trainingseinheiten wird das Durchhaltevermögen trotz Laktatübersäuerung verbessert.

Mitochondrien und nicht ausreichender oxidativer Enzyme das Gleichgewicht zwischen Pyruvat und Laktat entsprechend dem Massenwirkungsgesetz in Richtung Milchsäure verschoben ist (s. Abb. 2.5). Wird nun hart an der Grenze zur anaeroben Schwelle trainiert, so fällt durch den gesteigerten Glykogenabbau über den Traubenzucker vermehrt Pyruvat an, was einen Reiz zur gesteigerten Enzymbildung in den Mitochondrien darstellt, wo Pyruvat im Zitronensäurezyklus bis zu Kohlendioxid (wird abgeatmet) und Wasser vollständig zur Energiegewinnung abgebaut wird. Durch trainingsbedingte Zunahme der aeroben Enzymkapazität fällt also dann trotz hoher Belastung weniger Laktat an. Der Muskel ermüdet weniger schnell. Dadurch können Hochausdauertrainierte 90% und mehr ihrer maximalen Sauerstoffkapazität auf Dauer durchhalten [67]. Einen solchen optimalen Trainingsreiz auf die aerobe Enzymkapazität erzielt man nicht durch langsame Trainingsläufe mit fast ausschließlicher Fettverbrennung, die allerdings zusätzlich nötig sind

Offensichtlich spielen die zur Neige gehenden Glykogendepots eine wichtige Rolle beim „toten Punkt". Je höher die Laufgeschwindigkeit, desto höher ist der Anteil der Kohlenhydrate (Glykogen) zur Energiegewinnung. Im Gegensatz zum Fett ist der Glykogengehalt begrenzt, ausreichend bei erschöpfender Muskelbelastung für etwa 1 Stunde (abhängig vom Trainingszustand).

Bei Laktatkonzentrationen zwischen 2 und 3 mmol/l werden hoch ausdauertrainierte Personen bei 80–90% ihrer maximalen Sauerstoffaufnahme bereits sehr dicht an ihrer maximalen Leistungsfähigkeit belastet [19]. Dabei liegt ein hoher Kohlenhydratumsatz vor, der zu einer weitgehenden Entleerung des Muskelglykogens bis zum Ende des Laufes führt. Bereits geringfügig höhere Laufgeschwindigkeiten mit Blutlaktatspiegeln von über 3 mmol/l würden im steilen Anstieg der Laktat-Laufgeschwindigkeitskurve liegen und zu einer allmählichen Laktatanhäufung im Blut führen. Dabei ist die Verwertung der freien Fettsäuren als wichtige Energielieferanten deutlich herabgesetzt. Bei zunehmender Übersäuerung mit forcierter Atmung und schwerer werdenden Beinen ist dann frühzeitig der „tote Punkt" erreicht, meist nach 30–35 km, wo beim Marathon vielfach aufgegeben, eine Gehphase eingelegt oder aber die Laufgeschwindigkeit drastisch reduziert wird. Der Laktatspiegel fällt wieder ab und die Energiegewinnung erfolgt bei jetzt langsamerem Lauftempo überwiegend durch den Fettabbau.

Um eine möglichst gute Marathonzeit zu erzielen, kommt es auf das richtige Verhältnis zwischen Kohlenhydrat- und Fettabbau zur Energiegewinnung an. Bei sehr langsamem Tempo im „Trainingsschlappschritt" mit Laktatspiegeln von weit unter 2 mmol/l bezieht der Muskel die notwendige Energie fast ausschließlich aus dem Fettabbau. Ein „toter Punkt" wird dann nicht zu befürchten sein, allenfalls orthopädische Überlastungs- und Ermüdungsprobleme bei unzureichender Trainingsvorbereitung.

**Bestimmung des Laktatspiegels**
Wer laborgläubig ist, kann in einem Feldversuch (z.B. auf 400-m-Bahn) mit Bestimmung der Laktatspiegel bei bestimmten Geschwindigkeiten das Lauftempo herausfinden, das bei seinem jeweiligen Trainingszustand einer Laktatkonzentration von 2,5 mmol/l und einer optimalen durchschnittlichen Marathongeschwindigkeit entsprechen soll [19].

Für den Breitensportler ist ein Laktatspiegel um 2 mmol/l anzustreben. Mit der Zeit hat der Läufer diese Geschwindigkeit dann auch im Gefühl, sodass er nicht Gefahr läuft, in der Anfangsphase des Wettkampfes mit erhöhter Geschwindigkeit und überschießender Laktatproduktion mit dadurch verbundenem Energieverlust zu starten, der in der Schlussphase des Marathonlaufs dann zu einem vorzeitigen Abbau der Kohlenhydratvorräte und damit zum Leistungseinbruch („toter Punkt") führen würde.

Voraussetzung für einen korrekten Laktattest sind volle Glykogenspeicher, das heißt, der Sportler sollte am Tag zuvor möglichst eine Pause eingelegt oder zumindest keine lange Strecke gelaufen sein. Bei entleerten Glykogenspeichern wird Laktat nur wenig ansteigen, da es nur durch Kohlenhydratabbau (Glykogen), nicht durch Fettabbau, entsteht und daher bei geringen Glykogenreserven auch nur wenig Laktat anfällt. Das Ergebnis wäre verfälscht. Die Lauftempo-Empfehlung wäre zu hoch. Ein zu hartes Training mit der Folge eines Übertrainingszustandes wäre zu befürchten (s.u.) (Trainingssteuerung über den Puls, s. Kap. 14.5).

Man sollte immer vor Augen haben, dass die Labortests lediglich einen Anhalt für den gegenwärtigen Leistungsstand und für die Trainingssteuerung darstellen. Es gibt Sportler mit besten Laborwerten und Leistungstests, die im Wettkampf nicht zur Geltung kommen. Mentale Stärke, Taktik, Tagesform, äußere Bedingungen wie Hitze, Kälte, Regen, Wind usw. sind im Wettkampf oft entscheidende Faktoren. Wer immer mit den empfohlenen niedrigeren Laktatwerten und moderatem Puls trainiert hat, wird eine Phase einer Tempoverschärfung im Wettkampf nicht tolerieren, weil er es nicht gewohnt ist, eine längere Strecke mit hohen Laktat- und Pulswerten zu laufen. Man muss sich in der Tat die Frage stellen, ob ein starres Training nach empfohlenen Laktat- und Pulswerten zu einem im Hirn fest programmierten „Trai-

## 2.4 Muskelschwäche (rasche Muskelermüdung)

ningsschlappschritt" führt, aus dem man schwerlich wieder herauskommt („Geschwindigkeitsbarriere"). Provokativ ausgedrückt: Produzieren die Pulsfrequenzmesser die Verlierer im Wettkampf?

**Auffüllen der Glykogenspeicher**
In der Regel ist die Ermüdung im Ausdauersport auf eine Erschöpfung der Muskelglykogenspeicher zurückzuführen [31]. Positive Leistungseinflüsse durch Kohlenhydratgaben unmittelbar vor und während der Belastung zeigen sich in der Regel erst gegen Ende lang dauernder Muskelarbeit [17, 26, 37]. Offenbar müssen mindestens 21,5 g/Stunde an Kohlenhydraten verabreicht werden, um die Leistungsfähigkeit positiv zu beeinflussen [17].

Jakob und Mitarbeiter [37] gaben Skilangläufern 100 g Rohrzucker gelöst in 600 ml Wasser. Die Kohlenhydratgabe erfolgte portioniert 10 Minuten vor einem 30-km-Rollskilauf sowie nach dem ersten und zweiten Drittel der Belastung in jeweils gleichen Mengen. Eine Kontrollgruppe erhielt lediglich mit Süßstoff abgeschmecktes Wasser. Von diesen Läufern mussten drei den Testlauf auf dem letzten Teilstück wegen auftretender Übelkeit und Schwindel abbrechen. Die Laufleistungen waren unter der Zuckergabe besser, der Blutzuckerspiegel während und unmittelbar nach Belastung erhöht. Obwohl die Insulinkonzentration vor Belastung erhöht war, was mit der Müslimahlzeit der Versuchspersonen ca. 45–60 Minuten vor dem Testlauf erklärt wurde, kam es auch unter dem kohlenhydratreichen Getränk vor Belastungsbeginn zu keiner auf hohe Insulinausschüttung zurückzuführende Unterzuckerung, wie vielfach befürchtet wird.

Offensichtlich ist der Zeitpunkt der Kohlenhydratgabe vor Belastung von entscheidender Bedeutung für die Höhe der Insulinkonzentration zu Beginn der Muskelarbeit. So führt eine Kohlenhydrateinnahme 15 Minuten vor Beginn einer hochintensiven, 30 Minuten dauernden Belastung mit 80% der maximalen Sauerstoffaufnahme zum Belastungsbeginn zu einem Insulinanstieg um das 3-Fache des Ausgangswertes. Wurde jedoch Glucose nur während der Belastung gegeben, so blieb der Insulinanstieg aus [9]. Eine Unterzuckerungsgefahr aufgrund hoher Insulinspiegel nach Traubenzuckereinnahme z.B. eine halbe Stunde vor einem Langstreckenlauf besteht offensichtlich nur, wenn nach einer nächtlichen Fastenperiode nichts mehr gegessen wurde (s. Literatur in [41]).

So kann man den „toten Punkt" hinausschieben oder gar vermeiden, wenn man die zuvor durch Training entleerten Glykogendepots Tage vor dem geplanten Langstreckenlauf durch eine kohlenhydratreiche Kost (etwa 70% der aufgenommenen Kalorienmenge) wieder aufgefüllt hat und während des Langstreckenlaufs schnell resorbierbare Kohlenhydrate zu sich nimmt. So wurde durch Isotopen-Markierung gezeigt, dass Glucose aus einem Getränk innerhalb von 7–9 Minuten im Blut nachzuweisen war [11].

Nach der Laufbelastung ist die Zuckeraufnahme insulinunabhängig in den Muskeln besonders hoch [33]. Auch die Glykogenaufbaurate ist unmittelbar nach einer Belastung am größten [36]. Es ist daher anzuraten, sofort nach Belastungsende Kohlenhydrate in Form von Zuckerlösungen (auch Cola) kombiniert mit Obst- und Gemüsesäften (Kalium wird zum Glykogenaufbau benötigt) aufzunehmen, später auch feste kohlenhydratreiche Speisen, um das Glucoseangebot für den Muskel zu vergrößern mit dem Ziel, die Glykogenreserven besonders schnell wieder aufzufüllen bis hin zur „Superkompensation". Sherman [72] empfiehlt, die Kohlenhydrateinnahme unmittelbar nach der Aktivität zu beginnen und dann alle 2 Stunden eine Kohlenhydratmenge von etwa 1,5 g pro kg Körpergewicht zu sich zu nehmen. Die Gesamttagesration sollte dann 8–11 g Kohlenhydrate pro kg Körpergewicht betragen.

## 2.4.2 Weitere Ursachen für frühzeitige Muskelermüdung

**Fehlendes Krafttraining**

Wenn über schwere Beine beim Laufen geklagt wird, so wird man oft feststellen, dass ein Krafttraining für die Beinmuskulatur vernachlässigt oder überhaupt nicht durchgeführt wurde. Der Skelettmuskel ist sehr anpassungsfähig. So können beispielsweise schnelle Muskelfasern (Typ II A, II D, II B) durch vermehrtes Ausdauertraining teilweise in langsame Muskelfasern vom Typ I umgewandelt werden (zusammenfassende Darstellung in [64] und [75]). Umgekehrt können sich bei einem regelmäßigen Schnellkrafttraining, beispielsweise Sprunglauf treppauf, das bei schweren Beinen ohne krankhafte Ursache 1- bis 2-mal pro Woche anzuraten ist, teilweise aus Typ-I-Fasern Typ-II-A-Fasern entwickeln.

Es konnte sogar nachgewiesen werden, dass ein gezieltes Krafttraining bei Läufern die anaerobe Schwelle in Richtung höhere Laufgeschwindigkeiten verschiebt. Es wurden Verbesserungen von bis zu 8% bei ökonomischerem Laufstil mit verkürzter Bodenkontaktzeit beschrieben [38].

**Eisenmangel**

Auf Krankheiten, die in der Regel mit vorzeitiger Muskelermüdung einhergehen, kann hier nicht eingegangen werden. Häufig auch ohne Vorliegen einer Krankheit ist vor allem bei Läuferinnen ein Eisenmangel zu verzeichnen, der ebenfalls zu einer frühzeitigen Ermüdung führt (s. Kap. 9). Unsere beste Eisenquelle in der Nahrung sind Fleisch und Leber. Bei einer hierzulande üblichen Mischkost mit Fleisch, Milchprodukten, frischem Obst und Gemüse ist auch die Eiweiß- und Vitaminversorgung in der Regel ausreichend. Eine fettreiche Kost verbessert nicht die Leistung [10, 26], wie teilweise diskutiert wird.

**Fatigue-Syndrom**

An ein Fatigue-Syndrom muss gedacht werden, wenn Sportler über anhaltende unerklärliche Muskelschmerzen und Muskelschwäche bei geringster Belastung klagen. Die Muskelenzyme sind in diesem Fall normal. Arnold und Mitarbeiter [2] stellten jedoch bei diesem durch Infektionskrankheit verursachten Beschwerdebild eine vorzeitige Übersäuerung in der Muskelzelle unter Belastung fest. Hinsichtlich der Diagnose eines Fatigue-Syndroms bringt uns die Bestimmung der Virustiter im Serum diagnostisch meist nicht weiter. Manchmal gelingt ein Virusnachweis in der Muskelbiopsie. Der Verlauf kann über Jahre gehen. Phasenweise kann es zu einer Besserung des Beschwerdebildes kommen, dann wieder zu einer Verschlechterung [23].

> **Fallbeispiel**
>
> 41-jähriger Ultralangstreckenläufer (W.W.) suchte uns im April 1991 wegen anhaltender Müdigkeit, Kraftlosigkeit, Pulserhöhungen und nächtlichen Schweißausbrüchen auf. Er hatte 5 Wochen zuvor über 14 Tage anhaltenden Durchfall. Herr W. hatte eine Marathon-Bestzeit von 2:38 Stunden und absolvierte den 100-km-Lauf in Biel in einer Zeit von unter 8 Stunden. Es fiel ihm nun auf, dass er bei seiner 14-km-Trainingsstrecke (hügeliges Gelände) stark „schnaufen" musste, obwohl er diese Strecke für seine Verhältnisse sehr langsam in 1 Stunde und 6 Minuten zurücklegte, vor dem Durchfall in 50 Minuten.
>
> Die körperliche Untersuchung, Ultraschalluntersuchung, Röntgenbild des Brustkorbs, Laborwerte (BSG, Blutbild einschließlich Differenzialblutbild, Elektrolyte, Blutzucker, CK, Harnstoff, Kreatinin, Leberwerte, Schilddrüsenwerte, Urin, Stuhlproben) ergaben keinen krankhaften Befund. Verschiedene Virustiteruntersuchungen deuteten lediglich auf eine zurückliegende Epstein-

Barr- und Herpes-simplex-Infektion hin. Der Borreliose-Titer war schwach positiv, bei der Elektrophorese die Alpha-1-Globuline normal und die Gamma-Globuline geringfügig vermehrt bei weiterhin normaler BSG.

Eindeutige Bewegungen der Virustiter fanden sich im weiteren Verlauf nicht. Ebenso wenig änderte sich der Borreliose-Titer, auch nicht nach versuchsweiser Gabe von Doxycyclin als Antibiotikum gegen Borrelien.

Als sich der Läufer, der in einem weiter entfernten Ort wohnte, im Mai 1993, also 2 Jahre später, erneut bei uns vorstellte, gab er weiterhin Müdigkeit und Muskelschmerzen an, insbesondere Schmerzen in den Leisten. Die körperliche Untersuchung ergab wieder keinen krankhaften Befund. Die Echokardiographie zeigte wie schon bei der Erstuntersuchung keine Auffälligkeit, ebenso wenig das Belastungs-EKG. Die Belastbarkeit war allerdings bei frühzeitiger muskuläre Erschöpfung auf der 175-Watt-Stufe für einen Langstreckenläufer relativ gering. Die Blutsenkungsgeschwindigkeit und die Zahl der weißen Blutkörperchen lagen im Normbereich. Im Differenzial-Blutbild war der Anteil der segmentkernigen weißen Blutkörperchen mit 43% im Vergleich zum Anteil der Lymphozyten mit ebenfalls 43% und der Monozyten mit 10% erniedrigt, was für einen Virusinfekt sprach. In der Immunelektrophorese waren die Alpha-2- und Gamma-Globuline geringfügig erhöht. Die vom Hausarzt bei unverändertem Beschwerdebild veranlassten weiteren Kontrolluntersuchungen ergaben keine neuen Erkenntnisse.

10 Jahre später sah ich den Patienten bei einer Laufveranstaltung als Betreuer. Wie er mir mitteilte, führte er nur noch ein moderates Lauftraining ohne Wettkampfteilnahme durch. Ein hartes Training sei ihm nach wie vor zu anstrengend im Vergleich zu früheren Zeiten. Bei den hausärztlichen Kontrolluntersuchungen habe sich in der Zwischenzeit keine Besonderheit ergeben.

Die Untersuchungsbefunde und der Verlauf sprechen für ein virusbedingtes Fatigue-Syndrom. Ob durch das vorangegangene intensive Ultralangstreckentraining die Immunabwehr geschwächt war [71] und dadurch ein Fatigue-Syndrom erst provoziert wurde, mag dahingestellt bleiben. Zeichen einer Mangelernährung oder eines Übertrainings mit CK- und Harnstofferhöhung fanden sich bei Herrn W. nicht.

Für den betroffenen Läufer sind die fehlenden Behandlungsmöglichkeiten unbefriedigend. Abwarten, ein drastisch reduziertes Training in langsamem Tempo (keine Wettkämpfe) und eine ausgewogene, vitaminreiche Kost werden unsererseits bei einem Fatigue-Syndrom neben Kontrolluntersuchungen empfohlen. Ein totales Sportverbot ist schon aufgrund psychologischer und auch negativer körperlicher Auswirkungen nicht angebracht, sofern ärztliche Kontrolluntersuchungen gewährleistet sind.

**Medikamenteneinfluss (Betablocker)**

**Fallbeispiel**
Ein 70-jähriger Patient führte nach einem Hinterwandinfarkt vor 18 Jahren ein regelmäßiges Lauftraining von 30–40 km pro Woche durch, zusätzlich täglich 3 Stunden Walking mit dem Hund. Die Kontrollen der Cholesterinwerte (LDL unter 100 mg%) und des Belastungs-EKGs (überdurchschnittliche Belastbarkeit) ergaben nach dem Herzinfarkt bei nun konsequentem Ausdauertraining keinen krankhaften Befund. Ein Betablocker wurde einige Monate nach

> dem Herzinfarkt wegen schlechter Verträglichkeit bei regelmäßigem Training abgesetzt. Der Ruhepuls lag trainingsbedingt ohnehin unter 60 pro Minute.
> Nachdem ich meine fachinternistische Praxis aufgegeben hatte, stellte sich der beschwerdefreie Patient nach nunmehr 18 Jahren andernorts zur kardiologischen Kontrolluntersuchung vor, wo ihm aus „prognostischen Gründen" ein kardioselektiver Betablocker verordnet wurde, den er jedoch wieder absetzte wegen schwerer Beine und Luftnot beim Bergauflaufen mit Verschlechterung seiner Zeit um 10 Minuten auf der 12-km-Trainingsstrecke.

Eine relativ häufige Ursache für schwere Beine und rasche Ermüdbarkeit der Muskulatur beim Laufen stellt in der Praxis die Betablocker-Einnahme dar [40]. Betablocker werden vor allem bei Bluthochdruck und Herzerkrankungen auch prognostisch erfolgreich verordnet, oft in Kombination mit einem Diuretikum.

Die maximale körperliche Leistungsfähigkeit ist unter dieser Medikation gedämpft, da die maximale Herzfrequenz in Folge einer Blockierung von Adrenalin und Noradrenalin nicht mehr erreicht wird und auch die Energiegewinnung über den Fettabbau erschwert ist. Schwer Kranke merken meist keine Leistungseinbuße, sondern eher eine Besserung der Belastbarkeit unter Betarezeptorenblockern.

Da unter dieser Medikation bei Herzinfarktpatienten und bei Herzinsuffizienten (Herzmuskelschwäche) sich die Prognose hinsichtlich Lebenserwartung verbessert, scheint die Verschlechterung der Fettwerte (Cholesterin, Triglyzeride) unter Betablockern hier nur eine geringe Rolle zu spielen. Doch erscheint es äußerst fraglich, ob gut belastbare, beschwerdefreie Herzinfarktpatienten mit einem ausdauertrainingsbedingten Vagotonus (niedriger Stresshormonspiegel mit langsamem Ruhepuls und gedämpftem Herzfrequenzanstieg unter Belastung) von der Betablocker-Einnahme überhaupt profitieren oder ob dadurch lediglich die Lebensqualität eingeschränkt wird, wie in unserem Fallbeispiel. Weniger körperlich aktive Herzinfarktpatienten und so gut wie alle Herzinsuffizienten haben auf jeden Fall einen Nutzen bei Betablocker-Einnahme, sofern kein Asthma als Nebenwirkung auftritt.

Beim Vorliegen eines metabolischen Syndroms (Insulinresistenz, Fettstoffwechselstörung, Bluthochdruck) sollte man Betablocker und Diuretika (Thiazide) nur zurückhaltend verordnen, da sich diese Medikamente, wie erwähnt, ungünstig auf den Fettstoffwechsel auswirken und eventuell eine sich allmählich entwickelnde Glucose-Intoleranz verstärken. Die Frage, ob sich bei übergewichtigen Patienten mit Bluthochdruck durch den Einsatz von Diuretika und Betarezeptorenblockern ein Diabetes mellitus vorzeitig entwickeln kann, ist noch nicht endgültig entschieden. Bengtsson und Mitarbeiter [7] sowie Skarfors und Mitarbeiter [69] registrierten bei Patienten, die mit Diuretika bzw. Betarezeptorenblockern behandelt wurden, vermehrt ein Diabetes mellitus.

Bei metabolischem Syndrom mit Bluthochdruck haben sich uns als Ergänzung zu einem täglichen Gehtraining (5 km), evtl. später nach Gewichtsabnahme Jogging, die Gabe von ACE-Hemmern, AT1-Blockern und/oder Calciumantagonisten bewährt. Bei diesen Medikamenten werden weder die körperliche Leistung noch der Fett- und Zuckerstoffwechsel negativ beeinflusst. Treppauf oder bergan müssen diese Patienten dann weniger „schnaufen" als unter Betablockern und haben auch keine schweren Beine. Der Arzt kann diese Patienten dann leichter zu einem geradezu lebenswichtigen Gehtraining motivieren.

Der Verschlechterung der Blutfette unter Betarezeptorenblockern kann durch ein Ausdauertraining nicht vorgebeugt werden, wie Morton und Mitarbeiter [58] feststellten. Die Versuchspersonen erhielten entweder 320 mg Sotalol, 160 mg Propanolol oder 100 mg Atenolol pro Tag oder „Plazebo" zur Kontrolle. Unter dieser Medikation wurde ein Ausdauertrainingsprogramm für 14 (Sotalol) oder 15 Wochen (Propanolol, Atenolol) durchgeführt, das bei allen Versuchsteilnehmern zu einer besseren körperlichen Leistungsfähigkeit führte. Doch wurden die Fettspiegel nur in der Kontrollgruppe („Plazebo"), die keinen Betablocker erhielt, positiv beeinflusst, nicht jedoch bei den übrigen mit der Betablocker-Medikation. In der Propanolol-Gruppe wurde sogar ein signifikanter Abfall des günstigen HDL-Cholesterins registriert (s. Kap. 15).

### 2.4.3 Übertraining

> **Fallbeispiel**
> Ein 30-jähriger Läufer suchte uns am Montag nach dem Berlin-Marathon in der Praxis auf. Er klagte über schwere Beine und allgemeine Müdigkeit schon vor dem Marathon in Berlin, obwohl er sich in einem 14-tägigen Laufurlaub auf Teneriffa mit täglich 2 Trainingseinheiten sehr gut vorbereitet habe. Nach genauer Erkundigung über die Art des Trainings erzählte er, dass er zusammen mit 2 Spitzenläufern trainierte und versuchte, möglichst mit diesen beiden mitzuhalten. Beim Berlin-Marathon sei er total eingebrochen. Der körperliche Untersuchungsbefund, Blutbild, Nierenfunktion, Leberwerte, Schilddrüsenfunktion, BSG, Urinbefund, Belastungs-EKG und Echokardiographie waren unauffällig. Lediglich das Muskelenzym CK war nach dem Marathon erwartungsgemäß etwas erhöht.

Das Beschwerdebild ist typisch für einen **Übertrainingszustand im frühen Stadium**, das durch Verschlechterung der neuromuskulären Übertragung von Signalen auf den Muskel [49]), elektronenmikroskopisch nachweisbare Muskelfaser(fibrillen)schäden sowie eine Abnahme der Beta-2-Rezeptorendichte für die „Stresshormone" Adrenalin und Noradrenalin mit nachfolgender Störung der Energiegewinnung [50] bedingt ist. Es wird subjektiv als schwere Beine bzw. allgemeine Muskelermüdung mit Leistungsabfall empfunden. Ursächlich in unserem Fallbeispiel war das harte Lauftraining auf Teneriffa mit zu hohem Kilometerumfang bei zu hoher Intensität (Tempoläufe) und fehlender Regenerationszeit. Es lag ein Missverhältnis zwischen aktueller Belastung und Belastbarkeit vor, als der Patient versuchte, an besseren Läufern „dran" zu bleiben. Hinzu kommt noch die Klimaumstellung von sommerlichen Temperaturen auf Teneriffa zum herbstlich kühlen Wetter eine Woche später beim Marathon in Berlin.

Ein derartig erhöhtes Lauftempo führt zu anaeroben Stoffwechselabläufen mit überhöhtem Laktat und einer katabolen Reaktion. Wiederholt sich nun ein solches Training fast täglich, so bedingt es eine Abnahme der aeroben Kapazität und damit einen Leistungsabfall auf der Langstrecke. Es scheint so zu sein, dass sich ständig hohe Belastungsintensitäten (Tempoläufe) ohne regenerierende Pausen schwerwiegender auswirken als zu hohe Belastungsumfänge in Form von langen Dauerläufen. Wird zu schnell gelaufen, so steigt der Milchsäurespiegel über die aerob-anaerobe Schwelle in der Regel über 4 mmol/l an, die Energiebereitstellung erfolgt also zunehmend anaerob, sodass das Glykogen aus den Kohlenhydratvorräten im Muskel und in der Leber nicht zu Kohlendioxid und Wasser abgebaut wird, sondern nur bis zum Laktat. Dies bedeutet einen erheblichen Energieverlust. Die begrenzten Glykogenvorräte (etwa 100 g in der Leber und 350 g in der Muskulatur, ausreichend für etwa 30–35 km langsamen Dauerlauf) werden durch ein zu hohes Lauftempo mit anaerober Energiegewinnung unökonomisch abgebaut. Diese katabolen Stoffwechselvorgänge beziehen auch je nach Intensität und Länge des Lauftrainings einen mehr oder weniger ausgeprägten Eiweißabbau ein, der sich im Serumharnstoffanstieg zeigt. Ein hoher Harnstoffwert im Blut spricht für eine hohe Belastung, auch Eiweiß wird zur Energiegewinnung (Glukoneogenese) abgebaut. Die Regeneration benötigt dann mehr Zeit (8–14 Tage je nach Dauer der hohen Belastungsintensität) als die Wiederauffüllung leerer Glykogendepots (1–2 Tage). Auch die Höhe des CK-Anstiegs kann zur Beurteilung der Muskel(über)beanspruchung herangezogen werden.

Reicht die Erholungszeit zur vollen Wiederherstellung des Ausgangszustandes nicht aus, so bleibt eine Ermüdung zurück, die sich vor allem in einer Beeinflussung des zentralen Nervensystems äußerst und die optimalen Wechselbeziehungen zwischen Erregung und Hemmung stört. So kommt es im späteren Stadium des Übertrainingszustandes, zusätzlich zu den Störungen am Muskel selbst, zu einer „zentralen Ermüdung" mit verminderten Hormonausschüttungen der Hirnanhangsdrüse (gesteuert vom Hypothalamus z.B. über Wachstumshormon und ACTH) [6, 77] sowie zu einer herabgesetzten sympathischen Aktivität [50].

> Durch zu häufiges intensives Intervalltraining mit Aktivierung der Eiweiß spaltenden Enzyme mit Eiweißabbau zur Rückgewinnung von Traubenzucker aus Aminosäuren, insbesondere nach Entleerung der Glykogenreserven, kommt es zu einer verzögerten Erholung, zumal die Regenrationsphase für das Eiweiß eine längere Zeit in Anspruch nimmt als die Auffüllung der Glykogenreserven.

Im anaeroben Bereich kommt es zu einem steilen Anstieg der Plasmakatecholamine Adrenalin und Noradrenalin, wobei Adrenalin im Verhältnis zum Noradrenalin bei vorwiegend anaerober Belastung stärker ansteigt [39]. Wenn man berücksichtigt, dass bei einem Übertrainingszustand Läufer trotz maximaler Belastung einen geringeren Laktatspiegel erreichen als zuvor [39, 77], so liegt es nahe, eine nervale Überlastung mit Überbeanspruchung des sympathischen Nervensystems bei zu häufigem anaeroben Training anzunehmen, die zu einer verminderten Ausschüttung der Stresshormone Adrenalin und Noradrenalin führt. Die Folge wäre entsprechend eine eingeschränkte Glykolyse mit verminderter Blutlaktatbildung, da die Katecholamine bekanntlich die Glykogenspaltung und den Traubenzuckerabbau stimulieren. Der übertrainierte Läufer fühlt sich dann subjektiv derartig erschöpft, dass er nicht mehr in der Lage ist, weiterzulaufen, obwohl dies von Seiten des Laktatanstiegs, also von Seiten seines Stoffwechsels, noch möglich sein müsste. Der Läufer kann also dann seine anaeroben Energiereserven nicht mehr voll mobilisieren.

Es ist natürlich zu beachten, dass sich bei entleerten Glykogenspeichern nach einem intensiven Training auch bei anaeroben Belastungen (hoher Laufgeschwindigkeit) zwangsweise nur wenig Laktat bilden kann, da dieses nur durch Abbau von Kohlenhydraten (Glykogen/Traubenzucker) entstehen kann. Überhaupt ist nicht jeder Erschöpfungszustand schon ein Übertrainingszustand.

In einer prospektiven, experimentellen Studie mit erfahrenen Mittel- und Langstreckenläufern fanden Lehmann und Mitarbeiter [47] eine verminderte basale Katecholaminausscheidung bei praktisch unveränderter Noradrenalin- und Adrenalinfreisetzung unter Belastung. Die verminderte basale (nächtliche) Katecholaminausscheidung der untersuchten Sportler, die ihr Trainingspensum von 85,9 Kilometer in der ersten Woche auf 174,6 Kilometer in der vierten Woche steigern mussten, interpretieren die Autoren als Hinweis auf eine überlastungsbedingte, reversible Erschöpfung des sympathischen Systems.

Während die nächtliche Katecholaminausscheidung auf bis zu 30% im Experiment von Lehmann und Mitarbeitern [47] zurückging, nahm die Cortisolausscheidung auf 70% des Ausgangswertes ab. 7 der 8 Mittel- und Langstreckenläufer klagten über Kraftlosigkeit, Müdigkeit und Erschöpfung. Bei 6 Läufern nahm die Laufstrecke auf dem Laufband nach 4 Wochen von durchschnittlich 4.719 m auf 4.361 m ab. Echokardiographisch ließen sich keine Störungen der Herzfunktion oder gar eine Herzschädigung nachweisen, obwohl am Vortag noch erschöpfend trainiert wurde.

**Formen des Übertraingssyndroms**
Allgemein liegt ein Übertrainingszustand vor, wenn trotz eines intensiven Trainings ein Leistungsabfall mit frühzeitiger Ermüdbarkeit und verzögerter Regeneration (über 2 Wochen) ohne erkennbaren krankhaften Organbefund zu registrieren ist. Ursache der Leistungsminderung ist häufig nicht die hohe sportliche Beanspruchung selbst, sondern erst zusätzliche Faktoren wie beruflicher, psychischer oder krankheitsbedingter Stress. Folgende Faktoren können bei der Auslösung eines Übertrainingszustandes eine Rolle spielen:
- fehlerhaftes Training (Missverhältnis zwischen Training/Wettkampf und Regenerationszeiten), vor allem nach vorausgegangenem Infekt
- berufliche Überforderung
- Alkohol-, Nikotin-, Medikamentenmissbrauch
- psychische Konfliktsituationen
- klimatische Einflüsse
- Ernährungsumstellung

Bei mehr als 60% der Langstreckenläufer wurden mindestens einmal in ihrer Karriere Übertrainingssymptome beobachtet [57].

Israel [35] beschrieb bereits 1958 zwei Formen des Übertrainingszustandes:

1. Der **parasympathikotone Übertrainingszustand** führt wohl zum Leistungsabfall trotz intensiven Trainings, zu einer verminderten Belastbarkeit und schnellen Ermüdbarkeit. Er macht dagegen kaum subjektive Beschwerden. Pulsverhalten, Körpergewicht, Appetit, Stimmungslage und Schlaf sind meist unverändert. Daher wird diese Art des Übertrainings häufig erst spät erkannt. In erster Linie sind davon hochausdauertrainierte Sportler und ältere Sportler betroffen, die dann auch infektanfälliger sind. Der übertrainingsbedingte Leistungsabfall ist dann, wie erwähnt, meist auf zu intensive und weniger auf zu lange Trainingseinheiten zurückzuführen.

2. Der **sympathikotone Übertrainingszustand** ist leichter zu erkennen, da das Allgemeinbefinden erheblich beeinträchtigt ist:
- innere Unruhe
- leichte Reizbarkeit
- Stimmungslabilität
- Appetitlosigkeit
- Gewichtsverlust
- Schlafstörungen
- uncharakteristische Organbeschwerden (Herz, Magen usw.)
- Anstieg des Ruhepulses
- langsamer Pulsrückgang nach körperlicher Belastung
- Infektneigung

Sportlich gesehen ist auch hier ein Leistungsabfall trotz intensiven Trainings auffällig. Betroffen sind meist Sportler vom Sprint- und Krafttyp.

Die Diagnose Übertraining ist immer eine Ausschlussdiagnose, das heißt, andere Erkrankungen oder Mangelzustände müssen bei dem geschilderten Beschwerdebild ausgeschlossen werden. So muss z.B. bei der sympathikotonen Form des Übertrainings eine Schilddrüsenüberfunktion ausgeschlossen werden. Sie kann ein ähnliches Beschwerdebild verursachen, weshalb diese Form auch **basedowoide** Form des Übertrainings genannt wird. Sie könnte auch ein Frühstadium der parasympathikotonen Form darstellen. Da die parasympathikotone Form einer Nebennierenrindeninsuffizienz (M. Addison) gleicht, wird diese Form des Übertrainings auch als **addisonoide** Form bezeichnet.

### Vorbeugung und Behandlung eines Übertrainingssyndroms

Da es keine spezielle Behandlung des Übertrainingssyndroms gibt, muss auf eine **vorbeugende Trainingsgestaltung** geachtet werden. Man nimmt an, dass eine muskuläre Anstrengung das Gleichgewicht der selbstregulativen Systeme im Organismus stört, was gleichzeitig einen Stimulus darstellt, dieses Gleichgewicht durch Anpassung wiederherzustellen. Dieser Wiederherstellungsprozess würde jedoch nicht Halt machen, wenn das Gleichgewicht erreicht ist, sondern etwas über das Ziel hinausschießen, genannt „**Superkompensation**" [78]. Ein üblicherweise durchgeführtes Superkompensationstraining [22] mit Periodisierung, das heißt beispielsweise eine Intensitäts- und Umfangsteigerung von Woche zu Woche, führt praktisch immer zu einem **Kurzzeit-Übertraining** („Überziehen", „overreaching"). Dieses Kurzzeit-Übertraining ist lediglich mit einer Ermüdung der übertrainierten Muskulatur verbunden (s. Abb. 2.6) und führt nach 1–2 Wochen Regenerationstraining zu der gewünschten Leistungssteigerung („Superkompensation").

Wird das Training weiter gesteigert, erfolgt also nicht spätestens nach der 3. harten Trainingswoche eine Regenrationswoche mit etwa 50%iger Reduktion der Trainingsbelastung, so spricht man von einem **Langzeit-Übertraining**, was schließlich eine Übertrainingssymptomatik, wie oben geschildert, zur Folge hat.

Bei einem Übertrainings-Syndrom nach einem Übertraining, das länger als 3 Wochen anhielt, sind mehr als 2 Regenerationswochen notwendig, zumal die Cortisolfreisetzung der Nebennierenrinde nach 2 Wochen immer noch vermindert ist [6, 48]. Dies bedeutet zwangsläufig eine Abnahme des bereits erreichten Leistungsniveaus mit nun erforderlichem Neuaufbau des Trainings [34], da die Ausdauerleistungsfähigkeit bei einer Trainingsreduktion von 50–70% nur etwa 2 Wochen gehalten werden kann [34]. Die Saison ist dann „gelaufen", wie die Sportler zu sagen pflegen.

> Lormes [52] fand bei Studien an Ruderern nach 3-wöchigem intensiven Ausdauer- und Krafttraining eine optimale Regeneration bei 11–18 Tagen, während 7 Tage zu wenig und 20 Tage zu viel waren. Doch darf nach vorausgegangenen intensiven Trainingsphasen die Belastungsintensität in der Regenrationsphase nicht zu niedrig sein.

Neben der fehlenden Regenerationswoche nach spätestens der 3. Woche eines sehr harten Trainings ist die zu hohe Laufgeschwindigkeit zwischen den Tempoläufen innerhalb eines Intervalltrainings ein häufiger Fehler, der zum Übertrainingszustand führen kann. Die trainingsmethodische Studie von Dupont und Mitarbeitern [13] zeigte, dass bei einem hochintensiven Intervalltraining die Zeit bis zur völligen Erschöpfung länger dauerte, wenn zwischen den Intervallbelastungen eine passive Erholungsphase eingelegt wurde anstatt eine aktive mit einer Belastung bei 40% der maximalen Sauerstoffaufnahme. Die aktive Pause zwischen den intensiven Intervallbelastungen führte also zu einer früheren Ermüdung der Sportler.

Anhaltend hohe Trainingsintensitäten fördern einen Übertrainingszustand [48]. Doch begünstigen hohe Trainingsumfänge (Laufkilometer) die Entwicklung eines Übertrainingszustandes mehr als zu hohe Trainingsintensitäten bei mäßigem Trainings-

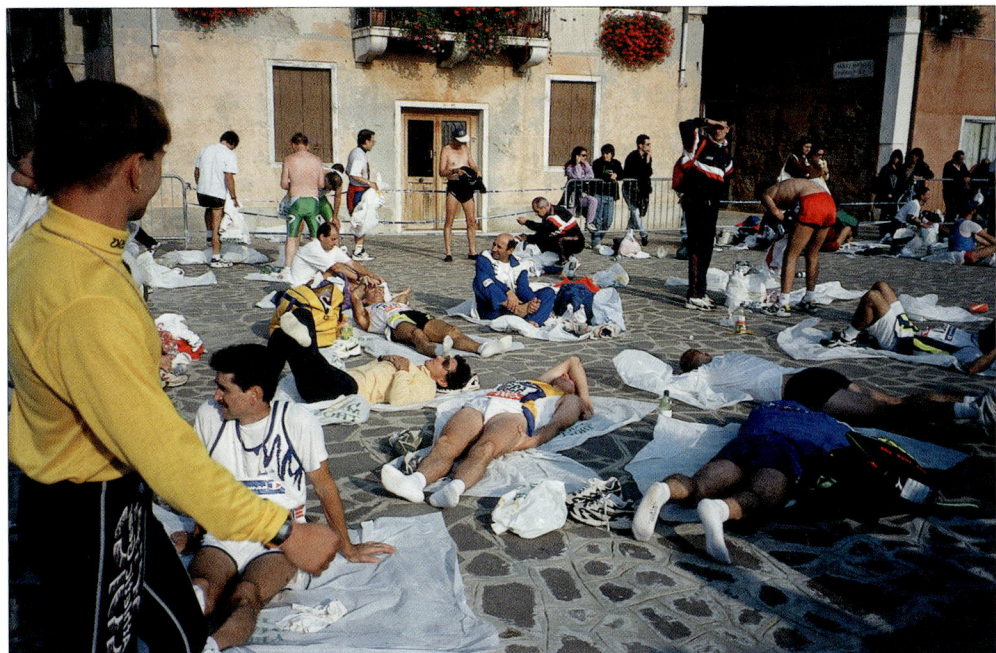

**Abb. 2.6:** Pausen sind wichtig, doch nicht zu lange. Einem Langzeit-Übertrainingszustand kann man nach harten Trainingswochen durch zeitlich abgestimmte Regenerationsphasen mit einer Trainingsreduktion von etwa 50 bis 70% über 1 bis 2 Wochen vorbeugen. Dauert eine solche Trainingsreduktion länger als 2 Wochen, so nimmt das bisher erreichte Trainingsniveau bzw. die Kondition wieder langsam ab. (Hinter der Ziellinie des Venedig-Marathons fotografiert.)

umfang (wenig Laufkilometer), also mit Pausen [47]. Wenn man das Training forcieren möchte, so ist es besser, die Intensität an den harten Trainingstagen noch zu erhöhen, als Regenrationstage zu streichen. Auch sollte ein monotones Training gemieden werden. Innerhalb einer Trainingswoche sollten sich harte und leichte Trainingstage abwechseln. Aber auch ein 2:1-Rhythmus hat sich bewährt, das heißt, auf 2 harte Trainingstage folgt 1 regenerativer [22].

Liegt bereits ein ausgeprägtes Übertrainings-Syndrom vor, so dauert die regenerative Phase in der Regel 3–6 Monate. In dieser Zeit sollte ein nur sehr gemäßigtes Training mit wenig Umfang und Intensität durchgeführt werden, möglichst auch in einer anderen Sportart ohne Wettkampfcharakter. Für Läufer haben sich Radfahren, Bergwanderungen, mäßiges Aquajogging, Inlineskating, im Winter Skilanglauf usw. bewährt.

Auch sollten andere Stressfaktoren, zum Beispiel im Beruf, in der Schule, persönliche Konfliktsituationen usw., so weit wie möglich gemieden werden. Auf eine ausgeglichene Ernährung mit viel Obst und Gemüse (auch eiweißhaltig, keine reine vegetarische Kost ohne Milchprodukte und Eier) sollte geachtet werden. Eine Verkürzung des Übertrainingszustandes durch Massage ist nicht erwiesen.

## Literatur

[1] Armstrong RB, Warren GL, Warren JA, Mechanisms of exercise- induced muscle fibre injury. Sports Med (1991), 12, 184–207

[2] Arnold DL et al., Excessive intracellular acidosis of skeletal muscle on exercise in a patient with a post-viral exhaustion/fatigue syndrome. Lancet (1984), 1367–1369

[3] Assmussen E, Observation on experimental muscular soreness. Acta Rheum Scand (1956), 2, 109

[4] Balnave CD, Thompson MW, Effect of training on eccentric exercise-induced muscle damage. J Appl Physiol (1993), 75, 1545–1531

[5] Baldwin Lanier A, Use of nonsteroidal anti-inflammatory drugs following exercise-induced muscle injury. Sports Med (2003), 33 (3), 177–186

[6] Barron JL et al., Hypothalamic dysfunction in overtrained athletes. J Clin Endocrinol Metabol (1985), 60, 803–806

[7] Bengtsson C et al., Do antihypertensive drugs precipitate diabetes? Brit med J (1984), 289, 1495–1497

[8] Berg A, Jakob A, Keul J, „Exercise Myopathie" – Metabolische Ätiologie und die Konsequenzen für den Sportarzt. Therapiewoche (1989), 39, 1852–1857

[9] Bonen A et al., Glucose ingestion before and during intense exercise. J Appl Physiol (1981), 50, 766–771

[10] Burke LM, Kiens B, Ivy JL, Carbohydrates and fat for training and recovery. J Sports Sci (2004), 22 (1), 15–30

[11] Costill DL et al., Glucose ingestion at rest and during prolonged exercise. J Appl Physiol (1973), 24, 764–769

[12] Derstappen T, Mathias K, Lösse B, Komplikationen einer idiopathischen Rhabdomyolyse (Meyer-Betz-Syndrom) nach körperlicher Belastung. Dtsch Med Wschr (1995), 120, 245–251

[13] Dupont G et al., Passive recovery during high-intensity intermittent exercises. Med Sci Sports Exerc (2004), 36 (2), 302–308

[14] Engel AG, Angelini C, Carnitine deficiency of human skeletal muscle with associated lipid storage myopathy: a new syndrome. Science (1973), 179, 899–902

[15] Enoka RM, Eccentric contractions require unique activation strategies by the nervous system. J Appl Physiol (1996), 81, 2339–2346

[16] Evans WJ et al., Metabolic changes following eccentric exercise in trained and untrained men. J Appl Physiol (1986), 61, 1864–1868

[17] Fielding RA et al., Effect of carbohydrate feeding frequencies and dosage on muscle glycogen use during exercise. Med Sci Sports Exerc (1985), 17, 472–476

[18] Fielding RA et al.: Acute phase response in exercise. III. Neutrophil and IL-1 beta accumulation in skeletal muscle. Am J Physiol (1993), 265, R 166–172

[19] Föhrenbach R (1987) Leistungsdiagnostik, Trainingsanalyse und -steuerung bei Läuferinnen und Läufern verschiedener Laufdisziplinen. Hartung-Gorre, Konstanz

[20] Foley JM et al., MR measurements of muscle damage and adaption after eccentric exercise. J Appl Physiol (1999), 87, 2311–2318

[21] Friden J, Sjöström M, Ekblom B, Myofibrillar damage following intense eccentric exercise in man. Int J Sports Med (1983), 4, 170–176

[22] Fry RW, Morton AR, Keast D, Periodisation and the prevention of overtraining. Can J Spt Sci (1992), 17, 241–248

[23] Gow JW et al., Enteroviral RNA sequences detected by polymerase chain reaction in muscle of patients with postviral fatigue syndrome. Brit med J (1991), 302, 692–696

[24] Gutenbrunner C et al., Untersuchungen zur Weitertrainierbarkeit der Skelettmuskulatur nach Muskelüberlastung (DOMS). Dtsch Z Sportmed (1998), 49 (Sonderheft 1), 72–75

[25] Hargreaves M et al., Effect of carbohydrate feedings on muscle glycogen utilization and exercise performance. Med Sci Sports Exerc (1984), 16, 219–222

[26] Hargreaves M, Hawley JA, Jeukendrup A, Pre-exercise carbohydrate and fat ingestion: effects on metabolism and performance. J Sports Sci (2004), 22 (1), 31–38

[27] Hasson D et al., A randomized clinical trial of the treatment effects of massage compared to relaxation tape recordings on diffuse long-term pain. Psychother Psychosom (2004), 73, 17–24

[28] Hemmings B et al., Effects of massage on physiological restoration, perceived recovery, and repeated sports performance. Br J Sports Med (2000), 34, 109–114

[29] Hennig E, Podzielny S, Die Auswirkungen von Dehn- und Aufwärmübungen auf die Vertikalsprungleistung. Dtsch Z Sportmed (1994), 45 (6), 253–260

[30] Herbert RD, Gabriel M, Effects of stretching before and after exercising on muscle soreness and risk of injury: systematic review. Brit med J (2002), 325, 468–472

[31] Hermansen L, Hultman E, Saltin B, Muscle glycogen during prolonged severe exercise. Acta Physiol Scand (1967), 71, 129–139

[32] Hikida RS et al., Muscle fibre necrosis associated with human marathon runners. J Neurol Sci (1983), 59, 185–203
[33] Holloszy JO, Constable SH, Young DA, Activation of glucose transport in muscle by exercise. Diabetes Metab Rev (1986), I, 409–423
[34] Houmard JA et al., Reduced training maintains performance in distance runners. Int J Sports Med (1990), 11, 46–52
[35] Israel S, Die Erscheinungsformen des Übertrainings. Sportmedizin (1958), 9, 207–209
[36] Ivy JL et al., Muscle glycogen synthesis after exercise: effect of time of carbohydrate ingestion. J Appl Physiol (1988), 64, 1480–1485
[37] Jakob E et al., Zum Einfluß der Kohlenhydrate auf die Leistungsfähigkeit im Skilanglauf. Dtsch Z Sportmed (1992), 43, 5–10
[38] Jung A, The impact of resistance training on distance running performance. Sports Med (2003), 33 (7), 539–552
[39] Kindermann W, Das Übertraining – Ausdruck einer vegetativen Fehlsteuerung. Dtsch Z Sportmed (1986), 37, 238–245
[40] Kleinmann D, Dauerlauf unter Beta-Blockereinnahme. Z Allg Med (1984), 60, 550–554
[41] Kleinmann D (1996) Laufen, Sportmedizinische Grundlagen, Trainingslehre und Risikoprophylaxe. Stuttgart, Schattauer
[42] Klemp P et al., Musculoskeletal manifestations in hyperlipidaemia: a controlled study. Ann Rheum Dis (1993), 52, 44–48
[43] Koller A et al., Der belastungsinduzierte Muskelschaden – Neue Wege in der Diagnostik und der Lokalisation. Dtch Z Sportmed (1994), 45 (9), 346–358
[44] Komi PV et al., Changes in motor unit activity and metabolism in human skeletal muscle during and after repeated eccentric and concentric contractions. Acta Physiol Scand (1977), 100, 246–254
[45] Lambert M, Noakes T, Vortrag, Internationales Symposium „Training, overtraining and regeneration in sport – from the muscle to the brain", Ulm 26.–28.10.2000. Dtsch Z Sportmed (2001), 52 (1), 40
[46] Lehmann M et al., Correlation between laboratory testing and distance running performance in marathoners of similar performance ability. Int J Sports Med (1983), 4, 226
[47] Lehmann M et al., Training – overtraining: performance and hormone levels, after a defined increase in training volume vs. Intensity in experienced middle- and long-distance runners. Br J Sports Med (1992), 26, 233–242
[48] Lehmann M et al., Influence of 6-week, 6 days per week training on pituitary function in recreational athletes. Br J Sports Med (1993), 27, 186–192
[49] Lehmann M et al., Unaccustomed high milage vs. High intensity training-related performance and neuromuscular responses in distance runners. Eur J Appl Physiol (1995), 70, 457–461
[50] Lehmann M et al., Training and overtraining: an overview and experimental results in endurance athletes. J Sports Med Phys Fitness (1997), 37, 7–17
[51] Lonka L, Pedersen RS, Fatal rhabdomyolysis in marathon runner. Lancet (1987), 1 (8537), 857–858
[52] Lormes W, Vortrag. Internationales Symposion „Training overtraining and regeneration in sport – from the muscle to the brain", Ulm 26.–28.10.2000. Dtsch Z Sportmed (2001), 52 (1), 40
[53] Macintyre DL, et al., Different effects of strenuous eccentric exercise on the accumulation of neutrophils in muscle in women and men. Eur J Appl Physiol (2000), 81, 47–53
[54] Mair J, et al., Rapid adaptation to eccentric exercise-induced muscle damage. Int J Sports Med (1995), 16, 352–356
[55] Maughan RJ, Exercise-induced muscle cramp: a prospective biochemical study in marathon runners. J Sports Sci (1986), 4 (1), 31–34
[56] McHugh M, Can exercise induced muscle damage be avoided? Brit J Sports Med (1999), 33, 377
[57] Morgan WP et al., Psychological monitoring of overtraining and staleness. Br J Sports Med (1987), 21, 107–114
[58] Morton AR et al., Alterations in plasma lipids consequence to endurance training and beta-blockade. Med Sci Sports Exerc (1989), 21 (3), 288–292
[59] Newham DJ, The consequences of eccentric contractions and their relationship to delayed onset muscle pain. Eur J Appl Physiol (1988), 57 (3), 353–359
[60] Newham DJ et al., Ultrastructural changes after concentric and eccentric contractions of human muscle. J Neurol Sci (1983), 61, 109–122

[61] Nosaka K, Sakamoto K, Effect of elbow joint angle on the magnitude of muscle damage to the elbow flexors. Med Sci Sports Exerc (2001), 33 (1), 22–29

[62] Nosaka K et al., How long does the protective effect on eccentric exercise-induced muscle damage last? Med Sci Sports Exerc (2001), 33 (9), 1490–1495

[63] O'Reilly KP et al., Eccentric exercise-induced muscle damage impairs muscle glycogen repletion. J Appl Physiol (1987), 63, 252–256

[64] Pette D, Das adaptive Potential des Skelettmuskels. Dtsch Z Sportmed (1999), 50 (9), 262–271

[65] Power K et al., An acute bout of static stretching: Effects on force and jumping performance. Med Sci Sports Exerc (2004), 36 (8), 1389–1396

[66] Ratliff NB et al., Cardiac arrest in a young marathon runner. Lancet (2002), 360 (9332), 542

[67] Rost R, Das Sportherz. Z Allg Med (1988), 64, 239–248

[68] Saxton JM, Donelly AE, Light concentric exercise during recovery from exercise-induced muscle damage. Int J Sports Med (1995), 16, 347–351

[69] Scarfors ET et al., Do antihypertensive drugs precipitate diabetes in predisposed men? Brit Med J (1989), 298, 1147–1152

[70] Schwane JA, Armstrong RB, Effect of training on skeletal muscle injury from downhill running in rats. J Appl Physiol (1983), 55, 969–975

[71] Shephard RJ et al., Athletic competition and susceptibility to infection. Clin J Sports Med (1993), 3, 75–77

[72] Sherman WM, Recovery from endurance exercise. Med Sci Exerc Suppl (1992), 9, 336–339

[73] Sherman WM et al., Effect of a 42,2-km footrace and subsequent rest or exercise on muscle glycogen and enzymes. J Appl Physiol (1983), 55, 1219–1224

[74] Springer BL, Clarkson PM, Two cases of exertional rhabdomyolysis precipitated by personal trainers. Med Sci Sports Exerc (2003), 35 (9), 1499–1502

[75] Steinacker JM et al., Strukturanpassungen des Skelettmuskels auf Training. Dtsch Z Sportmed (2002), 53 (12), 354–360

[76] Tasic V, Avramoski V, Korneti P, Mild rhabdomyolysis in a child with fever and „hematuria". Pediatr Nephrol (2003), 18 (5), 462–46

[77] Urhausen A, Gabriel H, Kindermann W, Blood hormones as markers of training stress and overtraining. Sports Med (1995), 20, 251–276

[78] Viru A, Molecular cellular mechanisms of training effects. J Sports Med Physiol Fitness (1994), 34, 309–314

[79] Warhol MJ et al., Skeletal muscle injury and repair in marathon runners after competition. Am J Pathol (1985), 118, 331–339

[80] Wiemann K, Kamphöfner M, Verhindert statisches Dehnen das Auftreten von Muskelkater nach exzentrischem Training? Dtsch Z Sportmed (1995), 46 (9), 411–421

[81] Wiemeyer J, Dehnen und Leistung – primär psychophysiologische Entspannungseffekte? Dtsch Z Sportmed (2003), 54 (10), 288–294

[82] Witvrouw E et al., Stretching and injury prevention: an obscure relationship. Sports Med (2004), 34 (7), 443–449

# 3 Hormonelle Störungen

## 3.1 Menstruationsstörungen und Osteoporose

**Fallbeispiel**
Ingrid Kristiansen, ehemalige norwegische Weltrekordlerin über 10.000 m (30:13,74 min) und Marathon (2:22:6 h), berichtete: „Nun, ich trainierte nie härter als zwischen Dezember 1982 und März 1983, ohne zu wissen, dass ich seit einem Monat in anderen Umständen war. Wegen all des Trainings war ich es gewohnt, keine Menstruation zu haben. Ich gewann im Januar den Houston-Marathon in 2:33:37 Stunden. Später, seit 4,5 Monaten schwanger, wurde ich Dritte in einem 10-km-Rennen in Arizona und Zweite über 15 Kilometer in Jackson. Bei den Cross-Weltmeisterschaften Ende März fühlte ich mich furchtbar schwer und wurde nur Fünfunddreißigste. Erst danach fand ich meinen wahren Zustand heraus." Bis zur Geburt ihres Sohnes Gaude ist Ingrid Kristiansen geschwommen, Rad gefahren, täglich 2-mal 40 Minuten langsam gelaufen. 9 Tage nach der Geburt fing sie wieder mit 15 und 20 Minuten Laufen in der ersten Woche an, in der zweiten Woche 2-mal täglich, um dann nach 6 Wochen ihr gewohntes Trainingsprogramm mit 160–180 Kilometer wöchentlich wieder aufzunehmen, in intensiven Phasen auch 220 Kilometer und darüber.

**Menstruationsstörungen** sind bei Langstreckenläuferinnen häufig. Kaum bemerkt wird nach dem Eisprung eine verkürzte Lutealphase, die normalerweise 14 Tage dauert und mit dem Beginn der Periodenblutung endet. Ein solcher Zyklus ist charakterisiert durch eine Verminderung des Follikel stimulierenden Hormons (FSH) und des Progesterons, das vom Gelbkörper des Eierstocks gebildet wird. Auch der Stoffwechsel ist in dieser Phase gedämpft mit reduziertem Trijodthyronin (Schilddrüsenhormon) und Insulin. Die Knochendichte ist in der Regel bei noch ausreichendem Östrogenspiegel nicht beeinträchtigt [9].

Auffallend und beunruhigend für die Sportlerinnen ist jedoch das Ausbleiben der Menstruation, weshalb der Arzt aufgesucht wird, sofern sich die Betroffenen noch nicht an einen solchen Zustand mit mehr oder weniger langen Menstruationsabständen (**Oligomenorrhö**) während eines intensiven Trainings gewöhnt haben und noch keine gynäkologische Abklärung erfolgte. Eine solche ist vor allem dann notwendig, wenn die Menstruation ganz ausbleibt (**Amenorrhö**).

### 3.1.1 Ursachen der Menstruationsstörung

Verantwortlich für die hormonellen Störungen mit Unregelmäßigkeiten der Periodenblutung ist in erster Linie ein Ungleichgewicht zwischen Kalorien(Energie)-Aufnahme und -verbrauch aufgrund eines erheblichen Trainingsumfangs [43, 44].

Nehmen Jugendliche bereits vor Auftreten der Menarche (1. Monatsblutung) ein leistungsorientiertes Training auf, so scheint die Menarche erst in einem höheren Alter aufzutreten. Frisch und Mitarbeiter [14] errechneten, dass jedes Jahr eines regelmäßigen Trainings vor der Menarche das Eintreten dieser um etwa 5 Monate verzögert. Der Autor fand in seiner Untersuchung an 38 Sportlerinnen jenseits des 17. Lebensjahres bei 18 Athletinnen, die das Training bereits sehr frühzeitig aufgenommen hatten, eine Menarche im Durchschnittsalter von 15,1 Jahren, bei den übrigen 20 Frauen, die erst nach Eintritt der Menarche sich sportlich betätigten, ein Durchschnittsalter von 12,8 Jahren, was dem Durchschnitt der inaktiven Frauen entspricht.

Je höher der Energieverbrauch ist, also mit zunehmender Laufleistung, desto häufiger sind Menstruationsstörungen zu beobachten [8, 31, 36]. Die oben erwähnte Verkürzung der Gelbkörperphase, also der Zyklusphase nach dem Eisprung, wurde bereits nach einem durchschnittlichen wöchentlichen Laufumfang von 20 Kilometern registriert [12]. Diese Verkürzung ist reversibel. Sie stellt eigentlich einen natürlichen Regelmechanismus dar, der beispielsweise Nomadenfrauen vor Schwangerschaft schützt, wenn sie die gesamte Energie für sich selbst brauchen. Auch im Tierreich ist Fortpflanzung oft nur bei normalen Umweltbedingungen möglich.

Bullen und Mitarbeiter [7] ließen in einer prospektiven Studie 28 untrainierte Studentinnen mit normaler Menstruation ein 8-wöchiges Lauftraining durchführen. Der Laufumfang wurde von wöchentlich 6,4 km auf 16,1 km gesteigert. Daneben wurden 3,5 Stunden täglich mit Radfahren, Volleyball oder Tennis verbracht. Nur 4 Studentinnen bekamen keine Zyklusstörungen. Von den 16, die in den 8 Wochen 4 kg an Körpergewicht verloren hatten, waren eine verzögerte Menstruation und Zyklen ohne Eisprung häufiger als bei denen, die nur ein Kilogramm an Gewicht abnahmen. Die Häufig-

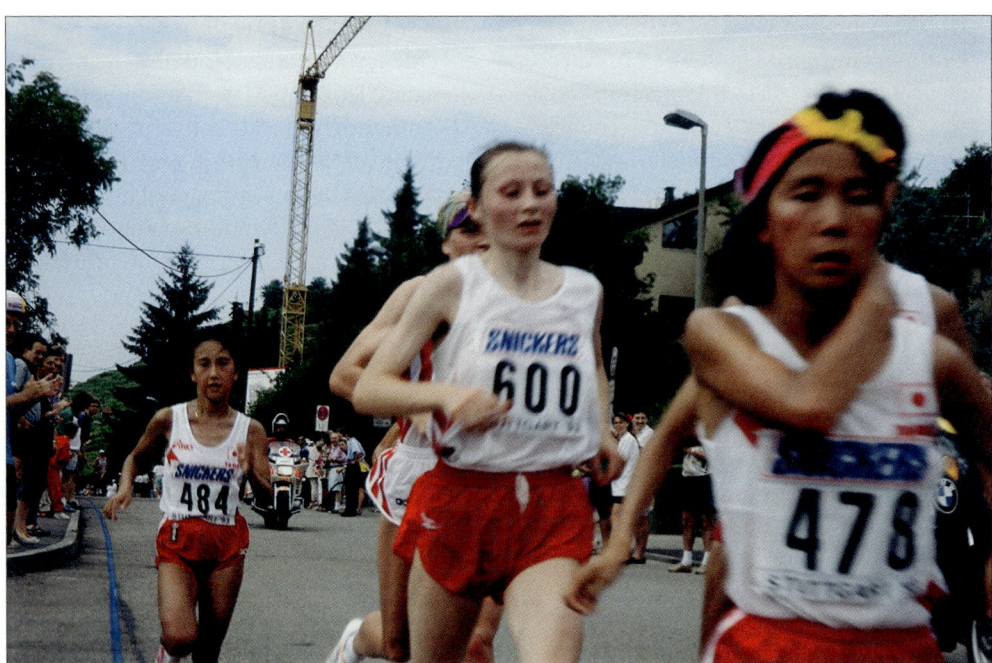

**Abb. 3.1:** Menstruationsstörungen mit der Gefahr des Knochensubstanzverlustes und nachfolgender Ermüdungsbrüche kommen vor allem bei hohem Trainingsumfang vor, z.B. Elitemarathonläuferinnen, die häufig über 200 km/Woche laufen. Hier die Spitzengruppe bei der Marathonweltmeisterschaft 1993 in Stuttgart.

keit der Zyklusstörungen korrelierte mit der Trainingsintensität. Sämtliche Menstruationsstörungen waren ein halbes Jahr nach Beendigung des Trainingsprogramms wieder beseitigt.

Boyden und Mitarbeiter [5] ließen 14 Frauen mit normaler Menstruation und einem Durchschnittsalter von 29 Jahren ein Langstreckentraining mit dem Ziel durchführen, nach 14–15 Monaten einen Marathonlauf durchzustehen. Der Laufumfang wurde auf wöchentlich mindestens 50 Meilen (knapp 80 Kilometer) in den letzten Monaten gesteigert. Dabei änderte sich das Körpergewicht nicht, wohl aber nahm das Fettgewebe von 25,5% vor dem Training auf durchschnittlich 22,4% danach signifikant ab. Trotz des gleich bleibenden Körpergewichtes bekamen 13 Frauen Menstruationsstörungen (Oligomenorrhö), aber keine Amenorrhö.

Dagegen sind **Amenorrhöen** bei Spitzenlangstreckenläuferinnen häufiger (s. Abb. 3.1). So stellten beispielsweise Marcus und Mitarbeiter [29] von 17 Elitelangstreckerinnen (Marathonzeit unter 3 Stunden) bei 11 eine sekundäre Amenorrhö von 1–7 Jahren Dauer fest. Diese Läuferinnen hatten mit dem Leistungssport bereits vor oder bald nach der Menarche begonnen. Die übrigen 6 Läuferinnen, die durchschnittlich 5 Jahre nach der Menarche mit dem Leistungssport begannen, hatten seither eine normale Menstruation. Der Körperfettgehalt lag bei den Läuferinnen mit Amenorrhö bei 10,0%, bei denen mit Menstruation bei 11,1%.

## 3.1.2 Knochendichte (Osteoporose) bei Menstruationsstörung

Vor allem bei Langstreckenläuferinnen mit Menstruationsstörungen findet man eine verminderte Knochendichte mit der **Gefahr von Ermüdungsbrüchen** (s. Kap. 1). Die Gefahr von Ermüdungsbrüchen besteht besonders dann, wenn die Regelblutung ausbleibt (Amenorrhö). Allerdings zeigte sich in der Untersuchung von Marcus und Mitarbeitern [29], dass die Knochenmineralisierung unter den Langstreckenläuferinnen ohne Monatsblutung geringer war, wenn deren wöchentlicher Laufkilometerumfang unter 65 km lag, als bei denen, die länger liefen.

Drinkwater und Mitarbeiter [11] überprüften den Mineralgehalt des Knochens bei 28 Langstreckenläuferinnen im Durchschnittsalter von 25 Jahren. 14 von ihnen hatten eine Amenorrhö. Diese liefen wöchentlich 67,3 km und hatten eine geringere Knochendichte als diejenigen Läuferinnen mit einer normalen Menstruation und einem durchschnittlichen Laufumfang von 40,1 km pro Woche. Ihre mittlere Östradiolkonzentration lag höher als bei den Läuferinnen mit Amenorrhö.

## 3.1.3 Ursachen der verminderten Knochendichte

> Hohe belastungsbedingte Cortisol- und niedrige Östrogenspiegel bei Menstruationsstörungen sowie eine relativ geringe Energie- und Calciumzufuhr spielen als Ursache für verminderte Knochendichte eine Rolle [6].

Myburgh und Mitarbeiter [30] gingen der Frage nach, warum manche Sportler Ermüdungsbrüche bekommen, während andere trotz gleichen Trainings verschont bleiben. 25 Athleten (19 Frauen) mit Stressfrakturen wurden mit 25 Athleten ohne Ermüdungsbrüche bei ähnlichem Training verglichen. Diejenigen mit Stressfrakturen hatten eine niedrigere Knochendichte, nahmen weniger Calcium über die Nahrung auf, die Frauen hatten Menstruationsstörungen und benutzten weniger Kontrazeptiva.

### 3.1.4 Vorbeugung und Behandlung

Sportlerinnen, die aus rein gesundheitlichen Gründen laufen, ist anzuraten, die Grenze ihres Laufumfangs dort zu setzen, wo noch ein normaler Menstruationszyklus vorliegt. Bei Elitelangstreckerinnen mit einer Amenorrhö ist die Gabe von **Kontrazeptiva** zu erwägen. Doch ist dabei zu berücksichtigen, dass die Hautfaltendicke unter der Hormoneinnahme zunimmt und die maximale Sauerstoffaufnahme abnimmt [25], evtl. verbunden mit einer verminderten maximalen Leistungsfähigkeit. Bei Frauen nach der Menopause ist eine langfristige Hormongabe zur Vorbeugung und Behandlung der Osteoporose heutzutage wegen erhöhter Brustkrebsgefahr [4], erhöhten Herzinfarkt- und Schlaganfallrisikos [19, 26, 38] nicht mehr angebracht. Bei jüngeren Frauen bestehen vor allem die letztgenannten Risiken, wenn zur Einnahme von Kontrazeptiva noch geraucht wird. Andererseits sind die Erfolgsaussichten einer Nikotinentwöhnung durch Sport fast doppelt so hoch wie ohne [27].

Offensichtlich können auch Kontrazeptiva den Verlust an Knochenmasse im Laufe der Jahre nicht verhindern. So teilten Braam und Mitarbeiter [6] 115 Ausdauerathletinnen in 3 Gruppen ein, solche ohne Menstruation (Amenorrhö), mit normaler Menstruation und solche, die Kontrazeptiva einnahmen. Alle 3 Gruppen erhielten randomisiert entweder Vitamin K, das ein Kofaktor bei der Synthese Calcium bindender Eiweiße am Knochen ist, oder Plazebo. Nach 2 Jahren hatte die Knochenmasse in allen 3 Gruppen abgenommen, bei den Frauen mit Amenorrhö um 6,5%, bei denen mit normaler Menstruation um 3,2% und unter Einnahme von Kontrazeptiva um 3,9%. Vitamin K hatte in allen 3 Gruppen keinen Einfluss auf den Abbau an Knochenmasse.

Marcus und Mitarbeiter [29] hatten in ihrer oben zitierten Studie im Rahmen einer 3-tägigen Ernährungsanalyse festgestellt, dass die Eliteläuferinnen mit Amenorrhö und verminderter Knochendichte mit 738 mg/Tag deutlich weniger Calcium aufnahmen als diejenigen mit normaler Menstruation (1.129 mg). Der tatsächliche **Calciumbedarf** bei den amenorrhoischen Läuferinnen dürfte mit 1.500 mg etwa so hoch liegen wie der für Frauen im Klimakterium beschriebene [17]. Prince und Mitarbeiter [33] konnten zeigen, dass die Knochendichte bei Frauen im Durchschnittsalter von 55,5 Jahren in der reinen Trainingsgruppe um 2,6% gegenüber 2,7% in der Kontrollprobe ohne Training jährlich abnahm, also fast ungemindert. Wenn zusätzlich Calcium gegeben wurde, lag der Knochendichteverlust nur bei 0,5%. Zur besseren Calciumabsorption sollte vor allem bei amenorrhoischen Frauen **Vitamin D** zusätzlich gegeben werden.

Rutherford [34] wertete Studien der letzten 20 Jahre hinsichtlich der Auswirkungen von körperlicher Bewegung auf das Osteoporoserisiko aus. Die meisten Studien ergaben, dass **Kraft- und Ausdauertraining** die Knochendichte günstig beeinflussen. Wer lebenslang Sport treibt, kann eine optimale Knochendichte aufbauen und gleichzeitig dem Knochenabbau im Alter entgegenwirken. Nur übermäßiges körperliches Training, das bei jungen Frauen zu Menstruationsstörungen bis hin zur Amenorrhö führte, hatte eine ungünstige Auswirkung auf die Knochendichte.

Selbst wenn bereits eine Osteoporose vorliegt, wirkt sich ein **intensives Fitnesstraining** positiv aus. So stellten Kemmler und Mitarbeiter [20] bei den Frauen, die am Trainingsprogramm teilnahmen, nach 14 Monaten eine höhere Knochendichte im Bereich der Lendenwirbelsäule im Vergleich zur Kontrollgruppe fest. Beide Gruppen erhielten Calcium und Vitamin D. Besonders effektiv scheinen hüpfende Bewegungen zu sein. Heinonen und Mitarbeiter [18] verordneten Frauen im Alter zwischen 35 und 45 Jahren 3-mal wöchentlich Sprungübungen neben Stufenlaufen, Aufwärm- und Gymnastikprogramm. Bei den Sprung- und Stepübungen wirkten Kräfte ein, die dem 2,1- bis 5,6-fachen des Körpergewichtes entsprachen. Nach 18 Monaten hatte die Knochendichte im Bereich des Oberschenkelhalsknochens bei den Frauen der Trainingsgruppe gegenüber den Nichttrainierenden signifikant zugenommen. Auch die Herz-Kreislauf-Fitness sowie die Bewegungsgeschwindigkeit mit verkürzten Reflexzeiten habe sich verbessert. Durch die gesteigerte Reflexgeschwindigkeit, die verbesserte Koordination und das Balancegefühl lassen sich häufig Stürze und Knochenbrüche vermeiden.

In einem Kommentar zu dieser Studie wies Marcus [28] darauf hin, dass auch beim Laufen Aufprallkräfte gemessen werden können, die das 3- bis 4fache des Körpergewichtes erreichen, somit sich ebenfalls günstig auf die Knochendichte auswirken. Diese Werte sind natürlich in erster Linie abhängig von der Laufgeschwindigkeit, die im Quadrat nach der Formel $E = 1/2\ m \times v^2$ eingeht (s. Kap. 1).

## 3.2 Langstreckenlauf in der Schwangerschaft

Die Schwangerschaft bedeutet eine zusätzliche Stoffwechsel- und Kreislaufbelastung. Sie führt zu einer Steigerung der Herzfrequenz, des Herzminutenvolumens, des Blutvolumens, der venösen Kapazität, zur Erhöhung des Sauerstoffbedarfs, Neigung zur Unterzuckerung bei ungenügender Kohlenhydrataufnahme im Rahmen eines fortgesetzten Lauftrainings, zur Gewichtszunahme mit Veränderungen des Körperschwerpunktes, zur erschwerten Wärmeregulation und zur Auflockerung in Bändern, Sehnen sowie Gelenken. Da die Stoffwechsel- und Kreislaufbelastung schon in der Frühschwangerschaft beginnt, könnten große sportliche Wettkampf- und Trainingsbelastungen zu Schäden für Mutter und Kind zumindest theoretisch führen.

Penttinen un Erkkola [32] untersuchten mit dieser Fragestellung 30 finnische Spitzenausdauerathletinnen (Langstreckenlauf, Skilanglauf, Schlittschuhlauf). 23% hatten einen unregelmäßigen Menstruationszyklus. 23 der 30 Ausdauersportlerinnen hatten ihr Training bis zur 23. Woche der Schwangerschaft fortgesetzt, 18 sogar noch an Wettkämpfen teilgenommen. Die Hälfte von ihnen bemerkte dabei keine Leistungsveränderung. 3 (10%) fühlten sich sogar in einer besseren Verfassung. In Schwangerschaftsdauer, Entbindung und Gewicht des Kindes unterschieden sich die Sportlerinnen nicht von einer Kontrollgruppe. Durchschnittlich 8,2 Monate (Streuung 2–24 Monate) nach der Geburt setzten 18 Athletinnen ihre Wettkämpfe fort. 2 von ihnen (11%) erreichten eine bessere Leistung als vor der Schwangerschaft, 11 (61%) dieselbe und 5 (28%) nicht mehr das Leistungsvermögen wie zuvor.

Schwangere Sportlerinnen fühlen sich meist nur dann wohl, wenn sie weiterhin sportlich aktiv bleiben. Ein **dosiertes Lauftraining** beugt der Bildung von Thrombosen und Krampfadern sowie Hämorrhoidalbeschwerden vor, verbessert die Herzkreislauffunktion, baut den psychischen Stress im Rahmen der Schwangerschaft ab und dient der allgemeinen körperlichen Leistungsfähigkeit. Die bisherige sportliche Aktivität kann in den ersten 2–3 Monaten der Schwangerschaft fortgesetzt werden. Danach sollten die Schwangeren sicherheitshalber ihr Ausdauertraining reduzieren, obwohl vereinzelt darüber berichtet wurde, dass Läuferinnen noch in der 37. Schwangerschaftswoche einen Marathon ohne Schaden absolvierten.

**Senkung des Präeklampsierisikos durch Sport**
Die **Präeklampsie** gehört zu den Gestosen, also zu Krankheitszuständen, die durch die Schwangerschaft bedingt sind. Die Präeklampsie ist charakterisiert durch einen Bluthochdruck, eine Eiweißausscheidung im Urin und durch Ödeme aufgrund ungenügender Salz- und Wasserausscheidung (Salz- und Wasserretention). Diese Symptome tre-

ten meist erst nach der 24., häufig auch erst nach der 30. Schwangerschaftswoche auf und können sich zu einem lebensgefährlichen Zustand entwickeln. Oft liegt vor der Schwangerschaft bereits eine Krankheit wie z.B. Bluthochdruck vor, auf die sich dann die Gestose aufpfropft („Pfropfgestose").

Sorensen und Mitarbeiter [37] untersuchten 584 werdende Mütter, von denen 383 einen normalen Blutdruck hatten und 201 einen Bluthochdruck bei Gestose. Bei den Frauen, die in den ersten 5 Monaten Sport getrieben hatten, lag das Präeklampsierisiko um 35% niedriger als bei denen, die sich nicht sportlich betätigten. Selbst bei leichter bis mäßiger Aktivität verminderte sich das Risiko noch um 24% gegenüber den inaktiven Frauen. Diejenigen Frauen, die „kräftig" Sport betrieben („vigoruous activity") hatten sogar ein um 54% geringeres Risiko. Walking mit einer Geschwindigkeit von 3 Meilen pro Stunde war mit einer 30–33%igen Reduktion des Präeklampsierisikos verbunden im Vergleich zu Frauen, die überhaupt kein Gehtraining durchführten.

Regelmäßiges Training im Jahr vor der Schwangerschaft war mit einer ähnlichen Minderung des Präeklampsierisikos verbunden. Die Autoren kamen somit zu dem Schluss, dass körperliche Aktivität, vor allem wenn sie im Jahr vor der Schwangerschaft und während der ersten Monate der Schwangerschaft durchgeführt wird, das Präeklampsierisiko deutlich verringert.

## 3.3 Laufbedingte Veränderungen des Testosteronspiegels

„Macht Langstreckenlauf etwa impotent?" So lautete eine Schlagzeile aus der Ärztliche Praxis vom 15.09.1984 für wenig spektakuläre laufbedingte sexualhormonelle Reaktionen beim Mann. Im Gegensatz zu den gerade abgehandelten gynäkologischen Veränderungen handelt es sich beim Mann in der Regel um Laborbesonderheiten ohne Praxisrelevanz. Dennoch soll gerade wegen der oft reißerischen Presseschlagzeilen auf dieses Thema kurz eingegangen werden.

Die zitierte Schlagzeile resultierte aus einer Untersuchung von Wheeler und Mitarbeitern [40], die nach 24-stündiger körperlicher Ruhe bei 31 Läufern mit einem Kilometerumfang von mindestens 64 pro Woche gegenüber Kontrollpersonen einen erniedrigten Testosteronspiegel feststellten. Die Läufer waren im Mittel 33 Jahre alt, die Untrainierten mit 27,8 über 5 Jahre jünger. Abgesehen vom Altersunterschied und dass der Testosteronspiegel 24 Stunden nach einer Ausdauerbelastung nicht unbedingt wieder im Normbereich liegen muss, sind wie bei anderen Hormonen erhebliche Tagesschwankungen zu beachten [1, 13]. Auch die Art der körperlichen Belastung spielt eine Rolle. So bleibt das Testosteron bei kurzer intensiver körperlicher Anstrengung unverändert [22, 23] oder steigt an [24, 35, 42]. Bei einer Belastungsdauer von etwa 1 Stunde steigt das Testosteron an [15, 16, 22, 23]. Bei mehrstündigen körperlichen Belastungen wurden gleich bleibende oder leicht abfallende Testosteronspiegel gemessen [10, 16].

Das Verhalten der Testosteronkonzentrationen bei Lauf- und Skilanglaufbelastungen unterschiedlicher Dauer und Intensität (1–490 Minuten) untersuchten Kindermann und Mitarbeiter [21]. Eine kurze anaerobe Muskelarbeit hatte keine Veränderung des Testosteronspiegels zur Folge. Aerobes Laufen unter 1 Stunde ließ das Testosteron um 36,1% ansteigen. Bei Belastungen über 3 Stunden Dauer fiel das Testosteron wieder ab. So bei Läufern, die für die Marathonstrecke über 3 Stunden brauchten, nicht jedoch bei denjenigen, die unter 3 Stunden blieben. Am stärksten fiel das Testosteron mit 48,9% bei der längsten Belastung ab, nämlich dem 90-km-Skilanglauf in 490 Minuten.

Auch wenn passager niedrige Testosteronspiegel bei Ausdauersportlern gemessen sowie eine Verminderung der Spermiendichte und -beweglichkeit im Ejakulat von Langstreckenläufern gefunden werden [2], so bedeutet dies jedoch nicht, dass Langstreckler impotent und infertil sind, worauf auch Arce und De Souza [3] in einer Übersichtsarbeit hinwiesen. Vielmehr zeigt die Praxis offensichtlich das Gegenteil. So fand Weber [39] bei der Hälfte der über 500 Befragten eine erhöhte sexuelle Aktivität. Nur 2% gaben an, dass das Laufen die sexuelle Lust eher vermindert habe.

White und Mitarbeiter [41] stellten an 78 vormals körperlich inaktiven Männern mit einem Durchschnittsalter von 48 Jahren nach einem 9-monatigen Trainingsprogramm nicht nur eine verbesserte Fitness fest, sondern häufiger intime Kontakte, mehr Verlass auf die körperlichen Funktionen während des Geschlechtsverkehrs und eine Erhöhung des Anteils befriedigender Orgasmen. Die sexuelle Stimulation war besonders ausgeprägt bei den Männern, die zum Training zusätzlich noch das Rauchen einstellten.

**Positiver Einfluss des aeroben Trainings auf das Sexualleben**

Die Autoren geben verschiedene Faktoren eines aeroben Trainings an, die das Sexualleben fördern:
- eine verbesserte Durchblutung des Penis, eventuell auch aufgrund der Rückbildung arteriosklerotischer Veränderungen oder durch eine vermehrte Durchblutung von Kollateralgefäßen
- verbesserte Sauerstoffversorgung der Genitalorgane durch Hämoglobinzunahme und verbesserte Fließeigenschaft der roten Blutkörperchen
- für das Sexualleben günstige Verbesserung des allgemeinen Wohlbefindens und der Selbstwahrnehmung
- Steigerung der körperlichen Attraktivität (sportliche Figur mit straffer Muskulatur und weniger Fett), die auch das Verhalten des Sexualpartners begünstigt.

**Cave:** Jedoch geben White und Mitarbeiter [41] zu bedenken, dass ein Lauftraining von über 250 Minuten Dauer wegen möglicher chronischer Müdigkeit und einem erniedrigten Testosteronspiegel ungünstig sein könnte.

## Literatur

[1] Alford FP et al, Temporal patterns of circulating hormones as assessed by continuous blood sampling. J Clin Endocrinol Metab (1973), 36, 108–116

[2] Arce JC et al. Subclinical alterations in hormone and semen profile in athletes, Fertil Steril (1993), 59, 398–404

[3] Arce JC, De Souza MJ, Exercise and male factor infertility. Sports Med (1993), 15 (3), 146–169

[4] Beral V, Breast cancer and hormone-replacement therapy in the Million Women Study. Lancet (2003), 362 (9382), 419–427

[5] Boyden TW et al., Prolactin responses, menstrual cycles, and body composition of women runners. J Clin Endocrinol Metab (1982), 54, 711–714

[6] Braam LA et al., Factors affecting bone loss in female endurance athletes: a two.year follow-up study. Am J Sports Med (2003), 31 (6), 889–895

[7] Bullen BA et al., Induction of menstrual disorders by strenuous exercise in untrained women. N Engl J Med (1985), 312, 1349

[8] Dale E, Gerlach DH, Wilhite AL, Menstrual dysfunction in distance runners. Obstet Gynecol (1979), 54, 47–53

[9] De Souza MJ, Menstrual disturbances in athletes: a focus on luteal phase defects. Med Sci Sports Exerc (2003), 35 (9), 1553–1563

[10] Dessypris A, Kuoppasalmi K, Adlercreutz H, Plasma cortisol, testosterone, androstenedione and luteinizing hormone (LH) in a noncompetitive marathon run. J Steroid Biochem (1976), 7, 33–37

[11] Drinkwater BL et al., Bone mineral content of amenorrheic and eumenorrheic athletes. N Engl J Med (1984), 311, 277

[12] Ellison PT, Lager C, Exercise-induced menstrual disorders. N Engl J Med (1985), 313, 825

[13] Falman C, Winter JSD, Diurnal cycles in plasma FSH, testosterone and cortisol in men. J Clin Endocrinol (1971), 33, 186–192

[14] Frisch RE et al., Delayed menarche and amenorrhea of college athletes in relation to age of onset on training. JAMA (1981), 246, 1559

[15] Galbo H et al., Thyroid and testicular hormone responses to gradet and prolonged exercise in man. Eur J Appl Physiol (1977), 36, 101–106

[16] Guglielmini C, Paolini AR, Conconi F, Variations of serum testosterone concentrations after physical exercises of different duration. Int J Sports Med (1984), 5, 246–249

[17] Heaney RP, Recker RR, Saville PD, Calcium balance and calcium requirements in middle-aged women. Am J Clin Nutr (1977), 30, 1603–1611

[18] Heinonen A et al., Randomised controlled trial of effect of high-impact exercise on selected risk factors for osteoporotic fractures. Lancet (1996), 348 (9038), 1343–1347

[19] Hodis HN et al., Hormone therapy and the progression of coronary-artery atherosclerosis in postmenopausal women. N Engl J Med (2003), 349, 535–545

[20] Kemmler W et al., The Erlangen fitness osteoporosis prevention study: a controlled exercise trial in early postmenopausal women with low bone density – first-year results. Arch Phys Med Rehabil (2003), 84, 673–682

[21] Kindermann W et al., Verhalten von Testosteron im Blutserum bei Körperarbeit unterschiedlicher Dauer und Intensität. Dtsch Z Sportmed (1985), 36, 99–104

[22] Kindermann W et al., Catecholamines, growth hormone, cortisol, insulin, and sex hormones in anaerobic and aerobic exercise, Eur J Appl Physiol (1982), 49, 389–399

[23] Kuoppasalmi K et al., Plasma cortisol, androstenedione, testosterone and luteinizing hormone in running exercise of different intensities. Scand J Clin Lab Invest (1980), 40, 403–409

[24] Kuoppasalmi K et al., Effect of strenuous anaerobic running exercise on plasma growth hormone, testosterone, androstenedione, estrone and estradiol. J Steroid Biochem (1976), 7, 823–829

[25] Lebrun CM et al., Decreased maximal aerobic capacity with use of a triphasic oral contraceptive in highly active women: a randomised controlled trial. Br J Sports Med (2003), 37 (4), 315–320

[26] Manson JE et al., Estrogen plus progestin and the risk of coronary heart disease. N Engl J Med (2003), 349, 523–534

[27] Marcus BH et al., The efficacy of exercise as an aid for smoking cessation in women. Arch Intern Med (1999), 159, 1229–1234

[28] Marcus R, Skeletal „impact" of exercise. Lancet (1996), 348 (9038), 1326–1327

[29] Marcus R et al., Menstrual function and bone mass in elite women distance runners. Ann Intern Med (1985), 102, 158

[30] Myburgh KH et al., Low bone density is an etiologic factor for stress fractures in athletes. Ann Intern Med (1990), 113 (10), 754–759

[31] O'Herlihy C, Jogging and suppression of ovulation. N Engl J Med (1982), 300, 50

[32] Penttinen J, Erkkola R, Pregnancy in endurance athletes. Scand J Med Sci Sports (1997), 7 (4), 226–228

[33] Prince R et al., Prevention of postmenopausal osteoporosis. N Engl J Med (1991), 325, 1189–1195

[34] Rutherford OM, Is there a role for exercise in the prevention of osteoporotic fractures? Br J Sports Med (1999), 33, 378–386

[35] Schmid P et al., Serum FSH, LH and testosterone in humans after physical exercise. Int J Sports Med (1982), 3, 84–89

[36] Shangold MM, Levine HS, The effect of marathon training upon menstrual function. Am J Obstet Gynecol (1982), 143, 862

[37] Sorensen TK et al., Recreational physical activity during pregnancy and risk of preeclampsia. Hypertension (2003), 41, 1273

[38] Wassertheil-Smoller S. et al., Effect of estrogen plus progestin on stroke in postmenopausal women. JAMA (2003), 289, 2673–2684

[39] Weber A (1985) Gesundheit und Wohlbefinden durch regelmäßiges Laufen. Junfernmann Verlag, Paderborn

[40] Wheeler GD et al., Reduced serum testosterone and prolactin levels in male distance runners. JAMA (1984), 252, 514

[41] White JR et al., Enhanced sexual behavior in exercising men. Arch Behav (1990), 19, 193–209

[42] Wilkerson JE, Horvath SM, Gutin B, Plasma testosterone during treadmill exercise. J Appl Physiol (1980), 49, 249–253

[43] Zanker CL, Cooke CB, Energy balance, bone turnover, and skeletal health in physical active individuals. Med Sci Sports Exerc (2004), 36 (8), 1372–1381

[44] Zanker CL, Swaine IL, The relationship between serum oestradiol concentration and energy balance in young women distance runners. Int J Sports Med (1998), 19 (2), 104–108

# 4 Psyche und Laufen

**Fallbeispiel**
Ich weiß nicht mehr, zu welchem meiner insgesamt 5 Marathonläufe in New York ich meine Tochter Larissa, jugendliche Mittelstrecklerin, mitgenommen hatte. Sie lief damals den Frühstückslauf vom UNO-Gebäude zum Central Park, etwa 6 km, am Tag vor dem Marathon mit. Sie war überwältigt von der Atmosphäre und den Wolkenkratzern Manhattans. Sie wollte unbedingt, sobald sie 18 Jahre alt wäre, den Marathon in New York ebenfalls laufen. Ich versprach ihr, sie dann zu begleiten. Der Termin im November lag günstig, da die Leichtathletiksaison zu dieser Zeit beendet war. Meine Tochter hatte kein spezielles Marathontraining durchgeführt, doch hatte sie für ihr Mittelstreckentraining bereits einen wöchentlichen Umfang von etwa 60 km. Ich warnte sie vor dem Start nochmals davor, aus Begeisterung zu schnell anzugehen. Ich selbst war in einem anderen Startblock eingeteilt und wollte sie auch nicht in Anbetracht meines schlechteren Trainingszustandes zu sehr bremsen. Ihre vorsichtig geplante Geschwindigkeit sollte 8 Minuten pro Meile betragen. Wie sie mir später mitteilte, hatte sie große Mühe, diese Zeit einzuhalten. Sie sei immer zu schnell gewesen, obwohl sie sogar zwischendurch die Toilette aufsuchte. Mit 3:18 h war sie als erste der Junioren-Klasse im Ziel, etwa eine halbe Stunde früher als ihr fotografierender Vater! Doch als ich ihr die Bilder von der Marathonstrecke zeigte, fragte sie immer wieder: „Sind wir da vorbeigekommen? – Habe ich nicht gesehen". Natürlich nicht, sie hatte vorwiegend ihre Stoppuhr und die Meilenschilder an der Strecke im Auge, um die geplante Zeit einzuhalten, so wie es bei Leistungssportlern üblich ist.

**Fallbeispiel**
Herr GR war früher deutscher Marathon-Seniorenmeister mit einer Zeit von 2:24 h. Er trainierte täglich (Tempoläufe in hügeligem Gelände, stundenlange etwas langsamere Dauerläufe) und gab an, ohne Laufen nicht mehr leben zu können. Neben Beruf und Laufen habe er zu nichts anderem mehr Zeit. Da man bei Volksläufen von ihm immer vordere Plätze erwartete, fühlte er sich unter Erfolgszwang. Er sei vor dem Start immer sehr nervös und sei dann im Wettkampf immer der Gejagte. Aus Angst vor Leistungseinbuße schränkte er sich im Essen sehr ein, vorwiegend vegetarische Kost, obwohl er gern auch einmal eine Obsttorte mit Schlagsahne oder eine Bratwurst gegessen hätte. Er bezeichnete sich zu dieser Zeit auch selbst als laufsüchtig. Er trainierte trotz Achillessehnenbeschwerden mit erheblichen Schmerzen weiter, bis es schließlich nicht mehr ging, orthopädisch und psychisch! Er reduzierte sein Training merklich, schränkte sich im Essen weniger rigoros ein, ohne ein schlechtes Gewissen zu haben, und fühlte sich jetzt insgesamt wohler, nicht mehr so gestresst, nicht mehr so gejagt.

Gut 5 Jahre hat Herr GR wohl fast täglich, jedoch sehr gemäßigt trainiert und nur ausnahmsweise an einem Volkslauf teilgenommen, dann jedoch ohne Erfolgszwang. Da von orthopädischer Seite eine geringe Hüftarthrose festgestellt wurde, hat Herr GR einige Lauftrainingseinheiten durch Schwimmen ersetzt, was ihm nach eigenen Angaben mittlerweile ebenfalls Spaß machte. Unerklärlich waren ihm daher in letzter Zeit aufgetretene Muskelschmerzen, Schweißausbrüche, Zittern und Schlafstörungen. Als er dann als hoher Favorit bei der Betriebsmeisterschaft über 400 m bereits nach 50 m Atemnot, Schwindelgefühl und Übelkeit bekam, sich dennoch mit 68 s – sonst 52 s – am Ende ins Ziel schleppte, suchte er unsere Praxis am nächsten Tag auf. Es lag labormäßig eine ausgeprägte Schilddrüsenüberfunktion vor. Wir haben sofort eine medikamentöse Behandlung eingeleitet. Die Beschwerden besserten sich zusehends, sodass Herr GR wieder sein Training aufnehmen konnte, jedoch bewusst weniger verbissen als zu seinen „Glanzzeiten".

## 4.1 Läufertypen

In diesen beiden Praxisbeispielen kommen bereits 3 Typen von Läufern zum Ausdruck:
- Der eine, der die Laufstrecke bewusst wahrnimmt, alle Sinne öffnet und vielleicht sogar fotografierend nach Motiven sucht, dem die Laufzeiten weniger wichtig sind als eindrucksvolle Bilder, im Kopf als Erinnerung oder zusätzlich dokumentiert als Foto.
- Der andere Typ nimmt sich eine bestimmte Zeit vor, sucht die km- bzw. Meilenschilder auf der Strecke, vergleicht die Uhrzeit, rechnet kurz: „Stimmt die vorgenommene Geschwindigkeit noch?" Er ist glücklich, wenn er die vorgenommene Zeit erreicht oder gar unterboten hat.
- Im letzten Beispiel wird ein Typ geschildert, der sich selbst als laufsüchtig einschätzt, der auf Biegen und Brechen den Erfolg sucht, trotz Verletzung unter Schmerzen hart trainiert, der sich im Essen einschränkt und sich nicht einmal ausnahmsweise die von ihm geliebte Erdbeertorte mit Schlagsahne oder eine Bratwurst gönnt, sich im Wettkampf ständig gejagt fühlt, bis schließlich sein Akku leer ist (Burn-out-Syndrom) und er seinen Lebensstil wieder umstellt.

Zwei weitere Läufertypen dürfen nicht vergessen werden:
- Da sind zum einen die Meditationsläufer, die in sich gekehrt sind und im Laufen die Versenkung, die Konzentration auf das Selbst mit den Gedanken spielend suchen.
- Zum anderen sind es die reinen Gesundheitsläufer, die nur mit Pulsuhr laufen, in Einzelfällen dann ständig auf diese schauen, aus Angst, sie könnten tot umfallen, falls die angegebene Pulsgrenze überschritten wird und denen der dann einsetzende Alarmton einen weiteren Schrecken versetzt („Pulsneurotiker") (s. Kap. 14.5).

Je nach den Umständen kann sich der Läufer spontan in einen anderen Typ „umwandeln". Wer z.B. allein einen Trainingslauf auf seiner seit Jahren gewohnten Strecke absolviert, der neigt eher dazu, sein Umfeld in Gedanken versunken kaum zu registrieren. Ist die Strecke neu, beispielsweise im Urlaub, so nimmt man bewusster die schöne Gegend, die Gerüche (Heu, Rinde, salziger Wind vom Meer usw.) wahr. Auch ein Trainingspartner, mit dem man Gespräche führt, lenkt nicht nur ab, sondern man passt sich einem Lauftempo an, das man eventuell allein laufend nicht gewählt hätte. Nimmt man für einen Verein an irgendeiner Meisterschaft teil, so wird man doch mehr auf die Uhr und die konkurrierenden Mitläufer achten und nicht mit dem Fotoapparat laufen, wie man es eventuell gewohnheitsmäßig bei anderen Läufen in einer schönen Gegend bzw. in einer attraktiven Stadt gemacht hätte.

## 4.2 Wann ist ein Läufer psychisch krank?

> **Fallbeispiel**
> „Kollege H. schwimmt täglich nicht weniger als fünfzig 25-m-Bahnen. Das tut er morgens. Mittags joggt er. Anschließend geht er in die Sauna. Zweimal wöchentlich nimmt ihn eine Masseuse in ihre Hände. Ich weiß nicht, wie oft Kollege H. in sich hineinhorcht, ob noch alles richtig tickt. Jedenfalls ist er mittlerweile ein Prachtexemplar für die Behauptung, dass eiserner Gesundheitswille krankhafte Züge annehmen kann."

So leitete der Journalist H. Vetten einen Artikel über Jogging in der Zeitschrift Status im Oktober 1990 ein. Dies ist sicherlich eine interessante Sichtweise eines untrainierten Außenstehenden. Inwieweit Neid dabei eine Rolle spielt, sich nicht zu einem entsprechenden Lebensstil mit hohem Fitnessgrad aufraffen zu können, mag dahingestellt bleiben. Jedenfalls würde kein Mediziner, der viel mit Bewegungsmangelkrankheiten zu tun hat, diesen Lebensstil des „Kollegen H.", bei dem er sich bei hoher Leistungsfähigkeit wohl fühlt und entspannen kann, als krankhaft bezeichnen, sofern dadurch nicht Beruf und Familie vernachlässigt werden.

Vor vielen Jahren war einmal in der Presse zu lesen, dass die Scheidungsrate bei Läufern in den USA höher sei als in der Normalbevölkerung. Als Ursache wurde die Vernachlässigung der Familie und des Berufes durch extensives Lauftraining angegeben. Die Laufenthusiasten haben für die höhere Scheidungsrate allerdings eine andere Erklärung. Beim Laufen sei erwiesenermaßen die Hirndurchblutung gesteigert [17, 19, 22]. Die Läufer seien dadurch klüger geworden und hätten nun eingesehen, den falschen Partner geheiratet zu haben!

### 4.2.1 „Laufsucht"

Gibt es überhaupt eine „Laufsucht"? Drei Merkmale sind für eine Sucht typisch:
- übermächtiger Wunsch nach Beschaffung des Suchtmittels
- Tendenz zur Dosissteigerung, wenn man das Suchtmittel einnimmt
- Entziehungssyndrom nach plötzlichem Absetzen des Suchtmittels

Hat man nicht den Wunsch, regelmäßig zu laufen, wenn man einmal damit angefangen hat?

Besteht nicht die Tendenz zur Dosissteigerung, zur Verlängerung der Laufstrecken?

Ist nicht häufig ein Entziehungssyndrom nach plötzlichem Einstellen des Lauftrainings zu beobachten, Unwohlsein, Gereiztheit usw.?

Besteht nicht die „Gefahr", dass aus dem ursprünglich gesundheitsorientierten Jogger der leistungsorientierte, teilweise besessene Langstreckenläufer wird, der nicht nur die hiesigen Marathonläufe in Berlin, Hamburg usw. absolviert hat, sondern weltweit auf allen bekannten Strecken zu finden ist, seien es Paris, Rom, London, New York, Boston, Chicago, San Francisco, Honolulu usw. Marathonläufe haben sich mittlerweile zu einem Massenphänomen entwickelt. Tausende von Bewerbern müssen bereits von den Veranstaltern großer Stadtmarathonläufe aus organisatorischen Gründen abgewiesen werden. Ist **Marathonlaufen** bereits eine

„Volksdroge", könnte man sich fragen, oder gar eine **infektiöse Krankheit**, gegen die es noch keine Arznei gibt? Müssen Marathonläufer damit rechnen, von manchen Ärzten und Journalisten als psychisch krank eingestuft zu werden, bzw. besteht der körperlichen Fitness zum Trotz eine akute Gefahr zur Psychose (s. Abb. 4.1)?

Nein, ein Marathontraining muss nicht derartig umfangreich sein, dass man Beruf und Familie vernachlässigen muss, um das spektakuläre Erlebnis eines Stadtmarathons genießen zu können (s.u.).

Doch was bewegt die Ultralangstreckenläufer, die beispielsweise von New York quer durch die USA nach San Francisco (rund 5.000 km) laufen? Sind dies Laufsüchtige? Oder werden wir lediglich daran erinnert, dass Menschen durch regelmäßiges Training zu außergewöhnlichen Spitzenleistungen fähig sind und dass wir bei unserer überwiegend sitzenden Lebensweise wahrscheinlich nur einen Bruchteil unserer möglichen körperlichen Leistungsfähigkeit einsetzen?

Aufgrund von Antworten auf 14 Fragen haben Pierce und Mitarbeiter [32] verschiedene Läufertypen psychologisch untersucht und den Grad der Abhängigkeit vom Laufen bei 104 Wettkampfläufern im Vergleich zu 33 Hobbyläufern ermittelt. Dabei korrelierte der Laufabhängigkeits-Score zur Länge der wettkampfmäßig gelaufenen Strecke (5.000 m, Marathon, Ultramarathon) und zur Trainings-Laufleistung pro Woche: Je länger die Laufstrecken, umso mehr entwickelte sich eine Art von Trainingssucht.

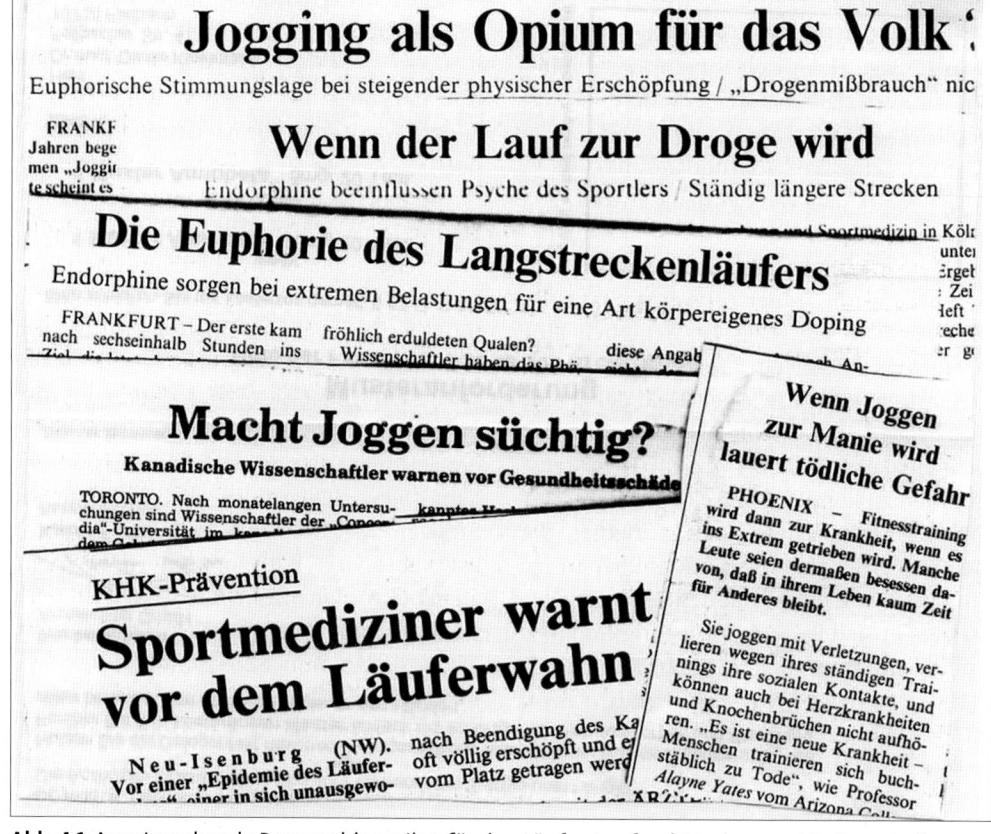

**Abb. 4.1:** Angstmachende Presseschlagzeilen für den Läufer: Laufsucht- oder gar „Läuferwahn"-Gefahr?

Diese Studie bestätigt eine Reihe von weiteren Untersuchungen, die bei Extremsportlern Suchtmerkmale wie Missempfindungen, Depressionen, Schuldgefühle bei Versäumen von Trainingseinheiten, soziale Absonderung, Fixierung auf Gleichgesinnte weiter aufdeckten.

Wie bei jeder Sucht reicht ein Lauftraining allein nicht aus, diese Symptome zu erzeugen, wenn nicht bereits eine psychische Grundstruktur vorliegt.

Manche brauchen einfach einmal eine Herausforderung, sei es zur Stärkung des Selbstwertgefühles, des Selbstbewusstseins oder auch aus reiner Abenteuerlust, um aus der Monotonie der geregelten zivilisierten Lebensweise einmal herauszukommen, also wenigstens für eine kurze Zeit „auszusteigen", ohne gleich „laufsüchtig" zu werden. Doch kann man immer wieder beobachten, dass Drogenabhängige, auch Alkoholkranke, über ein regelmäßiges Lauftraining bzw. allgemeines Ausdauertraining (Triathlon!) von ihrer „negativen Sucht" zu einer **positiven Laufsucht** überwechseln und hier teilweise eindrucksvolle sportliche Erfolge erzielen, z.B. Andreas Niedrig („Vom Junkie zum Ironman", Kreuz Verlag Stuttgart 2000), der nach seiner Drogensucht mit dem 7. Platz beim renommierten Ironman/Hawaii 2001 eine Weltklasseleistung erzielte.

### 4.2.2 Einfluss des Laufens auf die Psyche

Wenn man Läufer nach dem Grund ihres Trainings fragt, so erhält man ein ganzes Motivbündel [42]:
- seelisches Gleichgewicht
- Vitalisierung
- Selbstwertgefühl
- äußere Erscheinung
- Gesundheit/Fitness
- Geselligkeit
- Ausgleich zum Berufsalltag

Zahlreiche epidemiologische Studien weisen auf eine Beeinflussung des psychischen Befindens durch körperliches Training hin [7, 12]. Die Verbesserung des psychischen Befindens durch ein Muskeltraining scheint jedoch von der psychischen Ausgangssituation abzuhängen.

So konnten Hughes und Mitarbeiter [20] bei psychisch gesunden Normalpersonen keine signifikanten Änderungen durch Training beobachten. Das schon zuvor bestehende Wohlbefinden gesunder Menschen scheint demnach durch Sporttreiben weiter stabilisiert zu werden. Das psychische Wohlbefinden bleibt also erhalten. Stephens [39] fand in 4 unabhängigen Bevölkerungsstichproben aus den USA und Kanada eine Verbindung zwischen Freizeitaktivität und herabgesetzter Depressivität, ängstlicher Spannung bzw. psychischem Wohlbefinden.

Selbst bei gesunden Personen können saisonal abhängige Stimmungsschwankungen auftreten [15]. Suter und Mitarbeiter [41] untersuchten diesbezüglich die Langzeiteffekte von Jogging (2 Stunden pro Woche über 4 Monate) bei gesunden Normalpersonen. Dabei nahm der Befindlichkeitsparameter „Ärger" bei den Männern signifikant ab, bei den Frauen der Parameter „Ruhe" und „Aktiviertheit" zu, „Deprimiertheit" ab. Daneben korrelierte bei den Frauen die Anzahl der gelaufenen Kilometer signifikant mit einer Verbesserung des psychischen Befindens im Allgemeinen. Geschlechtsunabhängig waren diese Auswirkungen durch ausgeprägte saisonale Stimmungsschwankungen überlagert, das heißt, Abnahme des psychischen Wohlbefindens im Winter und eine Besserung während des Sommerhalbjahres. Die Schwankungsbreite des psychischen Befindens war in den trainierenden Gruppen geringer, wobei sich bei den Frauen ein statistisch signifikanter Unterschied ergab. Danach reichen bei Frauen 10–15 km pro Woche aus, um eine Zunahme der Deprimiertheit im Winter zu dämpfen.

Insgesamt kann bei **depressiven und ängstlichen Personen** das Dauerlaufen zur Stabilisierung der Persönlichkeit, zur Verbesserung der Kommunikation, zur Angstlösung und natürlich zur allgemeinen Fitness beitragen. Die vegetativ harmonisierenden Effekte des Sports müssen auch hier hervorgehoben werden. Mit der Leistung steigt die Stimmung, das wiederum motiviert zu weiterem Training. Der völlig Untrainierte wie auch der Depressive brauchen erfahrungsgemäß immer erst ein Erfolgserlebnis, um sich regelmäßig den Mühen eines körperlichen Trainings zu unterziehen.

So fanden beispielsweise Greist und Mitarbeiter [14], dass ein 3-mal wöchentliches Dauerlaufen von 30–40 Minuten bei Depressiven mindestens so erfolgreich ist, wie eine Gesprächstherapie. Geeignet für eine Lauftherapie sind allerdings nur Menschen mit leichterer bis mittelschwerer Depression. Das Laufen in der Gruppe („Gruppengeist") ist gleichzeitig Unterhaltung.

Die Beseitigung der Antriebsarmut und der zunehmende Lebensmut ist gegenüber der eigentlichen Laufauswirkung mit der Organanpassung im Sinne einer besseren Kondition nicht zu vernachlässigen, vor allem wenn weitere positive äußere Faktoren wie schöne Gegend, nette Gesellschaft usw. hinzukommen. Für den Depressiven wie auch für den Menschen im „Ruhestand" wirkt es sich besonders positiv aus, wenn man ein bestimmtes Ziel, z.B. einen bestimmten Volkslauf, vor Augen hat, auf den man sich vorbereitet. Es hat sich bewährt, immer wieder neue Ziele zu stecken.

Wichtig für das zunehmende psychische Wohlbefinden und das Selbstwertgefühl scheint nicht die Verbesserung der aeroben Ausdauer zu sein, sondern in erster Linie Erfolgserlebnisse. So hatten Ossip-Klein und Mitarbeiter [30] 40 depressive Frauen zwischen 18 und 35 Jahren nach dem Zufallsprinzip einem Krafttraining, einem Lauftraining oder einer Warteliste zugeteilt. Die aktiven Teilnehmerinnen mussten 2 Monate lang 4-mal wöchentlich etwa 20 Minuten trainieren. Gleichgültig, ob ein Lauf- bzw. ein Krafttraining durchgeführt wurde, fühlten sich alle aktiven Patientinnen nach dem 8-wöchigen Trainingsprogramm wohler, energiegeladener und gestärkt. Die anderen Patientinnen, die im gleichen Zeitraum auf den Trainingsbeginn noch warten mussten, hatten keine Änderung ihres Lebensgefühls. Beachtlich war, dass auch nach Beendigung des Trainingsprogramms der Behandlungserfolg über einen 12-monatigen Zeitraum hinweg stabil blieb.

Selten treten derartig ausgeprägte Depressionen nach zwangsweiser Trainingseinstellung, z.B. durch Verletzung, auf, dass sie mit Selbstmordgedanken verbunden sind. Nach Scamples [35] lösen Verletzungen vor allem bei Leistungssportlern nicht selten eine Fülle von Ängsten aus, wie beispielsweise die Angst vor Einkommensverlust, vor einer erneuten Verletzung, vor Arbeitslosigkeit, vor Ansehenseinbußen und vor Kontaktverlust zu Teammitgliedern.

## 4.3 Rolle der Endorphine

Als Ursache für die antidepressive Wirkung des Sports werden Endorphinanstiege diskutiert (s.u.) und eine Erhöhung der hirnspezifischen Peptide durch körperliches Training. So werden bei depressiven Patienten im Urin verminderte Spiegel an Zwischen- und Endprodukten von Serotonin, Dopamin und Noradrenalin gefunden. Diese steigen unter körperlicher Belastung wieder an, was sich in einer Stimmungsaufhellung äußert [34]. So wurde beispielsweise bei Ergometerbelastung ein Anstieg von freiem Tryptophan im Blut gemessen bei gleichzeitigem Rückgang von verzweigtkettigen Aminosäuren [40]. Dies erleichtert den Eintritt von Tryptophan ins Gehirn über die Blut-Hirn-Schranke, wodurch vermehrt Serotonin gebildet wird, was mit einem stimmungsaufhellenden Effekt verbunden ist. Möglicherweise spielt zusätzlich auch eine vermehrte Hirndurchblutung eine Rolle [17, 19, 22].

Eine vermehrte Ausschüttung der körpereigenen morphiumähnlichen Betaendorphine, die von Gehirn- (Nerven-) und Immunzellen gebildet und für das „High-Gefühl" verantwortlich gemacht werden [1, 2, 31], scheint erst nach einem anaeroben Training (hohes Tempo) zu erfolgen [9] oder aber bei aerober Ausdauerbelastung oberhalb einer Belastungsdauer von 50 Minuten [37]. Die Endorphine steigen also mit der Belastungsdauer und -intensität. Ist die Belastungsintensität allerdings gering (unter 50% der maximalen Sauerstoffaufnahme), so führen auch mehrstündige Belastungen nicht zu einem Anstieg von Betaendorphinen, sofern keine erschwerten äußeren Bedingungen wie erhöhte Umgebungstemperatur oder Luftfeuchtigkeit vorliegen [24]. Zweifellos steigt mit der Leistung auch die Stimmung, gleichgültig wie die Endorphine oder die ebenfalls stimmungsaufhellenden **Hämorphine** liegen. Letztere entstehen durch enzymatischen Abbau des freien Hämoglobins, das beim Laufen durch Zerplatzen (Zertreten) der roten Blutkörperchen (Hämolyse) vermehrt anfällt [13] (s. auch Kap. 9.2).

Der subjektiv empfundene Anstrengungsgrad scheint eine auslösende Rolle bei der Ausschüttung von Endorphinen zu spielen [37]. Krüger und Mitarbeiter [27, 28] konnten zeigen, dass nach einem 10-km-Lauf mit Endspurt die Endorphine deutlich höher anstiegen als ohne Endspurt. Auch Dearman [8] konnte zeigen, dass der Endorphinspiegel bei einer 10-km-Laufleistung höher liegt als nach einer wesentlich kürzeren Strecke. Nach etwa 1–3 Stunden sind die Ausgangswerte wieder erreicht [1, 2, 41,44]. Der Endorphinanstieg endet nicht mit der Belastung, sondern hält in den ersten 5–10 Minuten der Erholungszeit an, um dann abzufallen.

Die Endorphine selbst scheinen jedoch keinen Einfluss auf das Verhalten des Herz-Kreislauf-Systems, der Atmung und des Stoffwechsels unter Belastung zu haben [3]. Für eine Stimmungsaufhellung könnten die Endorphine über eine herabgesetzte Schmerzempfindlichkeit beitragen. So nimmt die Schmerztoleranz unter Belastung zu und die Körpertemperatur steigt an, jedoch nicht, wenn die Wirkung der endogenen Opioide mit Naloxon blockiert wurde [16, 21].

## 4.4 Marathonlauf als Grenzerfahrung

Marathonläufe werden ab Kilometer 25–30, je nach Trainingszustand und Anfangstempo, zunehmend meist als Tortur empfunden. Erst im Ziel bzw. im Anblick des Ziels bei Kilometer 42 (s. Abb. 4.2) kommt bei den meisten Läufern eine seltsame Gefühlsmischung aus totaler Erschöpfung und Glückseligkeit auf. Dennoch findet man hin und wieder vor allem auf schönen Marathonstrecken Läufer, die den Zuschauern oder Fotografen fröhlich zuwinken, meist jedoch vor dem letzten Drittel der Strecke. In der Regel geht ein Marathonläufer an seine Leistungsgrenze. Der Marathon ist für ihn eine Grenzerfahrung, die nicht mit einem High-Gefühl trotz hoher Endorphinspiegel verbunden ist. Der Marathon wird also mit Recht als „der Mount Everest des kleinen Mannes" bezeichnet. Doch scheint die Qual eines Marathonlaufes aufgrund der Endorphine mit weniger Schmerzen einherzugehen.

In der Tat registriert man die Anstrengung eines Langstreckenlaufes unabhängig vom Endorphinspiegel weniger, wenn man bewusst eine Sehenswürdigkeit bzw. schöne Gegend wahrnimmt. Weiter entfernte Laufveranstaltungen werden in der Regel mit Urlaub verbunden, sodass die Urlaubsstimmung und auch die sozialen Kontakte zu anderen Läufern bzw. Läuferinnen das High-

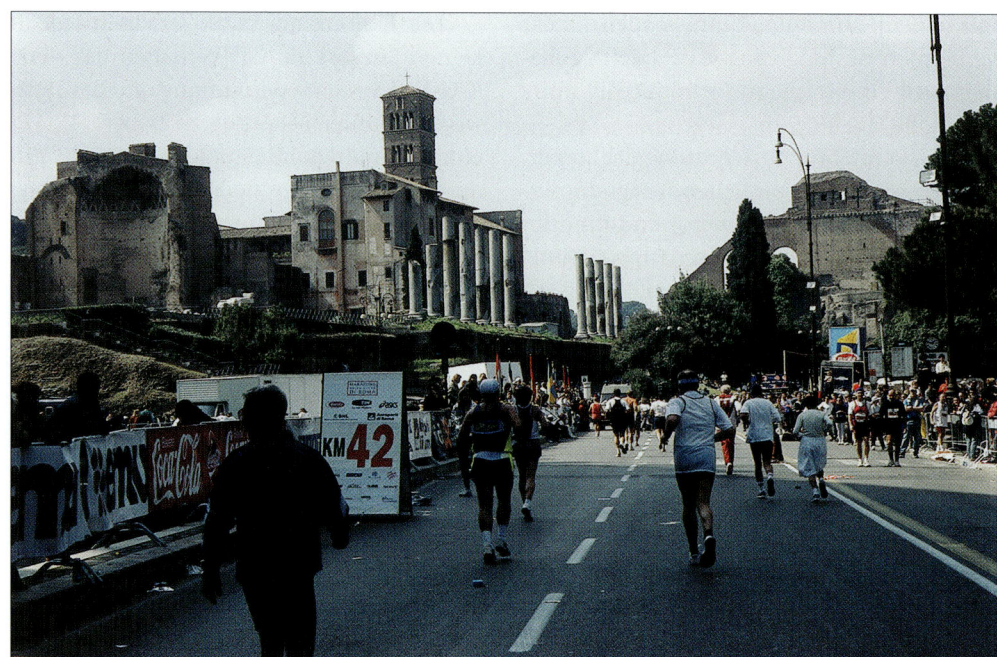

**Abb. 4.2:** 42 km bei zunehmender körperlicher Erschöpfung zurückgelegt, das Kolosseum soeben passiert, von „High-Gefühl" trotz hoher Endorphinspiegel keine Spur. Doch auf den letzten 195 Metern an den Überresten des alten Rom (Forum Romanum) vorbei ins Ziel kommt langsam das Gefühl einer „wohltuenden Strapaze", Getränke, Obst, trockene Kleidung und die ersehnte Dusche im nahen Hotel, nicht das Rote Kreuz gebraucht, auch keine Massage.

Gefühl nach (!), nicht während der Laufherausforderung, noch verstärken. Obwohl der Marathon selbst ein Ballast, eine Grenzbelastung, ist und das vorbereitende Training bei Schlechtwetterlagen nicht immer angenehm ist, stellt sich bei den meisten Läufern eine gewisse Vorfreude ein.

Frenetisch anfeuernde Zuschauermassen fördern vor allem auf den letzten Kilometern das Durchhaltevermögen des sich zunehmend quälenden Läufers (s. Kap. 2). Live-Musik an der Strecke lädt den Läufer zum Verweilen ein, was besonders in den hinteren Reihen oft wahrgenommen wird.

Immer mehr Menschen reizt die Herausforderung, an einem Marathon teilzunehmen. So hatten sich für das TV-Projekt des Südwestrundfunks „Von Null auf 42" in 12 Monaten zum Marathon in New York 17.000 Personen beworben. 7 wurden ausgewählt, um bei ihrer 12-monatigen Vorbereitung und beim New-York-Marathon selbst mit der Kamera „verfolgt" zu werden. „Unser Projekt ist die Dokumentation einer dramatischen körperlichen und mentalen Veränderung", hieß es auf der Web-Seite des Südwestrundfunks. Der **Marathon** ist **ein Massenphänomen** geworden.

## 4.5 Laufveranstaltungen mit sozialer Komponente

Nicht zu vernachlässigen ist die gesellige Komponente, wenn ein Ausdauertraining in der Gruppe, beispielsweise beim Lauftreff oder bei Volksläufen, durchgeführt wird. Solche Läufe fördern auch die Integration von Minderheiten wie Ausländer, Obdachlose, Drogensüchtige, Straffällige, Behinderte usw. und verhindern eine weitere Isolation. Bei diesen Minderheiten wie auch bei den organisch Kranken

## 4.5 Laufveranstaltungen mit sozialer Komponente

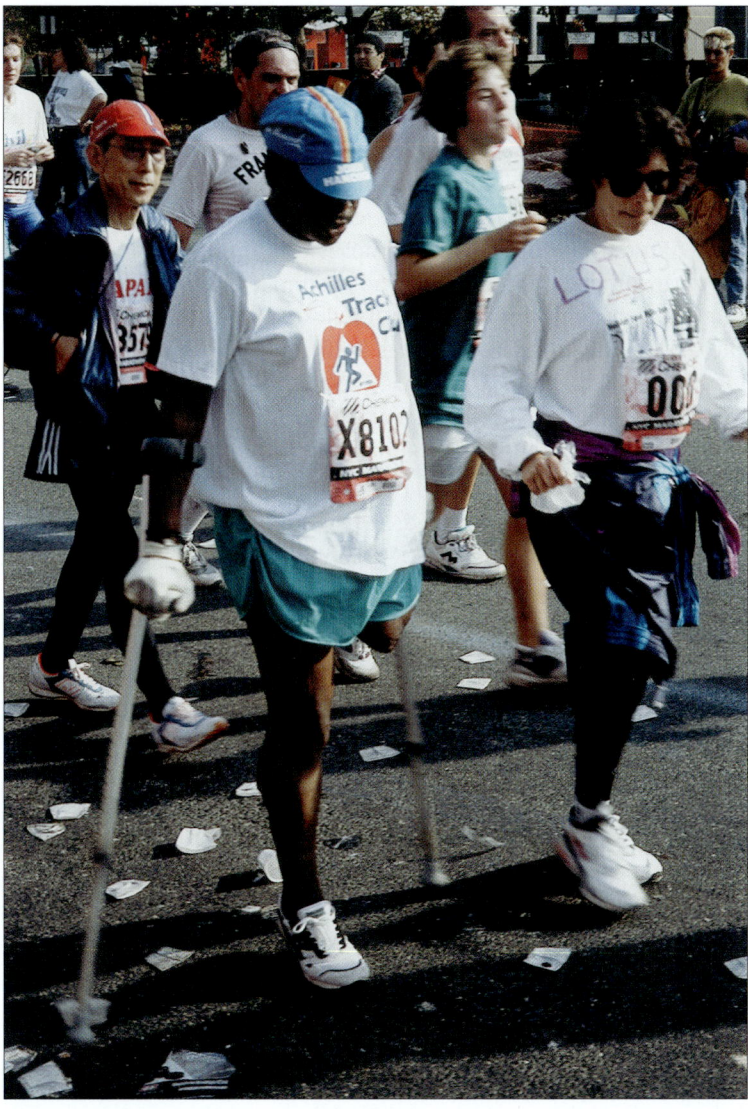

**Abb. 4.3:** In New York sind viele Behinderte im „Achilles Track Club" organisiert und nehmen mit den Gesunden am Marathon, dem modischen Massenphänomen, teil, wie hier ein Oberschenkelamputierter.

und Behinderten (s. Abb. 4.3) ist bereits die Teilnahme an dem Massenphänomen Dauerlauf (Volksläufe bis hin zum Marathon und 100-km-Läufen) mit seinen modischen Merkmalen gleichbedeutend mit der Teilnahme an unserer Gesellschaft, noch bevor die spezifischen Wirkungen der sportlichen Belastung auf den Organismus zur Geltung kommen.

Die Joggingwelle rollt. Politiker, Manager, Musiker, Schriftsteller usw. findet man bereits zunehmend auf der Laufstrecke nicht nur zur Entspannung oder wegen des Wohlfühleffek-

tes bzw. aus gesundheitlichen Gründen, nein, man muss schon Angst haben, nicht dazuzugehören, wenn man sitzen oder stehen bleibt. In manchen Regionen in den USA, wie z.B. in Kalifornien, wird man entsetzt angestarrt, wenn man zugibt, nicht zu joggen. „You don't jog?", wird nochmals ungläubig nachgehakt. Dies scheint schlimmer zu sein, als sich nicht regelmäßig die Hände zu waschen.

Auf dem Einband des Buches „Lauf und Wahn" vom laufenden Schriftsteller Günter Herburger schreibt der Luchterhand Literaturverlag 1988: „Und tatsächlich fragt man sich, was treibt diesen Schriftsteller in Turnhose und fein geripptem Schuhwerk nach New York, nach Moskau, hinauf auf den Mount Cameroon, durch den Norden Kanadas bis an die Nordpolgrenze und um den See Genezareth? Was lässt ihn Regen ertragen, Hitze, Wind in einem für Mitteleuropäer völlig ungewöhnlichen Ausmaß? Und warum beteiligt sich ausgerechnet dieser Intellektuelle und Schriftsteller in Amerikas kultiviertem Massensport und jagt seinen Körper mit fliegendem Puls und stechenden Schmerzen an die Grenzen seiner Leistungsfähigkeit?"

> Das Verlangen nach der „Droge" Laufen, die Dosissteigerung (Laufstreckenverlängerung und Tempoerhöhung) und das Entziehungssyndrom (Entlastungssyndrom) scheinen oberflächlich betrachtet geradezu eine frappierende Parallele zu Drogenabhängigkeit zu zeigen.

Doch ist schon aufgrund der für das Training zur Verfügung stehenden Zeit und der körperlichen Konstitution mit beispielsweise zunehmenden orthopädischen Problemen keine beliebige Dosissteigerung hinsichtlich Tempo und Streckenlänge möglich. Auch ist ein Entlastungssyndrom bei den durchschnittlichen Läufern eine Rarität, selbst bei Hochleistungssportlern nie lebensgefährlich.

Laufgroßveranstaltungen mit Sportartikelmesse, Fortbildungsseminaren, Nudelparty usw. sind ein Erlebnis, ein Spektakel oder, modern ausgedrückt, ein „Event", das auch Nichtläufer bzw. Nochnichtläufer fasziniert mit der Gefahr, infiziert zu werden („Ansteckungskrankheit"), und der Tendenz zur „positiven Laufsucht". Die 17.000 Bewerbungen für die TV-Dokumentation „Von Null auf 42" sind ein Hinweis der Infektiosität des Marathonlaufes. So haben beispielsweise die im Rentenalter stehenden Eltern einer ehemaligen Arzthelferin von mir beim ersten Marathon ihrer Tochter in Berlin zugeschaut. Sie waren von der Stimmung an der Strecke und der Streckenführung selbst derart begeistert, dass sie im Jahr darauf selbst liefen und mittlerweile mehr Marathons absolvierten als ihre Tochter!

Es gibt keine andere Sportart, wo alt und jung, männlich oder weiblich, Spitzenläufer oder Anfänger alle gemeinsam am Start sind. Der Mensch braucht regelmäßige Bewegung genauso wie eine ausgeglichene Ernährung, doch es muss nicht unbedingt ein Marathonlauf sein (s. Kap. 15).

## 4.6 Lauftraining und Essstörung

**Fallbeispiel**
Vor einem USA-Aufenthalt mit Teilnahme am Los Angeles-Marathon suchte der 21-jährige Student T. im Januar 1989 meine Praxis auf. Er hatte bis zu diesem Zeitpunkt 2 Marathonläufe in einer Zeit von 3:15 und 3:30 h absolviert. Sein Trainingsumfang betrug seinerzeit täglich 1 Stunde (13–14 km). Bei 180 cm Größe hatte er ein Gewicht von 63 kg. Auffallend war ein Herzgeräusch über der Herzspitze bei unzureichender Verschlussfähigkeit infolge einer Vorwölbung der Mitralklappensegel (echokardiographisch Mitralklappenprolaps, s. Abb. 4.4). Der Herzklappenfehler war unbedeutend, nicht herzkreislaufwirksam. Die Belastbarkeit auf dem Fahrradergometer lag bei 275 Watt bei einem maximalen Puls von 190/min ohne krankhafte EKG-Veränderungen, also keine Bedenken gegen das Marathonlaufen.
Einige Monate später rief mich die Mutter wegen zunehmender Gewichtsabnahme ihres Sohnes auf jetzt 54 kg beunruhigt an, da sie eine Magersucht ihres Sohnes befürchtete, weil er nach dem Essen immer zur Toilette gehe.
Im September 1989 suchte Herr T. uns schließlich wieder in der Praxis auf, da er

**Abb. 4.4:** Im Herzultraschall dargestellter Mitralklappenprolaps mit geringer Verschlussunfähigkeit der Mitralklappe (Segelklappe zwischen linkem Vorhof und linker Herzkammer) bei dem magersüchtigen Marathonläufer T. (s. auch Kap. 14)

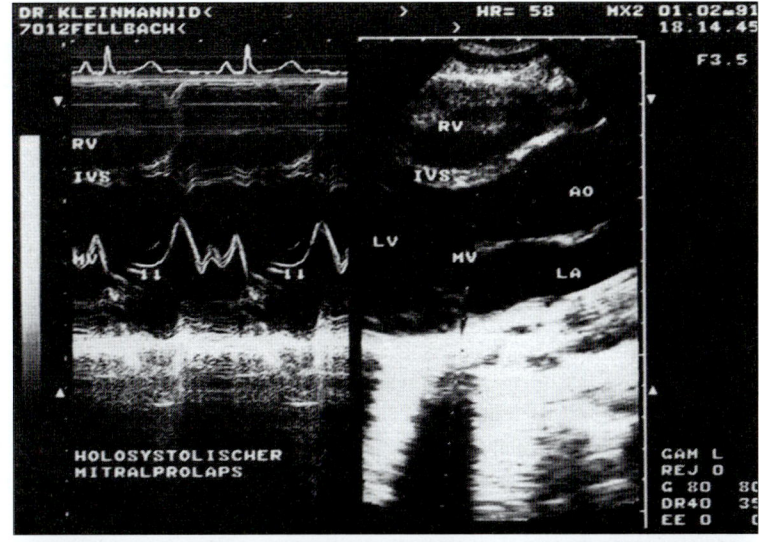

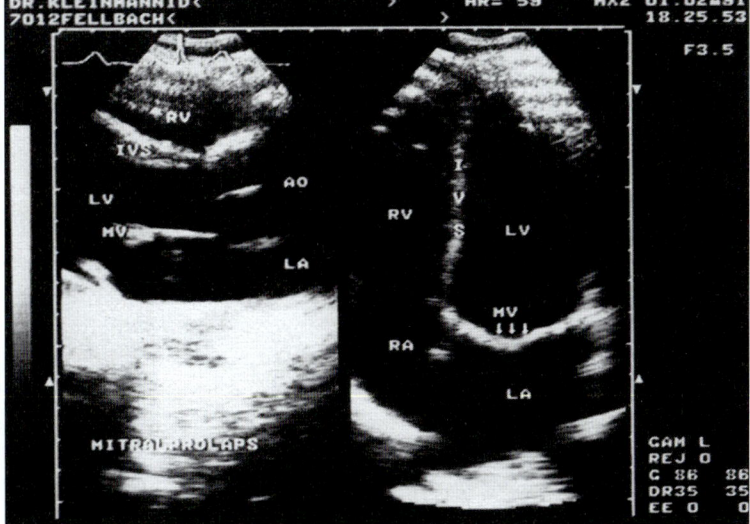

einen Leistungseinbruch bemerkte. Er habe in 4 Wochen 8 kg an Gewicht abgenommen, würde sehr viel essen, dann aber wieder erbrechen, da er sich „zu voll" fühle. Das Gewicht lag jetzt bei 55 kg (s. Abb. 4.5). Labormäßig waren eine Eisenmangelanämie (Hb 12,7 g%) und eine gering verminderte Zahl der weißen Blutkörperchen (3.400) auffällig.

Nach ausführlicher Beratung und Gabe eines Eisenpräparates nahm Herr T. zunächst in 3 Wochen 2 kg wieder zu, das Hämoglobin stieg auf 13,2 g% an, die weißen Blutkörperchen normalisierten sich. Danach nahm Herr T. wieder an Gewicht ab. Im März 1990 erfolgte dann bei einem Gewicht von 48 kg eine 9-wöchige stationäre Behandlung in einer psychosomatischen Klinik, wo Herr T. mit einem Gewicht von 60 kg entlassen wurde. Danach fühlte er sich wieder leistungsfähig und legte im September 1990 einen Marathon in 3:09 h zurück. Im Februar 1991 suchte T. uns erneut wegen eines Rückfalles mit Leistungseinbruch auf. Das Hämoglobin war auf 11,9 g% und die weißen Blutkörperchen (2.900/µl) noch weiter abgefallen. Er hatte wieder 5-mal pro Tag nach Heißhungerattacken selbst Erbrechen provoziert. In der psychosomatischen Klinik, in die T. erneut eingewiesen wurde, erfolgte eine Einzel- und Gruppentherapie, anfangs in Zimmerklausur, wobei er 3-mal täglich sein Essen aufs Zimmer bekam. Die Toilette wurde nach dem Essen jeweils für 3 Stunden abgesperrt. Es wurde vertraglich vereinbart, dass er innerhalb von 14 Tagen mindestens 1 kg an Gewicht zunehmen muss, um aus der Zimmerklausur entlassen zu werden. In der zweiten Phase der Therapie wurde mit T. vertraglich eine Gewichtszunahme von mindestens 700 g wöchentlich vereinbart.

Anfänglich gelang es dem Patienten für kurze Zeit, die geforderte Gewichtszunahme einzuhalten, doch dann versuchte er durch Wassertrinken und heimliche Fressanfälle sein Gewicht kurz vor der Entlassung zu erhalten. Von Seiten der Mitarbeiter der psychosomatischen Klinik wurde deutlich gemacht, dass eine Wiederaufnahme nur bei einem Gewicht von mindestens 54 kg möglich ist, die Entlassung erfolgte bei einem Gewicht von 51,4 kg.

Der Patient ging ein halbes Jahr später für einige Monate zum Studium in die USA. Ende Dezember 1992 suchte er uns mit 47 kg und Schwächegefühl auf. Er war mit seiner Essstörung rückfällig geworden. Nun erfolgte eine erneute psychosomatische Behandlung von Januar 1993 bis März 1993 in einer anderen psychosomatischen Klinik. Es wurden wieder psychotherapeutische Vereinbarungen getroffen, an die sich der Patient jedoch nicht hielt. Dennoch konnte ein Entlassungsgewicht von 53,8 kg erreicht werden.

Der Patient, der in einem weiter entfernten Ort studierte, suchte uns erst wieder im Oktober 1993 auf, nachdem er wieder rückfällig wurde. Das Gewicht betrug 46,5 kg bei 180 cm Größe.

Es erfolgte eine weitere stationäre Behandlung in einer dritten psychosomatischen Klinik von Ende April 1994 bis Juni 1994. Dort wurde T. wegen unzureichender Mitarbeit „aus therapeutischen Gründen" vorzeitig entlassen. Anschließend suchte er uns zusammen mit seinen Eltern bei einem Gewicht von 43 kg auf. Wir stellten ihn daraufhin an einer Universitätsklinik vor, wo er kurzfristig unter den Diagnosen „Hypokaliämie infolge selbst induziertem Erbrechen bei bulimisch anorektischer Essstörung" behandelt wurde. Die dort zur Ernährung gelegte Magensonde entfernte sich der Patient selbst. Er bestand auf Entlassung. Er nahm auswärts wieder ein Studium auf (Gesundheitswissenschaften), musste dann von März bis Mai 1996 bei einem Gewicht von 35,4 kg stationär behandelt werden. Im Oktober 1996 suchte er uns wieder in Begleitung seines Vaters bei einem Gewicht von 37,7 kg und einer aktuell gemessenen Größe von 178 cm auf. Blutdruck 90/60 mmHg, Hämoglobin 11,9 g%, Leberwerte leicht erhöht. Die von uns angeratene Krankenhauseinweisung wurde vom Patienten verweigert. Trotz Hinweis auf die lebensgefährliche Situation ließ sich T. nicht überzeugen. Ich lehnte daraufhin im Beisein des Vaters die Verantwortung ab. Herr T. wechselte spontan den Arzt. In einem handschriftlichen Brief vom 18.11.1996 verlangt T. die Übersendung seiner sämtlichen Krankenunterlagen für den neuen Arzt (Psychosomatiker). 2 Jahre später erhielt ich die Todesanzeige „nach langem Kampf gegen seine Krankheit von uns gegangen …".

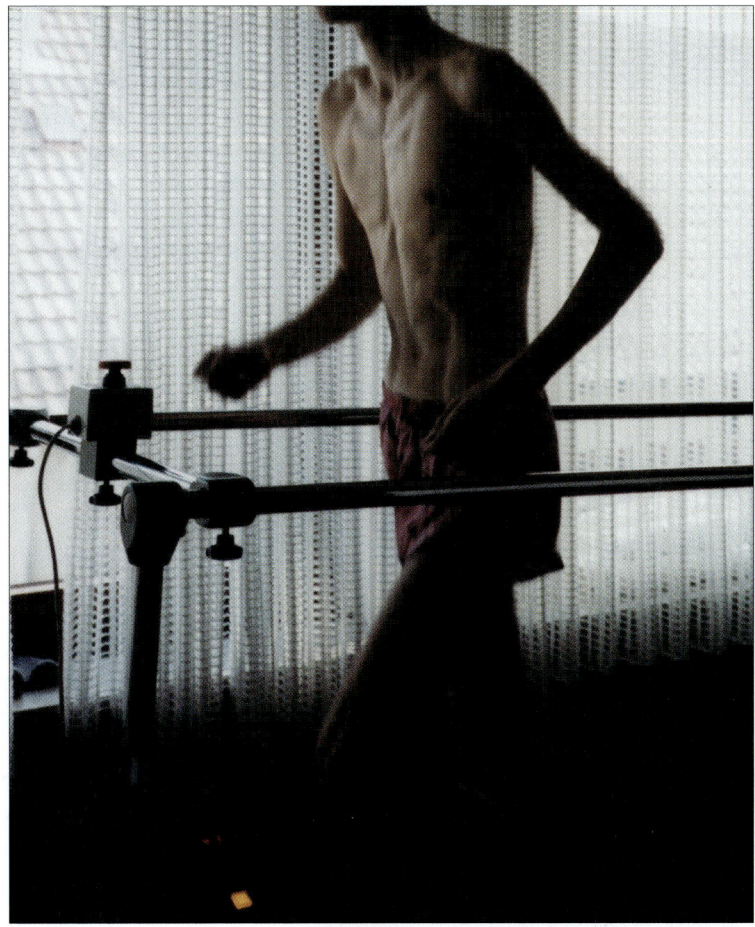

**Abb. 4.5:** 21-jähriger magersüchtiger Marathonläufer T. auf dem Laufband mit einem Gewicht von 55 kg bei 180 cm Größe. Das von uns 2 Jahre vor seinem Tod zuletzt gemessene Gewicht (bekleidet) betrug 37,7 kg!

**Magersucht (Anorexia nervosa)**

„Ein erschreckend hoher Anteil der langstreckenlaufenden DLV-Kader-Athletinnen ist magersüchtig", schreibt einmal ein Nationaltrainer [28a]. Hier muss man natürlich erst fragen, ob die allgemein anerkannten **Kriterien der Magersucht** der American Psychiatric Association erfüllt sind. Sie lauten für die Magersucht:

Das Körpergewicht wird absichtlich nicht über dem der Körpergröße und dem Alter entsprechenden Minimum gehalten.
Trotz des bestehenden Untergewichtes besteht ausgeprägte Angst vor Gewichtszunahme.
Die Körperwahrnehmung (Gewicht, Größe, Form) ist gestört; beispielsweise fühlen sich die Patienten bei offensichtlichem Untergewicht zu dick.
Bei Frauen setzen mindestens 3 aufeinander folgende Menstruationszyklen aus.

Häufige Symptome der Magersucht sind in Tabelle 4.1 aufgelistet.

**Tab. 4.1:** Häufige Symptome bei Magersucht

| Häufige Symptome bei Magersucht |
|---|
| Ausbleibende Menstruation bei Frauen |
| Schwindelgefühl (erniedrigter Blutdruck) |
| Langsamer Puls (Bradykardie) |
| Leichtes Frieren (Hypothermie) |
| Trockene Haut |
| Bläuliche Finger und Lippen (Akrozyanose) |
| Schwächegefühl |
| Appetitlosigkeit |
| Libidomangel |
| Zahnschäden durch Erbrechen |

**Fresssucht (Bulimia nervosa)**

Während ein extremes Untergewicht meist recht frühzeitig eine Essstörung im Sinne einer Anorexia nervosa vermuten lässt, bleibt eine „Fresssucht" (Bulimia nervosa) durch das Vorliegen eines Normalgewichtes lange Zeit verborgen. Bei dieser Essstörung liegen Heißhungerattacken mit dem Gefühl vor, die Kontrolle über das Essen während einer solchen Phase zu verlieren. Mit Abführmitteln, Wasser treibenden Medikamenten, Erbrechen, Fasten und exzessivem Sport wird häufig einer Gewichtszunahme gegengesteuert. Diese Heißhungerattacken mit Gegensteuerung erfolgen mindestens 2-mal pro Woche über 3 Monate. Wie bei der Magersucht wird das Selbstwertgefühl übermäßig durch Körperfigur und Gewicht beeinflusst.

Wie in unserem geschilderten Fall kommen Anorexia nervosa und Bulimie auch kombiniert vor. Insgesamt scheinen Essstörungen bei Frauen häufiger vorzuliegen als bei Männern. Doch sind offenbar Ursachen und Ausprägungen in beiden Geschlechtern sehr ähnlich. Allerdings fanden Olivardia und Mitarbeiter [29], dass nur 16% der essgestörten Männer Hilfe in einer Selbsthilfegruppe oder bei einer Psychotherapie suchen, jedoch 52% bei den Frauen. Neben psychischen Auffälligkeiten haben Essstörungen, insbesondere die Magersucht, erhebliche, zum Teil lebensgefährliche körperliche Auswirkungen.

Yates und Mitarbeiter [46] stellten in einer Fragebogenaktion gewisse Parallelen zwischen zwanghaften Läufern und Magersüchtigen fest. Diese Untersuchung wurde dann aber wegen erheblicher methodischer Schwächen (keine objektiven Daten, keine statistische Analyse, keine Unterscheidung zwischen Lebensstil und bestimmter Erkrankung) in Leserbriefen kritisiert. Blumenthal und Mitarbeiter [6] konnten dagegen mit einem standardisierten Test in methodisch weniger anfechtbarer Weise keine Ähnlichkeit im persönlichen Profil zwischen Magersüchtigen und zwanghaften Läufern registrieren.

**Welches Gewicht ist noch normal?**

Was das Gewicht betrifft, so wird eine Grenze von 15% unter dem zu erwartenden Gewicht angegeben. Nach den Gewichtskriterien gilt ein Body-Mass-Index (Körpergewicht in Kilogramm geteilt durch Größe in Metern) von 17,5 und weniger als Hinweis für ein magersuchtbedingtes Untergewicht.

Doch sollte man sich vor einer vorschnellen Diagnose Magersucht bei ohnehin sehr schlanken Läuferinnen und Läufern hüten. Smith [38] führte an, dass bei manchen ernsthaft trainierenden Athleten der zu beobachtende exzessive Gewichtsverlust und die Nahrungsmittelabneigung gewöhnlich eher den Leistungsdruck des Sports widerspiegeln, als dass sie eine psychopathologische Erscheinung darstellen. Ein Untergewicht allein ist keinesfalls gleichbedeutend mit Magersucht. Eine solche liegt nur vor, wenn gleichzeitig die oben genannten psychopathologischen Kriterien zutreffen. Ausgeprägte Angst vor Gewichtszunahme trotz offensichtlichen Untergewichts, absichtlich herbeigeführtes Untergewicht und Verleugnung des Besorgnis erregenden Untergewichts usw. Während im Spitzensport, besonders im Langstreckenlauf, trotz des Fehlens eines wissenschaftlichen Nachweises der Eindruck entstehen könnte, dass bei Mädchen und jungen Frauen die Anorexia nervosa gehäuft vorkommt, so scheint dies im Breitensport nicht der Fall zu sein, schon gar nicht bei Männern.

Schwierig ist es allerdings, diese individuelle Gewichtsgrenze zu bestimmen. So kann bei Spitzensportlerinnen durchaus einmal der Body-Mass-Index unter 17,5 oder das Gewicht etwas unter der Formel Körpergröße in cm minus 100 minus 20% bei Spitzenläuferinnen liegen, die ausgesprochen viel essen und auch psychisch nicht auffällig sind.

**Laufeinschränkung bei Essstörung**

Katz [23] beschrieb 2 Langstreckenläufer mit Anorexia nervosa und Bulimie, einen 32-jährigen Arzt und einen 22-jährigen Studenten. Schreiber und Mitarbeiter [36] berichten über einen 32-jährigen Sportdozenten und Läufer mit Bulimie. Alle 3 Fälle reagierten mit depressiver Verstimmung auf eine Laufeinschränkung. Um dies zu vermeiden, hatten auch unsere insgesamt 2 magersüchtigen Sportler ihren Trainingsumfang reduziert, jedoch nicht ganz aufgegeben. Blinder und Mitarbeiter [5] konnten sogar durch körperliches Training Erfolge hinsichtlich einer Verhaltensänderung und eine Gewichtszunahme bei Magersüchtigen erzielen.

**Theorie der „activity based anorexia"**

Epling und Mitarbeiter [11] stellten aufgrund von Tierversuchen die Theorie der „**activity based anorexia**" auf. Nach ihrer Meinung erzeugt eine erheblich gesteigerte Aktivität eine biologisch vermittelte Reduktion der Nahrungsaufnahme. Vermehrte Muskelarbeit und verminderte Nahrungsaufnahme mit nachfolgendem Gewichtsverlust könnten nach dieser Hypothese bestehen bleiben, wenn eine Veranlagung sowie psychologische und soziokulturelle Faktoren hinzukommen. Die Ergebnisse der Tierversuche, die paradox erscheinen (verstärkte extensive Arbeit führt zu einer verminderten Nahrungsaufnahme, dieses wiederum trotz reduzierter Kalorien zu einer erhöhten motorischen Aktivität), können an den Patienten der eigenen Praxis und nach persönlichen Erfahrungen als Langstreckenläufer nicht ohne weiteres bestätigt werden. Eine Appetitabnahme nach anstrengender Ausdauerbelastung ist wohl in Studien dokumentiert, jeder Langstrecken- und Ultralangstreckenläufer kann darüber berichten, doch der Appetit kommt dann in der Erholungsphase. Diese Erscheinung erklärt auch, warum Magersucht unter der großen Anzahl von Marathonläufern weiterhin eine Ausnahmeerscheinung ist. Der Langstreckenlauf ist wohl ein probates Mittel zur Beeinflussung von Risikofaktoren, vor allem der Fettsucht, doch muss man nicht hungern. So nahmen z.B. nach einer Untersuchung von Wood [45] Übergewichtige nach Beginn eines Lauftrainings mehr Kalorien auf als zuvor und verloren dennoch an Gewicht, jedoch nicht derart extrem, dass die Gefahr einer Magersucht bestand.

**Gründe für Essstörungen**

Insbesondere Sportlerinnen werden häufig magersüchtig, weil sie glauben, durch Gewichtsabnahme die **Leistung zu steigern** und nicht wegen eines High-Gefühls durch Hungern. Es ist auch nicht so, dass ein Langstreckentraining primär zur schnelleren Gewichtsabnahme bei bereits bestehender Magersucht dient. So waren ebenso wie unser Patient 21 von 33 Patienten der Arbeitsgruppe um Kron [26] bereits vor Ausbruch der Anorexia nervosa sportlich sehr aktiv. 8 von 11 nachuntersuchten Magersüchtigen betrieben weiterhin auch nach Gewichtsnormalisierung Ausdauersport. Doch erscheint der Rückschluss von Kron und Mitarbeiter [26], dass „Hyperaktivität" ein frühes und anhaltendes Merkmal von Magersucht darstellt, in Anbetracht des heutigen Massenphänomens Marathon mit Zehntausenden von Teilnehmern bei den großen Stadtmarathonläufen doch recht gewagt. Diese Läufer sind sicherlich fast alle sehr schlank, doch leiden sie nur ausnahmsweise an Magersucht.

Wenn sich ehrgeizige Sportlerinnen und Sportler durch Hungern und damit verbundene Gewichtsabnahme eine Leistungssteigerung erhoffen, so mag bei weniger sportlichen Personen **das äußere Erscheinungsbild** im Vordergrund stehen. So berichtet Der Spiegel in Ausgabe 51/1994 auf Seite 66: „In den Chefetagen der Wirtschaft bestimmen drahtig-asketische Typen wie Edzard Reuter das Bild des erfolgreichen Managers. Dynamisch und schlank hat ein Unternehmer zu sein, und der US-Psychiater Albert Stunkard behauptet gar: Pro Pfund Übergewicht sinkt das Jahreseinkommen amerikanischer Führungskräfte um 1000 $."

„Lieber fit als fett" ist ein Slogan unserer Zeit. Das Körperideal unserer westlichen Gesellschaft ist von **Schlankheit und Fitness** geprägt. Die Werbung setzt entsprechende Maßstäbe, von denen viele nur träumen können. Manche versuchen diese Ziele durch Hungerkuren und Fressattacken zu erreichen. Therapieresistente Essstörungen und psychische Auffälligkeiten sind die Folge, wie auch unser Fallbeispiel demonstrierte. Ein Fall, der auch im besagten Spiegelartikel unter dem Namen „Jochen" erwähnt wird, ein Artikel, den mir Jochen nicht ohne Stolz zukommen ließ.

Man fragt sich natürlich, warum hungern normal- bzw. idealgewichtige Sportler?

Bergh und Mitarbeiter [4] erklären dies mit **neurochemischen Substanzen**, die durch Hungern und Sport im Gehirn freigesetzt würden und den meist jungen Mädchen ein angenehmes Gefühl gäben. Beim Hungern nehmen die Blutcortisolspiegel zu, was bekanntlich zu einer euphorischen Stimmung führt. Deswegen würde weiter gehungert und weiter Sport getrieben.

„Rennen bis zum Umfallen, das macht Laune", lautete eine Schlagzeile in Medical Tribune Nr. 36 vom 08.09.1995. Unter dieser Schlagzeile wurde über eine Untersuchung von Pronk und Mitarbeitern [33] berichtet, die an 25 Frauen zeigten, dass bei voller Verausgabung durch Radfahren oder Laufen die Anspannung sinkt und das Selbstbewusstsein steigt. Ob nun hormonelle Einflüsse mit psychischer Auswirkung dafür allein verantwortlich sind, dass besonders bei Elitesportlerinnen gehäuft Magersucht zu beobachten ist, erscheint mir unwahrscheinlich. Vielmehr dürften auch sportliche Ziele eine Rolle spielen. So berichtet beispielsweise Sports Nr. 2 von 1988 auf Seite 93 über Olivia Grüner mit dem Titel „Wenn die fixe Idee zur Krankheit wird: Vorne laufen die Bleistifte". Olivia Grüner gewann mit 16 Jahren den Münchenmarathon in 2:38:51 h, bevor sie 2 Jahre später mit 31 kg bei 1,68 m Körpergröße wegen Magersucht stationär behandelt wurde. Sie meinte durch Gewichtsabnahme schneller zu werden. Sie nahm wohl den Spruch des Trainers und Laufjournalisten Manfred Steffny „Vorne laufen die Bleistifte und hinten die Radiergummis" zu wörtlich.

Von dem Talent Olivia Grüner hat man später in der Laufszene nichts mehr gehört. Doch es gibt auch Läuferinnen, die nach überstandener Magersucht wieder absolute Spitzenleistungen bringen. So wurde die Schwedin Sara Wedlund 1996 mit 19 Jahren Zweite bei der europäischen Cross-Meisterschaft in Alnwick (Großbritannien), nachdem sie 4 Jahre zuvor wegen einer schweren Anorexia nervosa im Krankenhaus behandelt werden musste. Viele mussten schon die Erfahrung machen, dass eine Gewichtsabnahme nur bis zu einem gewissen Punkt mit einer Leistungsverbesserung einhergeht. Wird diese individuelle Schwelle unterschritten, so ist ein rapider Leistungsabfall die Folge.

## Prognose

Wie ernst es um ihren Gesundheitszustand steht, wird von den Magersüchtigen häufig nicht erkannt. So konnten Herzog und Mitarbeiter [18] zeigen, dass trotz differenzierter Therapiekonzepte 10% der Patientinnen im Langzeitverlauf (Erkrankungsdauer mehr als 10 Jahre) verstarben. Deter und Mitarbeiter [10] stellten im Langzeitverlauf von Magersüchtigen fest, dass im Mittel 12 Jahre nach stationärer Therapie 40% als geheilt gelten, knapp 30% zeigten weiterhin schwere psychische Störungen, während 30% einen desolaten Verlauf nahmen, wovon ein Drittel bereits verstorben war.

## Literatur

[1] Appenzeller O, What makes us run? N Engl J Med (1981), 305, 578
[2] Appenzeller O et al., Opioides and endurance training: Longitudinal study. Ann Sports Med (1984), 2, 22
[3] Arentz T, De Meirleir K, Hollmann W, Die Rolle der endogenen opioiden Peptide während Fahrradergometerarbeit. Dtsch Z Sportmed (1986), 37 (7), 210
[4] Bergh C et al., Nature Medicine (1996), 2, 21–22
[5] Blinder BJ, Freeman DMA, Stunkard AJ, Behaviour therapy of anorexia nervosa. Effectiveness of activity as a reinforcer of weight gain. Am J Psychiatr (1970), 126, 1093
[6] Blumenthal JA, O'Toole LC, Chang JL, Is running an analogue of anorexia nervosa? JAMA (1984), 252, 520
[7] Collingwood TR, The effects of physical training upon behaviour and self attitude. J Clin Psych (1972), 28, 583–585
[8] Dearman J, Francis KT, Plasma levels of catecholamines, cortisol and beta-endorphins in male athletes after running 26, 2, 6 and 2 miles. J Sports Med (1983), 23, 30–38
[9] De Meirleir K et al., Beta-endorphin and ACTH levels in peripheral blood during and after aerobic and anaerobic exercise. Eur J Appl Physiol (1986), 55, 5–8
[10] Deter HC, Herzog W, Anorexia nervosa in a long-term perspective: results of the Heidelberg-Mannheim-Study. Psychosom Med (1994), 56, 20–27
[11] Epling WF et al., A theory of activity-based anorexia. Int J Eating Disorders (1983), 3 (1), 27
[12] Folkins CH, Effects of physical training on mood. J Clin Psych (1976), 32, 385–388
[13] Glaemsta EL et al., Concomitant increase in blood plasma levels of immunoreactive hemorphin-7 and beta-endorphin following long distance running. Regulatory Peptides (1993), 49, 9–18
[14] Greist JH et al., Running as a treatment for depression. Comprehens Psychiatr (1979), 20, 41–54
[15] Haggag A et al., Seasonal mood variation: epidemiological study in northern Norway. Acta Psychiat Scand (1990), 81, 141–145
[16] Haier RJ, Quaid K, Mills JSC, Naloxone alters pain perception after jogging. Psychiatry Res (1981), 5, 231–232
[17] Herholz K et al., Regional cerebral blood flow in man at rest and during exercise. J Neurol (1987), 234, 9
[18] Herzog W et al. (1992) The course of eating disorders: Long-term follow-up studies of anorexia and bulimia nervosa. Springer, Berlin, Heidelberg, New York
[19] Hollmann W et al., Über neue Aspekte von Gehirn, Muskelarbeit, Sport und Psyche. Dtsh Z Sportmed (1993), 44 (10), 478–490
[20] Hughes JR, Casal DC, Leon AS, Psychological effects of exercise. A randomized crossover trial. J Psychosom Res (1986), 30, 355–360
[21] Janal MN et al., Pain sensitivity, mood and plasma endocrine levels in man following long-distance running: effects of naloxone. Pain (1984), 19, 13–25
[22] Jorgensen LG et al., Middle cerebral artery flow velocity and blood flow during exercise and muscle ischemia in humans. J Appl Physio (1992), 72 (3), 1123–1132
[23] Katz JL, Long-distance running, anorexia nervosa, and bulimia: a report of two cases. Compr Psychiatry (1986), 27, 74
[24] Kelso TB et al., Exercise-thermoregulatory stress and increased plasma beta-endorphin/beta-lipotropin in humans. J Appl Physiol (1984), 57, 444–449
[25] Kleinmann D, Anorexia/Bulimia nervosa und Mitralklappenprolaps bei einem Marathonläufer. Dtsch Med Wschr (1991), 116 (17), 1788–1793

[26] Kron L et al., Hyperactivity in anorexia nervosa. A fundamental clinical feature. Compr Psychiatry (1978), 19, 433
[27] Krüger A, Wildmann J, Anstieg des Beta-Enorphinspiegels bei Wiederholungsbelastungen. Dtsch Z Sportmed (1986), 37, 245
[28] Krüger A et al., Inter- and intraindividual variations of plasma beta-endorphin-like-immunoreactivity caused by running 10 km. Ann Sports Med (1985), 2, 111
[28a] Lange G (1991) Trainingssteuerung zur Vermeidung von Ermüdungsbrüchen. In: Wurster KG, Weiske RF (Hrsg.), Ermüdungsbruch durch Osteoporose, 65. Springer, Berlin, Heidelberg, New York, Tokyo
[29] Olivardia R et al., Eating disorders in college men. Am J Psychiatr (1995), 152, 1279–1285
[30] Ossip-Klein DJ et al., Effects of running or weight lifting on self-concept in clinical depressed women. J Consult Clin Psychol (1989), 57 (1), 158–161
[31] Partin C, Runners high. JAMA letter (1983), 249 (1) 21
[32] Pierce EF et al., Exercise dependence in relation to competitive orientation of runners. J Sports Med Phys Fitness (1993), 33, 189–193
[33] Pronk NP et al., Maximal Exercise and acute mood, Physiology and Behaviour (1995), 57, 1–4
[34] Ransford CP, A role for amines in the antidepressant effect of exercise: a review. Med and Sci in Sports and Exercise (1982), 14, 1–10
[35] Scamples P, Phys Sports Med (1987), 15 (10), 172–180
[36] Schreiber W et al., Leistungssport und Bulimia nervosa. Dtsch Z Sportmed (1989), 40, 40
[37] Schwarz L, Kindermann W, Beta-Endorphin, Cortisol und Katecholamine während fahrradergometrischer Ausdauerbelastungen und Feldtestuntersuchungen. Dtsch Z Sportmed (1989), 40 (5), 160–166
[38] Smith NJ, Excessive weight loss and food aversion in athletes simulating anorexia nervosa. Pediatrics (1980), 66, 139
[39] Stephens T, Physical activity and mental health in the United States and Canada: Evidence from population surveys. Prev Med (1988), 17, 35–47
[40] Strüder HK et al., Effekt of exercise intensity on free to branched-chain amino acid ratio and plasma prolactin during endurance exercise. Can J Appl Physiol (1997), 22, 280–291
[41] Suter E et al., Effekte von Jogging auf psychisches Befinden und saisonale Stimmungsschwankungen: Eine randomisierte Studie mit gesunden Frauen und Männern. Schweiz Med Wschr (1991), 121, 1254–1263
[42] Weber A (1985) Gesundheit und Wohlbefinden durch regelmäßiges Laufen. Jungfermann-Verlag, Paderborn
[44] Wildmann J et al., Increase of circulating beta-endorphin-like immunoreactivity correlates with the change of feeling of pleasantness after running. Life Sci (1986), 38, 997–1003
[45] Wood PD, Those who „eat and run" may lead healthier lives. Medical News. JAMA (1983), 250, 2589
[46] Yates A, Leehey K, Shisslak C, Running. An analogue of anorexia? N Engl J Med (1983), 308, 251

# 5 Anstrengungsasthma

**Fallbeispiel**
Es waren die württembergischen Hallenmeisterschaften für Schüler über 800 m in Stuttgart, als meine Tochter Larissa hinter der Ziellinie saß, nach Luft schnappend und hustend. Eigentlich nicht ungewöhnlich nach einem anaeroben Rennen mit hohen Laktatspiegeln. Doch der Husten hörte nicht auf, ein trockener Reizhusten, der sich erst nach knapp einer Stunde beruhigte, als wir die Halle verlassen hatten. Ich hatte sogleich den Verdacht auf ein beginnendes Anstrengungsasthma. In der Familie leidet niemand daran, niemand hat eine Pollenallergie. Dennoch machte ich einen entsprechenden Allergietest. Er fiel positiv auf Frühblüher wie Haselnuss und ausgeprägt positiv auf Gräserpollen aus. Als dann ein paar Monate später die Gräser blühten, hatte Larissa erstmalig die Zeichen eines Heuschnupfens wie Augentränen und laufende Nase. Bei Tempoläufen – nur dort – trat eine erschwerte Atmung mit pfeifendem Geräusch und nach Laufende anhaltendem Reizhusten auf.

**Fallbeispiel**
Ein Altersklassenläufer hatte sich zum Hamburg-Marathon angemeldet, Bahnfahrkarte bereits gekauft, Hotelzimmer gebucht. Da er einige Tage zuvor Knieschmerzen bekam, nahm er am Abend vor dem Lauf und am Wettkampftag nach dem Frühstück eine Aspirintablette. Schon in der Nacht konnte er daraufhin schlecht schlafen, die Nase lief und die Atmung war etwas erschwert. Beim Laufen selbst hatte er dann wohl keine Knieschmerzen mehr, dafür mehr Luftnot als früher. Er lief den Marathon deshalb eine halbe Stunde langsamer als üblich und suchte am nächsten Tag unsere Praxis auf.

**Fallbeispiel**
Frau H., 65 Jahre alt, Marathonläuferin, ließ sich vor vielen Jahren von ihrem Mann wegen eines akut aufgetretenen „Hexenschusses" in die Praxis bringen. Sie konnte sich kaum bewegen und wollte dieselbe Spritze, die etwa ein halbes Jahr zuvor bei ähnlichem Beschwerdebild so gut geholfen habe. Ich gab ihr wieder die Diclofenac-Spritze in den Gesäßmuskel. Sie hatte Diclofenac auch in Tablettenform bisher immer gut vertragen. Doch jetzt – sie hatte gerade den Aufzug im Erdgeschoss verlassen – schwollen ihre Augenlider und Lippen plötzlich an, daneben Schwindelgefühl. Sie bekam Luftnot mit pfeifendem Atemgeräusch und fuhr sofort wieder mit dem Aufzug in die Praxis. Nach umgehender hoch dosierter Kortisoninjektion, Adrenalin und einem Antiallergikum besserte sich der Zustand zusehends, Atemnot und Schwellungen gingen zurück, der Kreislauf war stabil, weshalb die Patientin auch eine weitere Krankenhausüberwachung strikt ablehnte.

3 Beispiele aus der Praxis mit unterschiedlichen Aspekten einer neu aufgetretenen Luftnot bei Läufern. Im 1. Fall hat sich eine Pollenallergie entwickelt, die zu einer Überempfindlichkeitsreaktion der Bronchien bei Anstrengung führte (hyperreagibles Bronchialsystem). In den beiden anderen Fällen war es eine Unverträglichkeit zweier schmerz- und entzündungshemmender Medikamente, die bisher von beiden Personen vertragen wurden. An ein durch diese nicht nur von Sportlern häufig eingenommenen Arzneien induziertes Asthma muss man bei ungewöhnlich aufgetretener Luftnot denken [25]. Wenn möglich, sollte man von Injektionen dieser Medikamente absehen, da die Reaktionen im Sinne einer Anaphylaxie sehr dramatisch sein können, wie das 3. Beispiel zeigt. Solche Reaktionen kommen wohl äußerst selten vor, dennoch ist es mir gelungen, die auf Spritzen fixierte Patienten zu überzeugen, dass die Tabletten- bzw. Kapselform weniger gefährlich ist, die Wirkung etwa gleich, nur verzögert eintretend. Seit diesem Vorfall habe ich nie wieder Diclofenac injizieren müssen.

## 5.1 Was ist eigentlich ein Bronchialasthma?

Unter Bronchialasthma versteht man eine vorwiegend anfallsweise auftretende Verengung bzw. Verlegung der Atemwege auf dem Boden eines überempfindlichen (hyperreaktiven, hyperreagiblen) Bronchialsystems. Die Bronchien reagieren krankhaft gesteigert auf äußere (exogene) oder innere (endogene) Reize, die auch physiologischerweise in erheblich geringerem Ausmaß bereits zu einer Einengung der Bronchien (Bronchokonstriktion) führen. Die wichtigsten Auslösermechanismen für eine überschießende Bronchokonstriktion sind die **Allergie** und die **Infektion**. Sowohl für die allergiebedingte als auch für die infektbedingte Hyperreaktivität, man spricht auch von Hyperreagibilität, also für die Überempfindlichkeitsreaktion der Bronchien mit nachfolgender Verengung oder gar Verlegung des Lumens, sind Veränderungen im Bereich der Mastzellen, der Bronchialschleimhautzellen selbst, der glatten Bronchialmuskelzellen und des vegetativen Nervensystems verantwortlich. Mastzellen, die nicht nur in der Lunge, sondern in vielen anderen Organen wie Darm, Schilddrüse, Leber usw. zu finden sind, enthalten besonders viel Histamin und andere so genannte Mediatoren, also Überträgerstoffe, die bestimmte Reaktionen des Gewebes, hier die Bronchokonstriktion auslösen. Nicht nur der dadurch entstandene Muskelkrampf (Bronchospasmus) in der Bronchialwand führt zu einer Lumeneinengung der Bronchien, sondern auch eine entzündliche Reaktion mit Anschwellung der Bronchialschleimhaut und vermehrter Schleimproduktion. Atemnot ist die Folge.

Häufig liegt eine gewisse familiäre Veranlagung zu einer solchen Überempfindlichkeitsreaktion vor. In diesen Fällen hatten die Kinder oft Milchschorf, später dann Heuschnupfen. Schließlich kann sich ein allergisches Asthma auf Gräserpollen usw. entwickeln. Wenn es im Kindesalter auftritt, kann es in einem hohen Prozentsatz später wieder spontan ausheilen. So nimmt man an, dass ein Großteil der bei den Kindern erzielten Erfolge durch „Hyposensibilisierung" auf diese Spontanheilung zurückzuführen ist.

Von einem **anstrengungsinduzierten Asthma** (Anstrengungsasthma) spricht man, wenn etwa 3–8 Minuten nach einer ausgeprägten körperlichen Belastung eine vorübergehende Einengung der Bronchien (Bronchospasmus) auftritt [2]. Etwa 3% der gesunden jungen Menschen, 40% der nicht asthmatischen Allergiker und 90% der Asthmatiker bekommen unter körperlicher Belastung anfallsweise Luftnot im Sinne eines Anstrengungsasthmas [15]. Doch erhält man durch eine Lungenfunktionsüberprüfung eine sicherere Diagnose [28]. Wenn die Einsekundenkapazität FEV1 (Forced expiratory volume/sec), also die Luftmenge, die maximal in 1 Sekunde ausgeatmet werden kann, nach einer möglichst hohen Belastung um mindestens 7% [28], nach Harries [11] um 15% gegenüber dem Ausgangswert abfällt, so kann man von einem Anstrengungsasthma ausgehen. Doch muss ungewöhnliche Atemnot eines durchtrainierten, bisher gesunden Sportlers beim Laufen nicht immer ein Anstrengungsasthma sein, wie zum Beispiel eine Fallstudie von Gimenez und Mitarbeiter [7] zeigte, wo sich die ursprüngliche Verdachtsdiagnose nicht bestätigte. Die belastungsabhängige Luftnot des Ausdauersportlers war auf Lungenembolien zurückzuführen (s. auch Kap. 6). Den ersten Hinweis auf die richtige Diagnose erhielt man durch eine Ultraschalluntersuchung des Herzens. Eine fundierte fachinternistische Untersuchung ist bei jeder ungewöhnlichen Luftnot auch oder gerade beim Sportler erforderlich.

Wie die Praxis zeigt, wird bei Sportlern die unter stärkerer Belastung (in der Regel über 85% der maximalen Leistungsfähigkeit) auftretende Atemnot zunächst als durch ungenügenden Trainingszustand bedingt verkannt. Vor allem bei Pollenallergikern muss man immer an die Möglichkeit eines anstrengungsinduzierten Asthmas denken, auch wenn anfangs nicht immer anfallartig Luftnot auftritt, sondern lediglich Husten, sportlicher Leistungsknick oder nächtliche Atemnot.

Je intensiver die Anstrengung, desto stärker entwickelt sich das Anstrengungsasthma [6, 8, 12]. Ist die Belastung weniger intensiv oder wird sie immer wieder unterbrochen, (intervallartiges Training), so tritt seltener und in geringerem Ausmaß ein Anstrengungsasthma auf. Die Einengung der Bronchien kann bei sehr überempfindlichen Asthmatikern bereits nach 2–3 Minuten Anstrengung eintreten, meist jedoch nach 6- bis 8-minütiger Dauerbelastung, um dann mit zunehmender Belastungsdauer wieder abzunehmen.

> Das Anstrengungsasthma ist also eine während der ersten Minuten einer körperlichen Belastung infolge Einengung der Bronchien auftretende Atemnot, die meist innerhalb der folgenden 30 Minuten wieder verschwindet.

Es sind allerdings auch Spätreaktionen beschrieben worden. Es ist auch typisch, dass etwa 3–5 bzw. 7 Minuten nach einer relativ hohen Belastung die Luftnot ihr Maximum erreicht. Die eigentliche Spätreaktion kann aber auch erst 3–8 Stunden nach Belastungsende auftreten.

## 5.2 Wodurch wird ein Anstrengungsasthma provoziert?

Ruhe und Belastung lösen insbesondere bei schnell einsetzenden hohen Belastungen, also bei abruptem Wechsel aus der Ruhe zur Anstrengung bei einem überempfindlichen (hyperreagiblen) Bronchialsystem, asthmatische Beschwerden aus. Weniger asthmogen sind langsam gesteigerte Belastungen. Der Mechanismus eines anstrengungsinduzierten Asthmaanfalls ist noch nicht im Einzelnen geklärt. Es scheinen mehrere Faktoren eine Rolle zu spielen (s. Tab. 5.1).

> Bedeutend für die Auslösung eines Anstrengungsasthmas ist der **Wärme-** und **Wasserverlust** bei belastungsbedingt verstärkter Atmung (s. Abb. 5.1).

Dabei wird die Einatmungsluft über die Schleimhaut der Atemwege wasserdampfgesättigt und auf die Körpertemperatur angewärmt. Bei körperlicher Anstrengung ist eine Nasenatmung praktisch nicht mehr möglich, d.h., kühlere und trockenere Luft wird unter Belastung tiefere Atemwege erreichen.

Die Bronchien kühlen sich ab. Die Bronchialschleimhaut verliert durch die wasserdampfgesättigte, auf Körpertemperatur angewärmte Ausatmungsluft Flüssigkeit. Da kalte Luft trocken ist, kann sie bei Erwärmung in den Atemwegen Wasser aufnehmen, was bei Training in der Kälte beachtet werden sollte. Bei einer vorliegenden Überempfindlichkeit führt nun die Abkühlung zu einer reflexartigen Engstellung der Bronchien. So konnten Anderson und Mitarbeiter [1] zeigen, dass wasserdampfgesättigte Luft das anstrengungs- bzw. hyperventilationsinduzierte Asthma vermindern konnte. Trockene Luft bei derselben Temperatur verstärkte das anstrengungsinduzierte Asthma! Die Erfahrung zeigt, dass das Anstrengungsasthma besonders an **kalten und trockenen Tagen** auftritt. Besonders die Gesichtskühlung führt zu einer verstärkten Engstellung der Bronchien [38].

Es konnte aber auch in Versuchen demonstriert werden, dass die Ausprägung des Anstrengungsasthmas nicht nur vom Wärmeverlust, sondern auch von der **Art der körperlichen Belastung** abhängig ist [8, 12]. Schwimmen in einer warmen und feuchten Umgebung führt nur selten zur Atemnot. Mc Fadden und Mitarbeiter [24] fanden, dass

Tab. 5.1: Zusammenstellung von ungünstigen und günstigen Faktoren beim Asthma [aus 17b]

| Ungünstig | Günstig |
| --- | --- |
| Kalte trockene Luft, nebliges Wetter, Blütenpollenflug oder Luft mit anderen Allergenen wie Tierhaare usw.<br>Rauchen (auch Mitrauchen/passiv)<br>„Smog" (Ozon, Schwefeldioxid etc.) | Warme, feuchte Luft<br>Saubere Luft, ggf. Klimawechsel<br>(Hochgebirge, Meeresluft, trockenes Wüstenklima) |
| Infekte wie Erkältungskrankheiten | Vorbeugung von Infekten<br>(Sauna, Vitamin C, Meiden von engem Kontakt mit Infizierten, frühzeitige Behandlung) |
| Kleine Trinkmenge | Große Trinkmenge, 2–3 l/Tag<br>(heiße Tees, verdünnte Fruchtsäfte) |
| Unzuverlässige Medikamenteneinnahme | Zuverlässige Medikamenteneinnahme |
| Keine oder ungenügende Atemgymnastik | Tägliche Atemgymnastik, ggf. mit Lagerungsbehandlung |
| Kein Ausdauertraining | Fast tägliches Ausdauertraining mit positiven Auswirkungen auf Stoffwechsel, Herz-Kreislauf-System, Lungenfunktion, Fließeigenschaften des Blutes |
| Schlechter Trainingszustand<br>(Stimmungstief, kein Selbstvertrauen) | Fitness (mit zunehmendem Trainingszustand steigt die Stimmung, mehr Selbstvertrauen) |
| Hohe Belastungsintensität (hohes Tempo), anhaltende Belastung ohne „Warm-up" | Geringe Belastungsintensität<br>Erst „Warm-up" durch wiederholte intervallartige Belastungen von je 30 Sekunden, danach Dauerbelastung (z.B. Langstreckenlauf) |
| Belastung in den frühen Morgenstunden | Belastung nachmittags |
| Langjähriges Fehlverhalten<br>(z.B. Raucher), ungenügend behandelte Erkrankungen | Frühbehandlung ggf. mit Änderung der Lebensweise |
| Psychische Belastungen | Ausgeglichenheit |

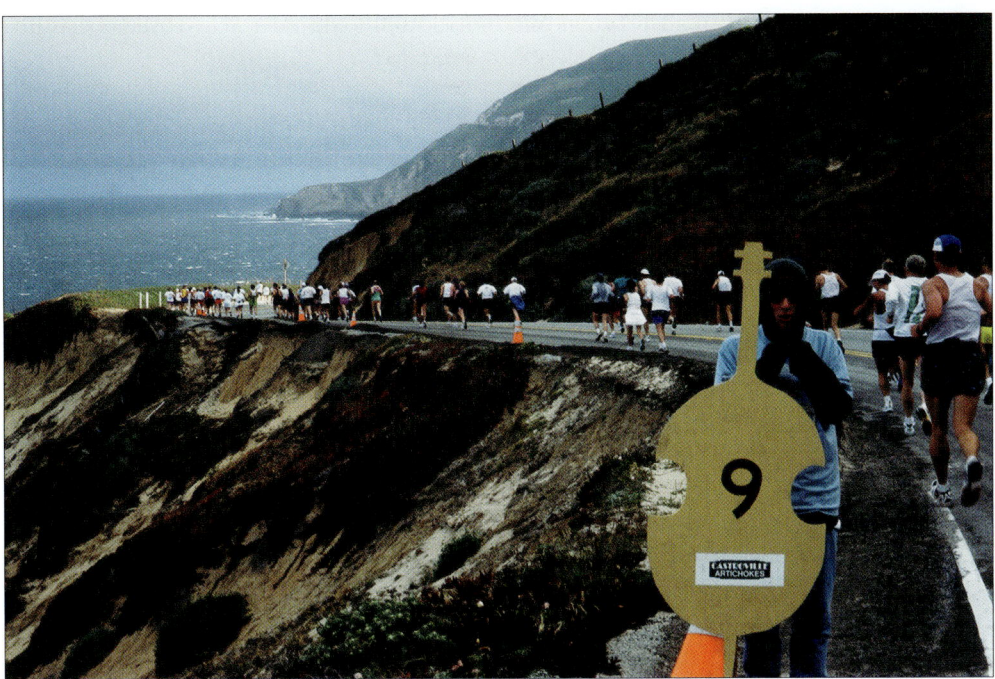

**Abb. 5.1:** Kalter Wind und hohe körperliche Belastung wie hier am frühen Morgen beim Big-Sur-Marathon/Kalifornien (Startzeit 7 Uhr!) Ende April provozieren eine Engstellung der Bronchien mit Luftnot und „pfeifendem" Atemgeräusch bei Vorliegen eines Anstrengungsasthmas, wenn keine medikamentöse Prophylaxe erfolgte. (Entsprechend der auf der Küstenstrecke am Pazifischen Ozean dargebotenen klassischen Musik werden die zurückgelegten Meilen auf Schildern angezeigt, die eine Geigenform haben.)

weder der bei körperlicher Tätigkeit auftretende Kohlendioxidabfall noch das gesteigerte Atemminutenvolumen noch der Laktatanstieg mit Übersäuerung des Blutes oder die Stimulation von verschiedenen Rezeptoren für sich allein eine wesentliche Bronchialeinengung auszulösen vermögen. Auch nach dieser Untersuchung waren Temperatur und Feuchtigkeit der Raumluft entscheidend. Über welchen Mechanismus der Wasserverlust über die Bronchien zur Einengung führt, ist noch unklar. Grundsätzlich ist bei empfindlichen Menschen bei einer Mindestleistung von 80–85% der individuellen maximalen Leistungsfähigkeit über einen Zeitraum von 6–8 Minuten mit asthmatischen Beschwerden zu rechnen. Ist dieser Asthmaanfall wieder vorbei, so ist das Bronchialsystem gegenüber weiteren asthmogenen Reizen refraktär.

Die **Refraktärperiode** wird als die Periode bezeichnet, wo eine wiederholte identische (gleiche Bedingungen) Anstrengung eine um mehr als 50% verminderte asthmatische Reaktion auslöst. Dieser Definition entsprechend weisen 40–50% der Asthmatiker für die nächsten 2 Stunden nach der ersten Belastung eine Refraktärperiode auf. Als Ursache wird angenommen, dass es zu einem Neuaufbau von Überträgerstoffen (Mediatoren) kommen muss, bis eine Anstrengungsreaktion von der ursprünglichen Stärke wieder ausgelöst werden kann [19].

## 5.3 Asthma durch Ozon?

Ozon bei hochsommerlichen Temperaturen ist weniger asthmogen, als man aufgrund der großen Publicity in den Medien erwarten würde. In der Regel merken auch Läufer mit Anstrengungsasthma bei den hierzulande auftretenden Sommerozonwerten keine wesentliche Verschlechterung der Atmung trotz Laufbelastung. So fanden beispielsweise Weymer und Mitarbeiter [36] bei 21 Asthmatikern im Alter zwischen 19 und 40 Jahren und körperlichem Training von 1 Stunde an 3 verschiedenen Tagen keinen Unterschied der Lungenfunktion zwischen ozonfreier Luft, Luft mit 214 µg Ozon/m$^3$ oder 536 µg Ozon/m$^3$ Luft. Lediglich bei 12 Patienten, die zusätzlich einem Ozongehalt von 858 µg/m$^3$ Luft ausgesetzt wurden, zeigte sich zunächst eine Verschlechterung der Lungenfunktion (FEV1-Wert), die sich innerhalb 1 Stunde wieder normalisierte. Die amerikanischen Forscher schlossen daraus, dass ein 1-stündiges mäßiges Körpertraining auch bei steigender Ozonbelastung mit Werten, die hierzulande nicht erreicht werden, kein Anstrengungsasthma auslöst. Den Sportlern macht in der Regel die **sommerliche Hitze** und nicht die Ozonbelastung zu schaffen. Dafür spricht auch, dass trotz der deutlich höheren Ozonwerte im Hochgebirge, z.B. in Davos/Schweiz, die Asthmatiker sich in der reinen, jedoch kühleren Bergluft besser fühlen als in einer Industriestadt im Tal mit weniger hohen Ozonwerten im Sommer, aber größerer Hitze.

Nicht auszuschließen ist eine **ozonbedingte Asthmaentstehung im Kindesalter**. McConnel und Mitarbeiter [23] untersuchten 3.535 Kinder aus 12 Gemeinden mit unterschiedlichen Ozonwerten. In der Studienlaufzeit von 5 Jahren entwickelten 265 Kinder ein Asthma. Betreiben die Kinder 3 oder mehr Mannschaftssportarten, so war das Asthmarisiko 1,8fach erhöht, in Gemeinden mit hohen Ozonkonzentrationen sogar 3-mal höher! Auch die Zeit, die im Freien verbracht wurde, korrelierte positiv mit der Asthmahäufigkeit in Gegenden mit hohen Ozonwerten. Keine Beziehung wurde zu anderen Formen der Luftverschmutzung wie Stickstoffdioxid oder Schwebstaubbelastung gefunden.

## 5.4 Vorbeugung asthmatischer Beschwerden

### 5.4.1 Atemtechnik und physiologische Grundlagen

Die Aufnahme von Sauerstoff und die Abgabe von Kohlendioxid erfolgt nur in den Lungenbläschen (Alveolen). An diesem Gaswechsel nimmt die Luft in den übrigen Atemwegen (Bronchien, Luftröhre usw.) nicht teil. Sie bleibt also unausgenutzt. Dieser „Totraum" beträgt etwa 170 ml und wird mit der Ausdauerbelastung infolge der aktiven Erweiterung der äußeren Luftwege (Erschlaffung der Bronchial- und Luftröhrenwand mit Herabsetzung des Luftwiderstandes) wesentlich größer [13].

Bereits durch eine bewusst tiefe Ausatmung kann man Energie bei der Atemarbeit sparen. So führt Israel [13] als Beispiel an:

Werden 90 l Luft pro Minute bei einer üblichen submaximalen Ausdauerbelastung gebraucht, so kann entweder 45-mal jeweils 2 l oder 30-mal jeweils 3 l Luft pro Minute eingeatmet werden. Diese 3 l pro Atemzug können nach tiefem Ausatmen der verbrauchten Luft problemlos erreicht werden. Das Mischungsverhältnis von Frischluft zu in der Lunge verbleibender Luft ist dann günstiger, wenn im erwähnten Beispiel 30-mal anstatt 45-mal geatmet werden muss, um die 90 l Luft pro Minute unter Belastung zu erhalten. Der Wirkungsgrad steigt bei der Tiefatmung in exspiratorischer Atemlage an [32].

Israel [13] empfiehlt, nach erfolgter normaler Ausatmung noch bewusst einen Ausatmungsstoß auszuführen. Dadurch erzielt man nicht nur die erwünschten günstigen Auswirkungen der Tiefatmung in Exspirationslage, sondern man entfernt auch am

Ende der Ausatmung gerade die Luft aus der Lunge, die am längsten am Gasaustausch teilgenommen hat. Die Ausatmung sollte dann etwa in einem zeitlichen Verhältnis von 4:3 im Vergleich zur Einatmung verlängert sein. Strikte Vorschriften eines starren Atem-Schritt-Verhältnisses lehnt Israel [13] zu Recht ab, da jeder kurzfristige Tempowechsel zu Störungen führt.

Die **Atmung durch die Nase** hat wohl hinsichtlich der Wärmeregulation, der Filterwirkung sowie der Anfeuchtung der Atemluft Vorteile. Doch ist der Widerstand bei der Nasenatmung bereits unter Ruhebedingungen 2- bis 3-mal höher als bei der Mundatmung. Bei Asthmatikern wird daher schon frühzeitig eine **Mundatmung** notwendig. Bei Gesunden ist der Übergang von reiner Nasal- zur Nasen-/Mundatmung bei einem Atem-Minuten-Volumen von 40–45 l notwendig, da es sonst zu einer Unterversorgung von Sauerstoff kommt [29]. Beim Lungenkranken wird es je nach Schweregrad der Funktionsstörung bereits früher der Fall sein.

Haas und Mitarbeiter [9] betrachten die Mundatmung beispielsweise beim Laufen als eine Voraussetzung für eine optimale Technik in Anbetracht der dabei eingenommenen Haltung mit etwas vorgeschobenem Oberkörper und etwas vorgestrecktem Kopf. Ob allerdings durch die Mundatmung eine erhöhte Infektanfälligkeit unter Kältebedingungen besteht, lässt sich nicht sicher sagen.

Wichtig ist, dass bei der Ausatmung, vor allem im Falle des Hustens, der Bauch eingezogen wird. Durch den dadurch erhöhten Druck im Bauch werden beide Zwerchfellhälften nach oben in den Brustkorb hineingewölbt. Beim folgenden Einatmen verkürzen sich dann die Zwerchfellhälften. Durch den Druck im Bauchraum flachen die vorher gewölbten Zwerchfellkuppen ab, führen aber nicht dazu, dass sich der untere Brustkorbabschnitt einzieht, wie es nach langjährigem chronischem Asthma bei Überblähung der Lunge meist der Fall ist, und zu Atemnot führt.

Ungünstig wirkt sich die weit verbreitete Gewohnheit aus, bei körperlichem und geistigem Stress tief einzuatmen, die Luft bei Überdehnungsdruck des Lungengewebes anzuhalten, um sie dann „stöhnend" wieder abzulassen. Auch hier gibt die Bauchwand infolge des erhöhten Druckes im Brustkorb nach. Eine regelrechte Pressatmung durch Luftanhalten, wie z.B. bei Klimmzügen oder Gewichtheben, drosselt durch den Überdruck im Brustraum die Sauerstoffabgabe in den Lungen, erschwert den Kreislauf und überlastet die Rumpfwand, die mit der Zeit ihre Spannkraft, Festigkeit und Form verliert.

Bei den chronisch Lungenkranken sind der Brustkorb, Rippen und Wirbelsäule versteift, die Atemmuskulatur verkrampft, die Bauchdecke erschlafft. Das Atmen fällt nun schwerer, eine zunehmende Atemnot folgt. Der entstehende Sauerstoffmangel führt zu einer erhöhten Atemfrequenz. Da die normale Atemmuskulatur überlastet ist, werden „Hilfsmuskeln" eingesetzt, vor allem die Halsmuskeln, der Kopfnicker, der Schulterblattheber und der Kapuzenmuskel. Diese Hilfsmuskeln ziehen den Brustkorb hoch und auseinander. Er ist also nach oben erweitert anstatt durch normale Zwerchfellbewegungen nach unten. Die Ausatmung ist dann genauso fehlerhaft und erfolgt lediglich durch Senken des hochgezogenen Brustkorbes. Atemnot muss zwangsläufig die Folge sein. Da die Bronchien häufig verengt sind, ist die Atemmuskulatur nicht mehr in der Lage, den nun erhöhten Luftwiderstand zu überwinden. Einer solchen Überforderung der Atemmuskulatur kann man durch eine gute Atemtechnik, durch Stärkung der bei der Atmung beteiligten Muskulatur und durch allgemeines Ausdauertraining begegnen.

Eine **fehlerhafte Atmung** ist natürlich nicht nur bei Lungenkranken zu beobachten, sondern häufig auch bei Leuten, die an Bewegungsmangel leiden. Man muss wissen, dass die Atmung ein durch zahlreiche Reflexmechanismen variabel gesteuerter Bewegungsvorgang ist. Dieser Bewegungsvorgang wird stark vom muskulären und knöchernen Bewegungsapparat beeinflusst. Wirbelsäulenverbiegung, „Blockierungen" der Gelenke zwischen Brustbein und Rippen, auch an der Wirbelsäule selbst usw. verursachen häufig eine Störung der Atmung.

Umgekehrt beeinflusst auch die Atmung selbst den Bewegungsapparat. Er bewirkt eine Überblähung der Lunge mit erhöhtem Spannungszustand des Lungengewebes, daneben muskuläre Verspannungen, auch Fehlhaltungen und andere krankhafte Veränderungen an allen bei der Atmung beteiligten Abschnitten des Bewegungsapparates. Da bei chronisch Lungenkranken der Brustkorb wie erwähnt nach oben gezogen ist, also mehr zur Einatmungsphase verschoben ist, verspannt sich sehr leicht die Muskulatur, die den Brustkorb entgegen der Schwerkraft halten muss. Die Atemmuskulatur verbraucht dadurch mehr Sauerstoff. Die Sauerstoffzufuhr zur arbeitenden Muskulatur ist jedoch aus 2 Gründen erschwert:

- Die feinen Kapillargefäße, die für die Blut- und damit Sauerstoffzufuhr sorgen, werden von der verkrampften Muskulatur gequetscht, wodurch die eigene Energieversorgung gedrosselt wird.
- Der vorwiegend gedehnt gehaltene Brustkorb enthält sauerstoffarme, verbrauchte Luft. Das heißt, die Sauerstoffaufnahme über die Lungenbläschen ist vermindert. Aus diesem Mechanismus entsteht das Gefühl der Atemnot, denn ein weitgehend gedehnter Brustkorb mit verbrauchter (Totraum-) Luft und erhöhtem Sauerstoffbedarf kann nicht weiter gedehnt werden. Darüber hinaus muss man sich die Lunge wie ein Gummiband vorstellen. Wenn ein Gummiband ständig gedehnt wird, so „leiert" es aus. Es ist kein Zug mehr dahinter. Auch eine Lunge, die ständig gedehnt gehalten wird, verliert an Elastizität. Sie kann sich nicht mehr zusammenziehen, um die verbrauchte Luft auszustoßen. Es müssen selbst beim Ausatmen vermehrt Atemmuskeln eingesetzt werden. Bei einem gesunden, richtig atmenden Menschen erfolgt die Ausatmung vorwiegend durch den Schwerkrafteinfluss auf den Brustkorb und die Eigenelastizität der Lungen, die sozusagen spontan „zusammenschnurren".

Ob krank oder gesund, ob Sportler oder Nichtsportler, das **tiefe bewusste Ausatmen** führt zu einer entspannten Atemmuskulatur, damit zu einem geringeren Sauerstoffbedarf und zu einer höheren Leistungsfähigkeit, da die maximal ausgeatmete verbrauchte Luft durch frische sauerstoffangereicherte ersetzt werden kann. Es ist daher leicht einzusehen, dass physikalisch bedingte Funktionsstörungen nicht allein durch eine medikamentöse Behandlung reguliert werden können, sondern durch eine gezielte physikalische Therapie. Insbesondere durch **atemgymnastische Übungen**, die möglichst täglich durchgeführt werden sollten (s. Abb. 5.2a–q).

Besonders Patienten, die an Asthma oder chronischer Bronchitis leiden, ist eine **Lagerung in leichter Kopftieflage** (5–10 °) für etwa 5–10 Minuten zu empfehlen. Entsprechend der Schwerkraft fließen dann die nicht mehr abhustbaren Schleimfetzen von den kleinen in die größeren Bronchien, die durch Husten noch nicht völlig zusammengedrückt werden. So kann der Auswurf leicht abgehustet werden, wobei der Patient in Kopftieflage verweilt. Durch Abklopfen und Massieren des Brustkorbes wird das Ablösen des zähflüssigen Schleimes von der Bronchialwand erleichtert.

## 5.4 Vorbeugung asthmatischer Beschwerden

**Abb. 5.2a–q:** Atemgymnastische Übungen (aus: Kleinmann D: Sport als Medizin für jedermann, Hippokrates Verlag, Stuttgart 1985)

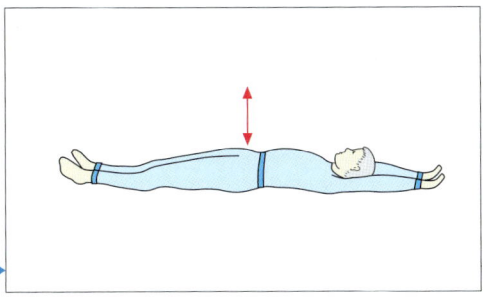

a) Flach auf dem Rücken liegend wird zunächst, wie beschrieben, möglichst tief ausgeatmet, die Rippen ziehen sich zusammen, die Bauchdecke sinkt zum Rücken hin. Beim langsamen weniger tiefen Einatmen durch die Nase heben sich die Rippen und die Bauchdecke wieder an.

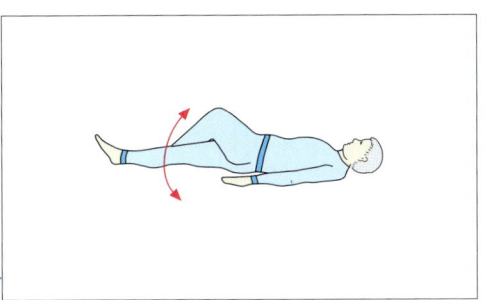

b) Nachdem diese Übung mehrmals wiederholt wurde, atmet man wieder in ruhiger Rückenlage wie beschrieben. Nun winkelt man das rechte Bein im Kniegelenk an und führt es über das liegende linke Bein zur linken Seite hinüber, wobei der rechte Unterschenkel flach auf dem Bett zu liegen kommt. Dabei muss zwangsläufig die Wirbelsäule etwas gedreht und das rechte Gesäß angehoben werden. Die Schulterblätter bleiben dabei flach auf dem Bett liegen. Bei gleichmäßiger ruhiger Atmung wird das rechte Bein wieder zurückgenommen und nun das linke angewinkelt und, wie beschrieben, zur rechten Seite gelegt. Die Atmung ist dabei immer ruhig und gleichmäßig. Auch diese Übung wird mehrmals wiederholt.

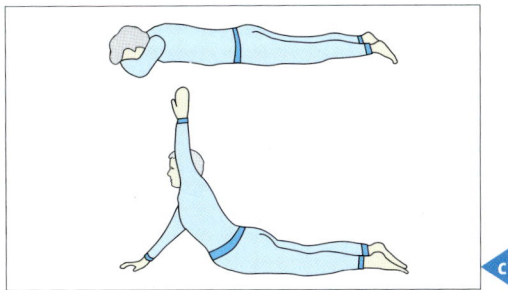

c) Liegen auf dem Bauch, die Stirn liegt dabei auf den Händen. In dieser Lage tief ausatmen und den Bauch einziehen. Die Einatmung erfolgt beim Aufrichten des Oberkörpers, wobei abwechselnd die rechte und die linke Hand über vorn zur Seite gehoben wird; man stützt sich also einmal mit der rechten Hand ab und nimmt die linke zur Seite so hoch wie möglich und schaut dieser Hand hinterher. Dann wieder tiefes Ausatmen mit eingezogenem Bauch. Die Hände liegen dabei wieder unter der Stirn. Dann stützt man sich einatmend mit dem linken Arm auf und nimmt den rechten seitlich hoch usw.

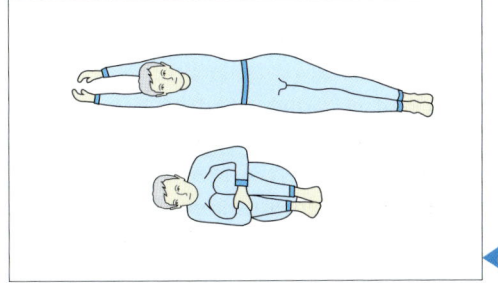

d) In gestreckter Seitenlage (Hände über dem Kopf) einatmen, dann tief ausatmen, dabei die Knie zum Kopf anziehen, wobei die Arme die Knie umfassen. Wir rollen in dieser gebeugten Haltung über den Rücken auf die entgegengesetzte Seite, strecken uns wieder unter Einatmung, atmen dann tief aus, indem wir die Knie zum Kopf führen und den Bauch einziehen. Über den Rücken wieder zur anderen Seite rollen usw.

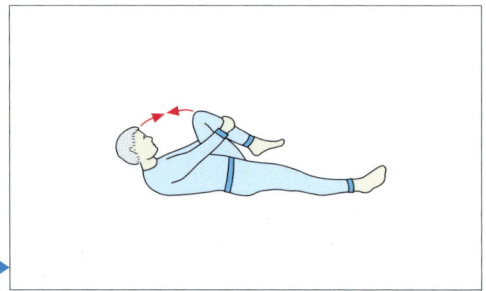

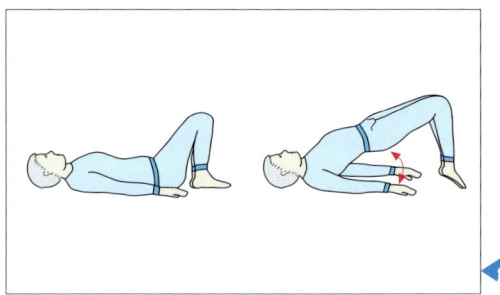

e) Rückenlage, Beine gestreckt, beide Arme über den Kopf gestreckt, dabei einatmen. Beim Ausatmen ein Knie anziehen und mit den Händen umfassen, gleichzeitig den Kopf anheben und den Bauch einziehen. Dann wieder strecken und einatmen, danach das andere Knie anziehen und umfassen usw.

g) Rückenlage mit angewinkelten Beinen, die Füße dicht am Gesäß aufgesetzt. Die Arme liegen parallel neben dem Oberkörper. Nun wird unter Einatmung die Hüfte soweit angehoben, bis nur noch Füße und Schultern den Boden berühren. Dann wieder absenken und tief ausatmen, dabei die Bauchmuskulatur einziehen. Mehrere Wiederholungen. Zwischen den einzelnen Übungen sollte man sich recken und strecken, auch Singen und Summen sind nützlich.

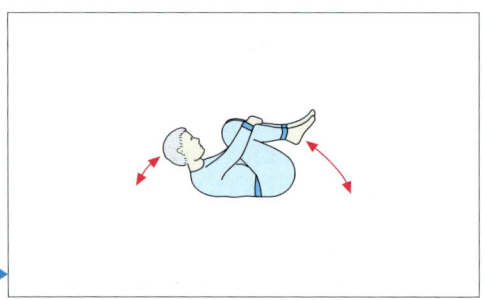

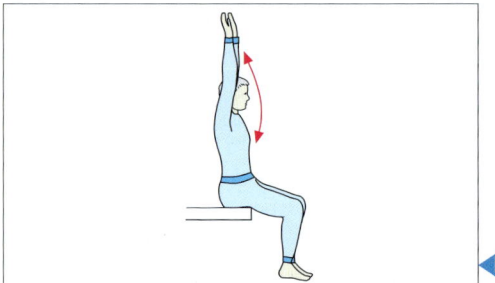

f) Rückenlage, Arme über den Kopf gestreckt, einatmen, dann beide Knie gleichzeitig anziehen, mit den Armen umfassen und gegen Bauch und Brustkorb drücken, dabei so tief wie möglich ausatmen, dann wieder in Rückenlage gehen, Arme und Beine strecken, dabei einatmen. Mehrere Wiederholungen.

h) Nun setzt man sich auf den Bettrand, nimmt die Arme beim Einatmen hoch und lässt sie beim langsamen Aushauchen wieder herunterfallen. Diese Übung wird mehrmals wiederholt.

## 5.4 Vorbeugung asthmatischer Beschwerden

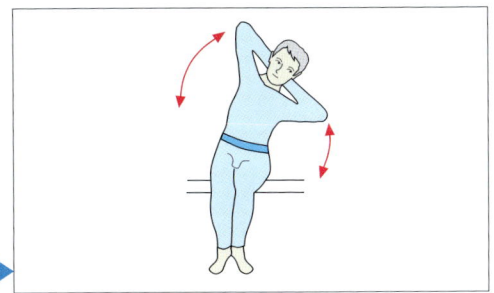

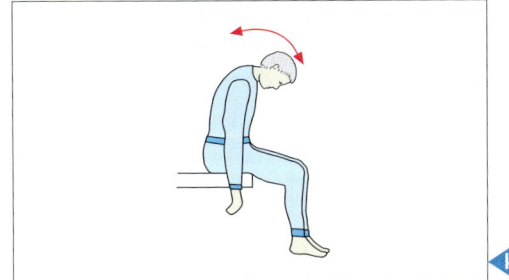

i) Nun werden die Hände im Nacken verschränkt und der Oberkörper nach rechts und links geneigt. Durch diese Brustkorbdehnung wird die Flanken- und Bauchatmung angeregt sowie eine gute Rückenhaltung gefördert. Bei ruhiger Atmung wie oben beschrieben wird diese Übung mehrmals wiederholt.

k) In aufrechter Haltung sitzt man nun wieder, atmet tief aus, wobei der Kopf gesenkt wird, das Kinn berührt die Brust. Die Einatmung erfolgt durch die Nase weniger tief und weniger lang anhaltend als die Ausatmung. Dabei wird der Kopf wieder angehoben. Auch diese Übung mehrmals wiederholen.

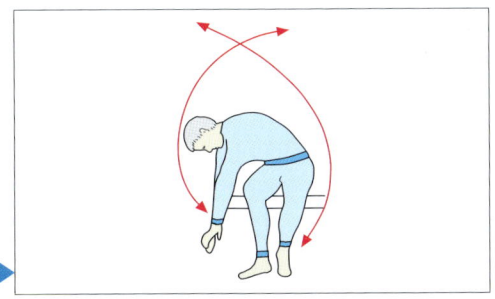

j) Danach geht man aus sitzender Position bei tiefster Ausatmung mit beiden Händen zum Boden und berührt ihn zunächst links neben den Füßen. Dann richtet man sich unter weniger starker Einatmung wieder auf und streckt die Hände über dem Kopf nach rechts, also diagonal vom Boden links unten nach rechts oben aufrichten; dabei wird die linke Seite des Brustkorbes gedehnt. Nun geht man unter Ausatmung wieder mit beiden Händen zum Boden und berührt ihn jetzt rechts neben den Füßen, richtet sich dann nach links oben mit über den Kopf gestreckten Armen auf, sodass nun die rechte Brustkorbseite gedehnt wird. Auch diese Übung wird mehrmals durchgeführt.

l) Zur Entfaltung der hinteren Brustkorb- und Lungenpartien wird in vornüber gebeugter Haltung, also bei verkrümmter Wirbelsäule („Katzenbuckel") durch die Nase eingeatmet. Die tiefe Ausatmung erfolgt dann durch Aufrichten der Wirbelsäule und Einziehen des Bauches, wobei der Schultergürtel völlig entspannt bleibt. Wiederholungen.

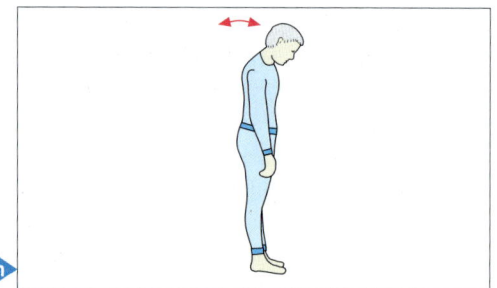
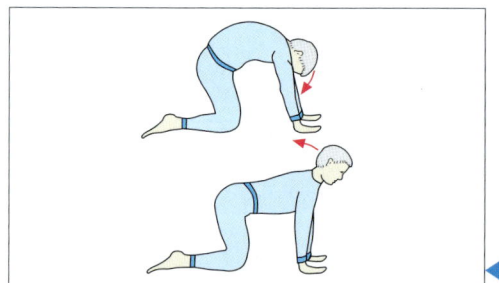

m) Nun stellen wir uns hin, beugen den Kopf nach vorn und lassen das Kinn auf die Brust fallen. Die Schultern hängen locker nach vorn und unten, die Oberarme und die Ellbogen drücken sanft von der Seite gegen die Rippenbögen, gleichzeitig wird bei geöffnetem Mund langsam und tief ausgehaucht. Beim weniger tiefen Einatmen wird der Kopf wieder angehoben, die Schultern nach hinten genommen. Wiederholungen.

o) Wir knien auf dem Boden und stützen uns nach vorn mit den Händen. Beim leichten Einatmen wird nun ein Katzenbuckel gemacht, der Kopf hängt locker zwischen den Armen herunter. Dann nimmt man den Kopf wieder hoch, streckt wieder die Wirbelsäule, zieht den Bauch ein und haucht langsam durch den Mund aus. Auch diese Übung wird mehrmals wiederholt.

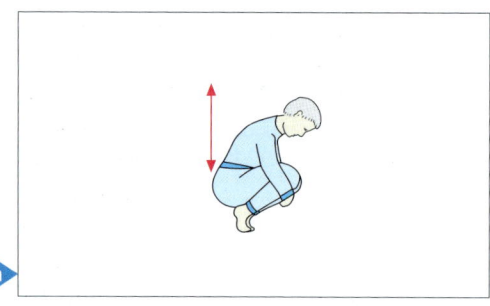

n) Beine und Arme werden „ausgeschüttelt". Dann lässt man sich tief in die Hocke fallen und atmet aus. Mit den Händen stützt man sich am Boden ab oder umarmt beide Knie und drückt sie zum tieferen Ausatmen noch gegen die Brust. Dann richtet man sich wieder auf, streckt die Hände weit über den Kopf bei gleichzeitigem Zehenstand. Dabei erfolgt automatische Einatmung, die auf keinen Fall zu tief sein sollte. Danach Arme und Beine wieder ausschütteln und die Übung wiederholen.

p) Wir knien, Oberkörper aufgerichtet, die Hände über dem Kopf verschränkt, dabei Einatmung. Nun das rechte Bein zur Seite ausstrecken, dann tief ausatmen und den Oberkörper mit den erhobenen Händen entlang dem jeweils gestreckten Bein beugen; dann Oberkörper wieder strecken, einatmen, das andere Bein ausstrecken und wieder beim tiefen Ausatmen zum gestreckten Bein den Oberkörper beugen; mehrere Wiederholungen.

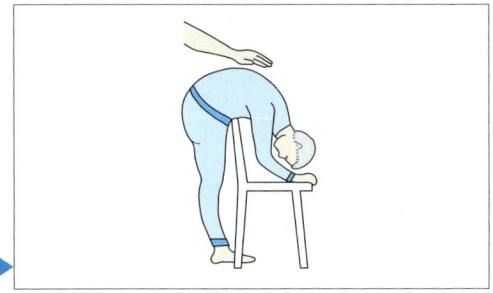

q) Beim Auswurf im Rahmen einer Bronchitis hat sich folgende Übung bewährt: Man beugt sich über die Stuhllehne, sodass der Oberkörper nach unten gerichtet ist. In dieser Stellung verbleibt man eine Weile, um den Sekretabfluss zu fördern. Dabei kann eine Hilfsperson eine Klopfmassage durchführen. Die gleiche Übung kann auch vom Bett aus durch Herabhängenlassen des Oberkörpers durchgeführt werden.

### 5.4.2 Training

Genauso wichtig wie die fast tägliche Atemgymnastik ist ein **dosiertes Ausdauertraining**, da hier nicht nur die Atmung, sondern auch der Kreislauf und der Stoffwechsel angeregt sowie die Risikofaktoren günstig beeinflusst werden (s. Tab. 5.2). Wenn man aufgrund des Ausdauertrainings bei derselben Belastung weniger häufig atmen muss, so bedeutet dies, dass die am Gasaustausch nicht beteiligte Luft des Totraumes (Bronchien, Luftröhre) ebenfalls weniger bewegt wird, der Wirkungsgrad der Atmung ist daher trainingsbedingt größer. Gerade für Ausdauerbelastungen ist auch eine trainierte Atemmuskulatur besonders wichtig [20]. So bleibt dem Autor selbst sein erster Marathonlauf bei unzureichender Vorbereitung unvergessen: Es trat nicht nur ein schmerzhafter Muskelkater an den Beinen, sondern auch im Bereich des gesamten Brustkorbes auf! Auch Mahler und Loke [21] berichten über erhebliche Ermüdungszustände der Atemmuskulatur nach Marathonbelastungen.

Die „Verträglichkeit" der einzelnen Sportarten ist, wie bereits erwähnt, für Asthmatiker individuell unterschiedlich. Eindeutig ist auch nach unserer Erfahrung, dass Schwimmen praktisch immer gut vertragen wird. Nach Untersuchungen von Fitch [6] lautete die Reihenfolge der Verträglichkeit hinter dem Schwimmen: Gehen, Paddeln, Rudern, Radfahren und schließlich Laufen. Celli [3] konnte beobachten, dass bei Armarbeit wegen einer Überforderung bei der geschilderten dyssynchronen, fehlerhaften Atmung früher Luftnot und Ermüdung ein-

**Tab. 5.2:** Sportempfehlungen unter rein gesundheitlichem Aspekt für Asthmatiker (Besserung der Belastbarkeit, der Herz-Kreislauf-Funktion, des Stoffwechsels, günstige Beeinflussung der kardialen Risikofaktoren usw.)

| Sportempfehlungen für Asthmatiker |
|---|
| Tägliche Atemgymnastik |
| Genügend lange Aufwärmphase |
| Verschiedene aerob durchgeführte Sportarten im Wechsel: Schwimmen, Radfahren, Laufen |
| Bevorzugt intervallartige Belastungen, auch in Form von Spielen |
| Möglichst nur submaximale Belastungen (aerob), nur bei leichtem Asthma bzw. bei Beschwerdefreiheit unter medikamentöser Therapie und Wettkampfambitionen sind Tempoeinheiten erlaubt |
| Möglichst kein Training bei Temperaturen von unter −5 °C |
| Ausreichend lange Abklingphasen („Cool-down") mit Lockerungs- und Dehnungsübungen |
| Ausreichend trinken, z.B. Mineralwasser, verdünnte Obst- und Gemüsesäfte |

trat als bei Beinarbeit. Genauso verhält es sich mit der trockenen kalten Luft, die oft Asthma auslösend bei entsprechender Überempfindlichkeit der Bronchien ist. Auch hier kann man immer wieder feststellen, dass Bergwanderungen, ein Lauftraining in der Höhe oder Skilaufen trotz der kalten trockenen Luft von den meisten Asthmatikern ohne Auftreten von Luftnot sehr gut vertragen wird. Hier mag die „Reinheit" der Bergluft eine Rolle spielen, vielleicht auch die entsprechende Urlaubsstimmung ohne Alltagssorgen und Verpflichtungen.

Nach einer Untersuchung von Kippelen und Mitarbeitern [16] scheinen Ausdauerathleten im Amateurbereich im Gegensatz zum Profisport kein höheres Risiko für ein Anstrengungsasthma als die Durchschnittsbevölkerung zu haben. Dies gilt für ein moderates Ausdauertraining von 10 Stunden pro Woche unter gemäßigten Klimabedingungen.

Es ist unbestritten, dass durch ein gezieltes Bewegungstraining eine Verbesserung der Leistungsfähigkeit zu erreichen ist und damit auch eine Verbesserung des Befindens der Asthmatiker. Die körperliche Beanspruchung sollte jedoch nicht zu extrem forcierter Atmung führen. Haber [10] empfiehlt beispielsweise eine Intensität von 60% der individuellen maximalen Leistungsfähigkeit, da hierdurch ein gewisser Trainingseffekt gewährleistet ist, andererseits unerwünschte Nebenwirkungen wie deutlicher Laktatanstieg mit Übersäuerung des Blutes und massiv überhöhter Atemfrequenz noch nicht in Erscheinung treten. Für diejenigen Asthmatiker, für die eine empfohlene Trainingspulsfrequenz beruhigend wirkt, mag die von Haber [10] angegebene Faustregel ein Anhalt sein:

> Trainingsherzfrequenz = Ruheherzfrequenz + (maximale Herzfrequenz − Ruheherzfrequenz) x 0,6

Als Mindestanforderung sollte ein solches Training mit 60% der maximalen Leistungsfähigkeit mindestens 10 Minuten dauern und 2-mal pro Woche durchgeführt werden, besser 3- bis 4-mal. Für therapeutische Zwecke sei eine wöchentliche Gesamtzeit von 120 Minuten optimal [10]. Für die breite Masse der Asthmatiker kommt ein solches aerobes Ausdauertraining sicherlich in Frage (s. auch Tab. 5.2).

Wird Laufen als Leistungssport betrieben, so ist allerdings jedes effektive Training beim Vorliegen eines hyperreagiblen Bronchialsystems asthmogen, das heißt, es ist mit einem Asthmaanfall zu rechnen, wenn nicht vorher medikamentös mittels Inhalation (s.u.) vorgebeugt wurde. Bei weniger empfindlichen Bronchien kann durch wiederholte kurz dauernde Laufbelastungen mit anschließenden Pausen die Überempfindlichkeit der Bronchien reduziert werden (Refraktärperiode), um dann mit dem eigentlichen Tempotraining zu beginnen. Diese Refraktärperiode nach wiederholten Belastungen in kurzen Abständen, z.B. Dauerlauftraining in Intervallform, kann 1–4 Stunden dauern [5].

Man kann daher dem Läufer mit Anstrengungsasthma ein **Aufwärmen in Intervallform** vor dem Training oder Wettkampf empfehlen. Es hat sich dabei gezeigt, dass Sprints mit gedrosseltem (submaximalem) Tempo von etwa jeweils 30 Sekunden, die noch nicht zu asthmatischen Beschwerden führen, bereits nach 8 Wiederholungen ein anschließendes Training bzw. einen Wettkampf ermöglichen, der im Hinblick auf die Atmung weitgehend beschwerdefrei ist [31].

Wird lediglich ein aerobes Training in langsamem Tempo durchgeführt, so kann häufig auf ein vorher inhaliertes Asthmamittel verzichtet werden, da es meist gelingt, durch eine leichte asthmatische Attacke gleichsam „hindurchzulaufen" („Run-through-Phänomen"). Ein solches aerobes Training mit langsamer Laufgeschwindigkeit sollte ohnehin als Aufwärmphase von 15–20 Minuten durchgeführt werden, bevor man mit den im Leistungssport notwendigen Tempoeinheiten beginnt.

### 5.4.3 Vorbeugende Medikation bei Anstrengungsasthma

> **Fallbeispiel**
> Cathy Freeman, 2-malige Weltmeisterin und Goldmedaillengewinnerin über 400 m bei den Olympischen Spielen 2000 in Sydney sowie Weltsportlerin des Jahres 2001, die die Ehre hatte, bei der Eröffnungsfeier das Olympische Feuer zu entzünden, ist seit ihrem 18. Lebensjahr Asthmatikerin. Bei einer internationalen Pressekonferenz im Rahmen des Jahreskongresses der European Respiratory Society in Wien 2003 schilderte sie ihre Atemprobleme. Manchmal habe sie durch den Staub oder die stickige Luft in den Stadien, manchmal durch Infektionen oder einfach nur durch Anstrengung Luftnot bekommen. Durch Inhalation von schnell wirksamen Asthmamedikamenten habe sie rasch Erleichterung gehabt.

Wenn man berücksichtigt, dass Spitzensportler im Mittel-/Langstreckenlauf, im Rudern und Radrennfahren bei maximaler Leistung etwa 55-mal pro Minute bei einer Herzfrequenz um 200/min atmen und dabei 5–8 l Sauerstoff pro Minute verbrauchen [11], dann wird klar, dass dazu nur Sportler mit leichtem Asthma in der Lage sind.

Während im Breitensport der Arzt die medikamentöse Behandlung eines Asthmatikers frei wählen kann, so ist dies im Spitzensport nicht mehr der Fall. Hier sind die zum Teil recht willkürlich und ohne wissenschaftlichen Hintergrund festgelegten Bestimmungen der Anti-Doping-Kommission zu berücksichtigen, siehe unten am Beispiel „Reproterol". Sportler mit einem leichten Anstrengungsasthma können das Auftreten von Luftnot aufgrund der Bronchialengstellung bereits durch Inhalation von **Salbutamol** etwa 10 Minuten vor dem Wettkampf verhindern. Auch die Einnahme von 2 g **Vitamin C** (Ascorbinsäure) 2 Stunden vor der Belastung scheint bei manchen Sportlern zu helfen [4]. Daneben wird Vitamin C zur Vorbeugung von Erkältungskrankheiten im Herbst/Winter bei Langstreckenläufern teilweise erfolgreich eingesetzt, wenn 1–3 g täglich eingenommen wurden (s. auch Kap. 9.4).

Bei vielen Anstrengungsasthmatikern reicht das Einatmen des schnell wirksamen, Bronchus erweiternden Salbutamols allein im Bedarfsfall nicht aus. Diese brauchen die zusätzliche Inhalation eines **Kortikoids** als Basistherapie (tägliche Anwendung), das entzündungshemmend und abschwellend auf die Bronchialschleimhaut wirkt. (Bei Asthmatikern liegt immer eine Entzündung der Bronchialschleimhaut vor!) Lässt sich das Anstrengungsasthma dennoch nicht ausreichend unterdrücken, so kann mit dem Leukotriengegenspieler **Montelukast** (Singulair R) kombiniert werden [34]. Auf die Erörterung der weiteren Stufentherapie soll in diesem Rahmen verzichtet werden (s. auch Tab. 5.3).

Spitzensportler müssen vor großen internationalen Veranstaltungen wie Olympischen Spielen, Weltmeisterschaften usw. nicht nur ihre Medikamente vorher (!) angeben, sondern auch die Untersuchungsergebnisse eines Lungenfacharztes vorlegen.

In der Presse werden Sportler gelegentlich verdächtigt, Asthmamittel nur zur Steigerung ihrer Leistung zu nehmen, nicht aber weil sie Anstrengungsasthma hätten. So könne es nicht sein, dass Anstrengungsasthma bei Ausdauersportlern um ein Vielfaches häufiger vorkomme als in der Normalbevölkerung (s.u.). Allerdings konnte bei Ausdauersportlern ohne Asthma keine Leistungssteigerung durch Inhalation des Bronchus erweiternden Salbutamol festgestellt werden, auch keine Verbesserung der maximalen Sauerstoffaufnahme als Bruttokriterium für die Herz-Kreislauf-, Lungen- und Stoffwechselfunktion [30].

**Tab. 5.3:** Prinzipien der medikamentösen Asthmabehandlung

| | |
|---|---|
| **Betasympathikomimetika** Zur Inhalation (Dopingliste beachten): | • Bronchuserweiternde Wirkung, Verbesserung der Funktion der Flimmerhärchen (verbesserte „mukozilliäre Funktion"), Freisetzung Histamin an den Mastzellen gehemmt, Hemmung der Schleimhautschwellung.<br>• Oral, z.B. in Tablettenform eingenommene Betasympathikomimetika stehen grundsätzlich alle auf der Dopingliste. |
| **Kortikosteroide** Zur Inhalation (nicht auf der Dopingliste): | • Diese Kortisonabkömmlinge wirken stark entzündungshemmend und dadurch schleimhautabschwellend. Sie blockieren die Mediatorsynthese und -freisetzung z.B. von Histaminen (antiallergische Wirkung).<br>• Oral, z.B. in Tablettenform eingenommene Kortisonpräparate stehen ebenso auf der Dopingliste wie die Injektionen, auch wenn sie manchmal nötig sind! |
| **Leukotrienantagonist** Z.B. Montelukast (Singulair R): | • Anti-entzündliche Wirkung, vermindert kältebedingten Anstieg des Atemwegswiderstandes, Prophylaxe von Belastungsasthma, Zusatztherapie bei leichtem bis mittelschwerem Asthma (nicht auf der Dopingliste stehend). |
| **Theophylline** (Nicht auf der Dopingliste): | • Wirken krampflösend auf die Bronchialwandmuskulatur. Gefäßwiderstand und Druck im kleinen Kreislauf (PA-Druck) gesenkt, Verformbarkeit der roten Blutkörperchen besser. |
| **Anticholinergika** | • Hemmen den Vagusnerv, der die Bronchialmuskulatur innerviert; dadurch Entspannung der Bronchialmuskulatur, zusätzlich verminderte Schleimproduktion. Wenig wirksam, aber auch bei Kindern unter 18 Monaten und älteren Patienten anwendbar. |

## 5.5 Spitzensport und Dopingproblematik bei Asthmatikern

**Fallbeispiel**
Bei meiner Tochter Larissa (s. Abb. 5.3) wurde im frühen Schulalter ein Anstrengungsasthma bei Pollenallergie, vor allem bei Gräserpollen, festgestellt und mit „Aarane"-Inhalation (Reproterol, Cromoglicinsäure) vor dem Wettkampf erfolgreich behandelt (s. auch einführendes Fallbeispiel oben). Als sie 1993 erstmals bei einer deutschen Jugendmeisterschaft über 3.000 m starten wollte, schaute ich mir nochmals die Dopingliste an und war beruhigt, als ich die Bestandteile von Aarane nicht unter den verbotenen Arzneimitteln fand. Dennoch fragte ich bei der Herstellerfirma Fisons an und erhielt am 22.03.1993 die schriftliche Auskunft, dass Aarane bei Sportlern eingesetzt werden darf, „die mit Dopingkontrollen rechnen müssen". Larissa wurde deutsche B-Jungend-Vizemeisterin und in den C/D-Nachwuchskader des Deutschen Leichtathletikverbandes aufgenommen. Nach der üblichen sportmedizinischen Untersuchung von Kadermitgliedern war in der Beurteilung meiner Tochter der Hinweis zu lesen: „... allerdings ist Aarane mit dem Stoff Reproterol unter Dopingmitteln zu führen." Wie ich telefonisch erfuhr, hatte auch der untersuchende Kollege, ein Professor, Reproterol genauso wenig auf der Dopingliste gefunden wie ich. Dennoch erkundigte er sich „sicherheitshalber" bei einem Mitglied der Anti-Doping-Kommission, der meinte, Reproterol ist deshalb ein Dopingmittel, weil es nicht

ausdrücklich als erlaubt in der Dopingliste erwähnt ist! Mittlerweile ist Reproterol als verbotene Substanz namentlich aufgeführt, weiterhin ohne Begründung im Vergleich zu den erlaubten Asthmamitteln derselben Substanzgruppe!

Trotz mehrfacher schriftlicher Anfragen bei der Anti-Doping-Kommission erhielt ich keine Antwort zu der Frage, warum Reproterol als Doping gilt und Salbutamol erlaubt wird, obwohl letzteres schon missbräuchlich zur Kälbermast verwendet wurde.

Da also von der Anti-Doping-Kommission willkürlich das Reproterol auf die Dopingliste gesetzt wurde, inhalierte meine Tochter vor Wettkämpfen das ausdrücklich erlaubte Salbutamol. Kurz nach ihrem 16. Geburtstag wurde überraschend eine erste Dopingkontrolle zu Hause durchgeführt. Larissa war zu diesem Zeitpunkt im üblichen Training, kein wichtiger Wettkampf stand bevor. Erwartungsgemäß fand man keine „verbotenen Substanzen" im Urin.

Was zeigt uns diese Fallschilderung aus der Praxis? Zum einen können auch Asthmatiker erfolgreich Leistungssport betreiben. Zum anderen muss jeder Hausarzt damit rechnen,

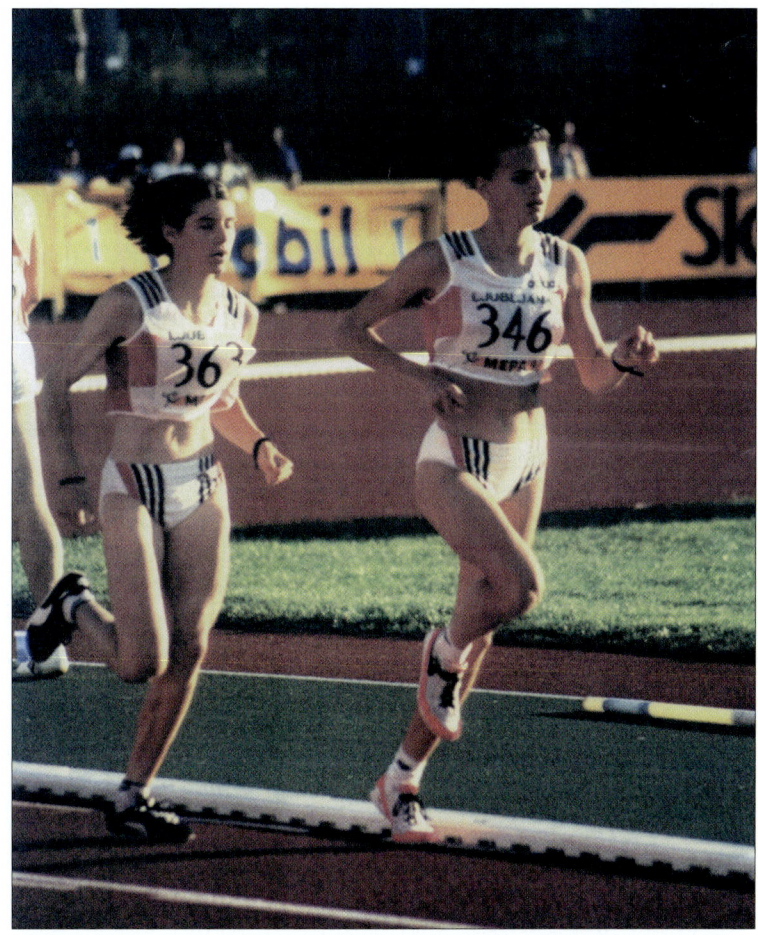

**Abb. 5.3:** Schon Nachwuchsathleten mit einem Anstrengungsasthma, die einer nationalen Auswahl angehören und an internationalen Meisterschaften teilnehmen, können aufgrund ihrer medizinisch indizierten Behandlung in einen Konflikt mit der Anti-Doping-Kommission geraten. Hier Larissa Kleinmann (Nr. 346), Pollenallergikerin mit Anstrengungsasthma, auf der 3000-m-Strecke bei der Junioren-Europameisterschaft 1997 in Ljubljana.

einem Jugendlichen oder auch Erwachsenen in seiner Praxis behandeln zu müssen, der sich in einem Sport-Leistungskader befindet und selbst während der Trainingsphase mit Dopingkontrollen rechnen muss. Das heißt, der Arzt darf einen solchen Sportler nicht mehr frei mit Medikamenten behandeln, mit denen er die besten Erfahrungen gemacht hat.

Verständlich ist, dass das bronchialerweiternde Fenoterol (Berotec R) auf der Dopingliste steht, da beim Abbau im Körper die stimulierende Substanz Amphetamin entsteht. Auch die Verbannung des Asthmamittels Clenbuterol mit der Muskel aufbauenden (anabolen) Wirkung ist logisch und wurde weltweit bekannt, als es im Urin der zur Weltspitze gehörenden Sprinterin Kathrin Krabbe wie auch bei anderen nicht asthmakranken Sportlern nachgewiesen wurde. Offensichtlich führen diese primär zur Bronchialerweiterung in der Asthmabehandlung gedachten Mittel auch zu einer Erhöhung der Muskelkraft und -masse und zu einer Reduktion des Fettanteils im Körper, wie Tierversuche zeigen (s. Literatur in [17a]).

Dagegen ist das Verbot von Reproterol in Sprayform nicht nachvollziehbar. Der behandelnde Arzt kann sich nur sicher sein, wenn das von ihm bevorzugte Arzneimittel als ausdrücklich erlaubt namentlich von der Anti-Doping-Kommission aufgeführt wird. Auskünfte von den jeweiligen Firmen sind nicht immer richtig, wie das Beispiel mit meiner Tochter zeigt. Darüber hinaus muss im Spitzensport vor wichtigen Wettkämpfen die Medikation angegeben und eine entsprechende Facharztbescheinigung vorgelegt werden.

### 5.5.1 Olympische Medaillen trotz Anstrengungsasthmas

Es ist keinesfalls angebracht, Anstrengungsasthmatiker generell vom Leistungssport fernzuhalten. Dies könnte zu einer sozialen Isolation oder zumindest – bei entsprechend talentierten Anstrengungsasthmatikern – zu einer deutlichen Einbuße an Lebensqualität führen. So sollte man sich doch einmal vor Augen halten, dass 1984 56 der 926 Athleten (6%) der US-Mannschaft der olympischen Winterspiele und 67 der 597 (11%) Mitglieder des US-Teams bei der Sommer-Olympiade (Los Angeles) ein Anstrengungsasthma hatten [27]. Bei den olympischen Spielen in Seoul/Südkorea 1988 waren es 52 der 611 (8,5%) US-Sportler, die wegen eines Anstrengungsasthmas behandelt werden mussten [27]. Besonders beachtenswert ist, dass die Asthmatiker aus den Mannschaften der USA bei den olympischen Spielen 1984 in Los Angeles 42 Medaillen und 1988 in Seoul 15 Medaillen gewannen, unter ihnen auch die Siegerin im Siebenkampf in Seoul, Jackie Joyner-Kersee. Diese Athleten wurden mit Salbutamol oder Cromoglycinsäure, vereinzelt auch zusätzlich mit inhalierbaren Kortikosteroiden oder Theophyllin, vorbehandelt [26].

1996 in Atlanta nahmen nach einer Untersuchung von Weiler und Mitarbeitern [35] 10,4% der US-Olypiateilnehmer Asthmamedikamente ein. Je nach Sportart variierte die Häufigkeit, z.B. 45% der Radfahrer und Mountainbiker, dagegen kein Turmspringer oder Gewichtheber.

Bei den Winterspielen 1998 in Nagano stellten Wilber und Mitarbeiter [37] 23% Asthmafälle im Team der USA durch einen Lungenfunktionstest fest. Getestet wurde bei einem sportartspezifischen Wettkampf oder einer Wettkampfsimulation vor und 5, 10 und 15 Minuten nach der Belastung. Der Test galt als positiv hinsichtlich des Vorliegens eines Anstrengungsasthmas, wenn die Einsekundenkapazität, also die maximale in 1 Sekunde ausgeatmete Luft, gegenüber vor Belastung um 10% oder mehr abgefallen war. Besonders häufig betroffen waren die Skilangläufer mit 50% der Langstreckler (Frauen

57%, Männer 43%). Über alle Wintersportarten verteilt waren die Frauen mit einem durchschnittlichen Anteil von 26% gegenüber 18% bei den Männern häufiger Anstrengungsasthmatiker.

### 5.5.2 Asthma im Spitzensport

Man könnte sich fragen, ob diese Athleten gerade durch den Leistungssport Asthmatiker geworden sind. Dies trifft sicherlich nicht für diejenigen zu, die bereits von Kindheit an, beispielsweise als Folge einer Pollenallergie, an Asthma litten, doch wird durchaus diskutiert, ob sich durch Skilanglauf ein Asthma entwickeln kann. So fanden Larsson und Mitarbeiter [18], dass aktive Skilangläufer häufiger Asthmamedikamente anwenden als andere Sportler. Husten, Niesen und Engegefühl in der Brust wurden von den 42 untersuchten Eliteskilangläufern häufiger angegeben als von den nicht Ski laufenden Vergleichspersonen. Wenn man die Asthmahäufigkeit in Schweden zum Vergleich nimmt, so wären unter den untersuchten Skilangläufern 3 Fälle an Asthma zu erwarten gewesen. Festgestellt wurden jedoch 33 Fälle! Es wird angenommen, dass hierfür das **Training bei enormer Kälte** verantwortlich ist. So trainieren schwedische Hochleistungsskilangläufer oft stundenlang bei Temperaturen unter −10 °C, oft sogar unter −15 °C.

Ähnlich sieht dies bei den Läufern aus. Helenius und Mitarbeiter [12] fanden bei 18 von 107 Langstreckenläufern (17%), bei 9 von 106 Sprintern und Kraftathleten (8%) und bei 4 von 124 Kontrollperson (3%) ein Anstrengungsasthma. Auch bei den für die italienische Olympiamannschaft (Sydney) vorgesehenen Athleten war das Anstrengungsasthma bei den Ausdauersportlern am häufigsten [22]. Dies ist verständlich, wenn man bedenkt, dass diese Hochleistungssportler zwangsläufig stundenlang auch in der Kälte [33] und bei Pollenflug [14] trainieren.

Jeder Asthmatiker wird feststellen, dass insbesondere Laufbelastungen bei Kälte unter −5 °C immer Luftnot provozieren, wenn vorher keine entsprechende Behandlung erfolgte. Soweit es möglich ist, sollten deshalb Trainingseinheiten bei hohen Minustemperaturen vermieden werden.

### Literatur

[1] Anderson SD et al., Sensitivity to heat and water loss at rest and during exercise in asthmatic patients: Eur J Respir Dir (1982), 63, 459
[2] Bar-Yishay E, Godfrey S, Mechanisms of exercise-induced asthma. Lung (1984), 162, 195
[3] Celli RB, Rassulo J, Make BJ, Dyssynchronous breathing during arm but not leg exercise in patients with chronic airflow obstruction. N Engl J Med (1986), 314, 1485
[4] Cohen HA et al., Blocking effect of vitamin C in exercise-induced asthma. Arch Pediatr Adolesc Med (1997), 151, 367–370
[5] Edmunds AT, Tooley M, Godfrey S, The refractory period after exercise-induced asthma: its duration and relation to the severity of exercise. Am Rev Respir Dis (1978), 117, 247
[6] Fitch KD, Godfrey S, Asthma and athletic performance. JAMA (1976), 236, 152
[7] Gimenez LM et al., Progressive exercise-induced asthma in a 38-year-old man. Ann Allergy Asthma Immunol (2003), 91, 141–147
[8] Godfrey S, Symposium on special problems and management of allergic athletes. J Allergy Clin Immunol (1984), 73, 630
[9] Haas F et al., Effect of upper body posture on forced inspiration and exspiration. J Appl Physiol (1982), 52, 878–886
[10] Haber P, Forderung an ein Sport- und Bewegungsprogramm mit Asthmatikern. Schweiz Rundsch Med (1987), 76, 605–609
[11] Harries M, Pulmonary limitations to performance in sport. Brit Med J (1994), 309, 113–115
[12] Helenius IJ, Tikkanen HO, Haahtela T, Association between type of training and risk of asthma in elite athletes. Thorax (1997), 52, 157–160

[13] Israel S, Optimierung der Lungenfunktion durch rationelle Atemtechnik während sportlicher Ausdaueranforderungen. Med u Sport (1985), 25, 242–246

[14] Karialainen J, Lindqvist A, Laitinen LA, Seasonal variability of exercise-induced asthma especially outdoors. Effect of birch pollen allergy. Clin Exp Allergy (1989), 19, 273–278

[15] Katz R, 19th Annual Congress of the American Association for Clinical Immunology and Allergy, San Francisco 13.–16. Juli 1985. Praxis-Kurier (1985), 37, 6

[16] Kippelen P et al., Asthma and exercise-induced bronchoconstriction in amateur endurance-trained athletes. Int J Sports Med (2004), 25 (2), 130–132

[17a] Kleinmann D (1996) Laufen, sportmedizinische Grundlagen, Trainingslehre und Risikoprophylaxe. Schattauer, Stuttgart

[17b] Kleinmann D (1987) Laufgesundheitsbuch. Edition Spiridon, Erkrath

[18] Larsson K et al., High prevalence of asthma in cross country skiers. Brit med J (1993), 307, 1326–1329

[19] Lee TH, Anderson SD, Heterogeneity of mechanisms in exercise induced asthma. Thorax (1985), 40 (7), 481–487

[20] Leith DE, Bradley M, Ventilation muscle strength and endurance training. J Appl Physiol (1976), 41, 683–688

[21] Mahler DA, Loke J, Lung function after marathon running at warm and cold ambient temperatures. Am Rev Respir Dis (1981), 124, 154–157

[22] Maiolo C et al., Prevalence of asthma and atopy in Italian Olympic athletes. Int J Sports Med (2004), 25 (2), 139–144

[23] McConnell R et al., Asthma in exercising children exposed to oxone: a cohort study. Lancet (2002), 359, 386–391

[24] McFadden ER, Ingram RH, Exercise-induced asthma: Observations on the initiating stimulus. N Engl J Med (1979), 301, 763

[25] Picado C, Aspirin-induced asthma: What we know now. Clin Pulm Med (2004), 11, 1–5

[26] Pierson WE, Treatment of the asthmatic athlete. Immunology and Allergy Clinics of North America (1991), 11 (1), 143–151

[27] Pierson WE, Voy RO, Exercise-induced bronchospasm in the XXIII Summer Olympic games. N Engl Regional Allergy Proceedings (1988), 9, 209–213

[28] Rundell KW et al., Exercise-induced asthma screening of elite athletes: field versus laboratory exercise challenge. Med Sci Sports Exerc (2000), 32 (2), 309–316

[29] Saibene F et al., Work of breathing in dog during exercise. J Appl Physiol (1981), 50, 1087–1092

[30] Sandsund M et al., Effect of cold exposure (-15°C) and salbutamol treatment on physical performance in elite nonasthmatic cross-country skiers. Eur J Appl Physiol Occup Physiol (1998), 77 (4), 297–304

[31] Schnall RP, Landau LI, Protective effects of repeated short sprints in exercise-induced asthma. Thorax (1980), 35, 828

[32] Stegmann J, Heinrich KW, Die Beziehung zu der funktionellen Totraumventilation, der Atemform, und der $CO_2$-Abgabe beim ruhenden und arbeitenden Menschen. Int Z Angew Physiol (1966), 23, 53–62

[33] Strauss RH et al., Enhancement of exercise-induced asthma by cold air. N Engl J Med (1977), 297, 743–747

[34] Villaran C et al., Montelukast versus salmeterol in patients with asthma and exercise-induced bronchoconstriction. Montelukast/Salmeterol Exercise Study Group. J Allergy Clin Immunol (1999), 104 (3 Pt 1), 547–553

[35] Weiler JM et al., Asthma in United States Olympic athletes who participated in the 1996 Summer Games. J Allergy Clin Immunol (1998), 102, 722–726

[36] Weymer AR et al., Pre-exposure to ozone does not enhance or produce exercise-induced asthma. Am J Respir Crit Care Med (1994), 149 (6), 1413–1419

[37] Wilber RL et al., Incidence of exercise-induced bronchospasm in Olympic winter sport athletes. Med Sci Sports Exerc (2000), 32 (4), 732–737

[38] Zeitoun M et al., Facial cooling enhances exercise-induced bronchoconstriction in asthmatic children. Med Sci Sports Exerc (2004), 36 (5), 767–771

# 6 Gefäßkomplikationen

## 6.1 Arterielles System

### 6.1.1 Akuter Arterienverschluss („Jogger-Syndrom")

**Fallbeispiel**
Der 39-jährige Läufer litt an einer chronischen Nierenerkrankung mit vermehrter Eiweißausscheidung im Urin (nephrotisches Syndrom). Die Wassereinlagerungen aufgrund des erhöhten Eiweißverlustes versuchte der Patient durch ein Ausdauertraining und Saunaaufenthalte mit erheblichen Schweißverlusten zu kompensieren, um „Wasser treibende" Tabletten einzusparen. Dies gelang ihm weitgehend durch folgendes Trainingsprogramm:
- 4- bis 6-mal pro Woche 5 km-Läufe in hügeligem Gelände in einer Zeit zwischen 18 und 20 Minuten, davor ausgiebiges Aufwärmen, danach „auslaufen".
- Zusätzlich spielte der Sportler Fußball in einer Altherrenmannschaft; daneben 2- bis 3-mal pro Woche Saunaaufenthalte.

Um möglichst viel zu schwitzen, hatte der Patient bei seinen Läufen unabhängig von der Witterung mehrere Pullover und lange Unterhosen an, darüber einen Trainingsanzug und zusätzlich einen luftundurchlässigen Anzug. Die jeweiligen vom Patienten regelmäßig bestimmten Gewichtsabnahmen lagen beim Langlauf bei 2–3 kg, nach Saunaaufenthalt mit mehreren Gängen bei 4–5 kg.

Anschließend trank der Patient mindestens 2 l Milch, um gleichzeitig den aufgrund der Nierenerkrankung vorliegenden Eiweißverlust über den Urin zum Teil wieder auszugleichen.
Nach einem Training unter den genannten erschwerten Bedingungen hatte er beim Auslaufen nach einer Strecke von 800 Metern ein Kältegefühl im rechten Fuß bekommen. Am nächsten Tag traten bereits nach 1.000 Metern Laufstrecke Schmerzen im rechten Fuß auf. Der Patient suchte uns auf: Rechts waren die Fußpulse nicht mehr zu tasten. Die röntgenologische Gefäßdarstellung zeigte einen Verschluss der Arteria tibialis posterior 4 cm nach Abgang aus dem „Truncus" (s. Abb. 6.1).

Als Ursache dieses akuten arteriellen Verschlusses bei sonst unauffälligem Gefäßsystem könnte ein „Einklemmungssyndrom" in Frage kommen, aber auch eine erhöhte Gerinnbarkeit des Blutes (s.u.). Am Ende des Laufens war das Blut nach dem extremen Schwitzen (warm angezogen) sicherlich eingedickt. (Derartige Schwitzkuren sind zum „Gewichtmachen" bei Gewichthebern, Boxern und jungen Ruderern wegen der Gewichtsklasseneinteilung beliebt, s. Kap. 12). Neben dieser Möglichkeit könnte der am Ende des Laufes üblicherweise abfallende Blutdruck mit Abnahme der Blutstromgeschwindigkeit die Blutgerinnung gefördert haben. Doch scheint auch die Nierenkrankheit selbst eine Thrombose zu fördern [15].

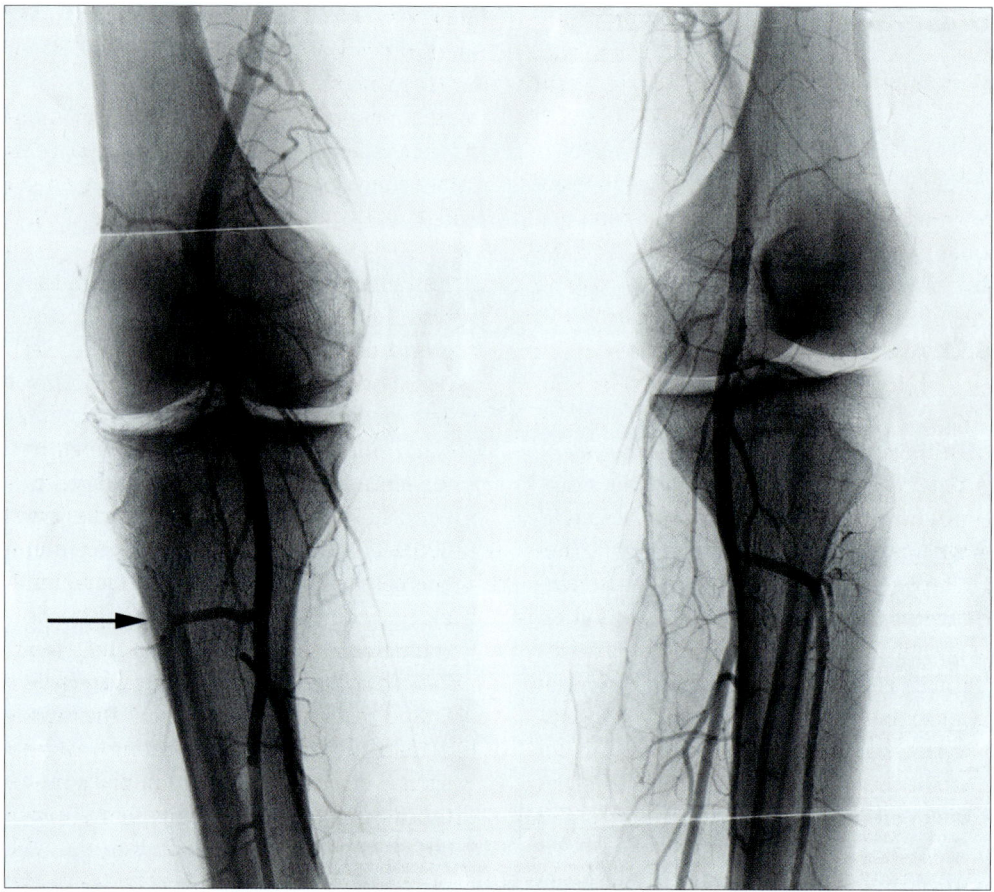

**Abb. 6.1:** Verschluss der Arteria tibialis posterior rechts (Pfeil) bei einem Ausdauersportler unmittelbar nach einem 5-km-Lauf unter Extrembedingungen

**Fallbeispiel**
Balaji und De Weese [3] berichten neben 2 weiteren Fällen über einen 26-jährigen Jogger, der nach 1,2 km seinen Lauf wegen eines plötzlich aufgetretenen Spannungsgefühls in der rechten Kniekehle mit Muskelkrampf abbrechen musste. Bei der röntgenologischen Gefäßdarstellung konnte ein Verschluss der Oberschenkelarterie (A. femoralis superficialis) an der Austrittsstelle des so genannten Adduktorenkanals festgestellt werden. Die anschließende Operation ergab eine Gerinnselbildung aufgrund eines Einrisses der Gefäßinnenschicht (Intima) der Femoralarterie. Dabei war das Gefäß an der Außenseite im Bereich der Austrittsstelle aus dem Adduktorenkanal durch eine verstärkte Muskelsehne gequetscht worden.

Die Autoren nehmen an, dass es infolge der Muskelbewegungen zu einer scherenden Kompression durch die Sehnen der lokalen Muskulatur (langer M. vastus medialis, M. adductor magnus) gekommen war. Die Annahme wird durch Learmonth und Mitarbeiter [28] unterstützt, die bereits 1944 einen detaillierten Fallbericht veröffentlichten. Typischerweise kommt es bei diesem Syndrom, das nicht nur bei Läufern, sondern auch bei anderen Sportarten wie Skifahren,

## 6.1 Arterielles System

Radfahren oder Tennis zu beobachten ist, zu einem Verschluss der Oberschenkelarterie im Bereich des Durchtritts durch das feste Muskelgewebe des Adduktorenkanals, der einen Tunnel im mittleren Oberschenkeldrittel darstellt. Er wird durch kräftiges Bindegewebe (Aponeurose) gebildet und durch die Muskulatur begrenzt (vorn und seitlich vom M. vastus medialis, hinten vom M. adductor longus und magnus). Die durch den Adduktorenschlitz tretende Femoralarterie ist in diesem Bereich nicht nur durch Gerinnselbildung aufgrund mechanischer Traumatisierung anfällig, sondern auch für arteriosklerotische Veränderungen [18, 41]. Auch ein akuter Verschluss der Femoralarterie im Adduktorenkanal ohne Thrombose ist beschrieben worden [29].

Im Bereich der Kniekehle (Arteria poplitea) sind Gefäßverschlüsse sowohl beim Dauerlauf als auch beim Radfahren und Tennisspielen beobachtet [31] und erfolgreich operiert worden. Ursache war ein Einklemmungssyndrom bei angeborenem Fehlverlauf des Gefäßes bzw. atypischem Ansatz des mittleren oder seitlichen Kopfes des Wadenmuskels.

### 6.1.2 Gefäßwandverdickung, Knickbildung

Wenn ein Ausdauersportler bei maximaler Anstrengung über Schmerzen und Kraftverlust mit oder ohne Muskelkrämpfe in einem oder beiden Beinen klagt, dann ist nach Untersuchungen von Bender und Mitarbeitern [4] in 2 von 3 Fällen die Blutströmung in den Beckenarterien (A. iliaca) behindert, wenn die Beschwerden sofort nach dem Stehenbleiben verschwinden. Ursächlich kommen dann bei diesen jungen Athleten nicht etwa arteriosklerotische Veränderungen in Frage, sondern entweder eine lokalisierte (fibrosierte) **Verdickung** der Gefäßwand (Intima) durch wiederholte Gefäßschädigungen oder eine **Knickbildung ("Kinking") bei überlanger Beckenarterie**. Beides führt zu einer Gefäßeinengung.

Da diese beiden Ursachen der Durchblutungsstörung im Bereich der Beckenarterien mit Schwächegefühl oder Schmerzen in einem oder beiden Beinen erst bei hoher Belastung auftreten, bleibt die richtige Diagnose bei Anwendung der üblichen diagnostischen Verfahren unter Ruhebedingungen meist unerkannt. Erst unmittelbar nach maximaler Fahrradergometerbelastung mit Blutdruckmessung und dopplersonographischer Untersuchung (Gefäß-Ultraschall) bei in der Hüfte gebeugten Beinen ist die Diagnose zu stellen. Auch eine Kernspinangiographie (MRT-) sollte sowohl bei in der Hüfte gebeugten als auch gestreckten Beinen erfolgen.

Schep und Mitarbeiter [37] untersuchten von 1996–1999 80 Spitzathleten aus dem Ausdauersport, die bei starker Anstrengung über Schmerzen und Kraftverluste in den Beinen mit oder ohne Krämpfe klagten. Die Schmerzen waren nicht auf Muskel- oder Sehnenbeschwerden zurückzuführen. Sie verschwanden nach kurzer Ruhepause wieder. 91% der Radfahrer konnten ihre Beschwerden durch eine Sitzhaltung mit geringerer Hüftbeugung lindern. Mit den herkömmlichen Untersuchungsmethoden ließen sich keine Gefäßveränderungen nachweisen, jedoch mit den oben genannten Methoden nach maximaler Fahrradergometerbelastung mit Schmerzauslösung. Bei den untersuchten 80 Spitzensportlern konnten 58-mal Durchblutungsbehinderungen an Beckenarterien dokumentiert werden. Mit 69% war der Gefäßknick (Kinking) der häufigste Grund für die Durchblutungseinschränkung. 23 Sportler wurden operiert. Alle berichteten von einer Verbesserung. 20 (87%) konnten nach der Operation ihren Leistungssport ohne Durchblutungsprobleme wieder aufnehmen.

### 6.1.3 Gefäßkrampf („Kalte Hände")

Manche Läufer, vor allem Läuferinnen, klagen über kalte Hände mit bläulicher Hautverfärbung, die durch Engstellung der Hautgefäße verursacht wird und bei hohen Außentemperaturen oder bei intensiver Wärmeentwicklung durch Muskelarbeit wieder verschwindet (**idiopathische Akrozyanose**). Eine Lungen- oder Herzkrankheit muss natürlich ausgeschlossen werden.

Sind einzelne Finger mehr oder weniger anfallsweise „ganz weiß" und kalt, so ist die zuführende Arterie durch einen Krampf in der Gefäßwandmuskulatur verschlossen (**Raynaud**-Symptomatik), der sich erst wieder durch hohe Wärmeentwicklung oder reibende Bewegungen löst. Manchmal ist eine medikamentöse Therapie erforderlich, z.B. Einnahme eines Calciumantagonisten.

Vereinzelte Läufer und Läuferinnen empfinden die kalten Hände als derartig lästig, dass sie selbst im Sommer mit Handschuhen laufen (s. Abb. 6.2).

> **Fazit**
> Treten während des Laufens plötzlich Schmerzen, Taubheit und Blässe an irgendeinem Bein auf, so muss an eine akute Durchblutungsstörung im Sinne eines Jogger-Syndroms gedacht und eine sorgfältige Diagnostik eingeleitet werden.
> Muskelschwäche oder -schmerzen im Bein bei hoher (!) Belastung, die nach dem Stehenbleiben sofort verschwinden, sind bei jungen Sportlern meist auf eine Knickbildung oder lokale Gefäßwandverdickung zurückzuführen. Es liegt dann keine Blässe und kein Kältegefühl am betroffenen Bein im Gegensatz zum Gefäßverschluss vor. Bei älteren Sportlern muss man auch – vor allem beim Vorliegen von Risikofaktoren (Bluthochdruck, Cholesterinerhöhung usw.) – an arteriosklerotische Veränderungen denken („Arterienverkalkung").

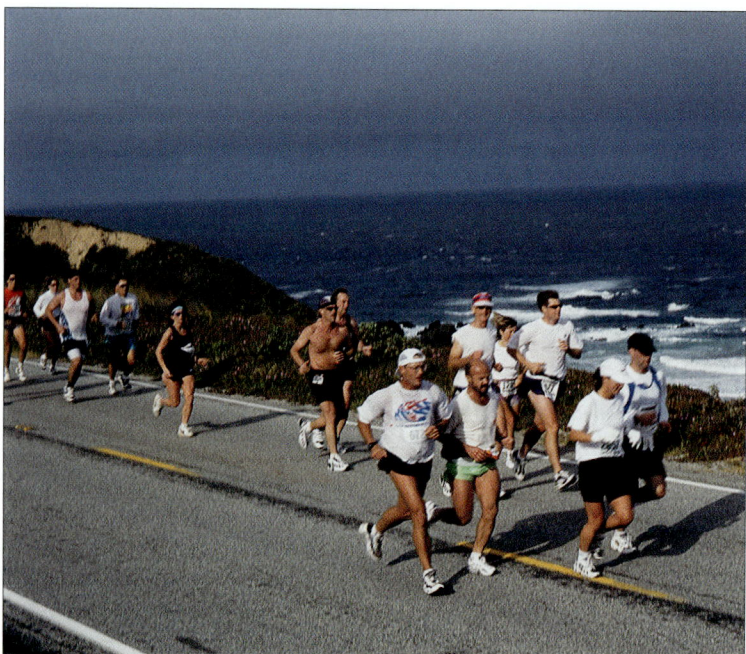

**Abb. 6.2:** Manche haben selbst beim Laufen durch Gefäßengstellung derartig kalte Hände, dass sie meist mit Handschuhen laufen müssen, wo andere bereits mit freiem Oberkörper auf der Strecke sind, wie hier beim Big-Sur-Marathon (Pazifikküste/Kalifornien).

## 6.2 Auswirkungen eines Geh- und Lauftrainings

Kommt es, wie oben beschrieben, zu einem akuten Verschluss einer Beinarterie, dann wird in erster Linie operativ behandelt, danach wird wie auch bei chronisch zunehmenden Gefäßeinengungen infolge Arteriosklerose („Schaufensterkrankheit") ein Geh- bzw. ein Lauftraining absolviert. Ein solches Training hat sich nicht nur therapeutisch, sondern auch vorbeugend durch Beeinflussung der Risikofaktoren wie Bluthochdruck, Fettstoffwechselstörungen und Zuckerkrankheit bewährt. In erster Linie wird eine Erhöhung des Blutflusses bzw. des Blutdrucks im Bein nach einem Trainingsprogramm beschrieben [12]. Zusätzliche Mechanismen kommen hinzu:

- günstigere Blutflussverteilung [27, 45],
- verbesserte Fließeigenschaften [13],
- weniger anaerober Energiestoffwechsel [35, 39] und
- eine bessere Ausnutzung des Sauerstoffs [39] aufgrund einer trainingsbedingten Vermehrung der oxidativen Enzyme [8].

In den letzten Jahren ist die zelluläre Innenauskleidung der Gefäßwand, das Endothel in den Vordergrund der Forschung gerückt (s. Kap.15). Die Endothelfunktion wird durch Laufen günstig beeinflusst, was Bedeutung hinsichtlich der Produktion von Stickstoffmonoxid (NO) hat, das den Blutfluss durch Weitstellung der Gefäße fördert sowie die Zusammenlagerung der Blutplättchen unterdrückt und damit auch die Gerinnselbildung erschwert.

Durch Belastung tritt eine vermehrte Aktivität des Sympathikus mit Noradrenalin- und Adrenalinanstieg auf, die bei Trainierten jedoch vermindert ausfällt [22]. Dennoch kommt es nicht zu einer Verringerung des Arterienquerschnitts, da die Abnahme des Sauerstoffs bei gleichzeitiger Zunahme von Kohlendioxid und Milchsäure im arbeitenden Muskel zu einer Gefäßweitstellung mit Abnahme des Gefäßwiderstandes führen. Dadurch nimmt die Durchblutung zu. Nach einer Untersuchung von Beste [5] stieg die Strömungsgeschwindigkeit auf das 5fache des Ausgangswertes an und lag auch 40 Minuten nach der Laufbelastung noch 3-mal so hoch wie der Ruhewert.

Die Erhöhung der Blutströmungsgeschwindigkeit bei Weitstellung der Gefäße wirkt einem Gefäßverschluss durch Gerinnsel entgegen. Hier wirkt sich auch die trainingsbedingte Verbesserung der Fließeigenschaft des Blutes (bessere Verformbarkeit der roten Blutkörperchen, verminderte Zusammenlagerung der Blutplättchen) günstig aus. Genauso wie die Weitstellung der Gefäße bedeutet eine bessere Fließeigenschaft des Blutes [7, 9, 13] einen geringeren Widerstand und damit eine Sauerstoffeinsparung. Die roten Blutkörperchen können dadurch leichter durch Engstellen fließen und die arbeitende Muskulatur mit Sauerstoff versorgen. Nach akuter Maximalbelastung konnten diese günstigen Bluteigenschaften jedoch nicht gemessen werden [14]. Trotz unveränderter Kapazität des Umgehungskreislaufes bei arterieller Verschlusskrankheit konnte nach einem Training eine gesteigerte Wadendurchblutung gemessen werden [1]. Darüber hinaus beanspruchte der ausdauertrainierte Muskel für eine bestimmte Arbeit eine geringere Durchblutung als der untrainierte.

Die trainierte Muskulatur kann durch Anpassungsvorgänge vor allem im Energiestoffwechsel (Vermehrung der oxidativen Enzyme) mehr Sauerstoff aus dem Blut entnehmen, sodass eine geringere Blutmenge bei gleicher Belastung nötig ist. Der Wirkungsgrad der Skelettmuskulatur nimmt also durch ein Ausdauertraining zu [40]. Da nun die vor der Gefäßengstelle liegende Muskulatur trainingsbedingt weniger durchblutet wird, bleibt für die hinter der Gefäßengstelle liegende Muskulatur ein größerer Blutanteil übrig als vor dem Training. Es kann also eine ökonomische Blutverteilung erfolgen. Die

Belastbarkeit wird zwangsläufig zunehmen. Hinzu kommt noch die übungsbedingte bessere Koordination der einzelnen Muskeln. Der dadurch eingesparte Sauerstoffbedarf kann dann für eine höhere Belastung eingesetzt werden. Insbesondere bei älteren Leuten kann man bereits nach wenigen Wochen Ausdauertraining mit Lockerungs- und Dehnungsübungen eine geschicktere Geh- bzw. Lauftechnik feststellen.

> Die Bewegungstherapie sollte eine Dauerbehandlung von täglich ½–1 Stunde und mehr sein, da ihre Wirkung sehr rasch nach Einstellung der Übung endet. Auch hinsichtlich der trainingsbedingten günstigen Fließeigenschaften des Blutes war nach einer 12-wöchigen Trainingspause der schlechtere Ausgangswert wieder erreicht [9].

Gardener und Poehlman [17] beschäftigten sich mit 33 Studien zur Übungstherapie bei peripherer Durchblutungsstörung im Stadium II. 21 Studien wurden dabei herausgefiltert, die den strengen Einschlusskriterien entsprachen. Insgesamt konnte die Gehstrecke durch Übungsmaßnahmen bis zum Einsetzen von Muskelschmerzen bei Sauerstoffmangel infolge unzureichender Durchblutung (von 126 ± 57 m auf 351 ± 189 m) um 179% verlängert werden. Die Effektivität des Übungsprogramms war von folgenden Kriterien abhängig:

- Ein reines Gehtraining ist hinsichtlich der Verlängerung der Gehstrecke wirksamer als eine Kombination mit beispielsweise Radfahren, Ballspielen, Hüpfen, Zehenstand usw.
- Ein Bewegungstraining, das nicht zu Beginn der Schmerzen, sondern erst bei fast maximalem („Claudicatio"-) Schmerz abgebrochen wird, ist am effektivsten.
- Das Trainingsprogramm sollte mindestens 6 Monate durchgeführt werden, wenigsten ½ Stunde pro Einheit dauern

und mindestens 3-mal pro Woche stattfinden.

Nicht eingegangen wurde in dieser Studie auf das schnelle Nachlassen des Trainingseffektes nach Einstellen der Gehübungen. Um dies zu verhindern, muss im Prinzip lebenslang ein Gehtraining durchgeführt werden.

Unterstützend werden Medikamente wie Acetylsalicylsäure eingesetzt.

## 6.3 Venöses System

### 6.3.1 Reisethrombose: „Economy-class-syndrome"

Der Marathonlauf hat sich international zu einem Massenphänomen entwickelt. Langstreckenläufe auf anderen Kontinenten gewinnen zunehmend an Attraktivität (s. Abb. 6.3). Die langen Interkontinentalflüge zu diesen Läufen können allerdings, wenn auch nur in seltenen Fällen, problematisch werden.

> **Fallbeispiel**
> Herr B. hatte bereits 35 Marathonläufe absolviert. Nach einem Lauf in Japan im Rahmen einer Seniorenweltmeisterschaft bemerkte er nach dem langen Flug eine Schwellung und Schmerzen im rechten Bein. Phlebographisch wurde eine tiefe Beinvenenthrombose festgestellt und stationär behandelt. Später nahm Herr B. an einem Stafettenlauf nach England über 1.300 km teil. Nach jeweils 5 km wurde ein ausgeruhter Läufer eingewechselt – von insgesamt 25 Läufern. Die relativ langen Pausen verbrachten dann die Läufer auch nachts beengt sitzend in einem begleitenden Kleinbus. Nach dieser langen Busfahrt trat bei Herrn B. erneut eine Beinschwellung auf, jetzt jedoch links, die von einer Phlebologin mit Zinkleimverbänden be-

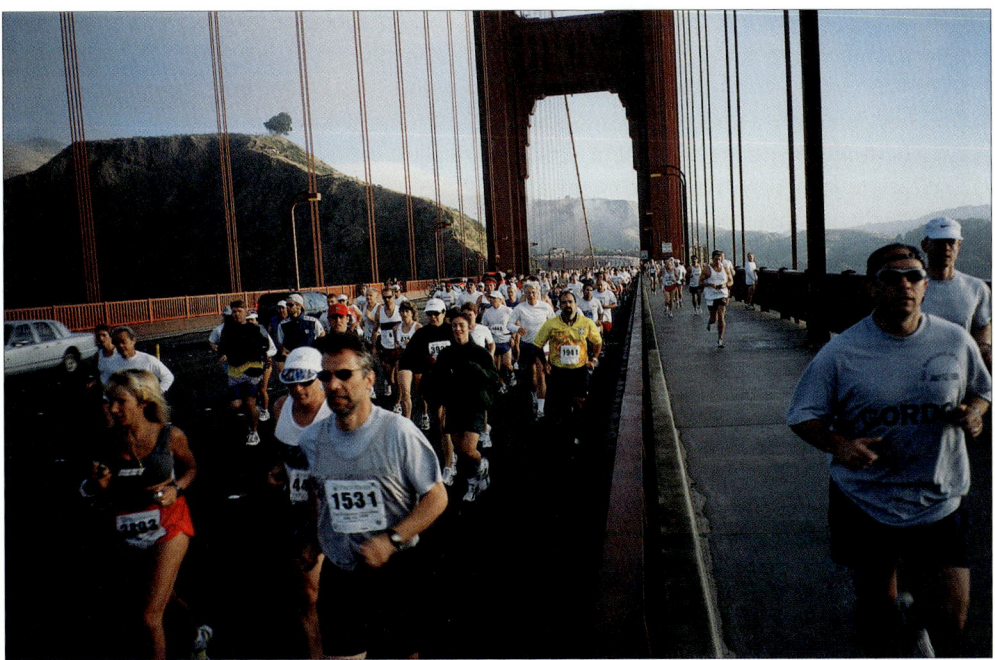

**Abb. 6.3:** Lang dauernde Interkontinentalflüge zu entfernten Marathonläufen, wie hier in San Francisco (Golden Gate-Brücke), bergen auch für trainierte Läufer und Läuferinnen (vor allem bei Kontrazeptiva-Einnahme) ein Thrombose- und Embolierisiko, dem vorgebeugt werden sollte. (Obwohl der Start erst wenige Minuten vorher vor der Brücke erfolgte, muss rechts im Hintergrund ein „hyperhydrierter" Läufer bereits von der Brücke urinieren, s. Kap. 10)

handelt wurde. Kurze Zeit später klagte Herr B. bei Wiederaufnahme des Lauftrainings über eine ungewöhnliche Atemnot. Die konsultierte Hausärztin stellte im EKG erstmals einen überdrehten Linkstyp und einen Rechtsschenkelblock (bifaszikulären Block) fest. Wegen anhaltender Atemnot bei seinen langsamen Trainingsläufen ließ sich Herr B. einige Wochen später in einer sportmedizinischen Abteilung untersuchen. Hier wurde bei dem 171 cm großen und 67 kg schweren Läufer der Gesamtkörperfettgehalt mit 11% bestimmt und ausgeprägte Krampfadern, rechts mehr als links, festgestellt. Herz und Lungen waren auskultatorisch unauffällig, der Blutdruck betrug 135/75 mmHg, Blutsenkungsgeschwindigkeit, Blutbild, Elektrolyte und Urinstatus lagen im Normbereich. Im EKG zeigte sich ein Sinusrhythmus mit dem besagten bifaszikulären Block. Die Herz-Lungen-Röntgenaufnahme war altersentsprechend, ebenso die Lungenfunktion. Die Spiroergometrie auf dem Fahrradergometer im Sitzen mit 3 min 50 Watt, 3 min 100 Watt und 3 min 150 Watt Belastung ergab bei dem 61-jährigen Läufer folgende Werte:

Maximal erreichte Herzfrequenz 146/min, maximal erreichter Laktatspiegel 7,36 mmol/l; Abbruch wegen Erschöpfung, maximale Sauerstoffaufnahme 44 l/min.

Da aufgrund des Befundes empfohlen wurde, lediglich ein niedrig dosiertes aerobes Ausdauertraining zu betreiben, Herr B. aber nur ungern auf seinen Leistungssport verzichten wollte, stellte er sich bei uns vor, in der Hoffnung, ein marathonlaufender Internist und Sportmediziner habe volles Verständnis für seine Laufabsichten.

Die Atemnot unter Belastung hatte sich zwischenzeitlich etwas gebessert. Im EKG zeigte sich der identische Befund mit Rechtsschenkelblock. Die Ultraschalluntersuchung des Herzens ergab eine erweiterte rechte Kammer. Röntgenologisch erschienen die Lungengefäße (Hilusgefäße) auffallend weit.

Aufgrund der Vorgeschichte sprachen diese Befunde (Rechtsherzbelastungszeichen) für einen Zustand nach Lungenembolie bei wiederholten tiefen Beinvenenthrombosen. Das veranlasste Lungenszintigramm deckte beidseits „Perfusionsdefekte" auf, die in Anbetracht der Vorgeschichte und des bisher erhobenen Befundes für einen Zustand nach Lungenembolie sprachen. Gestützt auf die zusätzlich veranlasste Rechtsherzkatheteruntersuchung mit normalen Druckwerten, war jedoch anzunehmen, dass diese Perfusionsdefekte größtenteils wieder durchblutet sind.

Da Herr B. seit langem wiederholt Kniebeschwerden mit Gelenkergüssen im rechten Knie hatte, stellte er sich in einer unfallchirurgischen Klinik vor, wo die Diagnose einer Varusfehlstellung des rechten Beines nach in Fehlstellung verheiltem Schienbeinbruch 1970 und Verschmälerung des inneren Kniegelenkspaltes gestellt und eine „valgisierende Umstellungsosteotomie am Schienbein" empfohlen wurde.

Diese Operation wurde etwa 1 Jahr nach der Untersuchung bei uns durchgeführt. Die Entlassung erfolgte nach komplikationslosem Verlauf am 11. Tag. 10 Tage später bemerkte der Patient eine Schwellung und ein Spannungsgefühl im rechten Ober- und Unterschenkel. Eine sofort durchgeführte Darstellung der Venen ergab eine frische Thrombose im Oberschenkel- und Beckenbereich. Es wurde stationär eine Lysebehandlung mit Urokinase durchgeführt. 10 Tage später ließ sich eine teilweise Wiedereröffnung der Oberschenkelvenen nachweisen, jedoch kam es unglücklicherweise unter Lysebehandlung zu einer Hirnblutung mit Einbruch in die Hirnkammer und Einblutung in den „Balken". Gerinnungsmäßig wurde sofort gegengesteuert. Von neurochirurgischer Seite wurde eine Drainage gelegt. Computertomographische Kontrollen ergaben eine gute Rückbildung. Nachdem es nun jedoch zu erneuten Lungenembolien gekommen war, wurde ein Filter in die untere Hohlvene eingepflanzt, wodurch weitere Embolien verhindert werden konnten. Vor Verlegung in eine neurologische Rehabilitationsklinik bei hirnorganischem Psychosyndrom mit Hirnleistungsschwäche konnte der Patient wieder größere Spaziergänge mit seiner Frau unternehmen. Im weiteren Verlauf besserte sich der Zustand des Patienten, ohne sich jedoch zu normalisieren. Er macht weiterhin ausführliche Spaziergänge. Ein Lauftraining wie früher ist jedoch nicht mehr möglich.

Dieser tragische Verlauf [21] einer Marathonkarriere wirft die Frage nach der Vorbeugung eines solchen Schicksals bei fernreisenden Läufern auf. Im angloamerikanischen Sprachgebiet spricht man von einem **Economy-class-syndrome**, worunter man das Auftreten von Lungenembolien nach tiefen Beinvenenthrombosen auf Langstreckenflügen versteht.

Doch ist das Risiko von etwa 1% nicht nur auf die Touristenklasse des Langstreckenfluges beschränkt [19]. Schwarz und Mitarbeiter [38] untersuchten in einer prospektiven kontrollierten Studie Reisende nach Flügen von über 8 Stunden Dauer mit Ultraschall hinsichtlich des Vorliegens von venösen Gerinnseln in den Waden. In 2,8% waren die Autoren fündig, in der Kontrollgruppe nur in 0,8%. Alle hatten mindestens einen Risikofaktor wie Alter über 40 Jahre oder einen erhöhten Body-Mass-Index (s. zu Adipositas Kap. 15.3). Auch Martinelli und Mitarbeiter [32] stellten bei Langstreckenflugreisenden ein um den Faktor 2 gesteigertes Thromboserisiko fest. Bei Frauen, die Kontrazeptiva einnahmen, war das Risiko um den Faktor 14, bei Patienten mit Thrombophilie um den Faktor 16 erhöht.

Aber nicht nur das lange beengte Sitzen in der Economy Class bei Interkontinentalflügen kann zu Beinvenenthrombosen führen (s. Abb. 6.4), sondern auch sehr lange Autofahrten, vor allem bei entsprechender Veranlagung (s. Tab. 6.1).

Beinschwellungen bei langen Autofahrten sind jedem bekannt. Sie hängen mit der venösen Blutfließgeschwindigkeit in den Beinen zusammen, die im Stehen um die Hälfte, im Sitzen um ein Drittel im Vergleich zur liegenden Position herabgesetzt ist (s. Literatur in [21]). Diese Gerinnsel fördernde Verlangsamung des venösen Blutflusses in sitzender Haltung ist besonders risikoreich, wenn dieser Zustand besonders lange anhält, was weniger bei Autofahrten als bei Transkontinentalflügen der Fall ist. Besonders ungünstig scheint das Schlafen im Sitzen zu sein, was bei unserem Patienten sowohl während der Japanflugreise als auch während der sich über Tage hinziehenden Busfahrt beim Stafettenlauf nach England zutraf.

Neben der **venösen Stauung** in den Beinen bei langem Sitzen in beengten Verhält-

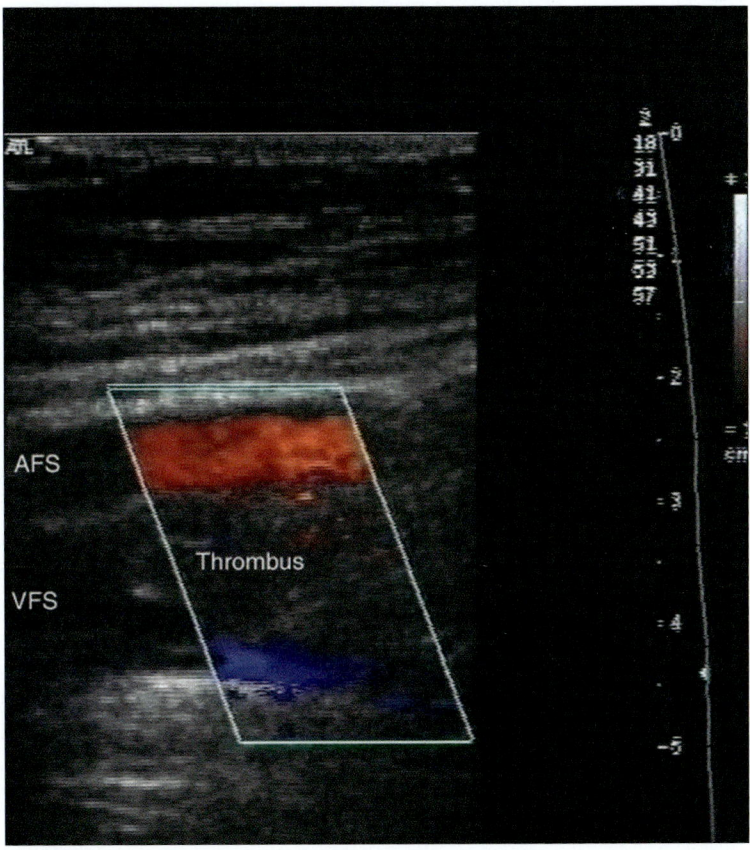

**Abb. 6.4:** Oberschenkelvenenthrombose im Ultraschall (AFS = Arteria femoralis, VFS = Vena femoralis). Löst sich der Thrombus von der Venenwand, so wird er als „Embolus" über den rechten Vorhof und die rechte Herzkammer in die Lunge geschwemmt, wo er ein mehr oder weniger großes Lungengefäß verstopft („Lungenembolie"). (Diese Abbildung und auch Abb. 6.5 verdanke ich meinem Praxisnachfolger Dr. med. R. Knorpp.)

**Tab. 6.1:** Risikoeinschätzung einer Reisethrombose in Anlehnung an das Konsensuspapier der Gesellschaft für Phlebologie und Angiologie von 2001

| | |
|---|---|
| **Niedriges Risiko:** | Gesunder Tourist bei vielstündiger Reise in sitzender Position |
| **Mittleres Risiko:** | Schwangere/Wöchnerinnen oder mindestens 2 der nachfolgenden Faktoren: |
| | Alter über 60 |
| | Nachgewiesene Thrombophilie bzw. familiäre Thromboseneigung (z.B. Antithrombin-III-Mangel, Protein-C-/S-Mangel) |
| | Ausgeprägte Krampfadern mit venöser Insuffizienz (Unterschenkelschwellungen) |
| | Ovulationshemmer („Pille") vor allem bei Raucherinnen |
| | Hormonersatztherapie (Klimakterium) |
| | Adipositas mit einem Body-Mass-Index über 30 |
| | Exsikkose (Wasserdefizit) |
| | Schwere Herzkrankheiten mit eingeschränkter Herzmuskelfunktion (Luftnot bei geringer Belastung und Neigung zur Beinschwellung) |
| **Hohes Risiko:** | Z.n. Thromboembolie (Lungenembolie) |
| | Schwere maligne Erkrankung, z.B. Krebsleiden mit Metastasen |
| | Unmittelbar nach Operationen in Narkose |
| | Gelenkübergreifende Ruhigstellung einer unteren Extremität |

nissen scheinen sowohl eine **Blutkonzentration durch Flüssigkeitsverlust** bei **niedriger Luftfeuchtigkeit** in klimatisierten Flugzeugen als auch die relative **Sauerstoffarmut** eine Rolle zu spielen. So liegt die Luftfeuchtigkeit in der Kabine aus Gründen des Korrosionsschutzes bei 8–12%. Der Luftdruck in der Kabine entspricht einer Höhe von 2.000–2.400 m über dem Meeresniveau.

Oft scheinen die Passagiere bei der Bestellung ihres kostenlosen Drinks zu vergessen, dass Alkohol Wasser treibend ist, das Blut also eindickt. Das Einknicken der großen Venen in der drangvollen Enge der Economy Class bei gleichzeitiger Immobilisation und trockener Luft in der Kabine mit ungewöhnlich starker Luftströmung, damit vermehrtem Wasserverlust über die Haut und Schleimhäute (Atemwege), erhöht das Thromboserisiko. Es ist auch zu berücksichtigen, dass noch Tage und Wochen nach einem Flug Lungenembolien auftreten können. Kelman und Mitarbeiter [20] fanden in den ersten 2 Wochen nach Rückkehr von einem Langstreckenflug ein 4fach erhöhtes Thromboembolie-Risiko, das in der 1. Woche mit 5,61 höher war als in der 2. Woche.

Lapostolle und Mitarbeiter [25] untersuchten die Krankenakten von Patienten, die zwischen 1993 und 2000 bei Ankunft auf dem Pariser Flughafen Charles de Gaulle unter Lungenembolieverdacht notfallmäßig im Krankenhaus aufgenommen wurden. Bei 56 Patienten hatte sich die Lungenembolie bestätigt. Im Verlaufe dieser Jahre kamen 135,29 Millionen Passagiere aus 145 Ländern auf diesem Flughafen an. Erst ab Flugstrecken von mehr als 5.000 km wurden 1,5 Lungenemboliefälle pro Million Fluggäste registriert. Bei mehr als 10.000 Flugkilometern lag die Embolierate bei 4,8 Fälle pro Million Passagiere. Von 65 Flugpassagieren mit Lungenembolie hatten 4 zusätzlich einen embolischen Schlaganfall mit Bewusstseinsstörung und Halbseitenlähmung [26]. Eine Patientin verstarb. In allen 4 Fällen lag ein

## 6.3 Venöses System

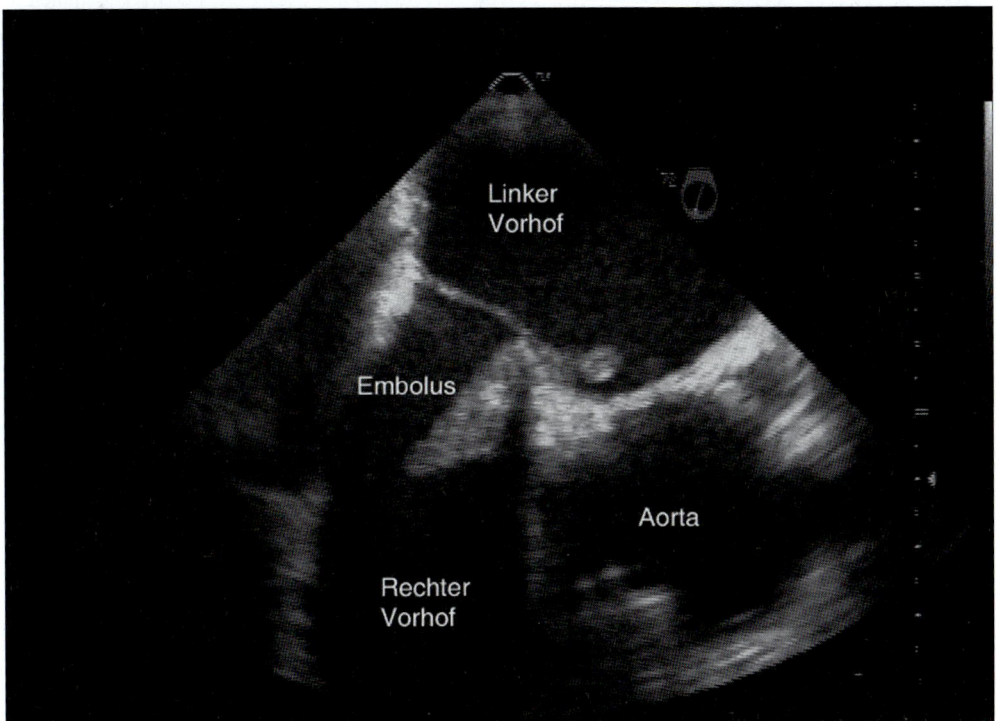

**Abb. 6.5:** Die Ultraschalluntersuchung des Herzens über die Speiseröhre (TEE) wurde zufällig gerade in dem Augenblick durchgeführt, als sich ein längliches Gerinnsel (Embolus) aus einer thrombosierten tiefen Beinvene durch ein offenes Foramen ovale (verschließt sich normalerweise nach Geburt) der dünnen Vorhofscheidewand vom rechten Vorhof in den linken zwängt (Pfeil), was anstatt zu einer Lungenembolie zu einem Schlaganfall führt, wenn das Gerinnsel weiter über die linke Herzkammer, Aorta und Halsschlagadern ins Gehirn gelangt („paradoxe Embolie").

offenes Foramen ovale (von Geburt an verbliebene Öffnung in der Scheidewand zwischen beiden Herzvorhöfen) vor, sodass Gerinnsel aus der thrombosierten Beinvene nicht nur über die rechte Herzkammer in die Lunge geschwemmt wurden, sondern auch vom rechten Vorhof durch das „Loch" in der Scheidewand direkt in den linken Vorhof, von dort in die linke Herzkammer, dann über die Aorta in ein zum Gehirn führendes Gefäß („paradoxe Embolie"), siehe Abbildung 6.5.

Wenn man nun bedenkt, dass in einer Studie von 61 akuten Todesfällen während Langstreckenflügen in 11 Fällen (18%) Lungenembolien als Ursache gefunden wurden [36], so erscheint die Vorbeugung (s. auch Abb. 6.6) besonders wichtig:

- häufigere Körper-und Beinbewegungen sowie kurzes Herumgehen während des Fluges
- möglichst die Innensitze meiden, die die Beweglichkeit weiter beeinträchtigen
- Vermeiden von Rauchen und Alkoholkonsum
- regelmäßiges Trinken alkoholfreier Getränke (etwa 200 ml pro Stunde) zur Vermeidung der Dehydratation
- Verzicht auf Beruhigungs- oder Schlafmittel
- keine einschnürende Kleidung
- Personen mit mittlerem Risiko, siehe Tabelle 6.1, sollten neben Allgemeinmaßnahmen Kompressionsstrümpfe benutzen, bei hohem Risiko auch subkutane Injektionen von niedermolekularem

Heparin, z.B. „Clexane 40" (Enoxaparin) 2 Stunden vor der Reise und mindestens 1 Tag danach.

Bleibt noch die Frage: Wann droht ein **Thromboserezidiv**? Baglin und Mitarbeiter [2] stellten fest, dass von 570 untersuchten Patienten mit erstmaliger tiefer Beinvenenthrombose 11% innerhalb von 2 Jahren einen Rückfall erlitten. Die Rezidivrate war am niedrigsten bei Beinvenenthrombosen im Zusammenhang mit chirurgischen Eingriffen und mit 19,4% am höchsten bei spontan aufgetretenen Thrombosen ohne erkennbaren Grund. Es bestand keine Beziehung zwischen dem Auftreten von Thromboserezidiven und dem Vorhandensein oder Fehlen von Zeichen einer vererbten Thromboseneigung (Thrombophilie) wie beispielsweise Protein S und C, auch nicht bei den Patienten mit spontaner Beinvenenthrombose.

### 6.3.2 Beinvenenthrombose durch Laufen?

Dass sich eine tiefe Beinvenenthrombose durch das Dauerlaufen selbst entwickelt, erscheint unwahrscheinlich, zumal die körperliche Belastung zu einer Aktivierung des fibrinolytischen Systems führt (s.u.) und die Thrombozytenaggregation vermindert ist [30, 42]. Weiterhin ist der Rücktransport des sauerstoffarmen venösen Blutes aus den Beinen zum Herzen hin beim Laufen durch die Muskelpumpe gewährleistet: Durch die Muskelarbeit werden die Venen von außen komprimiert, sodass das Blut durch die wie ein Ventil wirkenden Venenklappen nur in eine Richtung, nämlich in Herzrichtung, befördert wird. Die bei der Muskelarbeit noch vermehrte Atmung bewirkt durch das Dehnen des Brustkorbes und das Tiefertreten des Zwerchfells infolge eines Unterdrucks im Brustkorb eine Sogwirkung zum Herzen hin.

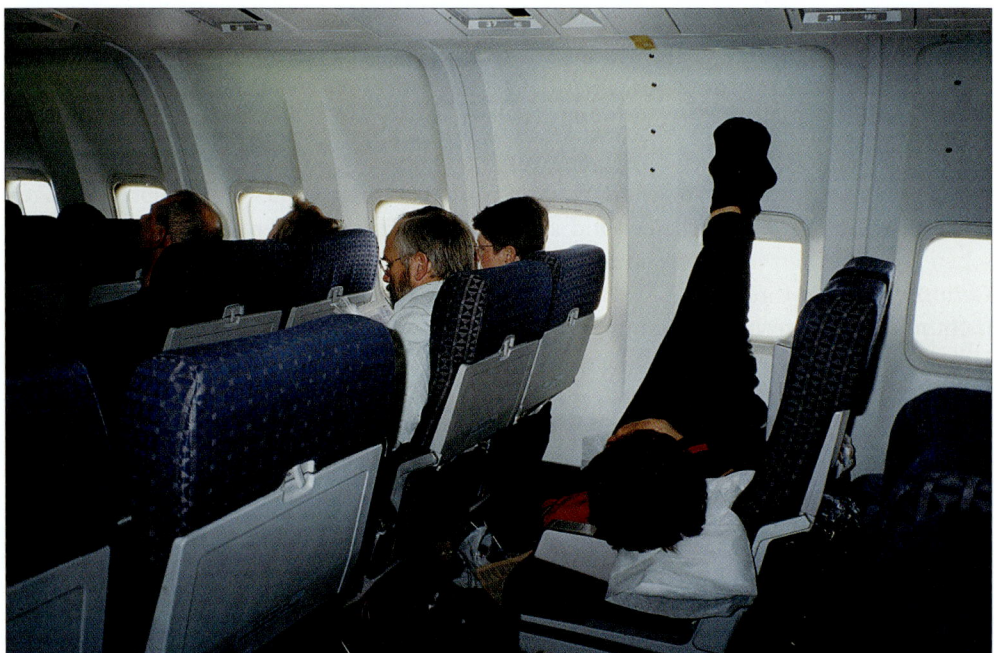

**Abb. 6.6:** Nur selten hat man bei einem Langstreckenflug eine ganze Sitzreihe für sich und kann die Beine zur Thromboseprophylaxe derartig hoch lagern wie die abgebildete Flugreisende. (Vom Autor fotografiert auf dem Flug über Atlanta zum „Country Music Marathon" in Nashville/Tennessee)

Wird nun dieser Pump-Saug-Mechanismus über längere Zeit gestört, entwickeln sich insbesondere bei entsprechender Veranlagung allmählich mehr oder weniger ausgeprägte Krampfadern.

Eine Untersuchung von Rieckert und Mitarbeitern [33] ergab eine Abhängigkeit der Funktion der Muskelpumpe von der Laufgeschwindigkeit. Je höher diese ist, desto größer ist auch die Druckdifferenz zwischen Stehen und Laufen und desto schneller wird der tiefste Venendruck erreicht. Beispielsweise wurde der tiefste Druck bei einer Laufgeschwindigkeit von 6 km/h und 5% Steigerung nach 10 Schritten (9 sek) erreicht und lag bei 11,2 mmHg, nach 2 Minuten Laufzeit bei 17,7 mmHg, die maximale Druckdifferenz lag bei 78 mmHg. Bei 10 km/h Laufgeschwindigkeit lag der tiefste Venendruck bei 4 mmHg und wurde nach 14 Schritten erreicht. Nach 2 Minuten Laufzeit ist der Venendruck auf 13 mmHg etwas angestiegen. Die maximale Druckdifferenz lag bei knapp 82 mmHg. Diese an Venengesunden gemessenen Werte fallen bei Krampfadern mit mehr oder weniger insuffizienten Venenklappen naturgemäß weniger günstig aus.

Doch sind tiefe Beinvenenventhrombosen nach akuter körperlicher Belastung nicht völlig ausgeschlossen.

**Fallbeispiel**
Kröger und Mitarbeiter [24] berichten über eine 28-jährige Triathletin, die 3–4 Tage nach einem Kurztriathlon Schmerzen im Rücken, ein taubes Gefühl im linken Oberschenkel sowie eine deutliche Schwellung des linken Beines hatte. Phlebografisch wurde eine Bein-Beckenthrombose dargestellt. Eine angeborene Thrombophilieneigung im Sinne eines Protein-S- oder C-Mangels oder eines AT-III-Mangels konnte ausgeschlossen werden.
Allerdings nahm die Triathletin Antikonzeptiva. Der Versuch einer medikamentösen Auflösung der Thromben schlug fehl, ebenso wenig konnte operativ eine wesentliche Kanalisation erzielt werden. Es wurden eine Kompressionsstrumpfhose und „Marcumar" verordnet. Den Triathlonsport musste die junge Patientin aufgeben, weil sie höchstens 2 km laufen konnte, da erhebliche Schmerzen (Spannungsgefühl und Verhärtung) in der Wade im Sinne einer Claudicatio venosa [6] auftrat. Hier liegt eine Diskrepanz zwischen arteriellem Einstrom und venösem Ausstrom im Bein vor. Bei der Laufbelastung wird bedarfsabhängig die arterielle Durchblutung der Muskulatur gesteigert. Aufgrund der unzureichenden Rekanalisation der thrombosierten Venen kommt es nun zu einem Rückstau mit Anschwellung der Muskulatur innerhalb der Muskelfaszie, was zu erheblichen Schmerzen bei Bewegung führt und zum Stehenbleiben zwingt.

Nach ausreichender Organisation beziehungsweise Auflösung der Thrombose (Rekanalisation) ist in der Regel Laufen beschwerdefrei möglich. Dies gilt insbesondere für Sportler mit einer isolierten Unterschenkelthrombose [34]. Im Allgemeinen kommt es innerhalb eines Jahres nach einer Thrombose durch Ausbildung eines Umgehungskreislaufs zur spontanen Besserung des Beschwerdebildes [23]. Danach ist kaum noch mit einer weiteren Besserung zu rechnen. Das Risiko, nach einer Thrombose ein **Unterschenkelgeschwür** zu erleiden, beträgt nach 5–10 Jahren ca. 8% [10, 44].

Um ein solches Ulcus cruris zu vermeiden, sollte nach der Akuttherapie die Schwellneigung kontrolliert werden. Dabei hat sich bewährt, vor und nach dem Sport mehrmals den Beinumfang zu messen. Hat der maximale Wadenumfang nach Laufbelastung 1–1,5 cm zugenommen, besteht die

Gefahr, im Laufe der Jahre ein Unterschenkelgeschwür zu entwickeln [24]. Im Übrigen hatte die beschriebene Triathletin nur beim Laufen und Radfahren, nicht jedoch beim Schwimmen Probleme. Dies ist durch die horizontale Lage, den Wasserdruck und die kühlende Wirkung des Wassers zu erklären, wodurch der venöse Rückstrom Richtung Herz erleichtert ist. Zusätzlich verteilt sich die Belastung auf Beine und Arme.

Zu erwähnen ist im Rahmen eines Lauftrainings oder -wettkampfes oder auch einer anstrengenden Wanderung, z.B. im Hochgebirge, die „**Thrombose par effort**" der Venen. Hier werden die Venen nach einer ungewohnten erheblichen Anstrengung, wie langen Bergabläufen, durch entzündliche Schwellungen der umgebenden Muskulatur aufgrund der überlastungsbedingten Mikroverletzungen der Muskelfasern gequetscht, ohne dass jedoch eine eigentliche Gerinnselbildung in den Venen selbst vorliegt. Neben einer stark schmerzenden Beinschwellung sind eine erhöhte Zahl von weißen Blutkörperchen sowie eine massive Erhöhung des Muskelenzyms CK auffällig. Kühle Umschläge und Hochlagerung der Beine führen schnell zur Beschwerdefreiheit.

## 6.4 Veränderungen im Gerinnungssystem durch körperliche Belastung

In Anbetracht der sehr komplizierten Abläufe im Gerinnungssystem, sollen hier nur einige Punkte angesprochen und für den speziell Interessierten auf 2 Übersichtsarbeiten [11, 43] hingewiesen werden.

Bei kurzen intensiven Muskelbelastungen kommt es zu einer Aktivierung des Gerinnungssystems, der Blutplättchen und des Gefäßendothels. Nach kurz dauernden Maximalbelastungen verkürzt sich die Zeit bis zum Eintritt der Blutgerinnung, gemessen an der aktivierten partiellen Thromboplastinzeit (aPTT), um 10–25%, nach einem Marathonlauf sogar um 46%. Die Verkürzung der Gerinnungszeit (aPTT) nach intensiver körperlicher Belastung, auch nach Krafttraining, ist in erster Linie auf eine Aktivierung des Gerinnungsfaktors VIII zurückzuführen. Der belastungsbedingte Anstieg von Faktor VIII kann durch den Betablocker Propanolol gehemmt werden. (Betablocker werden bevorzugt bei Patienten mit koronarer Herzkrankheit mit und ohne Herzinfarkt und bei Bluthochdruck eingesetzt).

Im Gegensatz zur maximalen körperlichen Belastung konnten unter submaximaler Belastung (50–85% der maximalen Belastbarkeit) Ferguson und Mitarbeiter [16] keine Änderung der Gerinnung, gemessen an der Prothrombinzeit nach Quick und der PTT, feststellen. Auch das Antithrombin III als wichtigster Hemmstoff verschiebt sich vor und nach Belastung nicht. Ebenso wenig fand sich eine belastungsbedingte Änderung der Faktor-VIII-Aktivität als Zeichen für die Aktivität des Gefäßendothels. Die Plättchenzahl (Thrombozyten) erhöhte sich jedoch um 20–80% des Ausgangswertes.

Die Gerinnung ist ein komplizierter Reaktionsablauf über mehrere Stufen, wobei am Ende unter Einfluss von Thrombin das Fibrinogen in den Faserstoff Fibrin umgewandelt wird, das in einem Netzwerk die Blutzellen einschließt und einen Gefäßpfropf bildet. Man könnte nun annehmen, dass durch eine Verkürzung der Blutungszeit (PTT) nach einem Marathonlauf oder einer kurz dauernden Maximalbelastung gehäuft Thrombosen auftreten. Bei einer Belastungsdauer von unter 1 Stunde scheint jedoch die Hemmwirkung des Antithrombin III die Bildung von Fibrin zu verhindern, also die belastungsbedingte Gerinnungsaktivierung auf der Stufe der Thrombinbildung zu stoppen. Das zur Bildung von Fibrin als Katalysator notwendige Thrombin bildet mit Antithrombin III einen Komplex und wird dadurch inaktiviert. Geringe Anstiege des Fibrinopeptides A („Aktivierungsmarker" für die Fibrinbildung) wurden dagegen nach einem 2-stündigen Triathlon und nach einem Marathonlauf registriert. Doch steht der Aktivierung der Blutgerinnung unter Belastung eine Aktivierung des fibrinolytischen Systems gegenüber: Unter Einwirkung von t-PA (Tissue-Plasminogenaktivator) wird Plasminogen in das Enzym Plasmin umgewandelt, das wiederum zur Spaltung von Fibrin (Fibrinolyse) führt. Bereits bei einer geringeren bis mittleren Intensität von 50–60% der maximalen Sauerstoffaufnahme nimmt die fibrinolytische Aktivität zu und kehrt innerhalb von 1 Stunde nach Belastung wieder auf das Ausgangsniveau zurück.

Die Wichtigkeit einer intakten Auskleidung der Gefäße durch Endothelzellen zeigt die endotheliale Freisetzung von t-PA, das zur belastungsinduzierten Steigerung der fibrinolytischen Aktivität (Auflösung von Fibrin) beiträgt. Dynamische muskuläre Belastung wie auch Krafttraining lassen den Plasmaspiegel von t-PA von 500–1.000% ansteigen.

> Zusammenfassend ist festzustellen, dass lediglich bei lang dauernden, hoch intensiven Belastungen in geringem Ausmaß Thrombin und Fibrin als Hinweis für eine Gerinnungsaktivierung vermehrt gebildet wird. Diese wiederum wird durch eine Aktivierung der Fibrinolyse, also Gerinnungshemmung, kompensiert, sodass keine Thrombosegefahr unter üblichen Belastungsbedingungen im Gegensatz zur Inaktivität wie Bettlägerigkeit vorliegt.

## Literatur

[1] Alpert JS, Larsen A, Lassen NA, Exercise and intermittent claudication: blood flow in the calf muscle during walking studied by the xenon-133 clearance method. Circulation (1969), 39, 353–359

[2] Baglin T et al., Incidence of recurrent venous thromboembolism in relation to clinical and thrombophilic risk factors: prospective cohort study. Lancet (2003), 362, 523–526

[3] Balaji MR, DeWeese JA, Adductor canal outlet syndrome. JAMA (1981), 245, 167–170

[4] Bender MH et al., Sports-related flow limitations in the iliac arteries in endurance athletes: aetiology, diagnosis, treatment and future developments. Sports Med (2004), 34 (7), 427–442

[5] Beste KW, Pietsch R, Doll R, Arterielle Strömungsgeschwindigkeit und Blutdruck vor und nach Ablauf eines Laufübungsprogrammes. Herz/Kreislauf 18 (1986), 79

[6] Brülisauer M, Jäger K, BollingerA, Claudicatio intermittens venosa: eine selten diagnostizierte Gehbehinderung. Schweiz Med Wschr (1987), 117, 123

[7] Charm SE, Paz H, Kurland GS, Reduced plasma viscosity among joggers compared with non-joggers. Biorheology (1979), 16, 185

[8] Dahllof AG et al., Metabolic activity of sceletal muscle in patients with peripheral arterial insufficiency: effect of physical training. Eur J Clin Invest (1974), 4, 9–15

[9] Diehm C et al., Hämorheologische Veränderungen nach körperlichem Training. Dtsch Z Sportmed (1984), 35, 286

[10] Eichlisberger R et al., Spätfolgen der tiefen Venenthrombose: ein 13-Jahres Follow-up von 223 Patienten. VASA (1994), 23 (3), 234–243

[11] El-Sayed MS et al., Exercise and training effects on blood haemstasis in health and disease: an update. Sports Med (2004), 34 (3), 181–200

[12] Ernst E, Physical exercise for peripheral vascular disease: a review. VASA (1987), 23 (3), 227–231

[13] Ernst E, Matrei A, Intermittent claudication, exercise and blood rheology. Circulation (1987), 76, 1110–1114

[14] Ernst E, Schmidlechner CH, Schmid M, Konträre hämorheologische Effekte von körperlicher Akut- und Dauerbelastung. Dtsch Z Sportmed (1985), 36, 259

[15] Fahal IH et al., Arterial thrombosis in the nephrotic syndrome. Postgrad Med J (1994), 70 (830), 905–909

[16] Ferguson EW et al., Effects of exercise and conditioning on clotting and fibrinolytic activity in men. J Appl Physiol (1987), 62, 1416–1421

[17] Gardner AW, Poehlman ET, Exercise rehabilitation programs for the treatment of claudication pain. JAMA (1995), 274, 975–980
[18] Haimovici H, Patterns of arteriosclerotic lesions of the lower extremity. Arch Surg (1967), 95, 918–933
[19] Hughes RJ et al., Frequency of venuous thromboembolism in low to moderate risk long distance air travellers: the New Zealand Air Traveller's Thrombosis (NZATT) study. Lancet (2003), 362, 2039–2044
[20] Kelman CW et al., Deep vein thrombosis and air travel: record linkage study. BMJ (2003), 327, 1072–1975
[21] Kleinmann D, „Economy class syndrome" bei einem Marathonläufer. Dtsch Z Sportmed (1989), 40 (12), 442–446
[22] Kleinmann D (1996) Laufen, sportmedizinische Grundlagen, Trainingslehre und Risikoprophylaxe. Schattauer Verlag, Stuttgart
[23] Kriessmann A. Rupp N, Natürlicher Verlauf der venösen Drainage-Insuffizienz bei Becken- und tiefer Beinvenenthrombose. VASA (1977), 6, 124–127
[24] Kröger K et al., Thrombose nach Triathlon – Thriathlon nach Thrombose? Dtsch Z Sportmed (1996), 47 (3), 107–110
[25] Lapostolle F et al., Severe pulmonary embolism associated with air travel. N Engl J Med (2001), 345, 779–83
[26] Lapostolle F et al., Stroke associated with pulmonary embolism after air travel. Neurology (2003), 60, 1983–1985
[27] Larsen OA, Lassen NA, Effect of daily muscular exercise in patient with intermittent claudication. Lancet 2 (1966), 1093–1096
[28] Learmonth JR et al., Localized arterial thrombosis of interterminate origin. Scott Med J (1944), 51, 1–20
[29] Lee BY et al., The adductor canal syndrome. Am J Surg (1972), 123, 617–620
[30] Lehmann M et al., Zur induzierten Plättchenaggregation in vitro bei Ausdauersportlerinnen und Kontrollpersonen. Herz/Kreislauf (1986), 18, 5050
[31] Marshall M, Das „Dauerläufer-Syndrom". Münch Med Wschr (1982), 124 (37), 95–96
[32] Martinelli I et al., Risk of venous thromboembolism after air travel: interaction with thrombophilia and oral contraceptives. Arch Intern Med (2003), 163 (22), 2771–2774
[33] Rieckert H et al., Das kaudale Venensystem und Sport. Herz und Gefäße (1989), 9, 550
[34] Roberts WO, Christie DM, Return to training and competition after deep venous calf thrombosis. Med Sci Sports Exerc (1992), 24 (1), 25
[35] Ruell FA et al., Intermittent claudication: the effect of physical training on walking tolerance and venous lactate concentration. Eur J Appl Physiol (1984), 52, 420–425
[36] Sarvesvaran R, Sudden natural deaths associated with commercial air travel. Med Sci Law (1986), 26, 35–38
[37] Schep G et al., Detection and treatment of claudication due to functional iliac obstruction in top endurance athletes: a prospective study. Lancet (2002), 359 (9305), 466–473
[38] Schwarz T et al., Venous thrombosis after long-haul flights. Arch Intern Med (2003), 163 (22), 2759–2764
[39] Sorlie D, Myhre K, Effects of physical training in intermittent claudication. Scand J Clin Lab Invest (1978), 38, 217–222
[40] Treumann F, Schröder W, Trainingseinfluß auf Muskeldurchblutung und Herzfrequenz. Z Kreislaufforschung (1968), 57, 1024
[41] Warren R et al., Femeropopliteal arteriosclerosis obliterans: Arteriographic patterns and rates of progression. Surgery (1964), 55, 135–143
[42] Wattis EJ, Weir P, Reduced platelet aggregation in long-distance runner's. Lancet I (1989), 1013
[43] Weiss C, Bärtsch P, Aktivierung der Blutgerinnung und Fibrinolyse durch körperliche Belastung. Dtsch Z Sportmed (2003), 54 (5), 130–135
[44] Widmer LK et al., Zum Schicksal des Patienten mit tiefer Venenthrombose. Dtsch Med Wschr (1985), 110 (25), 993–997
[45] Zetterquist S, The effect of active training on the nutritive blood flow in exercising ischemic legs. Scand J Lab Invest (1970), 25, 101–111

# 7 Unterzuckerung

## 7.1 Muskelstoffwechsel

Im Folgenden sollen die **physiologischen Stoffwechselvorgänge** bei Muskelarbeit kurz zusammengefasst werden:

Unter Ruhebedingungen deckt der Muskel seinen Energiebedarf durch freie Fettsäuren [1, 69]. Durch die Insulingegenspieler Glukagon und Adrenalin wird nach Belastungsbeginn Traubenzucker aus den Glykogenspeichern im Muskel und in der Leber freigesetzt [21]. Gleichzeitig wird die Insulinausschüttung aus der Bauchspeicheldrüse gehemmt. Mit zunehmender Belastungsdauer fällt der Insulinspiegel im Blut weiter ab, während die Insulingegenspieler wie Glukagon, Adrenalin, Wachstumshormon (STH) und Cortisol ansteigen. Es werden nun auch aus den Fettspeichern vermehrt freie Fettsäuren zur Energiegewinnung freigesetzt, wobei jedoch der Traubenzucker (Glucose) weiterhin ein wichtiger Energieträger für die arbeitende Muskulatur bleibt [1, 40].

Für eine länger dauernde Muskelarbeit, wie sie beim Langstreckenlaufen, Bergwandern usw. gefordert wird, ist die Neubildung von Traubenzucker (**Glukoneogenese**) in der Leber äußerst wichtig. Diese wird gefördert durch die Verringerung der Insulinfreisetzung aus der Bauchspeicheldrüse mit Beginn der Muskelarbeit (Insulin hemmt die Glukoneogenese in der Leber). Die gleichzeitig ansteigenden Katecholamine („Stresshormone" Adrenalin und Noradrenalin), das Wachstumshormon usw. fördern gleichzeitig den Fettabbau (Lipolyse) mit dem vermehrten Anfall von freien Fettsäuren, die den größten Anteil der Energiegewinnung bei anhaltender Muskelarbeit beitragen. Nach längeren Laufbelastungen sind die Glykogendepots in der Muskulatur und in der Leber weitgehend aufgebraucht, je nach Trainingszustand etwa nach 60 Minuten, bei sehr gut Trainierten nach etwa 90 Minuten. Der Läufer kann dann in der Regel seine Geschwindigkeit nicht mehr voll durchhalten, er wird langsamer. Diesen „toten Punkt" [37] kann man durch eine geringere Laufgeschwindigkeit von Anfang an und durch Aufnahme leicht resorbierbarer Kohlenhydrate, z.B. durch gesüßten Tee, hinausschieben.

Im Gegensatz zu früherer Ansicht ist die Aufnahme von Traubenzucker in die arbeitende Muskulatur unabhängig vom Insulin [56, 70]. Die Aufnahme von Glucose in den Muskel wird durch örtliche Freisetzung von Aktivatoren des Traubenzuckertransportes sowie durch den Bedarf und das erhöhte Angebot von Glucose geregelt. Der Glucosetransportmechanismus des Muskels wird jedoch durch Insulin günstig beeinflusst.

Nach einer Langstreckenbelastung (Dauerlauf, lange Wanderung, Radtouren, Skilanglauf usw.) tritt die Wiederauffüllung des Glykogendepots (Kohlenhydrate) in den Vordergrund. In dieser Regenerationsphase steigt nun der Insulinspiegel im Blut wieder an, gleichzeitig fallen die Insulingegenspieler (Antagonisten) Adrenalin, Glukagon, STH und Cortisol ab. Insbesondere das Muskelgewebe reagiert nun auch insulinempfindlicher [61]. Diese Empfindlichkeit auf Insulin (Steigerung der Insulinrezeptoraffinität) entwickelt sich im Laufe einer Langzeitbelastung und ist in der Endphase der Ausdauerbelastung voll wirksam [50]. Schnell resorbierbare

Kohlenhydrate, beispielsweise in Form von Malzbier, Säften, Cola usw. sind nach einer Dauerbelastung, wie beispielsweise nach einem Marathonlauf, günstig. Während beim Abbau von Glykogen durch Muskelarbeit Kalium freigesetzt wird, zusätzlich auch beim Laufen durch „Zertreten" von roten Blutkörperchen (zu Hämolyse, s. Kap. 9), wird nun beim Wiederauffüllen der Glykogenspeicher Kalium benötigt (eingebaut).

Der Kaliumspiegel im Blut steigt also während der Belastung an und fällt dann nach einer langen Muskelbelastung deutlich ab, das heißt, nun erst sind eine kaliumreiche Kost (Gemüse, Obst etc.) und Getränke (Frucht- und Gemüsesäfte, Elektrolytgetränke) empfehlenswert.

## 7.2 Unterzuckerung bei Diabetikern

**Fallbeispiel**
„Seit 1966 laufe ich. Ebenso lange bin ich insulinabhängiger Diabetiker. Ich bin 53 Jahre alt. Seit 1975 habe ich an 24 Marathonläufen teilgenommen, Bestzeit 3:26:43. Der Diabetes bereitet mir kaum Probleme bei Wettkämpfen und beim Training (Jahresleistung ca. 3.000 km). Nach einer plötzlichen Armlähmung mit nachfolgenden Krampfanfällen wurde ich stationär behandelt. Dabei ergaben sich bei verschiedenen Untersuchungen keine Auffälligkeiten im Gehirn. Anfang November begann ich mit Zustimmung des Arztes vorsichtig mit dem Lauftraining. Nach Ansicht meines Hausarztes sollte ich keine längere Strecke als 20 km laufen und Wettkämpfe ganz vermeiden. Ich möchte aber im Frühjahr 4–5 Rennen über 20–25 km bestreiten und bei gleichem Trainingsumfang im Herbst an einem Marathonlauf teilnehmen. Wie ist ihre Ansicht dazu?"

Dieser Leserbrief ging mir vor ein paar Jahren zur Beantwortung für die Ratgeberrubrik eines Laufmagazins zu. Langstreckenläufe führen bei Diabetikern, die mit Insulin oder bestimmten blutzuckersenkenden Tabletten behandelt werden, häufiger zur Unterzuckerung (Hypoglykämie) als bei Gesunden, wenn keine Vorsorge getroffen wird. Dabei kam der zitierte 53-jährige Marathonläufer mit seiner hypoglykämiebedingten plötzlichen Armlähmung und nachfolgenden Krampfanfällen, die zunächst als Epilepsie mit entsprechender Behandlung missdeutet wurden, noch glimpflich davon. Tragischer endete dagegen ein Fall aus meiner Praxis:

**Fallbeispiel**
Ein 53-jähriger insulinpflichtiger Diabetiker ging 1985 in Duisburg erstmals an den Start eines Marathonlaufes, an dem ich ebenfalls teilnahm. Ich klärte ihn hinsichtlich der Unterzuckerungsgefahr auf und riet, langsam zu laufen. Ich wollte ihn am Ziel empfangen. Nachdem ich selbst meinen Lauf mit 2:50:43 Stunden beendet und mich entsprechend versorgt hatte, ging ich wieder zum Ziel und wartete 1 Stunde, nämlich bis zum letzten Läufer bzw. bis zum „Besenwagen", ohne dass ich meinen Patienten sah. Ich glaubte schon an eine Aufgabe wegen Unterzuckerung. Doch als er mir am Dienstag nach dem Lauf seine Stuhlprobe brachte, die ich mir im Rahmen einer Untersuchung auf Blut im Stuhl nach Marathonläufen erbat, teilte er mir stolz seine Zeit von 3:31 Stunden mit. Er hatte wohl zwischendurch Zeichen einer Unterzuckerung, die er jedoch durch Einnahme von Würfelzucker beheben konnte. Ich hatte den guten Trainingszustand meines Typ-1-Diabetikers unterschätzt und bin infolge dessen zu spät am Ziel gewesen.
Wenige Monate später trat nun das Unfassbare auf. Der Patient kam von der

Arbeit, fühlte sich nicht sehr wohl, untersuchte seinen Blutzucker mit einem Stix. Der Zucker lag seiner Ansicht nach zu hoch, wie mir später seine Frau mitteilte. Daraufhin spritzte er sich wieder etwas Insulin, wie viel konnte nicht festgestellt werden. Danach lief er eine Stunde, kontrollierte wieder den Zucker und war jetzt nach Aussage der Angehörigen wohl mit seinem Wert zufrieden. Er legte sich schließlich schlafen. Gegen 4.00 Uhr in der Früh wachte seine Frau durch ein lautes Röcheln auf. Als ihr Mann nicht weckbar war, rief sie sofort den Notarztwagen. Wiederbelebungsversuche waren jedoch erfolglos. Am nächsten Morgen rief mich der Notarzt an und teilte mir den erfolglosen Wiederbelebungsversuch mit. Als er von mir hörte, dass der Patient insulinpflichtiger Diabetiker war, war er überrascht, da ihm davon nicht berichtet wurde. Seine Frage nach Medikamenten wurde von der Frau verneint. Ganz offensichtlich war für die Frau im ersten Moment der Aufregung eine Insulinspritze kein Medikament. Sie dachte wohl bei dem Wort „Medikament" an Tabletten!

Dieses Beispiel zeigt einmal wieder die Wichtigkeit der Aufklärung von Patienten und Angehörigen bzw. Lauffreunden. Auch sie sollten die Zeichen einer Unterzuckerung kennen und wissen, was in diesem Fall zu machen ist. Die eigentliche Todesursache meines Patienten konnte zwar nicht festgestellt werden, aufgrund der Vorgeschichte ist jedoch eine lang anhaltende Unterzuckerung wahrscheinlich, die besonders nachts gefährlich werden kann, da sie oft von den Angehörigen nicht bemerkt wird. Andererseits könnte durchaus auch eine schwere Herzrhythmusstörung den Tod bewirkt haben, provoziert durch einen Kaliummangel im Blut (Hypokaliämie), zumal nach Ausdauerbelastung mit Blutzuckerverbrauch die Glykogenspeicher der Leber und Muskulatur wieder aufgefüllt werden und dadurch das Kalium im Blut abfällt, verstärkt durch die zusätzliche Insulingabe. (Beim Wiederaufbau der schnell verfügbaren Glykogenreserven zur Energiegewinnung über den Kohlenhydratstoffwechsel wird Kalium gebraucht, das dann beim Glykogenabbau durch Muskelarbeit wieder freigesetzt wird.)

Ein erniedrigter Serum-Kaliumwert führt zu einer **Membraninstabilität des Reizleitungssystems** vom Herzen, was zu lebensbedrohlichen **Herzrhythmusstörungen** führen kann, zumal als hormonelle Gegenregulation auf eine Unterzuckerung die Adrenalinspiegel erhöht liegen. Dieses „Stresshormon" kann zusätzlich Herzrhythmusstörungen provozieren. Daneben könnte auch eine Herzkranzgefäßverengung im Sinne einer koronaren Herzkrankheit trotz Beschwerdefreiheit vorgelegen haben. So ist bekannt, dass Diabetiker selbst bei einer Mangeldurchblutung häufig keine Schmerzen empfinden („stumme Ischämie"). Das Risiko, an einer koronaren Herzkrankheit zu erkranken, ist für den Diabetiker um den Faktor 2–4, an dieser Krankheit dann zu versterben, um den Faktor 3–7 erhöht [23].

Von gewisser, jedoch untergeordneter Bedeutung bei der Entwicklung einer Unterzuckerung scheint auch eine vermehrte Absorption des unter die Haut gespritzten Insulins durch die verstärkte, belastungsbedingte Hautdurchblutung während der körperlichen Aktivität zu sein [38]. Bei Diabetikern führt Muskelarbeit zu einem quantitativ stärkeren Blutzuckerabfall als bei nicht diabetischen Menschen [47]. Dies ist auch verständlich, da der insulinpflichtige Diabetiker – im Gegensatz zum Gesunden – erhöhte Insulinspiegel nicht durch Muskelarbeit senken kann [38, 68]. Wie oben erwähnt, sinkt mit Beginn der Muskelarbeit der Insulinspiegel in physiologischer Feinregulation, nicht jedoch beim Diabetiker, der sich vorher eine feste, nicht mehr veränderbare Insulinmenge injiziert hat. Besser ist die Regulation über eine Insulinpumpe möglich. Die künstliche Insulinzufuhr ist nun während der Muskelbelastung nicht mehr zu ändern, d.h. nicht mehr an Dauer und Intensität der Aktivität anpassend zu senken. Die beim Diabetiker nun eventuell zu hohe Insulinmenge führt dazu, dass die physiologischerweise einsetzende Steigerung der Traubenzuckerproduktion in der Leber (Glukoneogenese) gehemmt wird [57]. Da nun aber in der arbeitenden Muskulatur vermehrt Glucose verbraucht wird, ist ein Missverhältnis zwischen Traubenzuckerverbrauch und Traubenzuckerproduktion die Folge. Der Blutzuckerspiegel fällt hier je nach der injizierten Insulinmenge und -art (Kurzzeit-, Langzeitinsulin etc.) mehr oder weniger ab, bei fehlender Anpassung an die Muskelarbeit bis hin zur Hypoglykämie.

Auch aus Tierversuchen [32] weiß man, dass Muskelarbeit einen schnellen, ausgeprägten Insulinanstieg im Blut nach entsprechender Insulininjektion bei den Hunden auslöst, denen man die Bauchspeicheldrüse operativ entfernt hatte, während die Insulinkonzentration bei den gesunden Versuchstieren abfiel.

**Unterschied zwischen Typ-1- und Typ-2-Diabetes**

Zwischen dem Typ-1- und dem Typ-2-Diabetiker liegen gravierende Unterschiede vor. Beim Typ-1-Diabetiker fehlt die Insulinsekretion aus den Langerhans-Zellen der Bauchspeicheldrüse vollständig oder fast vollständig im Gegensatz zum Typ-2-Diabetes, wo oft ein erhöhter Insulinspiegel mit Insulinresistenz eventuell im Rahmen eines metabolischen Syndroms vorliegt (s. Kap. 15). Ein Typ-1-Diabetiker ist demnach immer insulinpflichtig. Die oben beschriebene physiologische Feinsteuerung des Insulinspiegels fehlt naturgemäß bei notwendigen Insulininjektionen. So wird es zwangsläufig abhängig von der Art und Intensität der Muskelarbeit, der Art des injizierten Insulins (evtl. Insulinpumpe), der Ausgangsstoffwechsellage, der letzten Nahrungsaufnahme und des Abstandes der letzten Insulininjektion (Kurzzeit-, Langzeit-Insulinpräparat etc.) mehr oder weniger häufig zu Phasen sowohl des Insulinmangels als auch der Hyperinsulinämie kommen. Wie sich nun die Muskelarbeit beim Typ-1-Diabetiker auswirkt, hängt dann vom aktuellen Seruminsulinspiegel ab. Bei einem Insulinmangel und Azeton im Urin, wie es Berger und Mitarbeiter [6, 7] demonstrierten, nachdem 18–36 Stunden lang kein Insulin mehr gegeben wurde, steigen Blutzucker und Ketonkörper unter Langzeitbelastung weiter an (s. Abb. 7.1).

Eine derartige hyperglykämisch-ketonische Entgleisung unter Muskelarbeit ist jedoch in der Praxis äußerst selten, da sportwillige Diabetiker sehr gesundheitsbewusst und auf eine gute Blutzuckereinstellung bedacht sind.

## 7.3 Typ-1-Diabetes

Nicht so entscheidend zur Vorbeugung einer Hypoglykämie ist der Wechsel der Insulininjektionsstelle vom Oberschenkel zur Bauchhaut, die während der Laufbelastung weniger stark durchblutet wird und damit das injizierte Insulin langsamer freisetzt. Vielmehr ist die **Verminderung der Insulindosis** vor der körperlichen Betätigung die wirksamste Maßnahme. Die fehlende Gluconeubildung in der Leber aufgrund der erwähnten insulinbedingten Hemmung der Glukoneogenese macht die zusätzliche Aufnahme von schnell resorbierbaren Kohlenhydraten in ausreichender Menge während und auch nach der Ausdauerbelastung notwendig. Selbst bei Gesunden führt eine solche kontinuierliche Kohlenhydratzufuhr un-

## 7.3 Typ-1-Diabetes

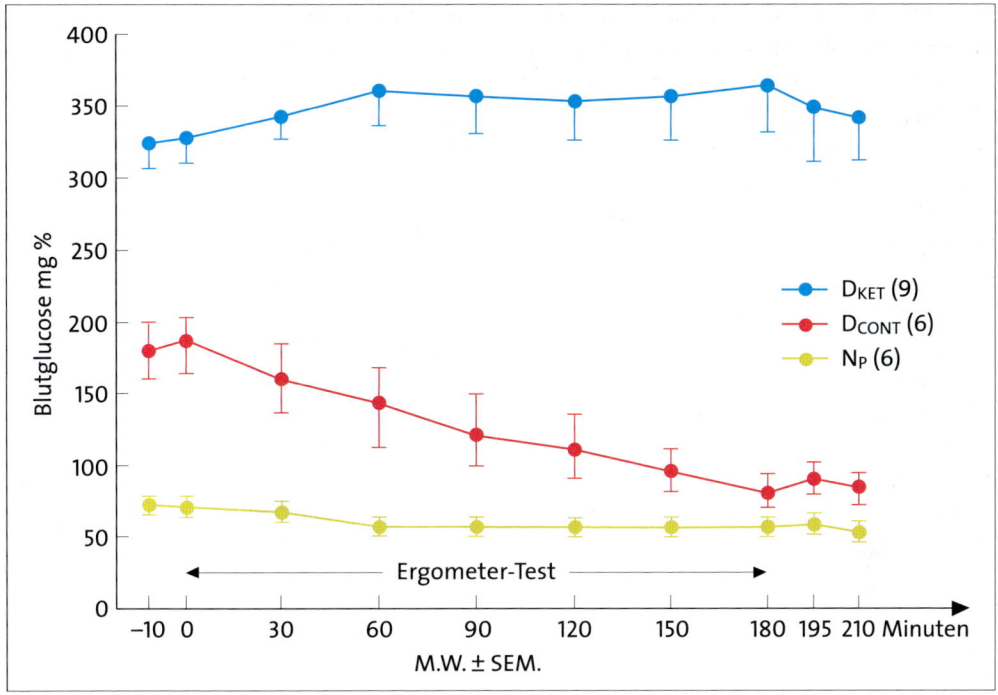

**Abb. 7.1:** Im Insulinmangelzustand mit hohen Blutzuckerausgangswerten verschlechtert sich unter Belastung die Blutzuckerkurve weiter (obere Kurve, D ket). Die ausreichend behandelte Diabetiker-Kontrollgruppe (D cont) zeigt einen belastungsbedingten Blutzuckerabfall. Die untere Kurve (Np) stellt die Blutzuckerkurve von gesunden Normalpersonen dar [nach 6, 7].

ter Belastung zu einer Leistungssteigerung [37] (s. Abb. 7.2).

Nicht nur vor Belastungen (Bergwanderungen, Marathonläufe, Skilanglauf etc.), sondern auch danach müssen deutlich weniger Insulin gespritzt und vermehrt Kohlenhydrate aufgenommen werden, um **Späthypoglykämien** zu vermeiden [46, 62]. Diese viele Stunden nach der Belastung auftretenden Unterzuckerungen können mit einer durch Muskelbelastung verbesserten Glucosetoleranz bei Typ-1-Diabetikern erklärt werden, die durch den erhöhten Zuckertransport in die Muskelzelle bedingt ist [62].

Wie beim Gesunden werden die entleerten Glykogenspeicher nach Dauerbelastung wieder aufgefüllt [31], wozu vermehrt Kohlenhydrate gebraucht werden. Bei Typ-2-Diabetikern wurde sogar 12–14 Stunden nach einer einzigen Ausdauerbelastung mit Entleerung der Glykogenspeicher noch eine erhöhte insulinstimulierte Verstoffwechselung von Glucose nachgewiesen [15]. Beim Typ-1-Diabetiker konnten Galassetti und Mitarbeiter [20] zeigen, dass nach vorangegangener Hypoglykämie die Gegenregulation mit Glukagon-, Adrenalin-, Noradrenalin- und Cortisolanstieg aufgehoben bzw. reduziert war, und damit auch die Glucoseproduktion beim Training. Auch eine trainingsbedingte verbesserte Insulinsensibilität könnte eine Rolle spielen [36, 39, 65, 73]. So konnte ich bereits 1973 in meiner Doktorarbeit zeigen, dass der Blutzucker (Glucose) nach intravenöser Gabe von 0,1 E Insulin pro Kilogramm Körpergewicht nach einem 6-monatigen Training bei Jugendlichen stärker abfiel als vor dem Training (s. Abb. 7.3).

Um wie viel **die Insulindosis reduziert** werden muss oder wie viel mehr und in welcher Form Kohlenhydrate aufgenommen werden sollten, kann nicht verallgemeinert

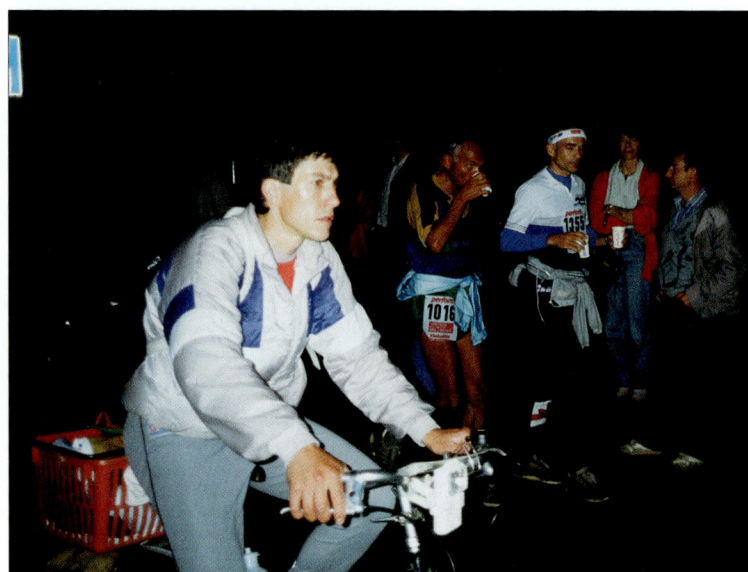

**Abb. 7.2:** Bei Ultralangstreckenläufen wie hier beim 100-km-Lauf in Biel/Schweiz, der um 22 Uhr gestartet wurde, sind kohlenhydrathaltige Getränke bzw. schnell resorbierbare Kohlenhydrate in fester Form zur Vermeidung einer Unterzuckerung unabdingbar. Besonders insulinpflichtigen Diabetikern ist eine Fahrradbegleitung mit „Notfallausrüstung" einschließlich Blutzuckermessgerät zu empfehlen.

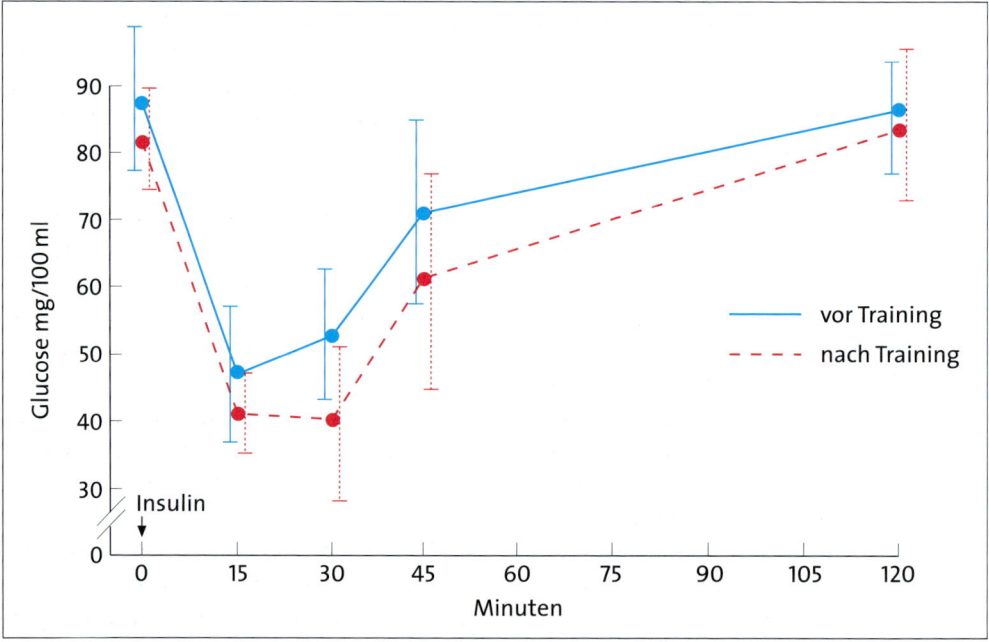

**Abb. 7.3:** Verlauf der Blutglucosekurve vor (durchgezogene Linie) und nach (gestrichelte Linie) einem 6-monatigen Leichtathletiktraining von 14 Jugendlichen, die eine intravenöse Injektion von 0,1 E/kg Körpergewicht Insulin erhielten. Nach dem Training fiel der Blutzuckerspiegel zu den Zeitpunkten 15 und 30 Minuten bei derselben Insulindosis signifikant stärker ab als vor dem Training [nach 36].

werden. Jeder Diabetiker muss seine eigenen Erfahrungen sammeln. Zu viele individuelle Einflussgrößen spielen eine Rolle. Intensität (Tempo, bergan) und Dauer sowie Zeitpunkt der Insulininjektion, Muskelarbeit und Mahlzeit, die aktuelle Stoffwechsellage (Blutzuckerausgangswert, Trainings- und Ernährungszustand des Diabetikers), Wetterlage, Bodenbeschaffenheit (Kraft raubender Sandboden, Asphaltweg usw.) müssen berücksichtigt werden.

Es können jedoch gewisse **Faustregeln** aufgestellt werden:

> Bei kurzen Laufbelastungen, etwa bis 5 km, reichen zusätzliche Kohlenhydrataufnahmen aus, bei längeren Belastungen oder wiederholt kürzeren Belastungen, z.B. mehrere Trainingseinheiten am Tag, muss auf jeden Fall auch die Insulindosis mehr oder weniger drastisch reduziert werden. So konnten beispielsweise Kemmer und Berger [33] beobachten, dass bei einer 3-stündigen Fahrradergometerbelastung die morgendliche Insulindosis um mehr als $2/3$ reduziert werden musste, um eine Unterzuckerung zu vermeiden. Marathonlaufende Diabetiker vermindern ihre morgendliche Insulinmenge vor dem Wettkampf um bis zu 80 oder 90%. Auch nach dem Marathonlauf sind die Insulindosierungen weiter herabzusetzen. Auf keinen Fall darf jedoch auf die Insulininjektion total verzichtet werden, da sonst mit einer Ketoazidose, wie oben erwähnt, zu rechnen ist (s. Abb. 7.1).

Es ist außerdem zu berücksichtigen, dass etwa $3/4$ der Diabetiker bei leichter Unterzuckerung asymptomatisch, also beschwerdefrei sind. So bedeutet ein morgendlicher hoher Blutzucker nicht immer eine schlechte Diabeteseinstellung, sondern oft eine zu strenge Einstellung mit nächtlichen Unterzuckerungen. Im Rahmen einer solchen nächtlichen Hypoglykämie kann es zu einer überschießenden Gegenregulation kommen (Ausschüttung von Adrenalin, Wachstumshormon, Cortisol) mit anschließendem Blutglucoseanstieg, der dann am nächsten Morgen gemessen wird. Bei zuckerkranken Langstreckenläufern ist es daher immer gefährlich, den Blutzucker auf Normalwerte senken zu wollen. Mir persönlich sind Werte zwischen 150 und 200 mg vor dem Lauf lieber als Werte um 120 mg%. Zu hohe Blutzuckerspiegel etwa über 350 mg% sind dagegen ungünstig, da Muskelarbeit aufgrund des vorliegenden Insulinmangels den Zucker weiter ansteigen lässt (s. Abb. 7.1). Bei einer derartig schlechten Stoffwechseleinstellung ist praktisch kein Insulin im Blut vorhanden. Infolge des Abfalls des Insulinspiegels wird nun, provoziert durch die Muskelarbeit in der Leber, vermehrt Traubenzucker freigesetzt, mehr als von der arbeitenden Muskulatur aufgrund des fehlenden Insulins aufgenommen werden kann.

**Anhaltspunkte für die Insulindosisreduktion**
Für Typ-1-Diabetiker, die noch unerfahren sind, jedoch mit einem Ausdauertraining beginnen wollen, sollen hier ein paar Anhaltspunkte zur Unterstützung der notwendigen eigenen Erfahrung gegeben werden:

- Bei einem 2- bis 3-Stunden-Lauf Insulindosis mindestens um 50% senken, vorher etwas essen, beispielsweise eine Scheibe Brot.
- Vor einem Marathonlauf nur 10% der üblichen Insulindosis spritzen.
- Am Abend zuvor überhaupt nicht spritzen, oder nur eine sehr geringe Menge.
- Auch am Tag nach dem Marathonlauf sind meistens 30% der gewohnten Insulindosis ausreichend.
- Bei jedem Lauf muss Traubenzucker dabei sein. Er gehört zur Sportausrüstung eines Diabetikers, eventuell zusätzlich noch eine Glukagonspritze.

Eine Hypoglykämie entwickelt sich besonders dann, wenn kurz vor dem Lauf ein Insulin mit einem schnell wirksamen Anteil gespritzt wird. Der Insulinspiegel steigt dann rasch im Blut an. Dadurch wird die Leber daran gehindert, die Glucose freizusetzen, die für die Muskelarbeit zusätzlich nötig ist. Schnell resorbierbare Kohlenhydrate, selbst Cola, sind bei Langstreckenläufen für Diabetiker erlaubt. Auch Diabetiker mit einer Insulinpumpe brauchen ihre eigenen Erfahrungen hinsichtlich Lauftraining und Zuckereinstellung.

> **Fallbeispiel**
> Bei M.R., Jahrgang 1945, Kriminalbeamter, wurde im November 1986 im Rahmen einer Routineuntersuchung ein erhöhter Nüchternblutzucker um 170 mg% festgestellt. Die spätere Klassifizierung ergab eine Spätmanifestation eines Ty-1-Diabetes mit 35% Insulineigenleistung. Das Anfangsgewicht betrug 84 kg, 182 cm die Größe.
> Herr R. begann nun mit einem regelmäßigen Ausdauertraining, in erster Linie Laufen, zusätzlich Fahrradergometerbelastungen. Gleichzeitig wurde eine Diabetesdiät eingehalten. Er nahm insgesamt 12 kg an Körpergewicht ab. Als er 1990 zu uns erstmals in die Praxis kam, hatte er einen Blutzucker von 167 mg%, der Urin war Aceton positiv, sodass wir mit Insulininjektionen begannen (vorher keine medikamentöse Behandlung). Zunächst jedoch zur sportlichen Karriere von Herrn M.R.: Im Frühjahr 1987, also 5 Monate nach Diabetesfeststellung, hatte er erstmals an einem Volkslauf (20 km) teilgenommen und als letzter beendet. Im Herbst 1987 hatte er bereits den ersten Marathonlauf in 3:18 Stunden in Frankfurt absolviert. Bis dahin leistete er 6 Trainingseinheiten wöchentlich mit je 10–21 km. Im April 1988 lief er seinen ersten 100-km-Lauf mit 8:56 Stunden, wobei er vorher Trainingsläufe von 30–40 km Länge zurückgelegt hatte, und ist 2 Wochen später erstmals bei einem Marathon mit 2:56 Stunden unter 3 Stunden geblieben. Im Sommer 1988, nach einer Knöchelverletzung, hatte er $1/2$ Jahr Trainingspause mit rapider Verschlechterung des Diabetes. 1989 baute er das Training wieder auf, wobei sich gleichzeitig die diabetische Stoffwechsellage verbesserte (keine Medikamente, keine Insulininjektionen). 1989 wurden insgesamt 5 Marathonläufe durchgeführt und dabei auch im Herbst 1989 beim Berlin-Marathon mit 2:53 Stunden eine persönliche Bestzeit erreicht. 1990 hat er 3 Marathonläufe (Leinfelden, Schwarzwald, Arolsen) um 3:15 Stunden zurückgelegt, 1991 2 Marathonläufe (Kandel, Göppingen) in 3:07 bzw. 3:18, einen 100-km-Lauf in 8:34 Stunden im Wettkampf absolviert. Dabei wurden **wöchentlich** 5 Trainingseinheiten durchgeführt, zur Vorbereitung auf Ultralangstrecken jeweils ein Trainingslauf über 40 km, meist morgens (jetzt erfolgten bereits Insulininjektionen). Im September 1991 hat er den ersten 24-Stunden-Lauf in Schmallenberg im Hochsauerland auf schwierigem Rundkurs mit 6 Steigungen durchgeführt. Dabei belegte Herr R. mit 150 gelaufenen Kilometern den zweiten Platz der Gesamtwertung (Erster in der Altersklasse mit 33 Teilnehmern, wovon 20 aufgegeben hatten). Weitere Marathon- und Ultralangstreckenläufe folgten alle ohne Komplikationen.
> Wie sind derartige geradezu phänomenale Laufleistungen des insulinpflichtigen Alterssportlers überhaupt möglich? Offensichtlich reichte von 1986–1990 die stark reduzierte Eigeninsulinproduktion bei einem wöchentlichen Trainingsumfang von bis zu 120 km aus, um Blutzuckerwerte zwischen 90 mg/dl

nüchtern und 150 mg/dl nach dem Essen zu halten. Bei fehlenden zusätzlichen Insulininjektionen ist ein derartiges Training auch unproblematisch, wenn man sich die bereits abgehandelte Physiologie des Energiestoffwechsels noch einmal vor Augen führt. Schwieriger wird es jedoch mit der ab Mitte 1990 notwendig gewordenen Insulinbehandlung. Herr R. hat nun in folgendem schematischen Vorgehen gute Erfahrung gemacht:
[Kost: 2.000–2.400 Kalorien bei 20 Broteinheiten (5/2/5/2/5/1)]
Insulintherapie: morgens und abends je 12 Einheiten Basal-H-Insulin (Verzögerungsinsulin), morgens in der Regel 4 Einheiten Normal-H-Insulin (Altinsulin), teilweise jedoch auch mehr, je nach Training und Zufuhr von Broteinheiten
Wird das Training am Vortag durchgeführt: Keine zusätzlichen Altinsulin-Einheiten, die Basal-H-Insulin-Einheiten werden bei Blutzuckerausgangswerten um 150 vor Läufen etwa 1,5 Stunden auf 8 Einheiten reduziert, bei Läufen von über 2 Stunden Reduktion auf 6 Einheiten.
Bei Nachmittagstraining: unveränderte morgendliche Insulininjektionen, doch zusätzlich 2 Broteinheiten bei Läufen unter 2 Stunden
Vor Marathon- und Ultrawettkämpfen: bei Vormittagsstart morgens die Hälfte der Basalinsulin-Einheiten (6 Einheiten), kein Altinsulin. Bei Nachmittagsstart normale Basaldosis und Altinsulin je nach Broteinheiten beim Frühstück und Mittagessen. Vor dem Langstreckenwettkampf soll der Blutzuckerwert nicht unter 140 und auch nicht über 180 mg liegen, ebenso beim Langstreckentraining.

Mit dieser Fallschilderung soll nicht bezweckt werden, Typ-1-Diabetiker zu Ultralangstreckenläufern zu machen. Es soll vielmehr demonstriert werden, dass trotz eines insulinpflichtigen Diabetes bei entsprechender Motivation und Freude am Laufen selbst Extremleistungen ohne gesundheitliche Schäden möglich sind, sofern mit Bedacht vorgegangen wird, d.h., eine geistige (!) Vorbereitung ist unerlässlich. Training, Essen und Insulininjektionen müssen angepasst sein, und zwar **individuell**! Jeder Diabetiker muss persönliche Erfahrungen sammeln und darf nicht irgendwelche Schemata von anderen einfach übernehmen. Solche können lediglich einen groben Anhalt darstellen.

**Medikamenteneinfluss**

Bei der Vorbeugung ist auch zu beachten, dass Alkohol und zusätzliche Medikamente ebenfalls Unterzuckerungen provozieren können, insbesondere wenn bei Diabetikern neben Insulin oder oralen Antidiabetika zusätzlich, beispielsweise beim Vorliegen eines Bluthochdrucks oder einer Herzinsuffizienz, **ACE-Hemmer** verordnet werden [9]. In einem Fall musste die Insulindosis auf etwa 15% der ursprünglichen Menge nach Enalapril-Gabe (ACE-Hemmer) reduziert werden, um die darunter auftretenden Unterzuckerungen zu vermeiden. Nach einer Studie [5] stieg nach Absetzen des ACE-Hemmers der Nüchternblutzucker innerhalb von 2 Tagen überschießend auf 349 mg/dl an. Auch bei Diabetikern, die mit Glibenclamid und Metformin behandelt wurden, traten in 24 bzw. 48 Stunden nach erstmaliger Gabe des ACE-Hemmers Captopril in 2 Fällen Hypoglykämien auf [60]. Bei gleichzeitiger Betablocker-Einnahme würde dann auch noch die körpereigene Gegenregulation mit Adrenalin- und Noradrenalinanstieg unterdrückt, wodurch die Unterzuckerung gefährlich lang anhalten kann.

## Studie zur Diabeteseinstellung bei Langstreckenwettkampf

Sane und Mitarbeiter [65] untersuchten zur Abstimmung von Diät und Insulingabe während eines 75 km Skilanglaufes von über 7 Stunden Dauer Typ-1-Diabetiker im Rahmen der Flandia-Skilanglauf-Veranstaltung 1986 und 1987 mit über 10.000 Teilnehmern. 1986 waren die Versuchspersonen vor dem Wettkampf durch Gabe von 65 g Kohlenhydraten hyperglykämisch, zumal das Kurzzeitinsulin um 58% vorher herabgesetzt wurde. 1987 erhielten die zuckerkranken Skilangläufer vorher nur 40 g Kohlenhydrate, jedoch mehr Eiweiß, das Altinsulin wurde lediglich um 35% reduziert. Dadurch waren die Blutzuckerwerte vor dem Skilanglauf signifikant weniger stark erhöht, obwohl das Altinsulin lediglich um 35% 1987 zurückgenommen wurde. Das „Intermediärinsulin" am Morgen wurde 1986 um 28%, 1987 um 38% herabgesetzt. Während beider Rennen lag die Kohlenhydrataufnahme etwa bei 40 g pro Stunde, geschätzter Gesamtenergieverbrauch für den 75-km-Wettkampf waren 4.000 Kcal. Nach 33 km Skilanglauf lagen die Blutglucosespiegel nahe der Norm. Es trat während des Wettkampfes keine Unterzuckerung auf. Doch hatte ein Patient eine symptomatische Unterzuckerung während der Nacht nach dem Rennen 1987!

4 dieser Versuchspersonen wurden noch hinsichtlich der Insulinsensitivität einen Tag nach dem Rennen untersucht. Sie war erhöht.

Diese verstärkte Empfindlichkeit des Gewebes auf Insulin könnte zur Unterzuckerung nach Ausdauerbelastungen beitragen. Man muss sich natürlich fragen, ob es nicht besser ist, mit deutlich höheren Blutzuckerwerten an den Start eines Langstreckenwettbewerbes zu gehen, zumal bei derartigen kurzzeitigen Hyperglykämien mit keinem Dauerschaden zu rechnen ist. Andererseits haben deutlich erhöhte Zuckerwerte den Nachteil eines vermehrten Flüssigkeitsverlustes, da Glucose im Urin entsprechend mehr ausgeschieden wird (Glukosurie), was eine Dehydratation (Wasserdefizit) während des Wettkampfes beschleunigt und die Wärmeregulation beeinträchtigt, d.h., eine nun vorzeitig ansteigende Körpertemperatur vermindert die Leistungsfähigkeit.

> Sane und Mitarbeiter [65] empfehlen aufgrund ihrer Untersuchung, vor einer Langstreckenbelastung von mehreren Stunden durchschnittlich 35 g Protein und 40 g Kohlenhydrate zu verabreichen, dann stündlich während der Belastung 40 g Kohlenhydrate. Gleichzeitig sollte die totale Insulinmenge um durchschnittlich 40% gesenkt werden, dabei die morgendliche Altinsulin-Dosis um 35%, die Intermediärdosis um 40% oder darüber.

Sane und Mitarbeiter [65] weisen jedoch auch auf das **individuelle Vorgehen** hin, das, wie man an unserem „Paradebeispiel" H.R. sieht, von dem gegebenen Vorschlag wie auch anderen Tipps deutlich abweichen kann.

Wir bevorzugen etwas höhere Blutzuckerwerte bei ausreichender Trinkmenge vor und während des Langstreckenwettkampfes. Die durch die zusätzliche drastische Insulinreduktion vor dem Wettkampf zu beobachtenden hohen Blutzuckerwerte in der Anfangsphase der Belastung hängen auch mit der beschleunigten Glucoseproduktion in der Leber zusammen [51].

## IDAA (International Diabetic Athletes Association)

In dem Laufmagazin Condition Heft 1–2, 1995, ist auf Seite 56 eine für Diabetiker interessanter Lesebrief abgedruckt:

> „Nach 13 Jahren Marathonerfahrung war die Teilnahme am diesjährigen New York City-Marathon dennoch ein überwältigendes Erlebnis für mich ... In einem Punkt hat mich persönlich die Diabetikerunterstützung der New Yorker ganz besonders beeindruckt. Die IDAA, internationale Vereinigung diabetischer Sportler, hatte gleich an 7 Stellen eigene Verpflegungsstände aufgebaut, an denen teilnehmende Diabetiker entsprechende Nahrung erhalten und zudem sogar den Blutzucker testen konnten. In Deutschland kann ich zwar bei den meisten Läufen meine notwendige Eigenverpflegung vor dem Start abgeben, eine Unterstützung wie in New York habe ich jedoch noch nirgends erfahren. Meinen Blutzucker auch während des Laufens beobachten zu können, hat mir so manch neue Erkenntnis gebracht, auch wenn ich in 29 Marathonläufen bisher auch so recht gut klar gekommen bin ..."

Es folgte die Anregung, dieses auch beim größten Marathon in Deutschland, nämlich in Berlin, einzuführen. Das ist mittlerweile unter Regie der deutschen Sektion der IDAA (International Diabetic Athletes Association) der Fall (s. Abb. 7.4).

Hier können also motivierte Diabetiker am Massenphänomen Marathon unter fachkundiger Anleitung teilnehmen.

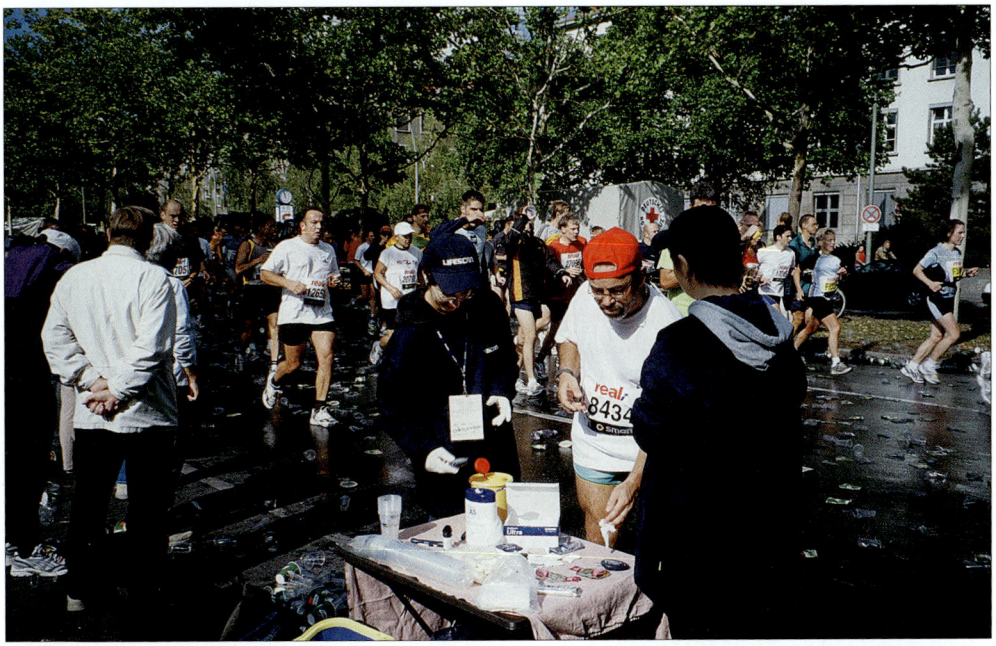

**Abb. 7.4:** Beim Berlinmarathon hatten die Diabetiker an verschiedenen Stellen die Möglichkeit, sich den Blutzucker testen zu lassen, hier bei Kilometer 30.

## 7.4 Typ-2-Diabetes

**Fallbeispiel**
Ein 55-jähriger, 175 cm großer und 99 kg schwerer Diabetiker wurde mit Glibenclamid 3,5, 2 x 1 Metformin 850 und wegen eines Bluthochdrucks mit einem Calciumantagonisten behandelt, bevor er zunächst mit einem Gehtraining, später bei Gewichtsabnahme mit Laufphasen begann. Dabei ging er zunächst täglich 1 Stunde recht zügig („Walking") mit etwa 120 Schritten/Minute. Nach 2–3 Wochen unterbrach er das schnelle Gehen mit kurzen Laufphasen von einigen 100 m. Nach etwa 10 Wochen war er in der Lage, 8 km ohne Pause langsam zu laufen, was er dann 3- bis 4-mal wöchentlich tat. Nach $1/2$ Jahr hatte er 10 kg an Gewicht abgenommen, die „Zuckertabletten" konnten bereits nach einer Woche Training halbiert werden. Nachdem während eines Hochgebirgsurlaubs vor dem Abendessen nach einer 8-stündigen Bergwanderung Unterzuckerungszeichen (verwaschene und verlangsamte Sprache, kaltschweißig, Frieren, Zittern) auftraten und seine Frau uns aus dem Urlaubsort telefonisch um Rat fragte, wurden nach akuter Traubenzuckergabe und dem nachfolgenden Abendessen die „Zuckertabletten" endgültig abgesetzt. Auch die Blutdrucktablette war nach etwa 4 Monaten bei weiterer Gewichtsabnahme nicht mehr nötig.

Den Patienten, der seinen Wohnsitz gewechselt hatte, traf ich 3 Jahre später zufällig bei einem Marathonlauf wieder. Von Seiten seines ehemals metabolischen Syndroms war bei einem Gewicht von jetzt 72 kg nichts mehr zu sehen, obwohl keine Diabetesdiät mehr eingehalten wurde, im Gegenteil, er bevorzugte die für Ausdauersportler propagierte Kohlenhydratreiche Kost, teilweise mit schnell resorbierbaren Kohlenhydraten in Form von Nudelgerichten und Pizza und zusätzlich auch verdünnte Obstsäfte. Sein Hb-A1c-Wert lag zuletzt mit 5,6 im Normbereich, also kein Hinweis mehr für eine diabetische Stoffwechsellage bei einem Marathontraining mit mindestens 50 Laufkilometern pro Woche!

Ein Beispiel, wie bei entsprechender Motivation mit zunehmender Leistungsfähigkeit und Freude am Laufen eine strenge Diät bei gleichzeitig verbesserter Lebensqualität unnötig wird. Derartige „Musterpatienten" sind sicherlich selten aber nicht unbedingt Ausnahmeerscheinungen, wenn der Arzt selbst mit gutem Beispiel vorangeht, die Zusammenhänge sowie Gefahren und auch die effektiven Auswirkungen einer Lebensstiländerung darlegt mit der Aussicht, gesund und leistungsfähiger zu werden. Die Lebenslaufschilderung derartiger „Paradebeispiele" tragen zum Motivationserfolg bei. Zu Recht hat auch daher Hans Lauber für sein Buch „Fit wie ein Diabetiker" (2002 beim Kirchheim Verlag in Mainz) den Medienpreis der Deutschen Diabetesstiftung erhalten. Der Autor schildert darin, wie er seinen Typ-2-Diabetes durch Marathontraining bezwungen hat und dadurch keine Medikamente und kein Insulin mehr braucht.

**Studien zum Ausdauertraining bei Typ-2-Diabetes**
Ursache eines Typ-2-Diabetes sind eine Insulinresistenz (verminderte Empfindlichkeit des Gewebes auf Insulin) bzw. eine beeinträchtigte Insulinausschüttung [14], verbunden mit einem erhöhten Risiko für eine koronare Herzkrankheit, eine periphere arterielle Verschlusskrankheit, ein Nierenversagen und Netzhautveränderungen bis hin zur Blindheit. Ratzmann [58] fand beispielsweise in einer Untersuchung an 200 unausgewählten, neu diagnostizierten Typ-2-Diabetikern bei 45% erhöhte Insulinspiegel. Wenn man

nun berücksichtigt, dass mit höherem Insulinspiegel auch die koronare Herzkrankheit zunimmt [29, 30, 52, 66], dann ist auch verständlich, dass bei Diagnosestellung eines Typ-2-Diabetes bereits in ca. 30% eine koronare Herzkrankheit vorliegt [67]. Ebenso besteht ein Zusammenhang zum Hochdruck [2, 17]. Mit einem Typ-2-Diabetes ist besonders beim Vorliegen einer Fettsucht [72] und bei einer familiären Veranlagung [2, 3, 4] zu rechnen. So sind etwa 80% aller Patienten mit Typ-2-Diabetes übergewichtig [54].

Folgende Beobachtungen sprechen für ein **Ausdauertraining möglichst mit zusätzlichen muskelkräftigenden Übungen** [13] für die Behandlung des Typ-2-Diabetes:

- Trainingsbedingte Gewichtsabnahme und Muskelaufbau mit Abnahme des intramuskulären Fettes [8] und des viszeralen Fettgewebes [53]. Auch bei konstant gebliebenem Körpergewicht Rückbildung des muskulären und viszeralen Fettes mit nachfolgender verbesserter Insulinsensitivität durch Training!
- Langstreckenläufer und körperlich trainierte Männer in mittlerem Alter haben niedrigere Plasmainsulinspiegel als gesunde untrainierte [41, 44], möglicherweise als Folge einer Zunahme der Insulinrezeptoren unter körperlichem Training [56].
- Infolge der höheren Insulinempfindlichkeit ist bei Ausdauertrainierten die Glucosetoleranz verbessert und die Glucoseverstoffwechselung erhöht [12, 34, 35, 64].
- Je höher die körperliche Aktivität, desto weniger häufig tritt ein Typ-2-Diabetes auf [19, 28, 45].
- Durch Bewegungsmangel verschlechtert sich der Zuckerstoffwechsel [10, 42, 43]. Liegt bereits ein krankhafter Glucosetoleranztest (überschießender Traubenzuckeranstieg im Blut nach Trinken einer Glucoselösung) vor, so kann mit Training und/oder Diät der Entwicklung eines Diabetes mellitus vorgebeugt werden [55].

Offensichtlich können bereits kurze Trainingseinheiten bei Typ-2-Diabetikern die Blutglucose durch Verstärkung der Insulinwirkung senken [15, 16]. Ein längeres Training verbessert die Glucosetoleranz [59]. Es scheint so zu sein, dass die verbesserte Insulinwirkung, gemessen am Glucosetoleranztest, bereits wenige Tage nach dem Training wieder verloren geht [12, 25, 40]. So konnte die Gruppe um Holloszy [27] nach 12 Monaten eines intensiven Trainings bei einer kleinen Gruppe mit leichtem Typ-2-Diabetes eine Normalisierung der Glucosetoleranz feststellen. Doch fand dieselbe Arbeitsgruppe in einer späteren Untersuchung [63] schon nach einer Woche täglichen Trainings (1 Stunde Walking mit 60% der maximalen Herzfrequenz, an den übrigen Tagen jeweils im Labor 30 Minuten Laufbelastung, nach 10 Minuten Ruhe 20–30 Minuten Fahrradergometerbelastung mit 68% der individuellen maximalen Sauerstoffaufnahme) eine hoch signifikante Verbesserung der Glucosetoleranzkurve, sodass die Autoren meinen, dass die günstigen Auswirkungen auf den Zuckerstoffwechsel nach dem insgesamt 12-monatigen Training nicht Folge von einer Langzeitwirkung von anhaltender Muskelaktivität sind, sondern in erster Linie Folge der letzten Trainingseinheit. Doch ist zu berücksichtigen, dass bei der letzten Untersuchung mit der 1-wöchigen Trainingsphase das Gewicht in dieser Zeit konstant blieb [63]. Bei übergewichtigen Typ-2-Diabetikern ist natürlich mit zunehmender Trainingsdauer im Vergleich zu kurzen eine höhere Gewichtsabnahme und dadurch Verbesserung der Insulinresistenz zu erwarten.

Auch in prospektiven Untersuchungen konnte nun ein verringertes Diabetes-Risiko (Typ 2) durch regelmäßiges körperliches Training nachgewiesen werden [26, 28, 45, 48, 49]. So haben Manson und Mitarbeiter [48] 87.253 Krankenschwestern im Alter zwischen 34 und 59 Jahren prospektiv über einen Zeitraum von 8 Jahren beobachtet. Es mussten wiederholt Fragebögen ausgefüllt werden, in denen unter anderem auch die sportliche Aktivität und für Diabetes sprechende Beschwerden abgefragt wurden. Insgesamt traten in 8 Jahren 1.303 Fälle von Diabetes neu auf. Nur 459-mal waren Sportlerinnen betroffen. Dabei wurde als Sportlerin bezeichnet, wer sich zumindest 1-mal in der Woche bis zum Schwitzen sportlich betätigte. Ein signifikanter Unterschied zum Diabetesrisiko lag selbst dann noch vor, wenn das Körpergewicht und Risikofaktoren wie Rauchen, Alkohol, Bluthochdruck, erhöhte Cholesterinwerte oder Herzinfarkt der Eltern berücksichtigt wurden.

In einer anderen prospektiven Studie konnten Manson und Mitarbeiter [49] an 2.100 gesunden Ärzten zwischen 40 und 84 Jahren über einen Zeitraum von 5 Jahren eine Verminderung des Diabetesrisikos abhängig von der Trainingshäufigkeit feststellen, und zwar unabhängig von Alter oder Gewicht (Body-Mass-Index). Besonders großen Nutzen zogen die übergewichtigen Ärzte. Bei denen, die wenigstens 5-mal wöchentlich beim Sport ins Schwitzen kamen, war das Risiko einer Diabeteserkrankung nur 0,64fach so hoch wie für Männer, die es weniger als 1-mal pro Woche schafften. Das Risiko fiel bei 1-maliger sportlicher Aktivität pro Woche bereits auf 0,77, bei 2- bis 4-maligem Sporttreiben auf 0,62 und bei 5 und mehr Trainingseinheiten pro Woche sogar auf 0,58 als Dosiswirkungsbeziehung.

Auch Helmrich und Mitarbeiter [26] fanden eine umgekehrte Beziehung zwischen Diabetesrisiko und körperlicher Aktivität. Pro 500 Kcal Energieverbrauch pro Woche nahm die alterskorrigierte Diabeteshäufigkeit um durchschnittlich 6% ab, auch wenn Fettsucht, Bluthochdruck und Diabetes in der Familienvorgeschichte berücksichtigt wurden. Gerade diese Hochrisikopersonen hatten den größten Nutzen durch ein körperliches Training. 5.990 ehemalige Studenten, die 1928–1947 an der Universität von Pennsylvania eingeschrieben waren, beantworteten in dieser Untersuchung 1962 und 1976 einen Fragebogen zum Ausmaß ihrer körperlichen Aktivität. Bei den besonders Aktiven, die mindestens 2.000 Kcal pro Woche durch Muskelarbeit verbrauchten, war das Diabetesrisiko um 41% niedriger als bei den wenig oder gar nicht Aktiven.

Auch wenn bereits ein Diabetes vorliegt, lohnt sich ein schweißtreibendes Training. So hatten nach einer Studie von Wei und Mitarbeitern [71] inaktive Typ-2-Diabetiker ein um rund 70% höheres Sterblichkeitsrisiko als die trainierten. Gregg und Mitarbeiter [22] errechneten, dass von 61 Diabetikern, die zu einem Walking von mindestens 2 Stunden pro Woche überzeugt werden können, jährlich ein Todesfall weniger auftritt. Die niedrigste Sterblichkeitsrate fanden die Autoren bei einem Walking von 3–4 Stunden und mehr pro Woche.

Aber nicht nur die **Trainingsdauer** spielt eine bedeutende Rolle, sondern auch die **Intensität** (Geschwindigkeit). Unabhängig von den wöchentlichen Walkingstunden traten umso weniger Herz-Kreislauf-Erkrankungen und Todesfälle auf, je höher die Walkinggeschwindigkeit war [66].

## 7.5 Unterzuckerung bei Gesunden

Grundsätzlich müssen mit Beginn jeder Muskelarbeit zwei Aufgaben erfüllt werden: Die Sauerstoff- und Traubenzuckerversorgung des Gehirns sind aufrechtzuerhalten und drastisch zu steigern in der Muskulatur. Auch wenn durch eine intakte Herz-Kreislauf- und Lungenfunktion die Sauerstoffzufuhr und die nötige Muskeldurchblutung gesichert sein sollten, so können Hypoglykämien selbst bei Gesunden nach lang dauernden muskulären Anstrengungen bei unzureichender Kohlenhydratzufuhr beobachtet werden [18]. Wegen der Wichtigkeit (immer wieder kann man über Verkehrsunfälle „im

Zuckerschock" in der Presse lesen) sollen die **Unterzuckerungszeichen** tabellarisch aufgezeigt werden:
- Verhaltensveränderung, z.B. unbegründetes Lachen oder Weinen, aggressiv, unruhig, Angst
- Schwierigkeiten beim Sprechen, Zittern, ungeschickte Bewegungen
- Frieren, feuchte, kalte, blasse Haut, Schweißausbrüche
- Mattigkeit, „weiche Knie"
- Herzklopfen, Schwindelgefühl, Kopf- und Bauchschmerzen, Schlaflosigkeit
- Bewusstseinstrübung bis hin zu Krampfanfällen und schließlich Bewusstlosigkeit

Auch Hanson und Mitarbeiter [24] betonen, dass Unterzuckerungssymptome nicht nur bei Diabetikern häufig sind, wie allgemein angenommen. Sie würden oft zu Fehldiagnosen, z.B. Epilepsie oder auch Schizophrenie führen. Allerdings sind Unterzuckerungszustände als solche oft kaum zu erkennen. Wesensveränderung, wie beispielsweise Aggressivität oder andere relativ banale Auffälligkeiten wie oben erwähnt, z.B. Müdigkeit, können auf eine Hypoglykämie hinweisen. Heißhunger und Schweißausbruch während der Phase einer Unterzuckerung sind dagegen bekannt und sicherlich auch am häufigsten.

Weniger berücksichtigt wurde auch die **Unterkühlung (Hypothermie)**, die sogar das erste und einzige Zeichen beim überschießenden Absinken des Zuckers sein kann. Eine durch Unterzuckerung abgefallene Körpertemperatur wird nach Traubenzuckerinjektion mit Normalisierung des Blutzuckerspiegels wieder bis zur Norm ansteigen [24].

## Literatur

[1] Ahlborg B et al., Substrate turnover during prolonged exercise in man. Splanchnic and leg metabolism of glucose, free fatty acids and amino acids. J Clin Invest (1974), 53, 1080

[2] Barrett-Connor E et al., Diabetes and hypertension in a community of older adults. Am J Epidemiol (1981), 113, 276–284

[3] Beatty OL et al., Insulin resistance in offspring of hypertensive parents. Brit med J (1993), 307, 92–96

[4] Beaty TH, Neel JV, Fajans SS, Identifying risk factors for diabetes in first degree relatives of non-insulin-dependent diabetic patients. Am J Epidemiol (1982), 115, 380–397

[5] Bell D, Hypoglycemia induced by enalapril in patient with insulin resistance and NIDDM. Diabetes Care (1992), 15 (7), 934–936

[6] Berger M, Typ-I-Diabetes und Sport. Dtsch Z Sportmed (1988), 39 (7), 272–281

[7] Berger M et al., Metabolic and hormonal effects of muscular exercise in juvenile type diabetics. Diabetologia (1977), 13, 355

[8] Berggren JR et al., Weight loss and exercise: Implications for muscle lipid metabolism and insulin action. Med Sci Sports Exerc (2004), 36 (7), 1191–1195

[9] Bergmann R, Schweiz Med Wschr (1992), 122, 1369

[10] Blotner H, Effects of prolonged physical inactivity on tolerance of sugar. Arch Intern Med (1945), 75, 39

[11] Bruce CR, Hawley JA, Improvements in insulin resistance with aerobic exercise training: a lipocentric approach. Med Sci Sports Exerc (2004), 36 (7), 1196–1201

[12] Burstein R et al., Acute reversal of the enhanced insulin action in trained athletes: association with insulin receptor changes. Diabetes (1985), 34, 756–760

[13] Cuff DJ et al., Effective exercise modality to reduce insulin resistance in woman with type 2 diabetes. Diabetes Care (2003), 26, 2977–2982

[14] De Fronzo RA, Ferannini E, Koivisto V, New concepts in the pathogenesis and treatment of non-insulin-dependent diabetes mellitus. Am J Med (1983), 74 (1A), 52–81

[15] Devlin JT et al., Enhanced peripheral and splanchnic insulin sensitivity in NIDDM men after single bout of exercise. Diabetes (1987), 36, 434–439

[16] Devlin JT, Horton ES, Effects of prior high-intensity exercise on glucose metabolism in normal and insulin-resistant men. Diabetes (1985), 34, 973–979

[17] Donahue RP et al., Hyperinsulinemia and elevated blood pressure: cause confounder,

or coincidence? Am J Epidemiol (1990), 132, 827–836
[18] Felig P et al., Hypoglycemia during prolonged exercise in normal men. N Engl J Med (1982), 306, 895–900
[19] Frisch RE et al., Lower prevalence of diabetes in female former college athletes compared with nonathletes. Diabetes (1986), 35, 1101–1105
[20] Galassetti P et al., Effect of antecedent hypoglycemia on counterregulatory responses to subsequent euglycemic exercise in type 1 diabetic. Diabetes (2003), 52, 1761–1769
[21] Galbo, H: Endocrinology and metabolism in exercise. Int J Sports Med 1981, 2: 203.
[22] Gregg EW et al., Relationship of walking to mortality among US adults with diabetes. Arch Intern Med (2003), 163 (12), 1440–1447
[23] Haffner SM et al., Mortality from coronary heart disease in subjects with type 2 diabetes and nondiabetic subjects with and without prior myocardial infarction. N Engl J Med (1998), 339, 229–134
[24] Hanson PJV et al., Hypothermia in hypoglycemia. Brit med J (1984), 288, 1212
[25] Heath GW et al., Effects of exercise and lack of exercise on glucose tolerance and insulin sensitivity. J Appl Physiol (1983), 55, 512–517
[26] Helmrich SP et al., Physical activity and reduced occurrence of non-insulin-dependent diabetes mellitus. N Engl J Med (1991), 325, 147–152
[27] Holloszy JO et al., Effects of exercise on glucose tolerance and insulin resistance. Acta Med Scand (1986), 711 (Suppl), 55–65
[28] Hu G et al., Occupational, commuting, and leisure-time physical activity in relation to risk for type 2 diabetes in middle-aged Finnish men and women. Diabetologia (2003), 46, 322–329
[29] Jakob S et al., Insulin resistance and disorders of glucose metabolism in survivors of myocardial infarction. Perfusion (2004), 17 (6), 228–234
[30] Kannel WB, McGee DL, Diabetes and cardiovascular risk factors: The Framingham Study. Circulation (1979), 59, 8
[31] Karlsson J, Saltin B, Diet, muscle glycogen and endurance performance. J Appl Physiol (1971), 31, 203–206
[32] Kawamori R, Vranic M, Mechanisms of exercise-induced hypoglycemia in depancreatized dogs maintained on long-acting insulin. J Clin Invest (1977), 59, 331
[33] Kemmer FW, Berger M, Therapy and better quality of life: the dichotomous role of exercise in diabetes mellitus. Diabetes/Metabolism Reviews (1986), 2, 53–68
[34] King DS et al., Insulin action and secretion in endurance-trained and untrained humans. J Appl Physiol (1987), 63, 2247–2252
[35] King DS et al., Insulin secretory capacity in endurance-trained and untrained young men. Am J Physiol (1990), 259, E 155–181
[36] Kleinmann D (1973) Glukose-, Pyruvat- und Laktatspiegel im venösen Blut unter Ergometer- und Insulinbelastung vor und nach 6-monatigem Leichtathletiktraining. Dissertation, Hamburg
[37] Kleinmann D (1996) Laufen, Sportmedizinische Grundlagen, Trainingslehre und Risikoprophylaxe. Schattauer, Stuttgart
[38] Koivisto V, Felig P, Effects of leg exercise on insulin absorption in diabetic patients. N Engl J Med (1978), 289, 77
[39] Koivisto V, Yki-Järvinen H, De Fronzo RA, Physical training and insulin sensivity. Diabetes Metab Rev (1986), 1, 445–481
[40] Leblanc J et al., Studies on the sparing effect of exercise on insulin requirements in human subjects. Metabolism (1981), 30, 1119–24
[41] Lingarde F, Saltin B, Daily physical activity, work capacity and glucose tolerance in lean and obese normoglycemic middle-aged men. Diabetologia (1981), 20, 134–138
[42] Lipman RL, Raskin P, Love T, Glucose intolerance during decreased physical activity in man. Diabetes (1972), 21, 101
[43] Litwack L, Whedon GD, The effect of physical conditioning on glucose tolerance. Clin Res (1959), 7, 143
[44] Lohmann D et al., Diminished insulin response in highly trained athletes. Metabolism (1978), 27, 521
[45] Lynch J et al., Moderately intense physical activities and high levels of cardiorespiratory fitness reduce the risk of non-insulin-dependent diabetes mellitus in middle-aged men. Arch Intern Med (1996), 156 (12), 1307–1314
[46] Maehlum S, Muscular exercise and metabolism in male juvenile diabetics. II. Glucose tolerance after exercise. Scand J Clin Lab Invest (1975), 32, 149–153
[47] Maidorn K et al., Ausdauerleistung und Blutwerte bei Diabetikern und Gesunden. Diagnostik (1978), 11, 251

[48] Manson JE et al., Physical activity and incidence of non-insulin-dependent diabetes mellitus in women. Lancet (1991), 338, 774–778

[49] Manson JE et al., A prospective study of exercise and incidence of diabetes among US male physicians. JAMA (1992), 268, 63–67

[50] Michel G et al., Bidirectional alteration of insulin receptor affinity by different forms of physical exercise. Am J Physiol (1984), 246, E 153

[51] Mitchel TH et al., Hyperglycaemia after intense exercise in IDDM subjects during continuous subcutaneous insulin infusion. Diabetes Care (1988), 11, 311–317

[52] Montgomery BJ, High plasma insulin level a prime risk factor for heart disease. JAMA (1979), 241, 1665

[53] Mourier A et al., Mobilization of visceral adipose tissue related to the improvement in insulin sensitivity in response to physical training in NIDDM. Effects of branched-chain amino acid supplements. Diabetes Care (1997), 20 (3), 385–391

[54] National Institutes of Health: Consensus development conference on diet and exercise in non-insulin-dependent diabetes mellitus. Diabetes Care (1987), 10, 639–644

[55] Pan XR et al., Effects of diet and exercise in preventing NIDDM in people with impaired glucose tolerance. The Da Qing IGT and Diabetes Study. Diabetes Care (1997), 20 (4), 537–544

[56] Pedersen O, Beck-Nielsen H, Heding L, Increased insulin receptors after exercise in patients with insulin-dependent diabetes mellitus. N Engl J Med (1980), 302, 886

[57] Pruett EDR, Plasma insulin concentrations during prolonged work at near maximal oxygen uptake. J Appl Physiol (1970), 29, 155–158

[58] Ratzmann KP, Klinische und metabolische Charakterisierung sowie Therapieziele des nichtinsulinabhängigen (Typ II) Diabetes mellitus. Z Arztl Fortbild (1990), 84, 1075–1077

[59] Reitman JS et al., Improvment of glucose homeostasis after exercise training in non-insulin-dependent diabetes. Diabetes Care (1984), 7, 434–441

[60] Rett K, Wicklmayr M, Dietze GJ, Hypoglycemia in hypertensive diabetic patients treated with sulfonylureas, biguanides, and captopril. N Engl J Med (1988), 319 (24), 1609

[61] Richter EA, Garetto LP, Goodman AN, Muscle glucose metabolism following exercise in the rat: Increased sensitivity to insulin. J Clin Invest (1982), 69, 785

[62] Richter EA et al., Enhanced muscle glucose metabolism after exercise: modulation by local factors. Am J Physiol (1984), 246, E 476–482

[63] Rogers MA et al., Improvement in glucose tolerance after 1 week of exercise in patients with mild NIDDM. Diabetes Care (1988), 11, 613–618

[64] Rosenthal M et al., Demonstration of a relationship between level of physical training and insulin-stimulated glucose utilization in normal humans. Diabetes (1983), 32, 408–411

[65] Sane T et al., The adjustment of diet and insulin dose during long-term endurance exercise in type 1 (insulin-dependent) diabetic men. Diabetologia (1988), 31, 35–40

[66] Tanasescu M et al., Physical activity in relation to cardiovascular disease and total mortality among men with type 2 diabetes. Circulation (2003), 107 (19), 2435–2439

[67] Uusitupa ML et al., Hyperinsulinemia and hypertension in patients with newly diagnosed non-insulin-dependent diabetes. Diab Metabol (1987), 13, 369–374

[68] Viberti GC et al., Metabolic effects of physical exercise in insulin-dependent diabetics controlled by continuous subcutaneous insulin infusion or conventional injection therapy. Acta Endocr (1984), 105 (4), 515

[69] Wahren J, Glucose turnover during exercise in healthy men and in patients with diabetes mellitus. Diabetes (1979), 28, 82

[70] Wallberg-Henrikkson H, Holloszy JO, Contractile activity increases glucose uptake by muscle in severely diabetic rats. Am J Physiol (1984), 57, 1045

[71] Wei M et al., Low cardiorespiratory fitness and physical inactivity as predictors of mortality in men with type 2 diabetes. Ann Int Med (2000), 132, 605–611

[72] Wilson PW, McGee DL, Kannel WB, Obesity, very low density lipoproteins, and glucose intolerance over fourteen years: The Framingham Study. Am J Epidemiol (1981), 114, 697–704

[73] Yki-Järvinen H, De Fronzo RA, Koivisto VA, Normalization of insulin sensivity in type 1 diabetic subjects by physical training during insulin pump therapy. Diacetes Care (1984), 7, 520–527

# 8 Hautveränderungen

## 8.1 Anstrengungsinduzierte Urtikaria (Nesselsucht)

**Fallbeispiel**
Eine 37-jährige Patientin von uns klagte über wiederholt aufgetretene fleckige Rötung des Gesichtes und des Oberkörpers, Schweißausbrüche und Atemnot beim Laufen. Bekannt ist bei ihr ein allergisches Asthma. Als sie im Januar im hiesigen Stadion einige Runden lief, dramatisierte sich ihr Gesundheitszustand derartig, dass sie nicht nur eine fleckige Hautrötung bekam, sondern zusätzlich eine ausgeprägte Gesichtsschwellung, Atemnot, Schwindelgefühl und Benommenheit auftraten. Nach etwa einer Stunde Ruhelage besserte sich der Zustand wieder. Wie sich herausstellte, lag bei der Patientin nicht nur eine **Pollenallergie** vor, sondern auch eine **Nahrungsmittelallergie**, unter anderem auch gegen Sonnenblumenkerne, die sie vor dem Lauf gegessen hatte.

**Fallbeispiel**
Ein Langstreckenläufer suchte uns aus einem 150 km entfernten Ort auf, nachdem er im **Laufgesundheitsbuch** [15] seine beim Laufen auftretenden Beschwerden beschrieben fand. Auch bei ihm traten beim Laufen eine juckende Hautrötung, teilweise auch Schwellungen und erhebliche Kreislaufstörungen auf, die zur Krankenhausaufnahme führten, wo man allerdings keine Erklärung für die Symptomatik fand. Bei einer Laufbandbelastung in unserer Praxis konnten wir keine der geklagten Beschwerden provozieren. Doch rief uns der Patient noch am Abend an, dass auf der Rückfahrt im Auto eine juckende Hautrötung mit Schwellung des Gesichtes und Hodensackes aufgetreten sei.

**Fallbeispiel**
Im Laufmagazin Spiridon 3/95 schreibt unter der Ratgeberrubrik eine 51-jährige Läuferin: „Anfang Dezember spürte ich zum Ende des einstündigen, normalen Trainings einen Druck in meinen Ohren und feine Nadelstiche am ganzen Körper. Zu Hause angekommen, ging das Ganze in ein starkes Jucken und Röten der Haut über. Anfang Januar wiederholte sich das Ganze und verschlimmerte sich mit Erbrechen, Durchfall und Bewusstlosigkeit. Seither laufe ich keinen Schritt mehr."

**Fallbeispiel**
In der medizinischen Fachzeitschrift Notfallmedizin beschreibt Rossi [23] einen Notfalleinsatz: Ein Mann teilte der Rettungsleitstelle mit, dass seine Frau beim Waldlauf „bewusstlos zusammengebrochen" sei und kaum noch Luft bekomme. Der Notarzt traf 15 Minuten später bei der 35-jährigen Frau im Wald ein. Sie reagierte wohl verlangsamt, war jedoch voll orientiert und klagte über Atemnot. Schon ohne Stethoskop war ein giemendes Atemgeräusch zu hören,

Lippen und Hände waren blau verfärbt. Besonders auffällig war eine fleckförmige Rötung der Haut mit teilweise großflächigen Quaddeln (Urtikaria), der Puls 120/min, Blutdruck 90/60 mmHg.

Zur Vorgeschichte erzählt der Ehemann, dass die Familie zu einem Waldlauf aufgebrochen sei. Bereits nach wenigen 100 m habe seine Frau über Luftnot geklagt und diese auf das ihrer Ansicht nach zu hohe Lauftempo von ihm zurückgeführt. Nach etwa 2 km musste sie bei ausgeprägter Luftnot und Übelkeit stehen bleiben. Dann sei sie bewusstlos geworden. Während die beiden Kinder bei der Mutter blieben, rannte er zur nächsten Telefonzelle und alarmierte den Notarzt.

Atemnot geklagt. 5 der 10 von Pichler und Mitarbeitern [21] beschriebenen Patienten erlitten einen Kreislaufkollaps. 9 der 30 Patienten von Vigier und Mitarbeiter [33] hatten eine kurze Bewusstlosigkeit, wobei mindestens 2 Symptome, wie beispielsweise Hautreaktionen, vorangingen.

Etwas häufiger als eine derartig gravierende Symptomatik ist eine milde Verlaufsform. Hier sind es oft Magendarmbeschwerden wie Übelkeit, Brechreiz, Magenkrämpfe und Durchfall in Verbindung mit den geschilderten Hautreaktionen. Gerade durch die viel propagierte „naturbelassene" Kost werden nicht nur wertvolle Vitamine erhalten, sondern auch Allergene, die sonst durch Kochen oder Braten denaturiert werden und dann bei betroffenen Personen nicht mehr allergen wirken können.

Typisch für die anstrengungsinduzierte Urtikaria ist die fleckige Rötung der Haut mit Quaddeln, wobei ein Wärmegefühl und Juckreiz vorangehen. Nicht selten treten auch Schwellungen insbesondere im Bereich der Augen und des Mundes mit Luftnot (Asthma) und Kollaps (anaphylaktische Reaktion) auf. Auch Magen-Darm-Beschwerden mit Übelkeit und Erbrechen sind keine Seltenheit.

Erst 1979/80 wurde das Krankheitsbild der anstrengungsinduzierten Urtikaria genauer definiert [19, 24]. Seitdem kann man auch in der Praxis immer häufiger diese Diagnose stellen, sofern man daran denkt! Auch in Laufmagazinen werden von Läufern immer wieder einmal entsprechende Anfragen gestellt, wie die anfangs erwähnten Beispiele zeigen. Bei den Betroffenen treten meist 5–30 Minuten nach sportlicher Betätigung Juckreiz und Wärmegefühl auf. Danach breiten sich relativ schnell Quaddeln aus, die meist von den Handflächen oder Fußsohlen ausgehen. Manchmal wird über Übelkeit, Erbrechen, Engegefühl im Brustkorb und

### 8.1.1 Pathophysiologie

Nach experimenteller Anstrengung konnte man bei diesen Patienten erhöhte Serumhistaminspiegel registrieren [6, 26]. Hautmastzellen waren dann degranuliert [27]. So spielt bekanntlich das Histamin bei allen allergischen Reaktionen eine bedeutende Rolle, auch bei den häufigen Nahrungsmittelallergien mit den geschilderten Magen-Darm-Beschwerden. Sie lassen sich mit einem erhöhten Histamingehalt der Magen-Darm-Schleimhaut erklären [22]. Wird nun nach Nahrungsaufnahme das Peptidhormon Gastrin im Magen und im Zwölffingerdarm abgesondert, wird physiologischerweise aus den Mastzellen der Magenschleimhaut das Histamin freigesetzt. Auch Gastrin ist dann im Blut nachweisbar. Im Laborexperiment kann es Histamin aus Hautmastzellen freisetzen und bei intrakutaner Injektion eine Quaddel mit Hautrötung hervorrufen [30].

Verschiedene **Nahrungsmittel** sind neben dem Hauptfaktor „Anstrengung" als Auslöser der Urtikaria beschrieben worden (s. Abb. 8.1):

## 8.1 Anstrengungsinduzierte Urtikaria (Nesselsucht)

- Schellfisch [19]
- Krebstiere [24]
- Sellerie [11]
- Pizza [31]
- Käse [5]
- Sonnenblumenkerne [16]

Die vorher konsumierten Nahrungsmittel könnten daher die Ursache dafür sein, dass die betroffenen Patienten nicht bei jeder sportlichen Anstrengung Symptome aufweisen. Das Training kann oft wochenlang beschwerdefrei durchgeführt werden, um dann aber plötzlich wieder mehr oder weniger dramatisch aufzutreten, teilweise auch verzögert nach Belastung. Daneben werden als Auslösefaktoren auch Wärme, Kälte [9] bzw. allgemein besondere **Wetterbedingungen** diskutiert [17, 21, 25].

Vigier und Mitarbeiter [33] fanden in der bereits erwähnten Studie an 30 Patienten, dass bei „starker Intensität" der Belastung meist nach 30–60 Minuten die ersten Beschwerden (Juckreiz, Hautrötung, Schwellungen der Augenlider, Luftnot, Übelkeit usw.) auftraten. Sie waren dann abhängig von der **Intensität der Anstrengung**. So wurde von den Autoren eine Patientin erwähnt, bei der das Beschwerdebild durch Jogging häufig ausgelöst wurde, bei hoher Laufgeschwindigkeit bereits nach 15 Minuten, bei mittlerer nach 30 Minuten und bei langsamem Laufen nach 45 Minuten. Songsiridej und Busse [29] fanden dagegen keinen Zusammenhang zwischen der Belastungsintensität und dem Einsetzen der Symptomatik.

### 8.1.2 Urtikaria auslösende Sportarten

Ob eine bestimmte Sportart die anstrengungsinduzierte Nesselsucht besonders häufig provoziert, lässt sich nicht beurteilen. Vigier und Mitarbeiter [33] registrierten bei ihren 30 Patienten (18 Frauen, 12 Männer, Durchschnittsalter 23 bzw. 22 Jahre) in 60%

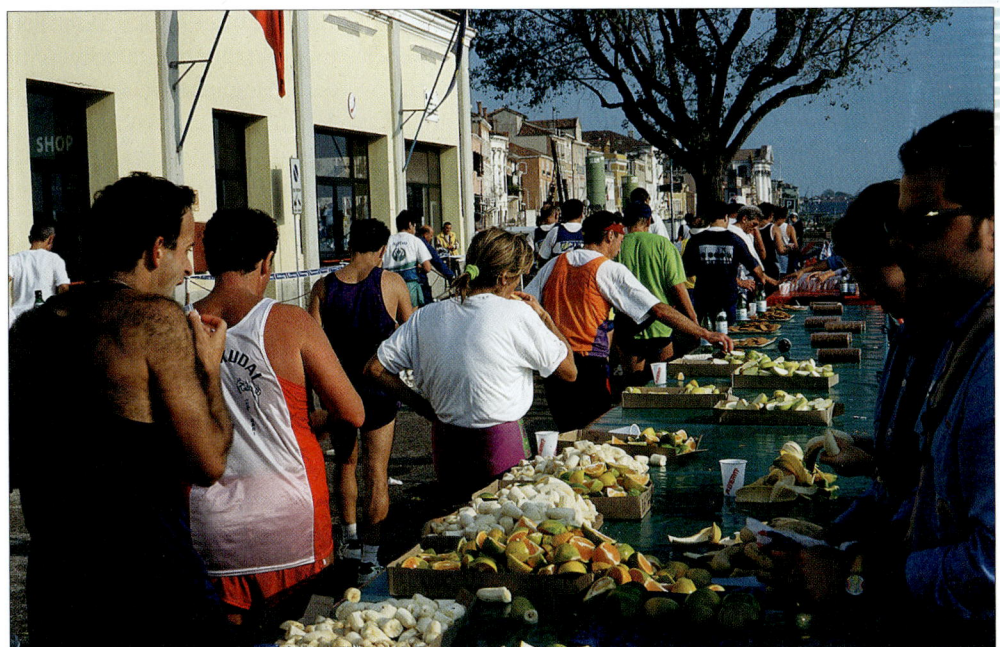

**Abb. 8.1:** Läufer mit Nahrungsmittelallergie müssen wählerisch sein. Selbst bei „gesunden" Früchten wie Erdbeeren, Kiwi, Nüssen usw. können Unverträglichkeitsreaktionen auftreten, in der Regel nicht bei Bananen.

Jogging, 40% Ballspiele, 27% Gehen, jeweils 20% Gymnastik, Tanzen und Radfahren, 17% Tennis, Squash oder Badminton sowie 10% Feld- bzw. Waldarbeit als auslösende Anstrengung.

Kleinhans [13, 14] fand von 15 Fällen 8-mal das Laufen als Auslöser, 6-mal Ballspiele, 2-mal Bergwandern, je einmal Tanzen, Gymnastik, Reiten und Gartenarbeiten. Pichler und Mitarbeiter [21] registrierten bei 10 Fällen mit anstrengungsinduzierter Urtikaria 2-mal Laufen, 2-mal Wandern, 2-mal Jazztanzen bzw. Jazzgymnastik, ferner Ballspiele, Judo, Landarbeit, Reiten, Skifahren. Ja, selbst Presswehen während einer Entbindung werden als auslösende Anstrengung beschrieben [28].

### 8.1.3 Behandlung und Vorbeugung

Die Behandlung einer anstrengungsinduzierten Urtikaria ist problematisch. Ein sicheres Therapieschema gibt es bisher nicht. Man wird entsprechend der Symptomatik (s. Tab. 8.1) vorgehen:

Bei starker Luftnot (Asthma) wird man Asthmamedikamente einsetzen, bei Kreislaufzusammenbruch für Flüssigkeitsersatz sorgen. Adrenalin-, Antihistaminika- und Kortisoninjektionen können im Einzelfall ebenfalls notwendig werden. Bei unseren Patienten bildete sich der bedrohliche Zustand ohne ärztliche Hilfe spontan zurück. So sind auch Todesfälle trotz dramatischer Symptomatik eine Rarität [1].

Ting [32] hatte bei einem 26-jährigen Sportler, der in der Klinik bei einem Übungsprogramm Juckreiz, Erbrechen, Bauchschmerzen und Herzjagen mit Blutdruckabfall auf 40 mmHg bekam, weder mit Epinephrin/Kortison noch mit Flüssigkeitsinfusionen in der Schockbekämpfung Erfolg, sondern erst nach Injektion des Histamin-H2-Rezeptorblockers Cimetidin. Daran kann man erkennen, dass nicht jede Therapieempfehlung bei jedem Patienten hilft. Man wird vorerst noch auf das „Ausprobieren" im Einzelfall angewiesen sein.

Als vorbeugende Maßnahme (s. Tab. 8.2) sollte bei den betroffenen Patienten die letzte Mahlzeit 6–8 Stunden vor der sportlichen Belastung liegen [31], da sich gezeigt hat, dass allgemein eine Nahrungsaufnahme auch ohne Nahrungsmittelallergie kurz vor der körperlichen Belastung eine anaphylaktische Reaktion mit Kreislaufschock auslösen kann [20, 24]. Manchmal reicht es auch aus, das allergene Nahrungsmittel zu meiden, bei unserer Patientin beispielsweise die Sonnenblumenkerne. Auch experimentell [12] konnte die Bedeutung von Nahrungsmitteln bei anstrengungsinduzierter Urtikaria bestätigt werden. Auffallend ist auch, dass ein großer Anteil – in der Untersuchung von Vigier und Mitarbeiter [33] 21 von 30 – Erkrankungen aus dem allergischen Formenkreis, in erster Linie Pollen- und Nahrungsmittelallergien, aufwiesen.

Sollten diese prophylaktischen Maßnahmen nicht helfen, so kann eine vorbeugende Behandlung mit Antihistaminika, zum Beispiel Mizolastin, Loratadin oder Ketotifen [8] versucht werden. Möglicherweise ist auch Montelukast (Singulair R) effektiv.

Auf die Differenzierung zu anderen Urtikariaformen [4] kann hier nicht eingegangen werden.

**Tab. 8.1:** Symptome bei anstrengungsinduzierter Urtikaria

| Symptome |
| --- |
| Hautjucken, Hautrötung, Schwellung der Augenlider und Lippen |
| Hautquaddeln (Urtikaria) |
| Atemnot, pfeifende Atemgeräusche |
| Husten |
| Übelkeit, Erbrechen, Durchfall |
| „Herzklopfen", Engegefühl in der Brust |
| Schwindelgefühl und Bewusstlosigkeit |

**Tab. 8.2:** Vorbeugung bei anstrengungsinduzierter Urtikaria

| Vorbeugung |
|---|
| Meiden von allergenen Nahrungsmitteln |
| Mindestens 6 bis 8 Stunden vor dem Training bzw. Wettkampf nichts mehr essen |
| Kein Training unter bestimmten Wetterbedingungen, z.B. Hitze |

## 8.2 Banale laufbedingte Hautveränderungen

Banale laufbedingte Hautveränderungen sind Blasen an den Füßen und blutunterlaufene Nägel, wobei in erster Linie ein ungeeignetes Schuhwerk als Ursache in Frage kommt. Oft werden die Schuhe gerade passend gekauft, ohne zu berücksichtigen, dass durch Abflachung des Vorfußquergewölbes und vermehrter Durchblutung der Fuß mehr Platz braucht und auch bei Bergabstrecken nach vorne rutscht. Vorbeugend sollten die für Blasen anfälligen Stellen, die der Jogger in Trainingsläufen festgestellt hat, dick mit Vaseline eingefettet werden. Liegt eine Blase vor, so hat es sich bewährt, sie am Rand aufzustechen.

Auch blutunterlaufene Fußnägel können druckentlastet werden, wenn man den Nagel durch Drehbewegungen mit einer scharf geschliffenen Injektionsnadel durchbohrt.

Die meisten Hautveränderungen sind jedoch nicht spezifisch für den Läufer, sondern können allenfalls durch Laufen gefördert werden, z.B. der Fußpilz. Wer dazu neigt, sollte insbesondere die Zehenzwischenräume nach dem Duschen gut abtrocknen und gegebenenfalls eine Salbe gegen Pilz anwenden. Wenn es das Wetter zulässt, möglichst offene Schuhe tragen. Auch barfuß laufen hat sich bewährt; am Strand verschwindet meist der Pilz durch das Meersalz.

Der Sonnenbrand wie auch die Kälteschäden mit Frostblasen an Nase, Ohren, Finger, Zehen, ja selbst am Penis, die beim Jogging beschrieben wurden [7], findet man nicht nur bei Läufern. Sie sind auf ungeeignete Kleidung bzw. fehlende vorbeugende Maßnahmen (Sonnenschutzcreme, Meidung von praller Sonne und extremer Kälte) zurückzuführen.

Wunde Brustwarzen [18] lassen sich durch Überkleben mit Pflaster vermeiden. Sie kommen bei T-Shirts aus Kunstfasern weniger häufig vor als bei jenen, die aus Baumwolle hergestellt sind.

Wegen der Kuriosität soll noch erwähnt werden, dass sich durch ständiges Scheuern eines aufgesetzten Kopfhörers (Walkman) beim täglichen Joggen eine Glatze bilden kann, wie bei einer Läuferin beobachtet wurde [3]. Durch Wechsel auf ein leichteres Kopfhörermodell bildete sich die Glatze wieder zurück.

## 8.3 Bussardangriffe und andere Angriffe auf Waldläufer

**Fallbeispiel**
Einer unserer Lauftreffteilnehmer, kahlköpfig, suchte eines Spätnachmittags im Mai unsere Praxis auf, rechts und links über den Ohren aus Risswunden am Kopf blutend und noch sichtlich erregt über das soeben auf unserer Lauftreffstrecke Erlebte: Er sei nichts ahnend, mit seinen Gedanken „lustvoll" spielend, bei herrlichem Laufwetter friedlich und langsam, überhaupt nicht aggressiv schnell, auf einem breiten Waldweg allein gejoggt. Plötzlich erhielt er einen schmerzhaften Schlag auf den Hinterkopf und sah nur noch einen Bussard

mit weit ausgespannten Flügeln davonschweben.
Wenige Tage später widerfuhr einem weiteren allein Laufenden an derselben Stelle Ähnliches. In Panik geraten, schnappte er sich einen in der Nähe liegenden Ast, suchte den Schutz von Büschen auf und konnte, immer ängstlich um sich schauend, den Wald schließlich ohne weiteren Raubvogelangriff verlassen, erleichtert, aber psychisch noch gezeichnet.
Nachdem der Bussard das dritte Mal innerhalb kurzer Zeit zugeschlagen hatte, wieder hinterlistig unhörbar von hinten auf eine Joggerin anschwebend, die von einer Dreiergruppe etwas zurückgeblieben war, um sich gerade in gebückter Haltung den Schuh zuzubinden, warnte auch die hiesige Presse vor diesem aggressiven Raubvogel, der sein Horst in der Nähe hatte, wie sich herausstellte (s. auch Abb. 8.2).

Nicht nur hierzulande, wo es fast immer ein **Bussard** ist, der seine Brut verteidigt, sondern auch anderswo muss der Läufer mit Raubvogelangriffen rechnen, wie seinerzeit der DLV-Masseur Sailer, als er mit dem Deutschen Leichtathletikverband (DLV) in Australien weilte. „Wie bei Hitchcock, ich bekam richtig Angstzustände", teilte er der

Killer-Bussa… …agt Jogger - sein erstes Opfer: Ein Arzt

Seit Wochen schon. Erstes Opfer: Ein Arzt. Der Raubvogel hackte ihm den Kopf auf.
(48) wurde sogar mehrmals vom
spürte am linken Ohr einen Luft-
Graubraun und riesen-

Canberra: Vogel griff Masseur Sailer beim Joggen an

„Wie bei Hitchcock"

CANBERRA (sid) – Schrecksekunde für Werner Sailer: Der Chefmasseur des Deutschen Leichtathletik-Verbandes wurde gestern in Canberra beim Joggen von einem Vogel angegriffen und leicht verletzt. Sailer: „Ich bekam richtig Angstzustände."

Tiefflug-Angriffe gegen Jogger

BASEL. Vor einer neuen Gefahr für Jogger haben drei Ärzte des Kantonsspitals Liestal bei Basel ge-

Raubvogel im Tiefflug

Jogger angegriffen

ESSLINGEN (hg) – Jogger auf Essling
Höhe traben gefährlich durch die La
schaft: Zwischen Wilflingshausen und
Jägerhaus wurde ein Freizeitspor
ach von einem Bussard oder Habi
nau weiß man das noch nicht, ar
n. Der Raubvogel treibt schon seit
ein Unwesen. Besonders hatte es

Gefährlicher Bussard

Mäusebussard im Tiefflug

Läuferin verletzt

Ihren Waldlauf am Dienstag mit
ner Gruppe von Freizeitsportle
wird Silvia Friese aus Rommelsh
sen wohl noch einige Zeit
schmerzvoller Erinnerung behalt

Aggressiver Bussard greift Jogger an

Rechtsanwalt Hans-Heinri
konnte es kaum fassen, wa
Freund, der Apotheker Falk
zählte. Nur noch mit einem
waffnet würde er im We
Ohnsangwald im Landkrei
zum Joggen gehen. Der Gr
ein wildgewordener Bussar
schon mehrmals angegriffen
hat dies jetzt selbst zu spür
men. Als er am Wochenend
seinen Dauerlauf absolvierte
plötzlich einen Schlag auf
kopf. Gerade so, als ob mich

Und wieder greift der Bussard an

Mit einem Luftangriff wurde dieser Tage ein Jogger auf der Schurwaldhöhe beim Kernen überrascht. Der Mann, der regelmäßig mit der Laufgruppe des Schmidener Arztes Dr. Dieter Kleinmann im Fellbacher Forst unterwegs ist, zog ausnahms-
Kreise auf Waldwegen

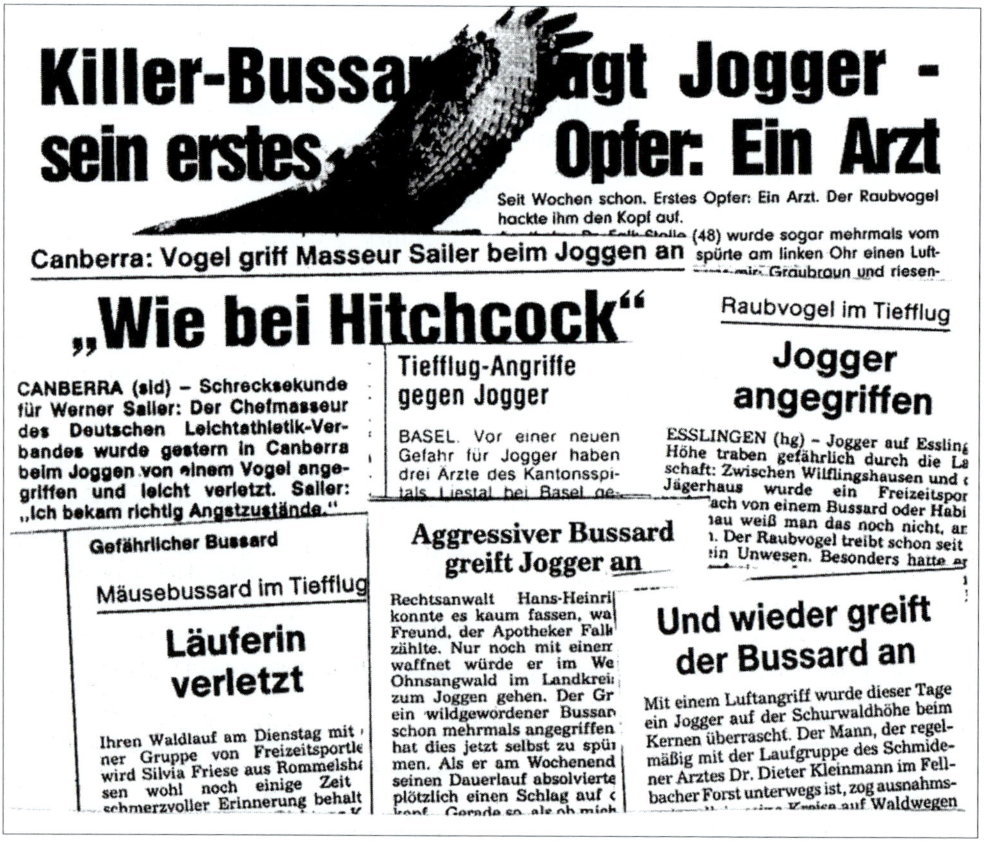

**Abb. 8.2:** Mit Raubvogelangriffen müssen Jogger in der Brutzeit rechnen, wenn sie in der Nähe des Horstes laufen. In Deutschland geht der Angriff fast immer vom Bussard in der Zeit von April bis Juni aus.

## 8.3 Bussardangriffe und andere Angriffe auf Waldläufer

Presse mit (s. Abb. 8.2). Selbst in der angesehenen medizinischen Fachzeitschrift The New England Journal of Medicine waren diese Vogelangriffe einen Artikel wert [10].

Den gefürchteten stressbedingten akuten Adrenalinstoß kennen die Jogger zur Genüge, wenn ein mehr oder weniger großer **Hund**, seinem Jagdinstinkt folgend, laut bellend und zähnefletschend unseren Bewegungsapparat zu zerfleischen droht. Über solche alltägliche Attacken mit oder ohne Verletzungsfolgen wird in Deutschland kaum noch in der Presse berichtet. Anders war es, als durch das Gekläffe eines vor, hinter und zwischen den Läuferbeinen rennenden und springenden Pudels ein Jogger derartig genervt wurde, dass er kurz und kräftig zutrat. „Jogger trat Pudel tot", lautete die Schlagzeile, als es vor dem Amtsgericht zur Verhandlung kam (s. Abb. 8.3).

Da Läufer selbstverständlich auch auf Urlaubs- und Geschäftsreisen trainieren, müssen sie wissen, dass in den Wäldern andernorts auch tödliche Gefahren durch Tiere drohen. So wurde eine Joggerin in Kalifornien von einem Puma getötet, ein Läufer in Finnland von einem Braunbären, ebenso eine Nachwuchstriathletin des Nationalkaders in Kanada. Die Begegnung eines ausgerissenen Löwen in Deutschland blieb folgenlos (s. Abb. 8.3).

Doch nicht nur große Tiere können für den Läufer gefährlich werden, sondern auch kleine wie Zecken (s.o.) und Wespen, **Bienen** etc. Besonders ungünstig, ja, lebensgefährlich ist es, wenn sich die zuletzt genannten Insekten in einem nach Luft schnappenden Mund eines Läufers verirren und in Todesangst zustechen. Ein solcher Fall – betroffen war ein joggender Anästhesist – war es ebenfalls wert, in der renommierten Fachzeitschrift The New England Journal of Medicine veröffentlicht zu werden [2], und provozierte in der deutschsprachigen Medical Tribune die Schlagzeile „Nie mit offenem Mund joggen, Biene stach Kollegen ins Zäpfchen" (s. Abb. 8.3).

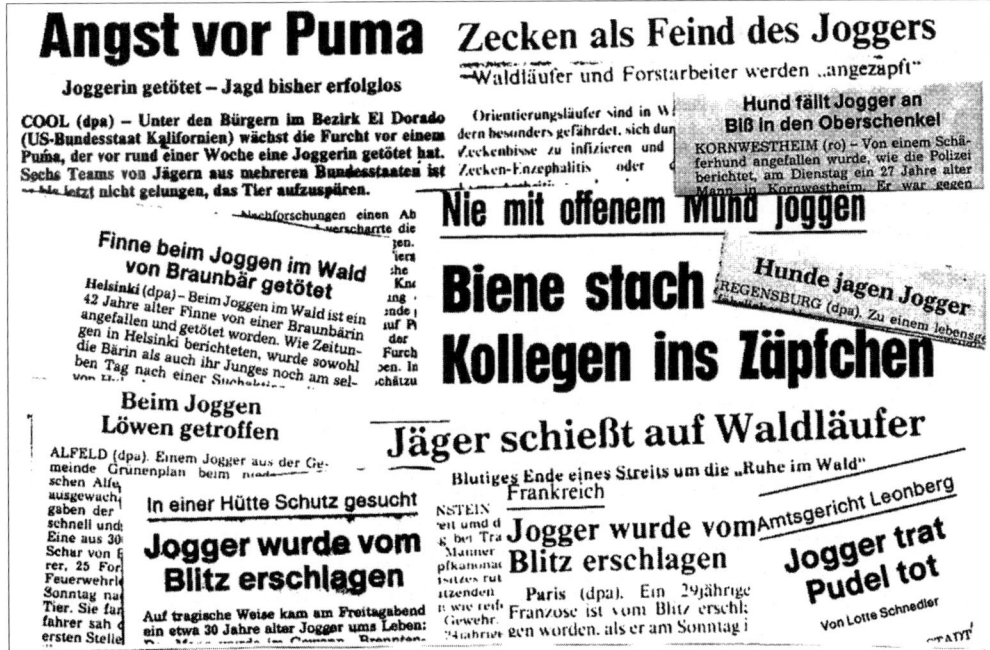

**Abb. 8.3:** Wie die Presseschlagzeilen zeigen, lauern im Wald für den Jogger überall auf der Welt Gefahren: Puma, Bären, Hunde, Zecken, Bienen, aufgebrachte Jäger, Blitz und Donner ...

Nicht anlegen sollte sich der Waldläufer mit dem Jäger. So kam es einmal bei Traunstein zu einem Streit zwischen beiden um die „Ruhe im Wald", in dessen Verlauf der Jogger wohl etwas zu stark am Jägerstand rüttelte, sodass dieser „in Notwehr" dem Läufer ins Knie schoss.

Tödliche oder nicht tödliche Verletzungen durch **Verkehrsunfälle** sollen nur der Vollständigkeit halber erwähnt werden. Nach Wiiliams [34] ereigneten sich von 60 Joggerunfällen mit Autos 45 bei Dunkelheit. 65 Läufer wurden verletzt, 30 davon tödlich. Prominentes Beispiel ist der bekannte verstorbene „Läuferarzt" Dr. van Aaken, der beim Lauftraining von einem Militärfahrzeug erfasst wurde und beide Beine verlor.

Die Gefahr, vom **Blitz** erschlagen zu werden, wenn man als Läufer in ein Gewitter gerät, ist allgemein bekannt und soll hier auch nur erwähnt werden (s. Abb. 8.3).

## Literatur

[1] Ausdenmoore RW, Fatality in a teenager secondary to exercise induced anaphylaxis. Pediat Asthma Allergy Immunol 1991), 5, 21–24
[2] Butterton JR, Clawson-Simons J, Hymenoptera uvulitis. N Engl J Med (1987), 317 (20), 1291
[3] Copperman SM, Two new causes of alopecia. JAMA (1984), 252, 3367
[4] Dice JP, Physical urticaria. Immunol Allergy Clin North Am (2004), 24 (2), 225–246,
[5] Dittmer DK et al., Exercise-induced anaphylaxis: A case report. Clin J Sport Med (1994), 4, 55–58
[6] Harries MG et al., Blood histamine levels after exercise testing. Clin Allergy (1979), 9, 437–441
[7] Hershkowitz M, Penile frostbite, an unforeseen hazard of jogging. N Engl J Med (1977), 296, 178
[8] Husten DP et al., Prevention of mast-cell degranulation by ketotifen in patients with physical urticarias. Ann Intern Med (1986), 104, 507–510
[9] Ii M et al., A case of cold-dependent exercise-induced anaphylaxis. Br J Dermatol (2002), 147 (2), 368–370
[10] Itin P, Hänel A, Stalder H, From the heavens, revenge on joggers. N Engl J Med (1984), 311, 1703
[11] Kidd JM et al., Food-dependent exercise-induced anaphylaxis. J Allergy Clin Immunol (1988), 81, 1155–1158
[12] Kivity S et al., The effect of food and exercise on the skin response to compound 48/80 in patients with food-associated exercise-induced urticaria-angioedema. J Allergy Clin Immunol (1988), 81, 1155–1158
[13] Kleinhans D, Anstrengungsinduzierte Urtikaria und Anaphylaxie. Med Klin (1987), 82, 103–104
[14] Kleinhans D, Anstrengungsinduzierte Urtikaria, wie erkennen – wie therapieren? Therapiewoche (1991), 41, 333–334
[15] Kleinmann D (1987) Das Laufgesundheitsbuch. Spiridon Verlag, Erkrath
[16] Kleinmann D, Anstrengungsinduzierte Urtikaria mit anaphylaktischer Reaktion. Dtsch Z Sportmed (1991), 42, 320–322
[17] Lewis J et al., Exercise-induced urticaria, angioedema, and anaphylactoid episodes. J Allergy Clin Immunol (1981), 67, 432–437
[18] Levit F, Jogger's nipples. N Engl J Med (1977), 297, 1127
[19] Maulitz RM, Pratt DS, Schocket AL, Exercise-induced anaphylactic reaction to shellfish. J Allergy Clin Immunol (1979), 63, 433–434
[20] Novey HS et al., Postprandial exercise-induced anaphylaxis. J Allergy Clin Immunol (1983), 71, 498–504
[21] Pichler WJ, Pichler CE, Helbing A, Anstrengungsinduzierte Anaphylaxie. Schweiz Med Wschr (1987), 117, 9–16
[22] Reimann HJ et al., Histaminstoffwechsel bei Nahrungsmittelallergie. Allergologie (1984), 7, 372–377
[23] Rossi R, Anstrengungsinduziertes Asthma mit ausgeprägter Urtikaria. Notfallmedizin (1988), 14, 28–34
[24] Sheffer AL, Austen KF, Exercise-induced anaphylaxis. J Allergy Clin Immunol (1980), 66, 106–111
[25] Sheffer, AL, Austen, KF: Exercise-induced anaphylaxis. J Clin Immunol 1984, 73: 699–703.

[26] Sheffer AL et al., Exercise-induced anaphylaxis: a distinct form of physical allergy. J Allergy Clin Immunol (1983), 71, 311–316
[27] Sheffer AL et al., Exercise-induced anaphylaxis: a serious form of physical allergy associated with mast cell degranulation. J Allergy Clin Immunol (1985), 75, 479–484
[28] Smith HS et al., Delivery as a cause of exercise-induced anaphylactoid reaction: a case report. Brit J Obstet Gynaec (1985), 92, 1196–1198
[29] Songsiridej V, Busse WW, Exercise-induced anaphylaxis. Clin Allergy (1983), 13, 317–321
[30] Tharp D, Thirlby R, Sullivan TJ, Gastrin induces histamine release from human cutaneous mast cells. J Allergy Clin Immunol (1984), 74, 159–165
[31] Tilles S, Schocket A, Milgrom H, Exercise-induced anaphylaxis related to specific foods. J Pediatr (1995), 127 (4), 587–589
[32] Ting S, 12th International Congress of Allergology and Immunology, Washington, 20.–25. Okt. 1985. Selecta (1986), 17, 1312
[33] Vigier VR, Scheffler AM, Pichler WJ, Anstrengungsinduzierte Urtikaria und Anaphylaxie. Dtsch Med Wschr (1995), 120, 1381–1386
[34] Williams AF: How to prevent jogger – motor vehicle accidents. Public Health Rep (1981), 96:448

# 9 Blutbildveränderungen, Immunreaktion, oxidativer Stress

## 9.1 Eisenmangelanämie

**Fallbeispiel**
„Neulich kam eine Patientin zu mir, drahtig, sportlich, als aktive Langläuferin ausgewiesen. Nun war ein akuter Leistungseinbruch geschehen. Die Frau war blass und müde. Gesundheitsbewusst, aktiv, leistungsversessen hatte sie sich ganz nach biologischer Vollwertkost ernährt. Ihren schriftlichen Ratgeber hatte sie gleich mitgebracht. Was war geschehen? Meine Patientin hatte sich vollwertig, schlackenreich, eiweißreich, ohne raffinierten Zucker, mit allem, was gut und teuer ist, ernährt, jedoch das Eisen vergessen. Ihr Hb-Wert lag bei 6 g/dl." So schrieb P. Doenecke 1987 in einem Editorial der Zeitschrift für Allgemeinmedizin.

**Fallbeispiel**
Vor vielen Jahren nahmen eine meiner früheren Arzthelferinnen, meine Familie und ich an einem 10-km-Lauf (deutsche Ärztemeisterschaft) des Deutschen Verbandes langlaufender Ärzte und Apotheker teil. Als ich nach dem Lauf zu einem Essen einlud, war ich erstaunt, dass sich meine Arzthelferin lediglich einen großen Salatteller bestellte, die kleinen Schinkenstückchen herausfischte und zurückgehen ließ. Darauf angesprochen eröffnete sie uns, Vegetarierin zu sein. Da mir immer schon ihre Blässe auffiel, riet ich ihr zu einer Blutbildbestimmung in unserer Praxis, was sie nicht für nötig hielt. Erst als sie 14 Tage später vor Beginn unseres Lauftreffs kollabierte, schickte sie ihr Blut ins Labor. Sie hatte ein Hämoglobin von 9 g/dl (normal 12–14)! Nach Einnahme eines Eisenpräparates und Umstellung der Kost, das heißt auch gelegentliche Fleischmahlzeiten, fühlte sie sich auch bald leistungsfähiger bei nun normalem Hämoglobin.

Eisen ist ein lebenswichtiger Mineralstoff, der nicht nur für die Bildung von Hämoglobin und Myoglobin, den Sauerstoffträgern von roten Blutkörperchen bzw. Muskelzellen, erforderlich ist, sondern auch für zahlreiche enzymatische Stoffwechselvorgänge, vor allem beim Energiestoffwechsel, eine wichtige Rolle spielt. Eisenmangelanämien findet man bei menstruierenden Frauen, die vorwiegend eine vegetarische Kost einhalten, besonders häufig. Wenn man berücksichtigt, dass in 100 g Fleisch etwa 3 mg, in 100 g Brot 0,5–2 mg Eisen enthalten sind, die Resorptionsquote für Eisen im Fleisch (2-wertiges Eisen) bei etwa 22% und bei pflanzlicher Nahrung (vorwiegend 3-wertiges Eisen) nur bei etwa 7% liegt [45], dann erscheint eine Eisenmangelanämie bei langlaufenden Vegetariern geradezu zwangsläufig.

Eisenverluste beim Laufen entstehen über den Schweiß, den Magen-Darm-Trakt (Blut im Stuhl) und das Urogenitalsystem (rote Blutkörperchen, seltener auch Hämoglobin und Myoglobin im Urin) (s. Kap. 12.3). Allein schweißbedingte Eisenverluste können schon zu einer negativen Eisenbilanz führen [40, 65]. Lamana und Mitarbeiter [40] registrierten nach Intervallläufen bei Frauen höhere Eisenkonzentrationen im Schweiß als bei Männern. Da jedoch die Männer mehr schwitzten – sie haben bekanntlich mehr Schweißdrüsen – als die Frauen, war der Eisenverlust in beiden Gruppen gleich groß. Allgemein ist eine erhebliche Variationsbreite der Eisenkonzentration im Schweiß (0,08–0,4 mg/l) zu finden [14, 34, 65].

Blutungen aus dem Magendarmkanal mit relevantem Eisenverlust (s. Kap. 13), werden besonders nach Langstreckenläufen unter Schmerzmitteleinnahme beobachtet. Dagegen ist der Eisenverlust aufgrund einer Ausscheidung von roten Blutkörperchen im Urin und einer Hämolyse (s.u.) vernachlässigbar, Letzteres, da das freigesetzte Hämoglobin an Haptoglobin gebunden wird und damit nicht nierengängig ist, das heißt, das im Hämoglobin gebundene Eisen kann sofort wieder für die Blutbildung im Knochenmark genutzt werden.

Ist der Eisenspiegel im Serum abgefallen und liegt gleichzeitig bereits eine Blutarmut (Anämie) vor, so handelt es sich um ein spätes Stadium einer negativen Eisenbilanz, die mit einer verminderten körperlichen Leistungsfähigkeit verbunden ist [18, 82, 84]. Selbst Eisenmangelzustände ohne Anämie haben sowohl bei Laufversuchen mit Ratten [23] als auch bei Jugendlichen [71] eine verminderte Ausdauerleistungsfähigkeit zur Folge.

Liegt eine Eisenmangelanämie vor, so sollte der Arzt auch immer danach fragen, ob in letzter Zeit Blut gespendet wurde. Nach der Entnahme von einer Konserve Blut sinkt der Hämoglobinwert um 0,7–0,8 g/dl, nach zwei Konserven um 1,6–1,8 g/dl [21]. Der akute Blutverlust wird zunächst durch Engstellung der Gefäße und Mobilisierung der venösen Reserve kompensiert, damit das notwendige Herzschlagvolumen gesichert ist. Durch den akuten Blutverlust wird die Blutbildung (Erythropoese) im Knochenmark angeregt. Bis zur Ausschwemmung neuer roter Blutkörperchen aus dem Knochenmark verstreichen etwa 6–8 Tage. Diese jungen roten Blutkörperchen [6, 43] sind flexibler (bessere Fließeigenschaft) als die alten, geben auch leichter den transportierten Sauerstoff an das Gewebe ab und haben eine bessere Pufferkapazität [7]. Überhaupt haben Langstreckenläufer schon aufgrund der vermehrten Zerstörung alter Zellen (Hämolyse, s.u.) mehr junge rote Blutkörperchen als Untrainierte [74].

Bei Frauen, die bei der Menses einen monatlichen Blutverlust von über 60 ml haben, wird auf längere Sicht auch ohne Lauftraining ein Eisenmangel auftreten. Als Faustregel gilt, dass der Organismus mit 2 ml Blut 1 mg Eisen verliert. Frauen mit ausgeprägter Menses, zum Beispiel in Folge von Myomen, können monatliche Blutverluste von bis zu 400 ml haben. So beobachteten Clement und Asmundson [13] bei 80% der Langstreckenläuferinnen ein vermindertes Speichereisen, während bei den Männern nur bei 29% der Ferritinspiegel im Serum unter 25 ng/ml lag. Das Speichereisen in Leber, Milz und Knochenmark in Form von Ferritin und Hämosiderin nimmt durch Blutverlust schnell ab. Der Organismus versucht dies durch eine Steigerung der Eisenabsorption von 5–10% unter normalen Bedingungen auf 30–50% des mit der Nahrung zugeführten Eisens zu kompensieren [30].

Ausdauertrainierte liegen mit ihrem Hämoglobin oft im untersten Normbereich (Frauen um 12 g/dl, Männer um 13–14 g/dl, [11]), häufig als „Sportleranämie" bezeichnet. Hierbei handelt es sich jedoch nicht um eine wirkliche Anämie. Vielmehr sind diese relativ niedrigen Werte auf eine trainingsbedingte Zunahme des **Plasmavolumens** zurückzuführen, das 1–5 Tage nach Ausgleich des Wasserverlustes unter körperlicher Langzeitbelastung zu messen ist. Während der Ausdauerbelastung und unmittelbar danach liegt aufgrund der Schweißabsonderung noch eine Bluteindickung (Hämokonzentration) vor. Auch nehmen insgesamt die roten

Blutkörperchen und damit das Gesamthämoglobin durch Ausdauertraining zu, allerdings weniger als das Plasmavolumen, sodass ein gewisser Verdünnungseffekt eintritt [8, 10, 15, 26]. Somit handelt es sich in diesen Fällen lediglich um eine „Pseudoanämie".

Wird ein erniedrigtes Eisen bei der Blutabnahme bestimmt, so bedeutet dies noch nicht ein Eisenmangelzustand. Entzündliche Reaktionen im Körper gehen ebenfalls mit einem Abfall des Serumeisens einher. Bei der Knochenmarkpunktion kann man dann vermehrt Speichereisen nachweisen, nicht jedoch, wenn ein Eisenmangel vorliegt. Bei infektanfälligen Hochleistungssportlern kann daher die Interpretation eines erniedrigten Serumeisenspiegels erschwert sein, zumal die anstrengende körperliche Belastung selbst eine Entzündungsreaktion zur Folge hat [79]. Sogar das Ferritin, das üblicherweise bei reduzierten oder erschöpften Eisendepots abfällt, kann entsprechend einem „Akute-Phase-Protein" bei belastungsinduzierter Entzündungreaktion ansteigen [20].

Von einem Eisenmangel kann man ausgehen, wenn das Ferritin, das Serumeisen, das Hämoglobin, das Hbe (Hämoglobingehalt des einzelnen Erythrozyten), das MCV (mittleres zelluläres Volumen, Größe der roten Blutkörperchen) und der Hämatokritwert erniedrigt sind sowie keine Entzündungszeichen vorliegen (BSG normal). In diesem Fall sollte man zunächst die Ursache (s. Tab. 9.1) herauszufinden und möglichst beheben, zum Beispiel durch Vermeidung von Schmerzmitteln bei Darmblutungen, Kostumstellung (zusätzliche Fleischmahlzeiten) usw. Gegebenenfalls muss ergänzend ein Eisenpräparat (2-wertiges Eisen) eingenommen werden.

## 9.2 Hämolyse (Zerfall der roten Blutkörperchen)

**Fallbeispiel**
Dang [16] berichtet über eine 41-jährige Anwältin, die wegen einer chronischen Müdigkeit den Arzt aufsuchte. Dieser stellte eine makrozytäre Anämie fest. Aufgrund verschiedener Tests wurde ein Eisenmangel diagnostiziert. Trotz 2-monatiger Eisengabe stellte sich keine Besserung ein. Erst nach gründlicher Befragung der Patientin wurde der Grund der Blutarmut gefunden. Die Patientin gab an, jeden zweiten Tag 8 Kilometer zu laufen. Man fand nun eine Zunahme des Plasmavolumens, eine leichte Hämolyse und eine Hämoglobinurie. Nach vierwöchiger Trainingspause besserten sich die Blutwerte.

**Tab. 9.1:** Ursachen eines Eisenmangels bei gesunden Läuferinnen und Läufern

| Ursachen für Eisenmangel |
| --- |
| Fehlernährung (Vegetarier) |
| Eisenverlust über den Schweiß |
| Ausscheidung von roten Blutkörperchen, Hämoglobin oder Myoglobin im Urin (Erythrozyturie, Hämoglobinurie, Myoglobinurie) |
| Magen-Darm-Blutungen vor allem unter Schmerzmittel-Einnahme |
| Starke Menses bei Frauen |
| Gestörte Eisenabsorption |
| Häufiges Blutspenden |
| Blutverlust nach Operationen |

**Fallbeispiel**
Banga und Mitarbeiter [2] stellten in 3 Fällen Membranveränderungen an den Erythrozyten fest: Ein 18-Jähriger bemerkte seit einem Jahr eine vorübergehende Rotverfärbung des Urins nach Straßenläufen. Nun hatte er nach einem 4,5-Meilen-Lauf einen dunkelroten Urin. Er enthielt Hämoglobin, kein Myoglobin, keine roten Blutzellen. Das Haptoglobin war abgefallen, das Blutbild selbst war unauffällig. Nach dem Radfahren trat keine Urinverfärbung auf. Der 2. Fall war ein 31-Jähriger, der nach 2,5-Stunden-Läufen auf der Straße wiederholt vorübergehende Rotverfärbung des Urins bei Beschwerdefreiheit bemerkte. Auch er hatte Hämoglobin, jedoch kein Myoglobin und keine roten Blutkörperchen im Urin. Das Blutbild war unauffällig. Beim 3. Fall handelte es sich um einen 26-jährigen Mann, der 2-mal dunkelroten Urin hatte, einmal nach einem Squashspiel, das andere Mal nach erheblichem Alkoholgenuss. Nach einem 2,5-Meilen-Straßenlauf wurde im Urin Hämoglobin nachgewiesen.

Bei Langstreckenläufern findet man regelmäßig eine mechanisch bedingte Hämolyse, die durch Zertrümmerung der roten Blutkörperchen im Kapillarbett der Fußsohlen beim Auftreten erfolgt (s. Abb. 9.1). Sie führt in der Regel nicht zu einer Anämie und macht auch keine Beschwerden. Das anfangs zitierte Beispiel der 41-jährigen Anwältin stellt eine Ausnahme dar. Das Ausmaß der Hämolyse ist abhängig von der Länge der gelaufenen Strecke und vom belaufenen Untergrund. Heilmann und Mitarbeiter [37] fanden bei 10.000-m-Läufern auf einer Asphaltstrecke höhere Hämolyseraten als auf einer Rasenstrecke. Auch der Laufstil soll das Hämolyseausmaß beeinflussen [17, 31], wobei ein stampfender Laufstil ungünstig ist.

Da eine Hämolyse auch beim Schwimmen zu registrieren ist [75], kann der Zerfall von roten Blutkörperchen nicht allein durch Zertrümmerung bei hartem Auftreten der Extremitäten zu Stande kommen. Ernst und Mitarbeiter [22] vermuten, dass die Hämolyse mit Zerstörung der roten Blutzellen während ihres Durchflusses in der arbeitenden Skelettmuskulatur stattfindet. Dabei würden die Erythrozyten durch die Muskelanspannung teilweise zerquetscht, sodass freies Hämoglobin austritt. Für diese Theorie spricht auch eine erhöhte Brüchigkeit der

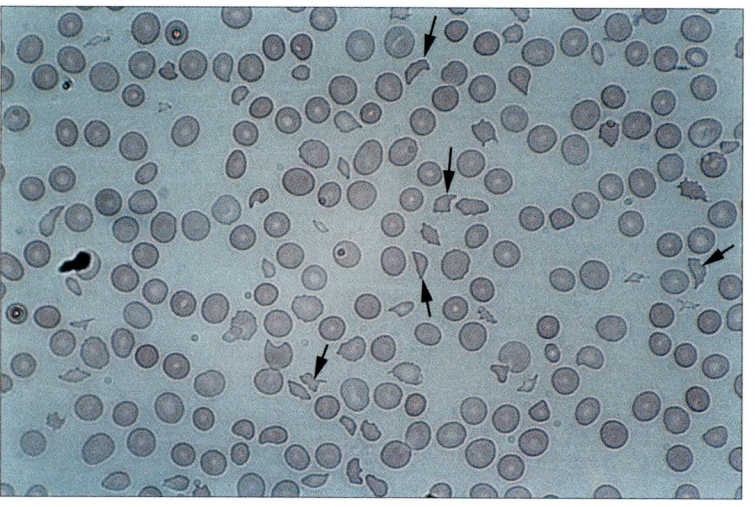

**Abb. 9.1:** „Zerfetzte" (Pfeile) rote Blutkörperchen bei mechanischer Hämolyse

roten Blutzellen aufgrund hoher Adrenalinspiegel bei körperlicher Belastung [85]. Darüber hinaus wurde eine herabgesetzte Verformbarkeit der Erythrozyten nach einem Marathonlauf beschrieben [29]. Wegen der verminderten Verformbarkeit würden dann diese Erythrozyten länger in der Endstrombahn in der arbeitenden Skelettmuskulatur gefangen gehalten, wobei die zerbrechlicheren Zellen durch die Muskelkontraktion zerstört werden können. Dabei scheinen wohl die ältesten und somit rigidesten Zellen in erster Linie zerquetscht zu werden. Dafür spricht, dass trainierte Athleten mehr junge Erythrozyten im Blut aufweisen als ein Kontrollkollektiv und dass das erythrozytäre Kreatinin nach einem 100-km-Lauf ansteigt [70]. Auch die registrierten [39] Zellmembranveränderungen an den roten Blutkörperchen nach einem Marathon könnten die Erythrozyten für eine mechanische Hämolyse anfälliger machen.

Dass trotz Zerfall der roten Blutkörperchen beim Laufen meist keine Blutarmut auftritt, liegt daran, dass das aus den zerstörten Erythrozyten freigesetzte Hämoglobin an den Eiweißstoff Haptoglobin gebunden wird. Dieser Komplex ist wegen der Größe nicht nierengängig, kann also nicht über den Urin ausgeschieden werden. Nur wenn die Haptoglobinbindungskapazität überschritten ist, also nicht mehr alles an freiem Hämoglobin gebunden werden kann, z.B. bei angeboren zu geringer Haptoglobinkonzentration im Serum, und die Kapazität der Rückresorption von Hämoglobin in den Nierentubuli nicht mehr ausreicht [41], erscheint Hämoglobin im Urin. Man spricht von einer **Marschhämoglobinurie**. Damit geht auch Eisen verloren, was dann zu einer Eisenmangelanämie führen kann, ein äußerst seltener Fall.

Unter den genannten Bedingungen kann im Urin etwa 1–3 Stunden nach körperlicher Belastung Hämoglobin erscheinen und ist dann in der späteren Urinausscheidung nach 12 Stunden nicht mehr nachzuweisen [31]. Dagegen erreichen die Hämolysezeichen (Ansteigen des freien Hämoglobins im Serum und abfallendes Haptoglobin) erst nach 5 Stunden ihr Maximum [37] und haben auch nach 24 Stunden noch nicht die Ausgangswerte erreicht [32]. Je nach Menge des ausgeschiedenen Hämoglobins kann der Urin eine rotbraune Farbe annehmen. Offensichtlich lassen sich Marschhämoglobinurien meist durch Schaumgummisohlen vermeiden [9, 17, 25, 66]. (Hinsichtlich Myoglobinurie und Erythrozyturie s. Kap. 2.3 und Kap. 12.3).

Eine vermehrte Hämolyse nach dem Laufen kann man praktisch immer im Blut nachweisen. Das freie Hämoglobin und das in den roten Blutkörperchen enthaltene Enzym LDH steigen an, das Haptoglobin fällt aufgrund der o.g. Komplexbildung mit Hämoglobin ab, wie wir ebenfalls in der Praxis zeigen konnten (s. Tab. 9.2).

**Tab. 9.2:** Einfluss eines Lauftrainings (10- bis 20-km-Läufe) von 12 Läufern auf die Hämolysewerte (Blutzerfallwerte) „freies Hämoglobin (Hb)", Haptoglobin und Laktatdehydrogenase (LDH) sowie auf den Urinbefund. Auffallend ist, dass die Läufer schon vorher durch ihr regelmäßiges Training erhöhte Werte für das freie Hämoglobin, also einen verstärkten mechanisch bedingten Zerfall von roten Blutkörperchen, hatten.

| | Freies Hämoglobin | Haptoglobin | LDH | Urin (Stix Ecur) | |
|---|---|---|---|---|---|
| | | | | Eiweiß | Blut |
| Normalwerte | Unter 5 mg/dl | 27–139 mg/dl | 120–240 U/l | ∅ | ∅ |
| Vor dem Lauf (Mittelwerte) | 12,7 | 59 | 205 | ∅ | ∅ |
| Nach dem Lauf (Mittelwerte) | 29,6 | 40 | 278 | Bei 7 Läufern (58%) positiv | Bei 2 Läufern (16,6%) positiv |

## 9.3 Leukozytose (erhöhte Zahl der weißen Blutkörperchen)

Auch das weiße Blutbild zeigt auf körperliche Belastung eine Reaktion. So wurde ein Anstieg der weißen Blutkörperchen bis 60.000 pro mm$^3$ gemessen [1]. Eine Erkrankung, vor allem eine Leukämie, muss bei dieser (seltenen) Höhe selbstverständlich ausgeschlossen werden. Neuere Untersuchungen zeigen, dass der Anstieg der Leukozyten abhängig von der Intensität und der Dauer der Muskelbelastung ist. Darüber hinaus zeigt er einen biphasischen Verlauf. So konnten McCarthy und Mitarbeiter [46] zeigen, dass eine halbe Stunde nach einem Training die Leukozyten von durchschnittlich 5.970 auf 7.450/mm$^3$ anstiegen, um dann nach einer Stunde leicht abzufallen und schließlich nach 3–4 Stunden einen Gipfel von 10.450/mm$^3$ zu erreichen. Das Training wurde nahe an der Leistungsgrenze durchgeführt (Jogging, Schwimmen oder Squash).

Einen solchen biphasischen Verlauf des Leukozytenanstiegs findet man praktisch immer bei körperlichen Belastungen, die weniger als 2 Stunden andauern. Bei Muskelbelastungen von mehr als 2 Stunden verschmilzt der sofortige Leukozytenanstieg mit dem verzögerten Gipfel [27, 73]. Hauptursache des sofortigen Leukozytenanstiegs ist die belastungsbedingte vermehrte Ausschüttung von Adrenalin und Noradrenalin [27, 46]. Der zweite verzögerte Gipfel der weißen Blutkörperchen ist auf den Leukozyten stimulierenden Effekt von Cortisol auf das Knochenmark zurückzuführen [48]. Dieser zweite Gipfel setzt zwischen einer halben und einer Stunde nach Belastung ein, um zwischen der zweiten und vierten Nachbelastungsstunde ein Maximum zu erreichen, das auch mehrere Stunden anhalten kann [27]. Da der Cortisolanstieg mehr von der Belastungsdauer als von der Belastungsintensität beeinflusst wird, korreliert auch das Ausmaß der Leukozytose mit der Belastungsdauer.

Nach anfänglich schnellem Anstieg kommt es bei gleich bleibender Belastungsintensität mehrstündiger Dauer zu einer fast linearen Erhöhung der Leukozytenkonzentration [27], die beispielsweise nach einem 100-km-Lauf 20.000/mm$^3$ erreichen kann [27]. Bei mehrstündiger Belastung steigen vor allem die neutrophilen Granulozyten parallel zur Cortisolkonzentration an. Wie bei Belastungen von weniger als 2 Stunden kommt es nach Belastungsende zu einem schnellen Abfall der für die Immunabwehr wichtigen Lymphozyten und natürlichen Killerzellen (Untergruppe der weißen Blutkörperchen) – sogar noch unter den Ausgangswert. Diese Phase der reduzierten Zellzahl, die auch mit einer verminderten Zellfunktion einhergeht [67], bezeichnet man auch als „open window" (offenes Fenster), das für die Infektionsanfälligkeit von Sportlern nach erschöpfender Belastung verantwortlich gemacht wird (s.u.).

## 9.4 Immunreaktion

**Fallbeispiel**
Für meine seinerzeit 14-jährige Tochter Larissa waren in den Weihnachtsferien morgens um 10.00 Uhr vom Trainer Intervalltempoläufe auf der Bahn zur Vorbereitung auf die württembergischen Hallenmeisterschaften angesetzt. Nachdem sie kurz vorher noch hastig gefrühstückt hatte, wurde es ihr nach einigen 400-m-Läufen bei zusätzlicher Laktazidose übel. Sie setzte sich bei −10 °C Außentemperatur auf eine eiskalte Treppe, während die beiden anderen Mittelstreckerlinnen langsam weiterliefen. Ich selbst drehte auch einige langsame Trainingsrunden, als ich meine Tochter auf der Treppe sitzen sah. Meine Warnung nahm sie nicht ernst. Sie würde nicht frieren, sondern schwitzen. Wie bereits vorhergesehen, hatte sie am nächsten

Tag 39 °C Fieber und Husten. Nachdem sich der Auswurf grünlich verfärbte und die Temperatur 2 Tage später noch bei 39,4 °C lag, verordnete ich ein Antibiotikum, nahm allerdings die Angelegenheit nicht sehr ernst. Larissa entfieberte daraufhin. Der Husten ließ nach. Erst als sie nach weiteren 8 Tagen Trainingspause beim Bergangehen zu unserem Lauftreff über Luftnot klagte, nahm ich sie sofort mit in meine Praxis und hörte nun erstmals (!) mit dem Stethoskop ihre Lunge ab. Einzelne „Rasselgeräusche" links basal veranlassten mich, sofort in der Praxis eine Röntgenlungenaufnahme anzufertigen, die eine Entzündung des linken Lungenunterlappens ergab, 4 Wochen später lag wieder ein Normalbefund vor (s. Abb. 9.2).

**„Joggen bis zur Infektion"**
„Joggen bis zur Infektion" lautete einmal eine Presseschlagzeile. Da man unter Joggen langsames Laufen mit Gehphasen versteht und ein derartig moderates Tempo die Immunabwehr eher stärken soll [24, 50, 60], ist der Begriff Joggen falsch gewählt. Denn die Erfahrung zeigt, dass nur ein sehr hartes, erschöpfendes Training bzw. lange Wettkämpfe wie Marathon oder Ultramarathon vermehrt zu Infektionen der oberen Atemwege führen [53, 57, 68], häufig aber in erster Linie ein Fehlverhalten wie in obigem Beispiel.

### 9.4.1 Physiologie

Zunächst sollen zum besseren Verständnis einige noch nicht allgemein verbreitete Begriffe aus der Immunologie kurz erläutert werden. Auf die äußeren Abwehrmöglichkeiten wie über die Haut, Schleimhaut, den Schweiß usw. wird hier nicht eingegangen, sondern auf 2 andere Abwehrmechanismen, die offensichtlich durch das Laufen beeinflusst werden (s. Tab. 9.3):

◢ Ein **unspezifischer Abwehrmechanismus** wirkt über spezielle Zellen wie Granulozyten, Monozyten bzw. Makrophagen (Fresszellen) und natürliche Killerzellen (NK-Zellen). Letztere machen 5–10% des peripheren Lymphozytenanteils aus und sind morphologisch an den typischen Azurgranula in einem hellen Zyto-

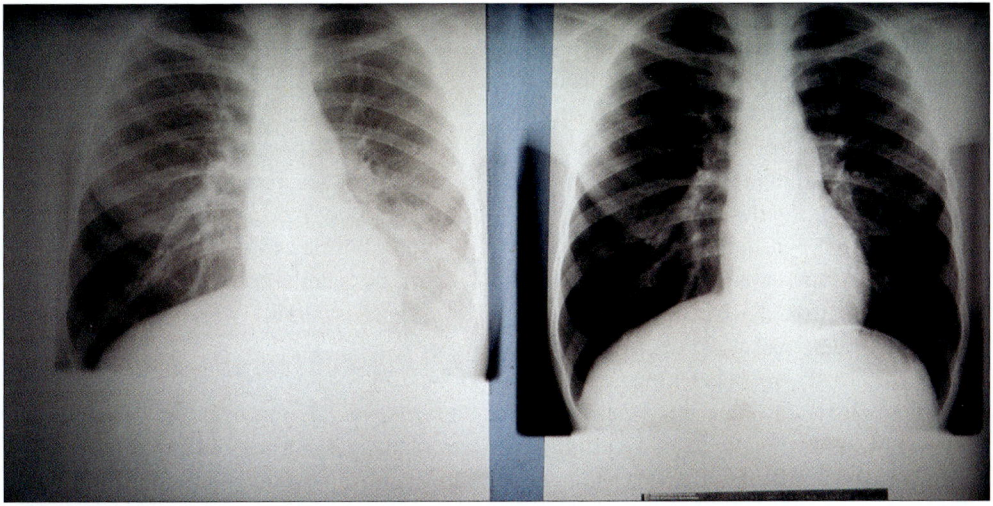

**Abb. 9.2:** Linksseitige Lungenentzündung (Unterlappen) nach hartem Training bei -10 °C und Sitzen auf kalter Treppe. Nach 4 Wochen (rechte Röntgenaufnahme) wieder Normalbefund

**Tab. 9.3:** 3 Bereiche, über die unser Abwehrsystem funktioniert

| | |
|---|---|
| **Äußerer Schutz** | • Haut mit Hornhaut, Schweiß, Milchsäure und saprophytärer Keimbesiedlung, wodurch eine Verbreitung krank machender Keime verhindert wird<br>• Schleimhaut mit Schleimabsonderung |
| **Unspezifischer Abwehrmechanismus** | • Zellulär über Granulozyten, Monozyten bzw. Makrophagen („Fresszellen") und natürliche Killerzellen (5–10% des Lymphozytenanteils im Blut)<br>• Über die Körperflüssigkeit (humoral)<br>• Interleukin 1, Akute-Phase-Proteine, Komplementsystem, Alpha- und Beta-Interferone, das Gerinnungssystem |
| **Spezifisches Immunsystem** | • T- und B-Zellen der Lymphozyten<br>• T-Zellen bilden antigenspezifischen Rezeptor, ohne Antikörper abzusondern (zelluläre Immunität)<br>• B-Zellen sondern spezifische Antikörper ab (Immunglobuline), z. B. gegen Viren (humorale Immunität) |

plasma zu erkennen. Sie unterscheiden sich von allen übrigen weißen Blutzellen dadurch, dass sie innerhalb von Minuten bis Stunden bestimmte Tumorzellen auflösen können. Daneben werden unspezifische Abwehrsubstanzen gebildet wie Interleukin, Alpha- und Beta-Interferon, Akut-Phasen-Proteine usw.

◂ Das **spezifische Immunsystem** entsteht im Knochenmark und Thymus. Es erreicht seinen reifen Funktionszustand im Lymphgewebe der Milz, der Lymphknoten und im Darm. Man unterscheidet ein T- und ein B-Zellsystem. Ersteres stellt die zelluläre Immunität dar, letzteres die humorale Immunantwort. Die noch unreifen B- und T-Zellen entwickeln unter dem Einfluss von Antigenen, zum Beispiel Viren, im Lymphknoten und in der Milz einen antigenspezifischen Rezeptor. Die gereiften B-Zellen können dann spezifische, beispielsweise gegen bestimmte Viren gerichtete Antikörper (Immunglobuline) bilden und absondern (humoral). Dabei stellt der Anstieg des Immunglobulins M (IgM) im Blut ein Frühzeichen einer Abwehrreaktion gegen eindringende Mikroorganismen dar, da IgM der Antikörper ist, der von den B-Lymphozyten als erster produziert wird [59].

◂ Die T-Zellen bilden dagegen einen antigenspezifischen Rezeptor, ohne eine spezielle Substanz (Antikörper) abzusondern. Sie wirken also als ganze Zelle wie spezifische Antikörpermoleküle. Die T- wie auch B-Zellen werden durch Fresszellen (Makrophagen), die bereits ein Antigen aufgenommen („gefressen") haben, aktiviert, nicht jedoch durch Fremdantigen allein. In Studien häufig erwähnte Untergruppen der T-Zellen sind die T4-Lymphozyten (Helferzellen) und die T8-Lymphozyten (Suppressorzellen). Die T-Helferzellen produzieren Interleukin 2, das für die Aktivierung und Ausbreitung der spezifischen zellulären Immunantwort bedeutend ist. Die T-Suppressorzellen werden von den T-Helferzellen über Lymphokine aktiviert und vermindern die B- und T-Zellimmunreaktion. Durch diese Rückkopplung wird ein gewisses funktionelles Gleichgewicht des Immunsystems erreicht.

Zellen des erstgenannten unspezifischen Immunsystems (Granulozyten, Monozyten usw.) gelangen als erste an jeden neuen Entzündungsort, wo sie dann als Eiter nach getaner Abwehrleistung zurückbleiben. Im Gegensatz zu den Lymphozyten (T-, B-Zellen) des spezifischen Immunsystems entwickeln die Granulozyten kein Gedächtnis, das heißt, nach dem Kontakt mit Antigenen wie Bakterien lernen die Granulozyten nicht, vorbeugende Gegenmaßnahmen gegen spezifische Antigene zu treffen. Sie phagozytieren („fressen") vielmehr die am Entzündungsort eingedrungenen Bakterien, Zellabfälle und Fremdkörper. Bestimmte Enzyme im Zellplasma bauen dann das phagozytierte Material ab.

Das in den Monozyten gebildete Interleukin 1, auch endogenes Pyrogen genannt, hat eine zentrale Stellung in der Regulation der akuten entzündlichen Phase mit Fieber, Leukozytose, Anstieg des C-reaktiven Proteins, des Fibrinogens, Haptoglobins, Anstieg des Kupfers im Serum und Abfall des Eisenspiegels (Eisenverschiebung ins retikuloendotheliale System). Dies sind also Entzündungsreaktionen, wie man sie auch unter sportlicher Belastung findet.

Diese **Akute-Phase-Reaktion** schützt vor fortschreitender Gewebeschädigung, zerstört infektiöse Organismen und leitet Reparaturprozesse ein.

Die belastungsbedingte Akute-Phase-Reaktion tritt bei mehrstündigen Läufen auf, besonders ausgeprägt bei exzentrischer Kraftentwicklung wie beim Bergablaufen (s. Kap. 2). Ausdauerbelastungen auf dem Fahrrad bis zu einer Stunde oder einmalige maximale anaerobe Muskelanstrengungen weisen keine relevante Entzündungsreaktion mit Anstieg des CRP (C-reaktiven Proteins) auf. Die Bestimmung des CRP hat sich in der Praxis bewährt, um die entzündliche Aktivität zu beurteilen. Es ist allerdings zu berücksichtigen, dass CRP erst mit 12–24 Stunden Zeitverzögerung bei entzündlichen Prozessen ansteigt. Normalerweise liegt es im Blut nur in Spuren (weit unter 1 mg/l) vor. Nach mehrstündigem Laufen können Werte von über 10 mg/l gemessen werden, um dann nach einigen Tagen wieder Normalwerte zu erreichen. Bei viralen oder bakteriellen Infekten bleibt der CRP-Wert über eine längere Zeit erhöht, wobei bei einem bakteriellen Infekt über 50 mg/l erreicht werden können, bei viraler Genese meist unter 50 mg/l.

### 9.4.2 Immunfunktion beim leistungsorientierten Ausdauersportler

Wie eingangs erwähnt, hat man in der Praxis den Eindruck, dass ein anhaltend hartes Training oder lang dauernde erschöpfende Wettkämpfe infektanfälliger machen, also das Immunsystem schwächen, was wiederholt in der Literatur bestätigt wurde. Vor allem in der 1.–2. Woche nach einem erschöpfenden Ausdauerwettkampf scheinen vermehrt Atemwegserkrankungen vorzukommen [51, 57, 68]. Aber auch **körperliche Inaktivität** scheint das Immunsystem zu schwächen. So untersuchten Novas und Mitarbeiter [64] jugendliche Tennisspielerinnen mit unterschiedlichem Trainingsumfang und Nichtaktive hinsichtlich der Häufigkeit von Atemwegserkrankungen in der 3-monatigen Winterperiode. In dieser Zeit kam es bei den Mädchen mit dem höchsten (mindestens 17.322 kJ/Tag) und bei denen mit dem niedrigsten (unter 10.047 kJ/Tag) Energieumsatz durch Muskelarbeit am häufigsten zu Infektionen, während die mäßig aktiven Sportlerinnen (12.290–16.410 kJ/Tag) am seltensten erkrankten. Selbst die Dauer und Schwere der Infektion war bei den mäßig aktiven signifikant niedriger als in den beiden anderen Gruppen.

Auch die Arbeitsgruppe um Nieman [55, 58, 61] zeigte in 3 randomisierten Studien, dass zuvor inaktive Frauen nach Aufnahme eines fast täglichen leichten Trainings signifikant weniger an Atemwegsinfektionen erkrankten. Doch können diese in der Praxis gemachten Erfahrungen durch Laboruntersuchungen untermauert werden?

Unter Ruhebedingungen lassen sich keine klinisch relevanten Veränderungen der

Immunität gegenüber Nichtsportlern nachweisen. Lediglich die natürlichen Killerzellen (NK-Zellen) haben im Vergleich zu Nichtsportlern eine etwas höhere Aktivität [51, 54]. Jedoch zeigt sich nach langer intensiver Muskelbeanspruchung das bereits im Kapitel 9.3 zur Leukozytose erwähnte **Open Window** mit Veränderungen im Immunsystem [53], zum Beispiel:

- Anstieg der neutrophilen Granulozyten und Abfall der Lymphozyten als Folge belastungsbedingt hoher Konzentrationen im Blut von Katecholaminen (Adrenalin, Noradrenalin), Wachstumshormon und Cortisol
- vermehrte Phagozytose der Granulozyten und Monozyten im Blut als Zeichen einer Entzündungsreaktion auf vom verletzten Muskel freigesetzte Substanzen
- verminderte zelltoxische Aktivität der natürlichen Killerzellen und gedämpfte Lymphozytenproliferation
- Abfall der Immunglobulin-A (IgA)-Konzentration in der Nasenschleimhaut und im Speichel

Diese Untersuchungsergebnisse könnten dafür sprechen, dass das Immunsystem für einige Tage nach erschöpfender Muskelanstrengung „gestresst" und in dieser Zeit anfällig für Infektionen im Bereich der oberen Atemwege ist [51], ganz besonders dann, wenn zusätzliche Stressfaktoren wie Schlafdefizit, Fehlernährung, Unterkühlung usw. hinzukommen. Auffällig ist allerdings, dass im Übertrainingszustand, also nach anhaltender muskulärer Überlastung, kein Anhalt für eine klinisch relevante Veränderung im Immunsystem zu finden ist [28]. Man registriert bei Übertrainierten auch keine vermehrten Atemwegsinfektionen. Malm [44] kam daher zu dem Schluss, dass eine erhöhte Infektionsanfälligkeit nach erschöpfender Belastung wissenschaftlich bisher nicht gesichert ist. Es könnte sein, dass der Sportler bereits unmittelbar vor der Anstrengung noch ohne Krankheitssymptome infiziert war und die Atemwegsinfektion erst nach Belastung sichtbar zum Ausbruch kam, also keine neue Infektion während des **Open Window**.

### 9.4.3 Infektvorbeugung

Unabhängig von der Diskussion um eine möglicherweise anstrengungsbedingte Infektanfälligkeit hat jeder Sportler Interesse an einer Vorbeugung. Es werden zu diesem Zweck viele Präparate von der Industrie angeboten, z. B.

- das pflanzliche **Echinacin**, das die Immunabwehr stimulieren soll,
- **Zink**, das beim Eiweiß- und Kohlenhydratstoffwechsel sowie als Stabilisator der Zellmembranen eine Rolle spielt,
- **Vitamin C**, das nicht nur die Abwehrkräfte des Körpers stimuliert, sondern als Antioxidans den Körper vor der zerstörenden Wirkung freier Radikale (s.u.) schützt und Heilungsprozesse beschleunigt.

Was allerdings in Sportlerkreisen nicht sehr bekannt ist, ist der Einfluss zuckerhaltiger Getränke auf das Immunsystem während lang dauernder erschöpfender Muskelarbeit. Während einer solchen Anstrengung nimmt der Blutglucosespiegel ab. Dadurch wird verstärkt die Freisetzung von ACTH (adrenocorticotropes Hormon), Cortisol und Wachstumshormon (STH) angeregt sowie der Insulinspiegel gedämpft. Diese Stressreaktion führt zu der oben erwähnten Immunantwort (Open Window). Tranken jedoch erfahrene Marathonläufer eine 6%ige Glucoselösung (1 l/Stunde) vor, während und nach einem 2,5-stündigen Lauf, so stieg das Cortisol weniger stark an, und es zeigte sich ein günstigeres Verhältnis zwischen neutrophilen Granulozyten und Lymphozyten [49, 52]. Ein ähnliches Resultat fanden Scharhag und Mitarbeiter [73].

Ob diese theoretisch günstige Auswirkung der Zuckerlösung auf das Immunsystem auch praktisch zu weniger Atemwegserkrankungen führt, ist wissenschaftlich noch nicht nachgewiesen. Darüber hinaus wirkt sich die Kohlenhydratgabe bei mäßiger Belastungsintensität nur gering auf die Immunantwort aus [5, 62]. Während lang dauernder Belastungen, z.B. Marathonlauf, sind zur Erhaltung der Leistung und Vorbeugung einer Unterzuckerung ohnehin Kohlenhydrataufnahmen zu empfehlen.

Von den bereits erwähnten, im Handel angepriesenen „Hausmitteln" gegen Erkältungskrankheiten scheint nach der Studienlage das Vitamin C am meisten zu überzeugen. Hemilä [38] wertete 23 kontrollierte Studien mit Kindern und Erwachsenen aus, die regelmäßig Vitamin C (1 g/Tag oder mehr) einnahmen. Es zeigte sich ein dosisabhängiger Effekt mit einem Optimum bei mindestens 2 g Vitamin C pro Tag. Die Erkältungsdauer wurde beispielsweise in 5 Studien mit 1 g Vitamin C täglich bei Erwachsenen durchschnittlich um 6% gegenüber Placebo verkürzt, bei Kindern unter der Einnahme von 2 g Vitamin C täglich um 26%. Ob dieser krasse Wirksamkeitsunterschied zwischen Erwachsenen und Kindern tatsächlich altersabhängig ist oder auf die, bezogen auf das Körpergewicht der Kinder, höhere Vitamin-C-Dosierung zurückzuführen ist, ließ sich aus den Studien nicht ermitteln.

Ob allerdings nicht nur die Dauer von Erkältungskrankheiten verkürzt ist, sondern auch die Häufigkeit unter regelmäßiger Vitamin C-Einnahme, wird nicht eindeutig beurteilt. Peters und Mitarbeiter [68] verglichen Ultralangstreckenläufer, die 3 Wochen vor einem Ultramarathon 600 mg Vitamin C täglich erhielten, mit einer Placebo-Gruppe. Beide Gruppen wurden hinsichtlich aufgetretener Infektionen der oberen Atemwege 14 Tage lang nach dem Rennen beobachtet. 68% der Läufer ohne Vitamin C (Placebo) berichteten über Symptome einer Atemwegsinfektion, dagegen nur 33% der Vitamin-C-Gruppe. Auch die Dauer und Schwere der Infektion war unter Vitamin C geringer. Kritisch ist anzumerken, dass dem Kenner der Langlaufszene der Prozentsatz an Infektionen der oberen Atemwege unrealistisch hoch erscheinen muss, wenn der Lauf nicht unter extrem schlechten Wetterbedingungen, nicht angepasster Kleidung und unzureichender Versorgung auf der Ultrastrecke erfolgte.

Im Gegensatz zur Studie von Peters und Mitarbeitern [68] bestimmten Nieman und Mitarbeiter [56] bei erfahrenen Marathonläufern nach 8-tägiger Einnahme von täglich 1 g Vitamin C relevante immunologische Werte wie Leukozyten-Untergruppen, Interleukin-6, natürliche Killerzellen-Aktivität, Granulozytenphagozytose, Cortisol, Katecholamine usw. im Blut, und zwar vor und 4-mal innerhalb von 6 Stunden nach einem 2,5-Stunden-Lauf. Vitamin C hatte keinen signifikanten Effekt auf die Immunantwort.

Eiweißmangel und ungenügende Aufnahme von Eisen, Zink, Vitamin A, E, B6 und B12 können die Immunfunktion negativ beeinflussen, ebenso wie ein Zuviel dieser Substanzen. Überzeugende Beweise, dass das Immunsystem unterstützende Ergänzungsstoffe wie hoch dosierte, als Antioxidans wirkende Vitamine, Glutamin, Zink oder Echinacin einer belastungsbedingten Beeinträchtigung der Immunantwort vorbeugen, fanden Gleeson und Mitarbeiter [33] bisher nicht. Andererseits registrierten Barringer und Mitarbeiter [3] positive Ergebnisse bei täglicher Einnahme eines Vitamin-Mineralien-Gemisches über ein ganzes Jahr. 130 Freiwillige wurden in 2 Gruppen eingeteilt, wobei eine Kontrollgruppe Placebo erhielt, die andere Gruppe Vitamin A, B1, B2, B3, B6, B12, C, D, E, K sowie Betacarotin, Biotin, Pantothensäure, Folsäure, Calcium, Magnesium, Kupfer, Eisen, Zink, Jod, Selen und Chrom. 73% der Placebo-Gruppe erlitten im Verlauf des Beobachtungsjahres einen Infekt, der bei 57% zur Arbeitsunfähigkeit führte. In der anderen Gruppe, die täglich ihr Vitamin-Mineralien-Gemisch einnahmen, hatten nur 43% einen Infekt und waren deshalb in 21% arbeitsunfähig. Besonders profitiert hatten von den Nahrungsergänzungsstoffen Diabetiker, die auch am häufigsten mit einem Vitamindefizit belastet waren. Somit scheinen doch auf lange Sicht vor allem Personen mit einem hohen Vitamin- und Mineralienverbrauch oder bei unzureichender Nahrungsmittelabsorption von derartigen Ergänzungsmitteln zu profitieren.

Eine sehr wirksame Vorbeugung insbesondere zur Vermeidung einer schweren Virusgrippe ist unbestritten die jährliche **Grippeschutzimpfung**, die auch Hochleistungssportlern zu empfehlen ist. Man hat den Eindruck, dass dadurch auch weniger häufig leichtere virusbedingte Atemwegsinfektionen in der Winterperiode auftreten. Zusätzlich können prophylaktisch Sauna und Wechselduschen eingesetzt werden, obwohl der Effekt nicht eindeutig belegt ist [35]. Auf jeden Fall härten sie gegen Kälte ab, und man fühlt sich danach subjektiv sehr wohl. Natürlich sollte man nicht verschwitzt nach dem Laufen in der Kälte stehen bleiben, sondern sich möglichst schnell umziehen, wobei eine vorangehende warme Dusche optimal wäre. Andernfalls schützen auch eine Decke, Umhang usw. vor schneller Abkühlung.

### 9.4.4 Laufen trotz Erkältung

Bei einer banalen Erkältung ohne Fieber und ohne allgemeines Krankheitsgefühl wie Gliederschmerzen oder Mattigkeit kann ein aerobes, nicht erschöpfendes Training durchgeführt werden [80, 83]. So konnten Weidner und Schurr [83] zeigen, dass die Erkältung nicht schwerer oder länger verlief, wenn 5-mal pro Woche für eine halbe Stunde mäßig trainiert wurde (70% der Zielherzfrequenz) im Vergleich zu den wenigen Versuchspersonen, die Ruhe einhielten. Wer mit verstopfter Nase ein dosiertes Lauftraining an frischer Luft durchführt, wird schnell wieder leichter durch die Nase atmen können. Der Atemwiderstand in der Nase nimmt nach einer Untersuchung von Stanford und Mitarbeitern [78] unter Belastung signifikant ab. Der Spitzenwert der Versuchspersonen lag bei 150 mg Nasensekret/Minute.

Selbstverständlich sollte bei einem Krankheitsgefühl mit schweren Beinen, Muskelschmerzen, Frösteln, Appetitlosigkeit usw. auf ein Training verzichtet werden. Gefürchtet ist in diesem Zusammenhang die als Todesursache doch relativ seltene Herzmuskelentzündung (Myokarditis) (s. Kap. 14).

## 9.5 Oxidativer Stress

Für Nahrungsergänzungsmittel wird im Handel häufig mit dem Argument geworben, dass wir vor allem im Sport einem hohen oxidativen Stress unterworfen seien und die tägliche Ernährung oft nicht genügend **Antioxidantien** enthalte, um uns davor zu schützen.

> Besonders intensive Muskelaktivität führt zur vermehrten Bildung von **freien Radikalen**. Dies sind Atome oder Molekülbruchstücke, die ein freies (ungepaartes) Elektron besitzen, daher sehr reaktiv und wenig beständig sind. Bedeutende Vertreter der freien Radikale sind das Sauerstoff- (Superoxid-), Hydroxyl- und das Stickoxidradikal. Sie entstehen physiologisch z.B. im Rahmen der Energiegewinnung in den Mitochondrien („Kraftwerke der Zellen") und bei Entzündungsreaktionen. Aufgrund der erheblichen Reaktionsfähigkeit können sie körpereigene Strukturen schädigen, die Entwicklung von Krankheiten einschließlich Tumoren sowie Alterungsprozesse fördern.

Vor allem Organe mit hohem Sauerstoffumsatz im Rahmen des Stoffwechsels wie Muskulatur, Herz oder Leber verfügen über Schutzeinrichtungen, die zusammen mit den in der Nahrung enthaltenen Antioxidantien effektiv die freien Radikalen neutralisieren können. Liegt ein Missverhältnis zwischen Radikalbildung und Radikalneutralisierung vor, so spricht man von oxidativem Stress. Dieser oxidative Stress wird bei kräftiger und anhaltender Muskelbeanspruchung mit einem bis zu 15-fach höherem Sauerstoffverbrauch gegenüber Ruhebedingungen provoziert [12]. Dabei wird das körpereigene antioxidative Schutzsystem von anfallenden Sauerstoffradikalen aus dem Energiestoffwechsel überhäuft. Der antioxidative Schutz wird wohl durch Ausdauertraining verbessert, dürfte jedoch bei erschöpfender Muskelarbeit nicht immer ausreichend sein [76]. Dies gilt vor allem für die „Wochenendathleten", die keinen vermehrten antioxidativen Schutz durch kontinuierliches Training haben [12].

Freie Radikale haben jedoch nicht nur negative Folgen, sondern sind auch wichtig für die Muskelkontraktion und die Trainingsanpassung mit Toleranzentwicklung gegen körperlichen Stress [63], sofern eine gewisse Menge an freien Radikalen nicht überschritten wird. Zu berücksichtigen ist auch, dass freie Radikale durch Umweltbelastungen wie übermäßige UV-Einstrahlung, Ozon, Nikotin, Alkohol, Zytostatika usw. entstehen, sodass das körpereigene Schutzsystem vor allem bei Fehlernährung und eventuell bereits vorliegender chronischer Erkrankung durchaus beim Zusammentreffen mehrerer dieser Faktoren überfordert sein kann. Ausdauertrainierte haben gegenüber Untrainierten eine höhere Aktivität antioxidativer Enzyme und allgemein einen besseren antioxidativen Status [19]. Hinzu kommt noch, dass Sportler in der Regel eine vollwertige Ernährung reich an Gemüse und Obst haben, und damit auch reich an antioxidativen Vitaminen und sekundären Pflanzenstoffen, die ebenfalls aufgrund ihrer antioxidativen Wirkung als bedeutend für die Inaktivierung der freien Radikale eingestuft werden. Eine zusätzliche Einnahme von Antioxidantien, wie beispielsweise Vitamin E und C, wird wohl teilweise empfohlen [19], hat aber bei ausgewogener vollwertiger Kost keine Verbesserung der muskulären Belastbarkeit und Leistungsfähigkeit zur Folge [4].

**Krebs durch laufbedingte Anhäufung von freien Radikalen?**
Ob durch diese Nahrungsergänzungsstoffe sportbegleitende oder chronische Erkrankungen verhindert werden können, ist bisher wissenschaftlich ebenso wenig bewiesen wie die Presseschlagzeile „Bei Tierversuchen entdeckt: Krebs durch Joggen möglich". Als Ursache einer möglichen Krebsentstehung wurde der Anfall von freien Radikalen bei extremer körperlicher Belastung und der Mangel an Vitamin E bzw. zu viel an Vitamin C angegeben.

Epidemiologische Studien belegen jedoch das Gegenteil, zumindest was das Vorkommen des Dickdarm- und Brustkrebses betrifft [42, 77]. Bei diesen beiden Krebsarten spricht die Studienlage relativ eindeutig dafür, dass körperliche Aktivität das Krebsrisiko vermindert. Lee [42] kam nach Auswertung der Studien bei aktiven Personen auf eine Dickdarmkrebsreduktion von 30–40%, bei körperlich aktiven Frauen auf eine Brustkrebssenkung von 20–30% gegenüber inaktiven. Nötig erschien dazu eine mäßige bis anstrengende Muskelbeanspruchung von täglich 30–60 Minuten. Slattery [77] gab in seiner Auswertung für das Dickdarmkarzinom wöchentlich 3,5–4 Stunden anstrengende Muskelaktivität an. Doch registrierten McTiernan und Mitarbeiter [47] in einer prospektiven Studie an 74.171 Frauen im Alter zwischen 50 und 79 Jahren 1.780 erstdiagnostizierte Brustkrebserkrankungen, wobei das Risiko um 18% reduziert war, wenn sich die Frauen 1,25–2,5 Stunden pro Woche körperlich mit einer Intensität, die zügigem Gehen entspricht, belasteten. Eine weitere Risikoverminderung trat ein, wenn der Belastungsumfang 10 Stunden pro Woche betrug und der Body-Mass-Index unter 24,1 lag. Demnach muss die Belastung zur Vorbeugung von Brustkrebs nicht sehr intensiv sein, doch ist ein größerer Umfang mit einem besseren Schutz verbunden.

Beim Prostatakarzinom ist die Studienlage nicht so eindeutig wie beim Dickdarm- und Brustkrebs. Von 27 Studien, die zwischen 1976 und 2002 veröffentlicht wurden, ergaben 16 eine um 10–30% geringere Häufigkeit von Prostatakrebs bei hoher körperlicher Aktivität [81]. Auch die Lungenkrebsrate scheint durch körperliches Training reduzierbar zu sein [42], wobei jedoch der gesunde Lebensstil der Sportler (in der Regel Nichtraucher) eine Rolle spielen dürfte. Zum Einfluss regelmäßiger körperlicher Aktivität auf das Vorkommen anderer Krebsarten liegen zu wenig Untersuchungen vor, um ein Urteil abgeben zu können.

Sawada und Mitarbeiter [72] stellten in einer prospektiven Studie an 9.039 Männern im Alter zwischen 19 und 59 Jahren, die zuvor ergometrisch getestet wurden, in einem durchschnittlichen Beobachtungszeitraum von etwas mehr als 16 Jahren 231 Todesfälle fest, davon 123 Krebstodesfälle. Diejenigen mit dem geringsten Fitnessgrad hatten das höchste Risiko, an Krebs zu versterben.

Doch wie sieht es mit Spitzensportlern aus, die einem erheblichen trainingsbedingten oxidativen Stress ausgesetzt waren? Pukkala und Mitarbeiter [69] untersuchten 2.269 finnische Weltklassesportler der Jahre 1920–1965 im weiteren Lebenslauf auf das Vorkommen von Krebserkrankungen. Mit 331 registrierten Fällen lagen die ehemaligen Spitzensportler deutlich unter der allgemeinen statistisch zu erwartenden Zahl von 404.

Insgesamt sprechen die epidemiologischen Untersuchungen dafür, dass muskuläres Training ein verbessertes **körpereigenes antioxidatives Schutzsystem** gegen freie Radikale induziert und somit keine erhöhte Krebsgefahr für den Sportler besteht, zumal meist gleichzeitig zum Training ein gesunder Lebensstil mit vollwertiger vitamin- und mineralreicher Ernährung gepflegt wird. Vielmehr scheint das Krebsrisiko, vor allem was das Dickdarm- und Brustkarzinom betrifft, durch regelmäßigen Sport vermindert zu sein.

## Literatur

[1] Ahlborg B, Brohult J, Immediate and delayed metabolic reactions in well-trained subjects after prolonged physical exercise. Acta Med Scand (1967), 182, 41

[2] Banga JP et al., An erythrocyte membranprotein anomaly in march haemoglobinuria. Lancet (1979), II, 1048–1049

[3] Barringer TA et al., Effect of multivitamin and mineral supplement on infection and quality of life. Ann Intern Med (2003), 138, 365–371

[4] Berg A, König D, Oxidativer Stress und Sport. Dtsch Z Sportmed (2000), 51 (5), 177–178

[5] Bishop NC et al., The effects of carbohydrate supplementation on immune responses to a soccer-specific exercise protocol. J Sports Sci (1999), 17, 787–796

[6] Böning D et al., After-effects of a high altitude expedition on blood. Int J Sports Med (1997), 18, 179–185

[7] Böning D et al., Carbon dioxide storage and nonbicarbonate buffering in the human body before and after an Himalayan expedition. Eur J Appl Physiol (1999), 79, 457–466

[8] Brotherhood J, Brozovic B, Push LGC, Haematological status of middle and long distance runners. Clin Sci Mol (1975), 48, 139–145

[9] Buckle RM, Exertional (march) hemoglobinuria. Reduction of hemolytic episodes by

use of sorbo-rubber insoles in shoes. Lancet (1965), I, 1136
[10] Burstein R, Assia E, Epstein Y, Sports anaemia – a myth? Lancet (1985), II, 389
[11] Chatard JC et al., Anaemia and iron deficiency in athletes. Practical recommendations for treatment. Sports Med (1999), 27 (4), 229–240
[12] Clarkson PM, Antioxidants and physical performance. Crit Rev Food Sci Nutr (1995), 35 (1–2), 131–141
[13] Clement DB, Asmundson RC, Nutritional intake and hematological parameters in endurance runners. Phys Sports Med (1982), 10, 37–43
[14] Coltman CA, Rowe NJ, The iron content of sweat in normal adults. Am J Clin Nutr (1966), 18, 270–274
[15] Costill DL, Fink WJ, Plasma volume changes following exercise and thermal dehydration. J Appl Physiol (1974), 37, 521–525
[16] Dang CV, Runner's anemia. JAMA (2001), 286 (6), 714–716
[17] Davidson RJL, Exertional hemoglobinuria: A report on three cases with studies on the hemolytic mechanism. J Clin Path (1964), 17, 536
[18] Davies CTM, Chukweumeka AC, Van Haaren JPM, Iron deficiency anaemia: its effect on maximum aerobic power and responses to exercise in African males aged 17–40 years. Clin Sci (1973), 44, 555–562
[19] Dekkers JC, Van Doomen LJ, Kemper HC, The role of antioxidant vitamins and enzymes in the prevention of exercise-induced muscle damage. Sports Med (1996), 21 (3), 213–238
[20] Dufaux B et al., Einfluß von körperlicher Belastung und Training auf das Serumferritin. Dtsch Z Sportmed (1980), 31, 253–261
[21] Eckstein R et al., Erythropoese und Eisenstoffwechsel bei der Eigenblutspende. Infusionstherapie (1992), 19, 56–58
[22] Ernst E, Stumvoll M, Magyarosy I, „Sportanämie" – Wohin verschwinden die Erythrozyten? Dtsch Z Sportmed (1988), 39, 476–478
[23] Finch CA et al., Iron deficiency in the rat: physiological and biochemical studies of muscle dysfunction. J Clin Invest (1976), 58, 447–453
[24] Fitzgerald L, Overtraining increases the susceptibility to infection. Intern J Sports Med (1991), 12, 5–8
[25] Flury R, Reutter FW, Marschhämoglobinurie. Schweiz Med Wschr (1970), 100, 1979
[26] Frederickson LA, Puhl JL, Runyan WS, Effects of training on indices of iron status of young female cross-country runners. Med Sci Sports Exerc (1983), 15, 271–276
[27] Gabriel H, Kindermann W, The acute immune response to exercise: what does it mean? Int J Sports Med (1997), 18, S 28–45
[28] Gabriel H et al., Overtraining and immune system: a prospective longitudinal study in endurance athletes. Med Sci Sports Exerc (1998), 30 (7), 1151–1157
[29] Galea GR, Davidson RJ, Haematological and haemorheological changes in marathon runners. Clin Hemorheol (1983), 3, 320
[30] Gardner GW et al., Cardio-respiratory, hematological, and physical performance response of anemic subjects to iron treatment. Am J Clin Nutr (1975), 28, 982–988
[31] Gehrmann G, Mechanische Hämolysen. Dtsch Med Wschr (1966), 91, 1846
[32] Gilligan, DR, Altschule MD, Katersky EM: Physiological intravascular hemolysis of exercise hemoglobinuria following cross-country runs. J Clin Invest (1943), 22, 859–869
[33] Gleeson M, Nieman DC, Pedersen BK, Exercise, nutrition and immune function. J Sports Sci (2004), 22 (1), 115–125
[34] Green R et al., Body iron excretion in man. Am J Med (1968), 45, 336–353
[35] Grüber C et al., The effect of hydrotherapy on the incidence of common cold episodes in children: a randomised clinical trial. Eur J Pediatr (2003), 162, 168–176
[36] Heilmann E et al., Anämie bei Langstreckenläufern. Dtsch Z Sportmed (1978), 29, 15–20
[37] Heilmann E et al., Untersuchung zur mechanisch bedingten Hämolyse nach verschiedenen sportlichen Übungen. Dtsch Z Sportme (1978), 29 (10), 291–294
[38] Hemilä H, Vitamin C supplementation and common cold symptoms: factors affecting the magnitude of the benefit. Medical Hypotheses (1999), 62 (2), 171–178
[39] Jordan J et al., Red cell membrane skeletal changes in marathon runners. Int J Sports Med (1998), 19 (1), 16–19
[40] Lamana JJ et al., Sweat iron loss of male and female runners during exercise. Int J Sports Med (1988), 9, 52–55

[41] Laurell CB, Nyman M, Studies on the serum haptoglobin and its influence on renal excretion of hemoglobin. Blood (1952), 12, 493

[42] Lee IM, Physical activity and cancer prevention-data from epidemiologic studies. Med Sci Sports Exerc (2003), 35 (11), 1823–1827

[43] Mairbäurl H et al., Unchanged in vivo P50 at high altitude despite decreased erythrocyte age and elevated 2,3-dihosphogycerate. J Appl Physiol (1990), 68, 1186–1194

[44] Malm C, Exercise Immunology: the current state of man and mouse. Sports Med (2004), 34 (9), 555–566

[45] Martinez-Torres C, Layrisse M, Iron absorption from veal muscle. Am J Clin Nutr (1971), 24 (5), 531–540

[46] McCarthy DA et al., Leucocythosis induced by exercise. Br med J (1987), 295, 636

[47] McTiernan A et al., Recreational physical activity and the risk of breast cancer in postmenopausal women: the Women's Health Iniative Cohort Study. JAMA (2003), 290 (10): 1331–1336

[48] Moorthy AV, Zimmermann SW, Human leukocyte responses to an endurance run. Eur J Appl Physiol (1978), 38, 271–276

[49] Nehlsen-Cannarella SL et al., Carbohydrate and the cytokine response to 2,5 hours of running. J Appl Physiol (1997), 82, 1662–1667

[50] Nehlsen-Cannarella SL et al., The effects of moderate exercise training on immune response. Med Sci Sports Exerc (1991), 23, 64–70

[51] Nieman DC, Immune response to heavy exertion. J Appl Physiol (1997), 82, 1385–1394

[52] Nieman DC, Influence of carbohydrate on the immune response to intensive, prolonged exercise. Exerc Immunol Rev (1998), 4, 64–76

[53] Nieman DC, Sportimmunologie: Aktuelle Perspektiven für den Sportler. Dtsch Z Sportmed (2000), 51 (9), 291–296

[54] Nieman DC et al., Immune function in marathon runners versus sedentary controls. Med Sci Sports Exerc (1995), 27, 986–992

[55] Nieman DC et al., Physical activity and immune function in elderly women. Med Sci Sports Exerc (1993), 25, 823–831

[56] Nieman DC et al., Vitamin C supplementation does not alter the immune response to 2,5 hours of running. Int J Sports Nutr (1997), 7 (3), 173–184

[57] Nieman DC et al., Infectious episodes in runners before and after the Los Angeles Marathon. J Sports Med Phys Fitness (1990), 30, 316–328

[58] Nieman DC et al., The effects of moderate exercise training on natural killer cells and acute upper respiratory tract infections. Int J Sports Med (1990), 11, 467–473

[59] Nieman DC, Nehlsen-Cannarella SL, The effects of acute and chronic exercise on immunglobulins. Sports Med (1991), 11, 183–201

[60] Nieman DC et al., The effects of acute moderate exercise on leukocyte and lymphocyte subpopulations. Med Sci Sports Exerc (1991), 23, 578–585

[61] Nieman DC et al., Immune response to exercise training and/or energy restriction in obese women. Med Sci Sports Exerc (1998), 30, 679–686

[62] Nieman DC et al., Immune response to two hours of rowing of female elite rowers. Int J Sports Med (1999), 20, 476–481

[63] Niess AM et al., Freie Radikale und oxidativer Stress bei körperlicher Belastung und Trainingsanpassung – Eine aktuelle Übersicht. Dtsch Z Sportmed (2002), 53 (12), 345–353

[64] Novas A et al., Total daily energy expenditure and incidence of upper respiratory tract infection symptoms in young females. Int J Sports Med (2002), 23, 465—470

[65] Paulev PE, Jordal R, Pederson NS, Dermal excretion of iron in intensely training athletes. Clin Chem Acta (1983), 127, 19–27

[66] Payne RB, Low plasma haptoglobin in march hemoglobinuria. J Clin Pathol (1966), 19, 170

[67] Pedersen BK et al., Modulation of natural killer cell activity in peripheral blood by physical exercise. Scand J immunol (1988), 27, 673–678

[68] Peters EM et al., Vitamin C supplementation reduces the incidence of postrace symptoms of upper-respiratory-tract infection in ultramarathon runners. Am J Clin Nutr (1993), 57, 170–174

[69] Pukkala E et al., Cancer incidence among Finnish world class male athletes. Int J Sports Med (2000), 21 (3), 216–220

[70] Reinhardt WH, Stäubli M, Straub PW, Impaired red cell filterability with elimination of old red blood cells during a 100 km race. J Appl Physiol (1983), 54, 827–830

[71] Rowland TW et al., The effect of iron therapy on the exercise capacity of nonanemic iron deficient adolescent runners. Am J Dis Child (1988), 142, 165–169

[72] Sawada SS et al., Cardiorespiratory fitness and cancer mortality in Japanese men: a prospective study. Med Sci Sports Exerc (2003), 35 (9), 1546–1550

[73] Scharhag J et al., Mobilization and oxidative burst of neutrophils are influenced by carbohydtrate supplementation during prolonged cycling in humans. Eur J Appl Physiol (2002), 87, 584–587

[74] Schmidt W et al., Training induced effects on blood volume, erythrocyte turnover and hemoglobin oxygen binding properties. Eur J Appl Physiol (1988), 57, 490–498

[75] Selby GB, Eichner ER, Endurance swimming, intravascular hemolysis, anemia, and iron depletion. Am J Med (1986), 81, 791–794

[76] Sen CK, Oxidants and antioxidants in exercise. J Appl Physiol (1995),79 (3), 675–686

[77] Slattery ML, Physical activity and colorectal cancer. Sports Med (2004), 34 (4), 239–252

[78] Stanford CF et al., Exercise induced rhinorrhoea (athlete's nose). Brit med J (1988), 297, 660

[79] Taylor C et al., Hematologic, iron-related, and acute-phase protein response to sustained strenuous exercise. J Appl Physiol (1987), 62 (2), 464–469

[80] Thornton JS, Common concerns about the common cold. Physician Sports Med (1990), 18 (6), 120–126

[81] Torti DC, Matheson GO, Exercise and prostata cancer. Sports Med (2004), 34 (6), 363 369

[82] Viteri FE, Torun B, Anaemia and physical work capacity. Clin Haematol (1974), 3, 610–625

[83] Weidner T, Schurr T, Effect of exercise on upper respiratory tract infection in sedentary subjects. Br J Sports Med (2003), 37 (4), 304–306

[84] Willis WT et al., Effects of iron deficiency and training on mitochondrial enzymes in sceletal muscle. J Appl Physiol (1987), 62 (6), 2442–2446

[85] Yoshimura H et al., Anemia during hard physical training (sports anemia) and its causal mechanism with special reference to protein nutrition. World Rev Nutr Diet (1980), 35, 1–86

# 10 Probleme unter Hitzebedingungen

**Fallbeispiel**
Die „Hitzeschlacht" am 6. Mai 1984 beim 2. Internationalen Olympia City Marathonlauf in München während einer Föhnwetterlage bleibt mir unvergessen. Die damals noch unerfahrenen Veranstalter wurden durch den plötzlichen Föhneinbruch und durch den Ansturm von 5.000 Laufteilnehmern ganz offensichtlich überrascht, denn es gab nicht genügend Getränke an den Verpflegungsstationen. Besonders zu leiden hatten darunter die älteren und langsameren Läufer, die bei der Startzeit von 9:00 Uhr das Ziel erst in der größten Mittagshitze zwischen 12 und 15:00 Uhr erreichten. Der größte Teil von diesen Läufern bekam an den Verpflegungsstationen etwa ab Kilometer 20 nichts mehr zu trinken. Hier und da bildeten sich Läufertrauben, wo Anwohner der Marathonstrecke über einen Gartenschlauch Wasser reichten. Gut versorgt waren jedoch die Läufer, die ihre private Verpflegung von Verwandten und Freunden auf der Strecke bekamen. Ich habe noch bei keinem Marathonlauf so viele Läufer mit Muskelkrämpfen auf der Strecke stehen und liegen gesehen. Ich selbst war auch nahe am Muskelkrampf, zog es jedoch rechtzeitig vor, durch den Englischen Garten mehr spazieren zu gehen als zu laufen. Mit 3:43 h kam ich dann etwa 50 Minuten später ins Ziel als seinerzeit üblich, aber ohne gesundheitliche Schäden. Dies betone ich deshalb, da ein 54-jähriger, gut trainierter Marathonläufer kurz vor dem Ziel im Olympiagelände tot zusammengebrochen war.

**Fallbeispiel**
Ein 59-jähriger Patient, der bereits einen Herzinfarkt hatte und regelmäßig an unserer Herzsportgruppe sowie am Lauf-/Walkingtreff teilnimmt, hatte sich zum 10. Stuttgartlauf am 22. Juni 2003 angemeldet. Am Freitag vor dem Lauf fragte er mich noch: „Herr Doktor, trauen Sie mir den Halbmarathon zu? Im Wetterbericht wurden Temperaturen um 30 °C angekündigt." Ich wies auf seine 200 Watt auf dem Fahrradergometer hin und darauf, dass er dabei weder auf dem EKG nachweisbare Durchblutungsstörungen noch Herzbeschwerden gehabt habe, und empfahl ihm, abwechselnd zu gehen und zu laufen (langsam), jede gebotene Abkühlung an Wasserstellen zu nutzen und auch regelmäßig zu trinken.
Am Sonntagnachmittag höre ich in den Nachrichten, dass ein 58-Jähriger beim Stuttgartlauf im Zielbereich tot zusammengebrochen ist. War dies etwa mein Patient, schoss es mir sofort durch den Kopf. Danach wurde wiederholt in den Rundfunknachrichten dieser Tod ohne aufschlussreiche Einzelheiten erwähnt, sodass die Unsicherheit bei mir blieb.
Am nächsten Morgen lese ich in der Stuttgarter Zeitung, dass ein 58-jähriger Fellbacher Läufer zu Tode kam. Mein Patient kam aus Fellbach, war allerdings 59 Jahre alt. Doch dieser geringe Unterschied könnte ein Übermittlungsfehler sein. Noch unruhiger wurde ich, als sich wenig später der Südwestfunk in meiner Praxis meldete und die Arzthelferin das Gespräch für mich durchstellte. Wollte

die Rundfunkjournalistin wissen, warum ich einem Herzinfarktpatienten grünes Licht für diesen Halbmarathonlauf bei Hitze gegeben hatte? Ich war erleichtert, als lediglich nach meinem Kommentar zum plötzlichen Tod beim Halbmarathonlauf gefragt wurde. 2 Stunden später kam ein weiterer Anruf in der Praxis. Ein Mitarbeiter der Stuttgarter Nachrichten meldete sich. Dieser hat sicherlich erfahren, dass es sich bei dem verstorbenen Läufer um meinen Herzinfarktpatienten handelt, war meine erste Überlegung. Nein, auch dieser Journalist wollte lediglich nur Tipps für das Verhalten eines Läufers unter Hitzebedingungen für einen Zeitungsartikel haben. Gegen Mittag kam dann die Aufklärung bzw. Erleichterung durch einen Laufteilnehmer, der die Bildzeitung in der Hand hatte, wo in großen Lettern und mit Abbildung (!) über den „Bankchef" aus Fellbach berichtet wurde, der kurz vor dem Ziel tragischerweise tot zusammenbrach, ohne dass die sofort eingeleiteten Wiederbelebungsmaßnahmen erfolgreich waren. Es war also nicht mein Herzinfarktpatient, der sich wie besprochen sehr vernünftig verhalten hatte und nach rund 2,5 Stunden ohne gesundheitliche Probleme in der Hitze ins Ziel kam.

### Fallbeispiel
„Live dabei" waren weltweit die Fernsehzuschauer, als 1984 bei den Olympischen Spielen in Los Angeles die Schweizerin Andersen-Schieß unter den Zeichen einer Dehydration, evtl. auch zusätzlicher Unterzuckerung, die letzten 2 km des Hitzemarathons bewusstseinsgetrübt und torkelnd in knapp 17 Minuten zurücklegte (s. Abb. 10.1). Sie hatte vorher Getränkestationen ausgelassen!

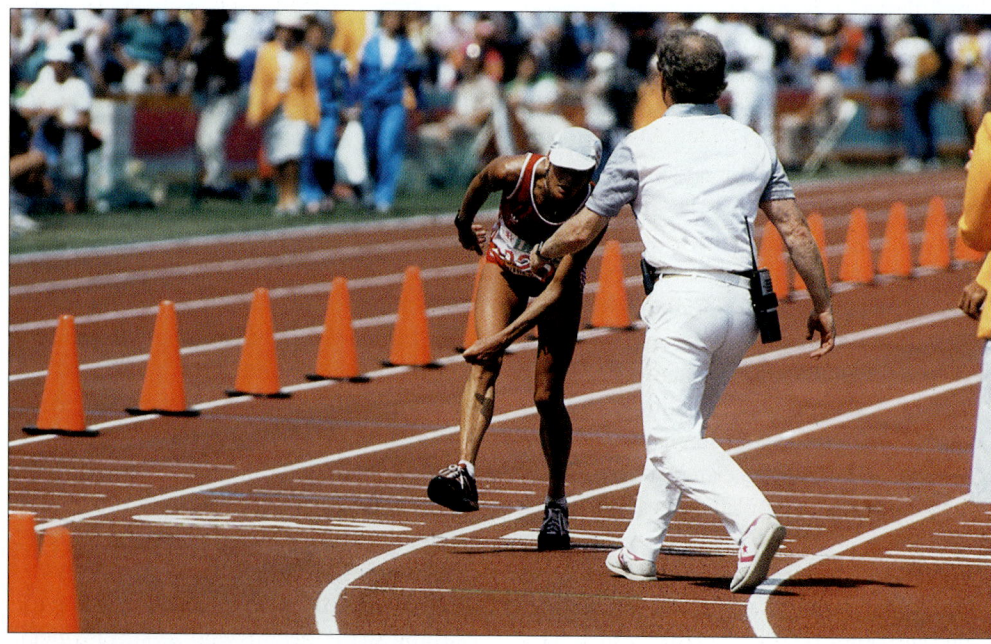

**Abb. 10.1:** Läuferin mit bizarren Bewegungen, bewusstseinsgetrübt infolge Dehydrierung, beim olympischen Hitzemarathon 1984 in Los Angeles. (Foto: Gustav Schröder, mit freundlicher Genehmigung)

## 10.1 Arbeitshyperthermie

Ob Gartenarbeit, Freizeit- oder Spitzensport, das Thema körperliche Belastung unter Hitzebedingungen spielt für alle eine wichtige Rolle. Rund 2 Drittel der bei Muskelarbeit aufgewendete Energie wird in Wärme umgewandelt. Die rektal gemessene Kerntemperatur steigt mit Beginn der Muskelarbeit zunächst linear mit der Sauerstoffaufnahme, also mit dem Energieumsatz, an. Innerhalb von 40–60 Minuten wird dann bei kontinuierlicher Muskelarbeit eine neue Kerntemperatur erreicht, deren Höhe von der individuellen maximalen Sauerstoffaufnahme abhängt [28]. Die Ausprägung dieser so genannten **Arbeitshyperthermie** hängt nicht von der absoluten Leistung ab, sondern von der persönlichen Maximalleistung, die wiederum von der maximalen Sauerstoffaufnahmefähigkeit, also vom Trainingszustand, der Körpergröße und -konstitution abhängt.

Beispiel: Die Maximalleistung liegt bei einem Trainierten bei 300 W und bei einem Untrainierten bei 150 W. Wenn der Untrainierte mit 75 W und der Trainierte mit 150 W, also jeweils mit 50% ihrer maximalen Leistungsfähigkeit, belastet werden, findet man bei beiden den gleichen Körpertemperaturanstieg. Der Untrainierte muss also bei viel niedrigeren Belastungen schwitzen als der Trainierte, da der Beginn des Schwitzens von der Körpertemperatur bestimmt wird, wobei allerdings bei Hitzeanpassung das Schwitzen etwas früher beginnt [20].

Manche Läufer, die den beschriebenen Zusammenhang nicht kennen, suchen beunruhigt den Arzt wegen „Fieber" nach dem Lauftraining auf, wenn sie aus irgendeinem Grund ihre Körpertemperatur gemessen hatten. Nach Wasserverlusten größeren Ausmaßes (4–5% des Körpergewichtes) steigt die Kerntemperatur bei gleicher körperlicher Arbeit schneller als normal an [5, 22]. Untersuchungen an Marathonläufern zeigen eine enge Korrelation der Rektaltemperatur zum Ausmaß des Flüssigkeitsverlustes [41]. Bei einem Wasserverlust von weniger als 3% wurden Rektaltemperaturen zwischen 38,3 und 38,8 °C gefunden. Sportler mit mehr als 3% Wasserdefizit wiesen eine lineare Beziehung zwischen Wasserdefizit und Rektaltemperatur auf. Rektaltemperaturen von über 40 °C wurden bei Wasserverlusten von mehr als 5% erreicht. Eine Rolle in der Wärmeregulation scheinen auch die körpereigenen Endorphine zu spielen [27].

Eine Erhöhung der Körpertemperatur schränkt die **Ausdauerleistungsfähigkeit** erheblich ein [26]. Auch Craig und Fröhlich [7] konnten in einer Untersuchungsreihe auf dem Laufband negative Auswirkungen von Wärme auf die körperliche Leistungsfähigkeit demonstrieren. In dem Maße, in dem durch das vorherige Aufwärmen Pulsfrequenz und Kerntemperatur anstiegen, nahm die Laufdauer ab. Dill und Mitarbeiter [8] konnten schon 1931 die alte Erfahrung einer geringeren Ausdauerleistungsfähigkeit bei erhöhter Umgebungstemperatur auch experimentell beweisen. Dabei war die Dauer der erschöpfenden Arbeit abhängig von der Zeit, die bis zum Erreichen der maximalen Herzfrequenz verstrich. Diese Zeit dauerte bei 13 °C Umgebungstemperatur wesentlich länger als bei 34 °C.

## 10.2 Hitzeanpassung

Hitze provoziert Schweißausbrüche und Herz-Kreislauf-Reaktionen wie Pulserhöhung, Weitstellung der Hautgefäße und Blutdruckabfall. Während die **Wärmeabgabe** über eine vermehrte Hautdurchblutung und durch die vorbeistreichende Luft („Fahrtwind") beim Laufen relativ geringfügig ist, so ist sie durch Verdunstung (Schweiß, wasserdampfgesättigte Atemluft) doch recht effektiv. Bei einer Umgebungstemperatur von 35 °C und mehr kann Wärme nur durch Verdunstung über den Schweiß abgegeben werden. Bei vollständiger Verdunstung des Schweißes werden pro Gramm 586 Kalorien (2.453 Joule) abgegeben, wobei jedoch ein Teil des Schweißes abtropft und nicht voll zur Wärmeabgabe genutzt werden kann. Dabei weisen Trainierte und **Hitzeakklimatisierte** eine erheblich gesteigerte Schweißabsonderung auf [36]. So können maximal etwa 3 l Schweiß innerhalb 1 Stunde abgesondert werden. Bei den Trainierten und Hitzeakklimatisierten ist auch die Rücktransportkapazität für Natrium in den Schweißdrüsen verbessert [15] wobei der Natriumverlust über den Schweiß verringert wird. Der Wasserverlust ist also höher als der Salzverlust, sodass bei Läufen bis etwa hin zur Marathonstrecke die oft schlecht vertragenen (Magenbeschwerden) Elektrolytlösungen, abgesehen von extremer Hitze, nicht nötig sind. Das Trinken von Wasser bzw. leicht gesüßtem Tee an den Verpflegungsstellen ist ausreichend.

Durch den erhöhten Wasserverlust tritt eine Eindickung des Blutes (Hämokonzentration) auf. Nur bei Ultralangstreckenläufen, aber auch bei stundenlangen Bergwanderungen bzw. Marathonläufen unter Hitzebedingungen sind jedoch salzhaltige Getränke anzuraten, da es bei ausgeprägteren Natriumverlusten zu Schwäche- und Müdigkeitsgefühl, zu psychischen Auffälligkeiten, zu Muskelkrämpfen und schließlich zu Kreislaufstörungen bis hin zum Kollaps kommen kann (s. Kap. 12.1).

Die Schweißabsonderung und die Sauerstoffaufnahme steigen bei gleicher Laufgeschwindigkeit mit dem Körpergewicht der Läufer an [42]. Durch Anpassung an hohe Umgebungstemperaturen, sei es durch wiederholte Saunaaufenthalte oder durch intensive schweißtreibende körperliche Arbeit, verschiebt sich die Schwelle, bei der Schwitzen ausgelöst wird, zu einer tieferen Körpertemperatur [3, 4, 20]. Gleichzeitig erhöht sich die Kapazität der Schweißproduktion mit vermindertem Natriumgehalt. Dadurch ist eine erhöhte Flüssigkeitszufuhr erforderlich.

Durch diese Hitzeanpassung stellt sich bereits unter Ruhebedingungen eine geringfügig erniedrigte Körpertemperatur ein. Infolge dieser frühzeitigen Schweißabsonderung und der gleichzeitigen Erweiterung der Hautgefäße wird die Wärmeabgabe begünstigt sowie der arbeitsbedingte Anstieg der Körperkerntemperatur verzögert. Andererseits setzt das Kältezittern und die Engstellung der Hautgefäße bei Temperaturabfall bei Hitzeangepassten früher ein.

Die höhere maximale Schweißrate, die frühere Schweißsekretion bei gleichzeitiger Öffnung der Hautblutgefäße mit leicht erniedrigter Körpertemperatur führen bei erhöhtem Wärmeanfall unter Belastung bei hohen Außentemperaturen dazu, dass hitzeakklimatisierte Sportler noch eine relativ gute Leistung erbringen können.

## 10.3 Vorbeugung von Hitzeproblemen

Diese Anpassungsreaktionen stehen ganz im Widerspruch zu der Annahme, dass die körperliche Leistung durch ansteigende Körpertemperatur (warm machen) gesteigert werden kann. Vielmehr könnte man daraus schließen, dass bereits kleine Verminderungen des Körpertemperaturanstiegs die Leistung begünstigen. Eine **Leistungssteigerung durch mäßige (0,5–1 °C) Vorkühlung** (Körpertemperatursenkung) konnte in der Tat durch verschiedene Experimente nachgewiesen werden [3, 4, 30, 32, 33]. Diese alten Erkenntnisse setzt beispielsweise die Langstrecklerin Paula Radcliffe mit ihren Kaltwasseranwendungen in die Praxis um. So provozierte sie nach ihrer Weltbestzeit von 2:15:25 Stunden beim Marathon in London 2003 die Presseschlagzeile „**Vom Eisbad zum Weltrekord**".

Im vorgekühlten Zustand steigt der Sauerstoffpuls an, also die Sauerstoffmenge, die pro Herzschlag der Muskulatur zugeführt wird. Die Erhöhung des Sauerstoffpulses im Kaltstart ist auf eine Vergrößerung des Herzschlagvolumens und eine verbesserte Ausnutzung des Sauerstoffgehaltes im Blut zurückzuführen. Brück [3] sieht diese Veränderungen als temperaturbedingte Ökonomisierung der Kreislauffunktion an. So konnte er auch nachweisen, dass bei Kaltstart weniger geschwitzt wurde, das heißt, die thermoregulatorische Belastung war nach Kaltstart geringer. Hessemer und Mitarbeiter [19] konnten in einem 1-Stundentest zeigen, dass nach vorangehender Kühlung die Leistung um 6,8% anstieg, bei gleichzeitiger Abnahme der Schweißabsonderung um 20%. Hinzu kommt die schnellere Regeneration durch Kaltwasseranwendung [32]. Bei Läufen mit hoher Intensität (Geschwindigkeit) in großer Hitze konnten allerdings Mitchell und Mitarbeiter [29] durch Vorkühlung keine Leistungssteigerung feststellen. Die Praxis zeigt auch, dass Sprinter unter Hitzebedingungen Bestzeiten laufen, Langstreckler dagegen nur bei kühlerer Witterung. Für Erstere ist also ausgiebiges Warmlaufen anzuraten, für Letztere nicht.

Bei Ausdauerbelastungen sollten vor allem bei Hitze nicht nur im Hinblick auf die Leistung genügend getrunken, jede Gelegenheit zur Abkühlung (s. Abb. 10.2) genutzt

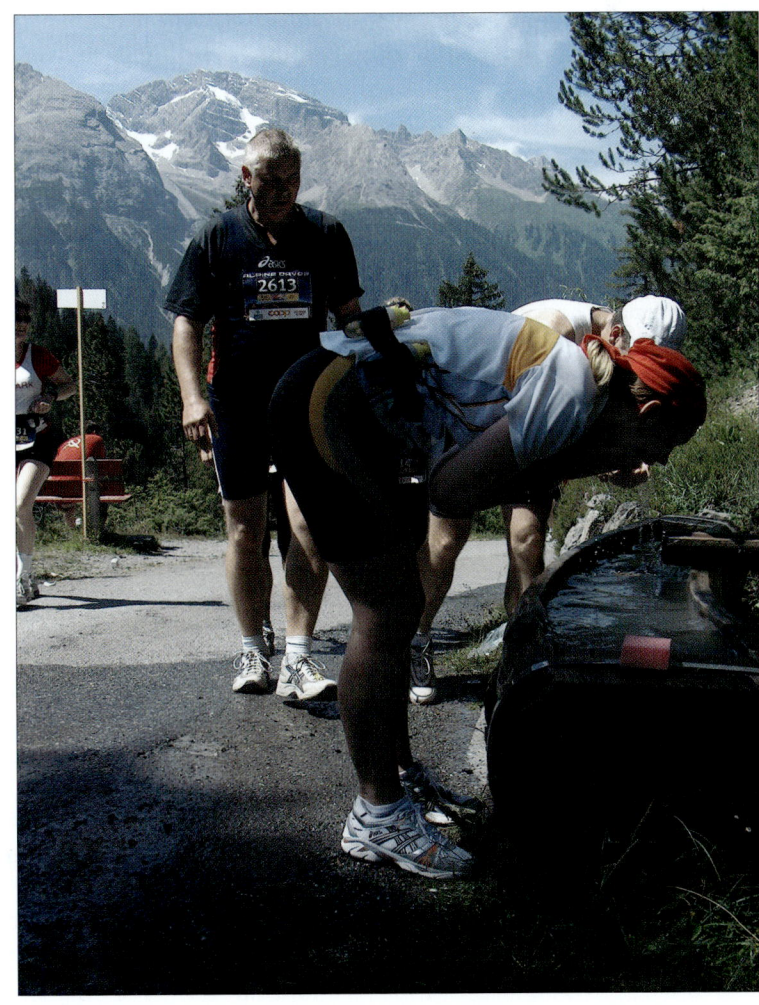

**Abb. 10.2:** Alles richtig gemacht hat die Dame beim Bergmarathon von Bergün nach Davos unter Hitzebedingungen: Kopfbedeckung gegen intensive Sonneneinstrahlung, Möglichkeit der Abkühlung genutzt und „sicherheitshalber" eigene verträgliche Getränke am Gurt dabei. Im Gebirge ist der Wasserverlust durch die vermehrte Atmung bei Sauerstoffmangel und die kühlere, dadurch weniger Wasserdampf enthaltende Luft besonders hoch. Sie wird in den Atemwegen auf Körpertemperatur aufgewärmt und mit Wasserdampf aufgesättigt, dann abgeatmet.

**Tab. 10.1:** Vorbeugende Maßnahmen gegen Leistungseinbruch und Hitzeschäden

| Vorbeugende Maßnahmen gegen Leistungseinbruch |
| --- |
| Hitzeakklimatisationstraining von mindestens 1 Woche Dauer bei gemäßigtem Tempo |
| Trinken während des Lauftrainings üben und ein individuell verträgliches Getränk herausfinden |
| Gewicht vor und nach einem einstündigen Testlauf messen, um die nötige Trinkmenge herauszufinden: bei Gewichtsabnahme bis zu 3% auch nach einem längeren Trainingslauf war die Trinkmenge noch ausreichend |
| Salzhaltige Kost bzw. kochsalzhaltige Getränke in der Hitzeperiode bevorzugen |
| Ausgeglichenen Wasser- und Mineralhaushalt bei konstantem Gewicht am Wettkampftag anstreben |
| **Kein Alkohol** (z.B. Bier) am Abend vor dem Wettkampf trinken. Alkohol ist dosisabhängig ein „Muskel- und Nervengift" mit kataboler Wirkung und hemmt das antidiuretische Hormon (ADH), wirkt dadurch wassertreibend, sodass die Gefahr eines Wasserdefizits bereits vor dem Wettkampfstart besteht |
| 20–30 Minuten vor dem Wettkampfstart etwa 400 ml eines gewohnten Getränkes trinken |
| Während Wettkämpfen von unter 45 min Dauer ist bei Hitzeakklimatisierten in der Regel keine weitere Flüssigkeitszufuhr notwendig, ansonsten etwa 150 ml alle 15 Minuten |
| Während einer Belastungsdauer von über 4 Stunden sind nicht nur kohlenhydrat-, sondern auch kochsalzhaltige Getränke (etwa 150 ml alle 10–15 min) erforderlich, teilweise angebotene Fleischbrühe in Abständen trinken, ist ideal |
| Langsam trinken, eiskalte Getränke meist weniger verträglich |
| Jede Möglichkeit des Abkühlens (Brunnen, aufgestellte Wasserbehälter usw.) nutzen; eventuell Vorkühlung der Haut schon vor dem Start |
| Geeignete Kleidung (möglichst keine Baumwolle, die sich mit Schweiß voll saugt und die Thermoregulation einschränkt), bei Sonneneinstrahlung Kopfbedeckung, evtl. Sonnenbrille und bei empfindlicher Haut Vorkehrung gegen Sonnenbrand |
| Laufgeschwindigkeit der Hitze anpassen, keine persönlichen Bestzeiten anstreben |

und geeignete Kleidung gewählt werden, sondern auch hinsichtlich der Vorbeugung gegen Hitzekrankheiten (s. Tab. 10.1). Auf die Kleidung wird im Kapitel 11.4) eingegangen. In der Hitze, aber auch bei moderaten Temperaturen (15–20 °C) hat sicherlich jeder Läufer schon eine bessere Laufleistung in kurzen Hosen als in langen festgestellt. Wissenschaftlich ist diese alte Erfahrung, dass eine Kühlung der Haut die Leistung steigert, bestätigt: Die Maximalzeit bei Arbeit mit Shorts ist länger als bei Arbeit mit langen Hosen [30].

Bei Sonneneinstrahlung vor allem im Gebirge ist eine Kopfbedeckung zum Schutz gegen einen Sonnenstich anzuraten. Auch sind bei Hellhäutigen vorbeugende Maßnahmen gegen Sonnenbrand empfehlenswert, bei empfindlichen Augen oder Durchquerung langer Schneefelder auch eine Sonnenbrille (s. Abb. 10.3).

Wer einen Volkslauf, eine lange Wanderung oder andere Ausdauerbelastungen unter möglichen Hitzebedingungen geplant hat, der sollte als wichtigste vorbeugende Maßnahme in der Hitze trainieren, ein so genanntes **Hitzeakklimatisationstraining** durchführen. Dazu sollten das Körpergewicht und die Rektaltemperatur gemessen werden. Armstrong und Maresh [2] empfehlen, erst dann bei höheren Umgebungstemperaturen zu trainieren, wenn man unter kühleren Bedingungen einen ausreichenden Fitnessgrad erreicht hat. Regelmäßige Körpergewichtsbestimmungen lassen frühzeitig

## 10.3 Vorbeugung von Hitzeproblemen

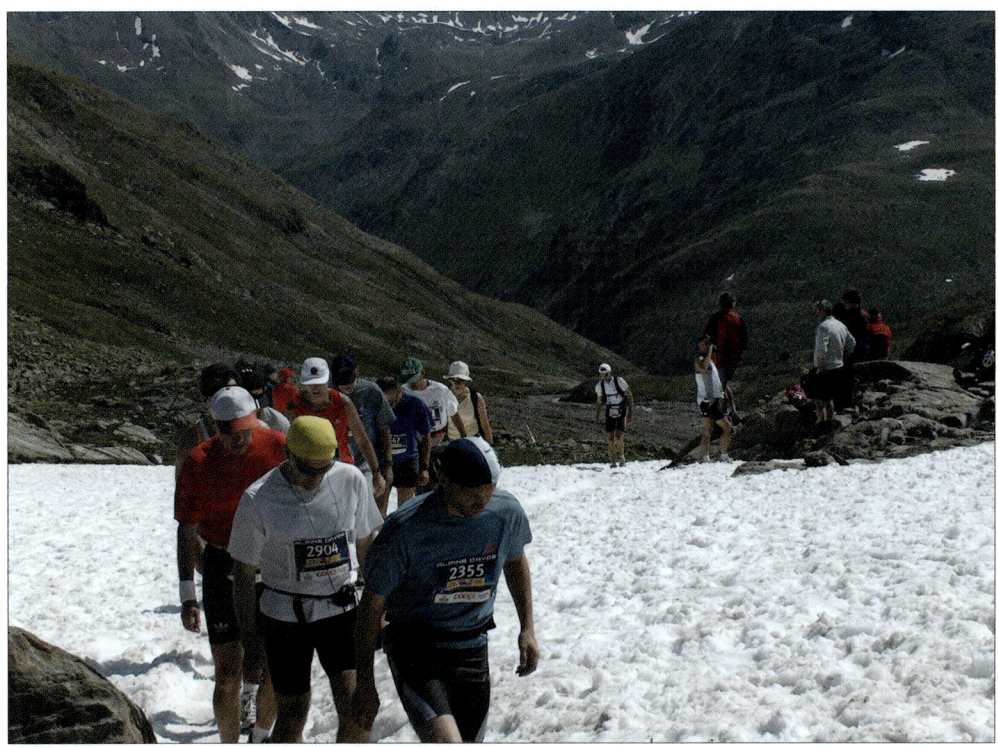

**Abb. 10.3:** In 2.600m Höhe ist die Kopfbedeckung, evtl. auch die Sonnenbrille (zweiter Läufer), bei intensiver Sonneneinstrahlung besonders wichtig. Vom Schneefeld droht noch keine Schneeblindheit.

einen Flüssigkeitsverlust erkennen. Bei einer Gewichtsabnahme nach dem Training von bis zu 3% ist der Flüssigkeitsersatz ausreichend, bei einer Gewichtsabnahme bis 6% ist eine Verringerung des Trainings, bei mehr als 7% ein Arztbesuch erforderlich [2]. Den individuellen Schweißverlust pro Stunde kann man abschätzen, indem man vor und nach einem **einstündigen Testlauf** das Gewicht bestimmt und danach die Flüssigkeits- und Elektrolytsubstitution ausrichtet, zumal sich der Sportler nicht auf das Durstgefühl verlassen kann, da ein Wasserverlust bis zu 2% des Körpergewichtes ohne Durstgefühl auftreten kann [15]. Die Gewichtsdifferenz in kg stellt dann den Flüssigkeitsverlust in Litern dar und muss wieder ersetzt werden.

Vor einer längeren Belastung unter Hitzebedingungen hat sich eine Flüssigkeitszufuhr von etwa 250–400 ml ca. 20 Minuten vor dem Wettkampf bewährt [24]. Wer eine halbe Stunde vor dem Start mehr als 500 ml trinkt, obwohl der Wasserhaushalt ausgeglichen ist, muss damit rechnen, dass er bereits nach wenigen Laufkilometern von einem Harndrang „gequält" wird. Zusätzlich besteht ein über 3fach höheres Risiko von Magen-Darm-Beschwerden, wenn vor dem Lauf getrunken wird (s. Kap. 13). Man muss **nicht jede Empfehlung millilitergenau einhalten**. Bei 160 cm Körpergröße sind die häufig angeratenen 750 ml vor dem Marathonstart mit Sicherheit zu viel, jedoch nicht unbedingt bei 190 cm Größe. Ausprobieren heißt die Devise, siehe Kapitel 12 zum Wasserhaushalt.

Es sollte immer ein gewohntes, individuell verträgliches Getränk gewählt werden, wobei eine zusätzliche Kochsalzzufuhr (etwa

1–2 g/l Flüssigkeit) erst bei Belastungen von über 4 Stunden Dauer notwendig ist (Kohlenhydratzufuhr selbstverständlich). Bei einer Belastungsdauer von über 45 Minuten sind kleinere Trinkmengen (etwa 150 ml) alle 15 Minuten anzuraten [1]. Unter optimalen Bedingungen werden etwa 15 ml Wasser pro Minute im Dünndarm resorbiert [25]. Im Wettkampf ist ein vollkommener Ausgleich des Flüssigkeitsverlustes nicht notwendig (Energieaufwand für die Wasserresorption, vermehrte Darmdurchblutung). Langsame Läufer provozieren gelegentlich eine „Wasserintoxikation" mit Abfall des Natriumspiegels im Blut, weil sie zu viel Wasser trinken (s. Kap. 12.1).

Messungen der Rektaltemperatur während oder unmittelbar nach einem Hitzeakklimatisationstraining sind erforderlich, um die Sicherheitsgrenze von 39 °C nicht zu überschreiten [2]. Infekte, Schlaf- und Glykogenmangel, Medikamenteneinnahmen, Alkoholgenuss und unverhältnismäßige Steigerung des Trainingsprogramms können sich ungünstig auf die Hitzetoleranz auswirken. Zudem schwankt die Hitzetoleranz von Sportler zu Sportler, wobei diejenigen mit einer hohen Sauerstoffaufnahmekapazität, also einem guten Trainingszustand, sich schneller an hohe Temperaturen gewöhnen [2]. Umgekehrt brauchen weniger Trainierte länger, um sich an die Hitze anzupassen [34]. Im Allgemeinen tolerieren Trainierte die Hitze besser als Untrainierte [35, 39].

## 10.4 Hitzeschäden (Hitzekrankheiten)

Hitzeschäden (Hitzekrankheiten) (s. Tab. 10.2) beim Sport unter Hitzebedingungen können durch Störungen der Wärmeregulation (Sonnenstich, Hitzschlag) und bei größeren Verlusten von Flüssigkeit und Salzen über den Schweiß (Hitzekrämpfe, Hitzeerschöpfung) auftreten.

Kinder und Senioren vertragen Hitze weniger gut [11]. Belastungen unter Hitzebedingungen werden von Kindern für eine kürzere Dauer vertragen als von jüngeren Erwachsenen [9]. Auch Übergewichtige sind weniger hitzetolerant als schlanke [18]. Bei Hitzeschäden einschließlich Nierenschädigung und Tod sind Übergewichtige gefährdeter [37] (s. auch Kap. 14.2). Die **Risikofaktoren** für Hitzeschäden (Hitzekrankheiten) sind im Folgenden aufgeführt:
- ungenügende Hitzeakklimatisation
- Trainingsmangel
- Dehydration (Wasserdefizit)
- Fettsucht (Adipositas)
- Kindes- und Seniorenalter
- früher erlittener Hitzschlag
- Herz-Kreislauf-Erkrankungen
- Fieber
- Medikamenteneinnahme wie wassertreibende und blutdrucksenkende Arzneien, Stimulanzien u.a.
- Alkoholeinfluss

Manchmal treten **Frühwarnzeichen** auf, die einem Hitzezeichen vorausgehen, wie
- Kopfschmerzen
- Schläfenpochen
- Schwindelgefühl
- Benommenheit
- Bauchkrämpfe
- Übelkeit
- Kaltschweißigkeit

> Hier sollte man unbedingt eine Gehphase einlegen, Schatten aufsuchen und wenn möglich etwas trinken und sich mit Wasser abspritzen sowie eine Sanitätsstation aufsuchen, wo das weitere Vorgehen beurteilt wird.

Der **Hitzschlag** ist die schwerste Form von Hitzekrankheiten. Typischerweise tritt er häufig ohne vorangehende Symptome mit plötzlicher Bewusstlosigkeit auf. Die Sterblichkeit wird in der Literatur mit 17–70%

**Tab. 10.2:** Hitzeschäden (Hitzekrankheiten) mit auslösender Ursache, Symptomatik und Sofortmaßnahmen

| | |
|---|---|
| **Sonnenstich** | Hirnhautreizung infolge direkter Sonnenbestrahlung |
| Symptome | Hochroter heißer Kopf, Unruhe, Benommenheit, Schwindel, Übelkeit, Erbrechen, Nackensteifigkeit, eventuell auch Krämpfe |
| Sofortmaßnahmen | Flachlagerung mit erhöhtem Kopf in kühler Umgebung, Kühlung des Kopfes mit nasskalten Tüchern, bei Bewusstlosigkeit als Hirndruckzeichen notfallmäßige Klinikeinweisung |
| **Hitzeohnmacht** | Vorübergehende Hirndurchblutungsstörung bei hitzebedingter Hautgefäßweitstellung, insbesondere bei längerem Stehen |
| Symptome | Kollaps mit kurzer Bewusstlosigkeit, Schwächegefühl, Übelkeit |
| Sofortmaßnahmen | Flachlagerung in kühler Umgebung mit Anheben der Beine |
| **Hitzekrämpfe** | Starker Kochsalzmangel durch extreme Schweißverluste bei Langzeitbelastungen in hoher Umgebungstemperatur |
| Symptome | Durchzuckungen und Muskelkrämpfe der beanspruchten Körperteile |
| Sofortmaßnahmen | Ruhepause in kühler Umgebung, reichliches (1–2 l) Trinken von Elektrolytlösungen, ersatzweise selbst hergestellte Kochsalzlösung mit 2 Teelöffel Kochsalz auf 1 l Wasser. Bei unzureichender Wirkung Infusionsbehandlung |
| **Hitzeerschöpfung** | Zunehmender Wärmestau bei Flüssigkeitsmangel durch Schweißverluste, Erbrechen und Durchfall |
| Symptome | Abgeschlagenheit, Übelkeit, Erbrechen, evtl. auch Bewusstlosigkeit. Pulserhöhung über 100/min<br>Blutdruckabfall unter 100 mmHg systolisch, blasse kaltschweißige Haut, noch normale bis leicht erhöhte Körpertemperatur. Muskelschwäche, Muskelschmerzen, erhöhte Atemfrequenz (Hyperventilation) |
| Sofortmaßnahmen | Flachlagerung mit Anheben der Beine, wenn möglich (leichte) Elektrolytlösung trinken lassen, bei schweren Fällen Krankenhauseinweisung mit Infusionsbehandlung |
| **Hitzschlag** | Ausgeprägte Wärmeregulationsstörung bei längerem Aufenthalt in der Hitze, vor allem bei gleichzeitiger körperlicher Anstrengung |
| Symptome | Kopfschmerzen, Schwindel, Übelkeit, Bewusstseinstrübung bis hin zur Bewusstlosigkeit, zerebrale Krampfanfälle, stark beschleunigter Puls über 140/min, Blutdruck zunächst erhöht mit großer Amplitude (hoher systolischer, sehr niedriger diastolischer Wert)<br>Danach Übergang in Schockzustand, Körpertemperatur über 40 °C, Haut anfangs rot, trocken und heiß, später grau und zyanotisch, Urin- und Stuhlabgang |
| Sofortmaßnahmen | Flachlagerung in kühler Umgebung, kalte Umschläge, Massage mit Eisstücken, Klinikeinweisung |

angegeben [6]. Entscheidend für die Höhe der Sterblichkeit ist der Beginn der Therapie sowie die Höhe der Kerntemperatur [6, 16].

Eine schlechte Prognose liegt bei Körpertemperaturen von über 42, 2°C vor.

Die häufigsten Symptome sind
- Gereiztheit
- schwere Verwirrung
- Krämpfe
- Kreislaufschock mit Herzrhythmusstörungen bei Wasserverlust und Elektrolytstörungen
- Bewusstlosigkeit

Infolge von vermehrtem Muskelzelluntergang (Rhabdomyolyse) mit Ausscheidung von Myoglobin im Urin und vermehrtem Harnsäureanfall im Blut kann es zu einem schweren akuten Nierenversagen kommen, gefördert von einem durch Wasserverlust (ausgeprägtes Schwitzen beim Hitzelauf) bedingten Kreislaufschock. Leichte Nierenschäden äußern sich durch Eiweißausscheidung, rote und weiße Blutkörperchen im Urin.

**Leberzelluntergänge mit erhöhten Leberwerten** und verminderter Produktion von Gerinnungsfaktoren sind eine weitere Komplikation des Hitzschlags. Eine Amylase-Erhöhung spricht für eine Beteiligung der Bauchspeicheldrüse oder eine eingeschränkte Nierenfunktion. Durchfall und Erbrechen, teilweise mit Blut, sind weitere Begleiterscheinungen. Allgemeine schwere Blutungen sind mit verminderten Gerinnungsfaktoren, einer herabgesetzten Zahl der Blutplättchen und mit einer aktivierten Fibrinolyse (Verbrauchskoagulopathie) zu erklären. Gefürchtet sind dabei Einblutungen in die Lunge bis hin zum Lungenödem. Wird der Hitzschlag überlebt, bilden sich auch die genannten Organschäden vollkommen zurück [21, 31, 38, 40].

Hanson und Zimmerman [17] beschreiben 4 Fälle von „**exertional heatstroke**", also einem Hitzschlag, der in erster Linie durch eine ausgeprägte Wärmeentwicklung im Rahmen einer hohen muskulären Stoffwechselaktivität (hohe Belastungsintensität) und unzureichender Wärmeabgabe verursacht ist. Die 4 Fälle traten bei einem 10-, einem 16-, einem 32-km- und einem Marathonlauf auf. In 3 Fällen trug noch die Umgebungstemperatur von 24–26 °C zum Hitzschlag bei. Die 4 unerfahrenen Läufer versuchten auf den letzten 5 Kilometern des Rennens ihre Geschwindigkeit um etwa 1 min/km zu erhöhen. Die Symptome des Hitzschlags traten 5–10 Minuten nach Tempoverschärfung auf. Die beiden Autoren fordern als Konsequenz spezifische Richtlinien und Anleitungen für unerfahrene Läufer.

Mittlerweile scheinen die meisten Läufer doch sehr gut informiert zu sein und ignorieren die von manchen Organisatoren angebotene ausgiebige, individuell oft ungewohnte, Muskelkater fördernde „Aufwärmgymnastik"! Auch Epstein und Mitarbeiter [13] fanden bei 82 Fällen eines diagnostisch gesicherten Hitzschlags, dass gewisse Regeln nicht strikt eingehalten wurden. Die meisten Fälle traten wohl im Sommer auf, doch viele auch in der Nacht und am frühen Morgen bei milden Temperaturen. 60% der Fälle wurden schon während der ersten 2 Stunden der Anstrengung registriert.

England und Mitarbeiter [12] analysierten einen 10-km-Hitzelauf (24 °C Umgebungstemperatur, 83% Luftfeuchtigkeit). Von den 17.632 Teilnehmern hatten 29 einen schweren Hitzeschaden. Die vorher symptomatischen Läufer (59%) berichteten über Schwäche, Müdigkeit oder Schwindel als einzigen warnenden Hinweis für einen Hitzeschaden. Auffallend war, dass im Vergleich zu den Kontrollläufern diejenigen mit Hitzeschaden im Durchschnitt größer waren, eine schlechtere 1-, 6- und 10-km-Bestzeit hatten, weniger im Juni gelaufen waren (Wettkampfdatum 4. Juli), sich weniger mit Wasser bespritzten, mehr im Bereich ihrer geschätzten maximalen aeroben Kapazität liefen und ihre erreichbare Wettkampfzeit im Vergleich zu ihrer aktuellen 10-km-Bestzeit zu schnell einschätzten.

Laird [23] registrierte beim Hawaii-Ironman-Triathlon etwa 25% der teilnehmenden Athleten, die wegen eines übermäßigen Flüssigkeits- und Elektrolytverlustes mit Hitzekrämpfen und Hitzeerschöpfung behandelt werden mussten. Der durchschnittliche Wasserverlust bei einer mittleren Wettkampfdauer von 12 Stunden lag bei 1,5 l/Stunde. Im Schweiß wurde ein Kochsalzgehalt von 0,2% nachgewiesen. Damit lag der Kochsalzverlust bei diesem Wettkampf etwa bei 36 g!

**Fallbeispiel**
„Läuferdelir" lautete die Verdachtsdiagnose bei einem überhitzten Sportler, weshalb er in einer psychiatrischen Ambulanz vorgestellt wurde [14]. Der überhitzte Sportler war 6,3 Meilen gelaufen, ohne sich an die Ereignisse nach dem Rennen erinnern zu können. Der Verwirrtheitszustand klang innerhalb einer Stunde nach einer Infusion von 1.000 ml Kochsalzlösung (Hämatokrit war erhöht) und nach der Anwendung von kalten Nackenkompressen ab.

Bei Unterzuckerung vor allem nach langen Laufstrecken haben sich zusätzliche Glucoseinfusionen bewährt (s. Kap. 7).

**Fallbeispiel**
„Gewichtmachen" kann durch Hitzschlag tödlich enden, wie ein Fall in der Literatur beschrieben wurde [10]: Um 2 kg an Gewicht zu verlieren, unterzog sich ein 23-jähriger Leichtgewichtruderer vor einem geplanten Ruderwettkampf einem anstrengenden Lauftraining. Bei 23,8 °C Umgebungstemperatur trug er beim Laufen mehrere Wollpullover, Wollmütze, Handschuhe und einen Neoprenanzug, um durch ausgiebiges Schwitzen besonders effektiv abzunehmen. Daneben wurden offensichtlich noch entwässernde Medikamente eingenommen. Der Sportler kollabierte während des Laufens und war beim Eintreffen des Notarztes bereits bewusstlos mit schnellem Puls und erniedrigtem Blutdruck. Die Körpertemperatur betrug über 43 °C. Mit externer Kühlung und Spülung der Harnblase mit Eiswasser konnte die Körpertemperatur langsam gesenkt werden. Dennoch verschlechterte sich der Kreislauf bei hochgradigem Muskelzellzerfall (Rhabdomyolyse) mit Nierenversagen, bei Leberversagen mit Gerinnungsstörung sowie einem Herzmuskelschaden. Trotz Intensivbehandlung mit Dialyse verstarb der junge Sportler nach 48 Stunden (s. auch Kap. 6).

## Literatur

[1] Ada (American Dietetic Association), Position of the American Dietetic Association. Nutrition for physical fitness and athletic performance for adults. J Am Diet Assoc (1987), 87, 933–939
[2] Armstrong LE, Maresh CM, The induction and decay of heat acclimatization in trained athletes. J Sports Med (1991), 12, 302–312
[3] Brück K, Warmlaufen oder Kaltstart? Sportliche Höchstleistung durch Kälte. Spiegel der Forschung (1987), 5, 13
[4] Brück K et al., Exercise performance and adaptive modifications in the thermoregulatory system. Int J Biometeorol (1980), 7 (Suppl. 24), 42–53
[5] Buskirk ER, Iampietro PF, Bass DE, Work performance after dehydration: effects of physical conditioning and heat acclimatization. J Appl Physiol (1958), 12, 189
[6] Clowes GHA, O'Donnell F, Heat stroke. N Engl J Med (1974), 291, 564
[7] Craig FN, Fröhlich HL, Endurance of preheated men in exhausted work. J Appl Physiol (1968), 24, 636
[8] Dill DB et al., Physical performance in relation to external temperature. Arbeitsphysiologie (1931), 4, 508–518
[9] Drinkwater BL, Horvat SM, Heat tolerance and aging. Med Sci Sports (1979), 11, 49
[10] Dunker M et al., Anstrengungs-induzierter Hitzschlag. Tod durch „Abschwitzen": Letales Multiorganversagen durch akzidentielle Körpertemperaturerhöhung bei einem 23-jährigen Sportler. Anaesthesist (2001), 50 (7), 500–505

[11] Ellis FP et al., Eccrine sweating and mortality during heat waves in very young and very old persons. Isr J Med Sci (1976), 12., 815
[12] England AC et al., Preventing severe heat injury in runners: Suggestions from the 1979 Peachtree Road Race experience. Ann Intern Med (1982), 97, 196–201
[13] Epstein Y et al., Exertional heat stroke: a case series. Med Sci Sports Exerc (1999), 31 (2), 224–228
[14] Fishbain DA, Goldberg M, Delirium in runners. Am J Psychiatry (1989), 146, 277
[15] Gebert G, Probleme des Wasser-, Temperatur- und Elektrolythaushaltes beim Sportler. Dtsch Z Sportmed (1978), 29, 159
[16] Hadad E et al., Heat stroke: a review of cooling methods. Sports Med (2004), 34 (8), 501–511
[17] Hanson PG, Zimmerman SW, Exertional heatstroke in novice runners. JAMA (1979), 242 (2), 154–157
[18] Haymes EM, McCormick RJ, Buskirk ER, Heat tolerance of exercising lean and obese boys. J Appl Physiol (1975), 39, 457
[19] Hessemer V et al., Effect of slightly lowered body temperatures on endurance performance in humans. J Appl Physiol (1984), 57, 1731–1737
[20] Hessemer V, Zeh A, Brück K, Effects of passive heat adaptation and moderate sweatless conditioning on response to cold and heat. Eur J Appl Physiol (1986), 55, 281–289
[21] Kew M, Bersohn I, Seftel H, Liver damage in heatstroke. Am J Med (1970), 49, 192
[22] Ladell WSS, The effects of water and salt intake upon the performance of men working in hot and humid environments. J Physiol (Lond) (1955), 127, 11
[23] Laird HR, Medical care at ultraendurance triathlons. Med Sci Sports Exerc (1989), 21 (Suppl.), 222–225
[24] Lamb DR, Brodowicz GR, Optimal use of fluids of varying formulation to minimize exercise induced disturbances in homeostasis. Sports Med (1986), 3, 247–274
[25] Love AHG, Mitchell TG, Philips RA, Water and sodium absorption in the human intestine. J Physiol (1968), 195, 133
[26] MacDougall JD et al., Effects of metabolic hyperthermia on performance during heavy prolonged exercise. J Appl Physiol (1974), 36, 538–544
[27] Meirleir de K et al., The role of endogenous opiates in thermal regulation of the body during exercise. Brit med J (1985), 290, 739–740
[28] Metz J (1976) Temperaturregulation. In: Hülleman KD, Leistungsmedizin Sportmedizin. Georg Thieme, Stuttgart
[29] Mitchel JB et al., The effect of preexercise cooling on high intensity running performance in the heat. Int Sports Med (2003), 24, 118–124
[30] Müller EA, Physiologische Wege zur Erhöhung der körperlichen Leistungsfähigkeit. Sportarzt Sportmed (1965), XVI, 351
[31] Nicholson MR, Somerville KW, Heat stroke in a „run for fun". Brit med J (1978), 1, 525–526
[32] Nukada A, Müller EA, Hauttemperatur und Leistungsfähigkeit in Extremitäten bei dynamischer Arbeit. Int Z Physiol Arbeitsphysiol (1955), 16, 61
[33] Olschewski H, Brück K, Thermoregulatory, cardiovascular, and muscular factors related to exercise after precooling. J Appl Physiol (1988), 64, 1–9
[34] Pandolf KB, Burse RL, Goldman RF, Role of physical fitness in heat acclimatization, decay and reinduction. Ergonomics (1977), 20, 399
[35] Piwonka RW et al., Preacclimatization of men to heat by training. J Appl Physiol (1965), 20, 379
[36] Roberts MF et al., Skin blood flow and sweating changes following exercise training and heat acclimatization. J Appl Physiol (1977), 43, 133
[37] Schrier RW et al., Nephropathy associated with heat stress and exercise. Ann Intern Med (1967), 67, 351
[38] Shibolets S et al., Fibrinolysis and hemorrhages in fatal heatstroke. N Engl J Med (1962), 266, 169
[39] Shvartz E et al., Heat acclimation, physical fitness, and responses to exercise in temperate and hot environments. J Appl Physiol (1977), 43, 678
[40] Vertel RM, Knochel JP, Acute renal failure due to heat injury. An analysis of ten cases associated with a high incidence of myoglobinuria. Am J Med (1967), 43, 435
[41] Wyndham CH, Strydom NB, The danger of inadequate water intake during marathon running. S Afr Med J (1969), 43, 893
[42] Wyndham CH, Strydom NB (1972) Körperliche Arbeit bei hoher Temperatur. In: Hollmann W, Zentrale Themen der Sportmedizin. Springer, Berlin, Heidelberg, New York

# 11 Probleme unter Höhenbedingungen

## 11.1 Höhenkrankheit (Bergkrankheit)

**Fallbeispiel**
Herr A.M., 61 Jahre alt, hielt sich häufig in den Alpen auf, um dabei regelmäßig auch Gipfel weit über 3.000 m ohne Schwierigkeiten zu erklimmen. Derart geübt nahm er an einer Trekkingtour in Nepal teil. Dabei traten zunächst Schlafstörungen auf, weshalb er täglich Schlafmittel einnahm. Am sechsten Tag traten in einer Höhe von 3.900 m linksseitige Brustschmerzen auf. Er nahm 60 mg Codein und eine Flasche Bier zu sich, schlief dann in der Nacht aber sehr schlecht. Er hatte erhebliche, im Laufe der Nacht zunehmende Atemnot. Neben hörbarem Rasseln beim Atmen traten am folgenden Morgen Unsicherheiten beim Gehen (Ataxie) und eine ausgeprägte Müdigkeit auf. Der herbeigerufene Arzt stellte ein Lungenödem und ein „residuelles Gehirnödem" fest.

Er behandelte mit Acetazolamid („Diamox"), Furosemid, Dexamethason und Nifedipin, wodurch sich der Zustand des Patienten etwas besserte. Da kein Hubschrauber zu erreichen war, musste Herr A.M. mühsam nach unten transportiert werden. Erst nach der folgenden Nacht konnte er nach Katmandu gebracht werden. Röntgenologisch ließ sich dort das Höhenlungenödem noch eindrucksvoll dokumentieren (s. Abb. 11.1). Nach weiterer Stabilisierung des Gesundheitszustandes konnte Herr A.M. wieder den Heimflug antreten.

Wegen der aufgetretenen linksseitigen Brustschmerzen hatte der Krankenhausarzt in Nepal noch eine Herzabklärung am Heimatort empfohlen. In der Tat zeigte das von uns durchgeführte Belastungs-EKG auf der 150-W-Stufe eine deutliche horizontale ST-Streckensenkung von 0,2 mV, die für eine Durchblutungsstörung der Herzkranzgefäße sprach. Zu einer Herzkatheterabklärung

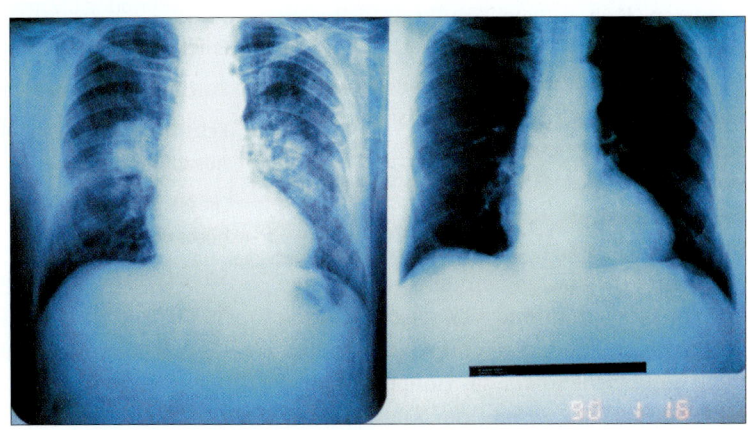

**Abb. 11.1:** Höhenlungenödem (linkes Röntgenbild), das bei einem Ausdauertrainierten während einer Trekkingtour in Nepal auftrat. Rechts Kontrollaufnahme nach Rückkehr nach Deutschland (Normalbefund).

konnte sich Herr A.M. jedoch noch nicht entschließen. Die Röntgenkontrolle der Herz-Lungen-Aufnahme zeigte kein Lungenödem mehr (s. Abb. 11.1).

Höhenkrankheiten werden je nach Symptomatik aufgeteilt in **akute Bergkrankheit**, **Höhenhirnödem** und **Höhenlungenödem** [3, 6, 7]. Die Übergänge sind oft fließend. Die **Symptome** sind in Tabelle 11.1–11.3 dargestellt. Meist gehen Beschwerden im Sinne einer akuten Bergkrankheit voran, die in der Regel nach 6 bis 12 Stunden auf Höhen über 2.500 m auftreten und spontan innerhalb von 1–2 Tagen verschwinden, wenn nicht sofort wesentlich weiter aufgestiegen wird. Von einer akuten Bergkrankheit spricht man, wenn mehr als 2 der in Tabelle 11.1 aufgeführten Symptome vorliegen. Das Beschwerdebild gleicht einem Migräneanfall, wobei nach Verabreichung von zusätzlichem Sauerstoff (falls vorhanden) die Beschwerden schnell verschwinden [4].

**Risikofaktoren** sind in Tabelle 11.4 aufgeführt. Patienten mit einem allergischen Asthma haben in der „reinen" Höhenluft oft weniger Probleme als im Tal. Dagegen ist bei einer relevanten Lungenfibrose oder chronischen Emphysembronchitis (COPD) mit zunehmender Höhe vermehrt mit Atemnot zu rechnen. Bei stabiler koronarer Herzkrankheit ohne Herzinsuffizienzzeichen ist in mittleren Höhen kein erhöhtes Risiko zu erwarten.

Oft werden höhenbedingte Beschwerden von den Betroffenen bagatellisiert. Daher sollten auch Begleiter vor allem auf Warnsymptome eines Höhenlungenödems und Höhenhirnödems, wie sie in den Tabelle 11.2 und 11.3 dargestellt sind, achten, um rechtzeitig eine Behandlung einleiten zu können (s. Tab. 11.5). Während sich Dexamethason als starkes entzündungshemmendes Medikament abschwellend auf das Höhenhirnödem mit deutlicher Besserung des Krankheitsbil-

**Tab. 11.1:** Symptome der akuten Bergkrankheit

| Akute Bergkrankheit |
|---|
| Kopfschmerzen |
| Appetitlosigkeit |
| Übelkeit (Erbrechen) |
| Schwindelgefühl |
| Schlaflosigkeit |
| Ungewohnter Leistungsabfall |
| Schwellungen im Bereich der Augenlider und Extremitäten |
| Netzhautblutungen |

**Tab. 11.2:** Symptome des Höhenhirnödems

| Höhenhirnödem |
|---|
| Störung der Bewegungsabläufe (Ataxie) |
| Ausgeprägte Kopfschmerzen |
| Übelkeit und Erbrechen |
| Halluzinationen |
| Vernunftwidriges Verhalten |
| Bewusstseinsstörungen |
| Lähmungen |
| Nackensteifigkeit |
| Koma |

**Tab. 11.3:** Symptome des Höhenlungenödems

| Höhenlungenödem |
|---|
| Plötzlicher Leistungsabfall mit Luftnot |
| Blauverfärbung (Zyanose) der Lippen und Finger |
| Erhöhter Puls („Herzklopfen", „Herzjagen") |
| Beschleunigte und erschwerte Atmung |
| Reizhusten, später mit blutig-schaumigem Auswurf |
| „Rasselgeräusche" beim Atmen und Sprechen hörbar |
| Schwindelgefühl mit Gangunsicherheit und Benommenheit |
| Geringe Urinmenge ( unter 0,5 l in 24 Stunden) |

**Tab. 11.4:** Vorbeugung und Risikofaktoren für Höhenkrankheiten

| Vorbeugung | • Ab 2.500 m Schlafhöhe langsamer Aufstieg um durchschnittlich 300 bis 500 m täglich<br>• Bei bekannter Neigung zur Höhenkrankheit Einnahme von 2 x 250 mg Acetazolamid beginnend 1–2 Tage vor dem Aufstieg bis 2–3 Tage nach Erreichen der Zielhöhe und Aufenthalt über 6 Stunden<br>• Bei bekannter Anfälligkeit für ein Höhenlungenödem und notwendigem relativ schnellem Aufstieg 3 x 20 mg Nifedipin retard am Aufstiegstag bis 2 Tage nach Erreichen der Zielhöhe |
|---|---|
| Risikofaktoren | • Hohe Aufstiegsgeschwindigkeit<br>• Große Zielhöhe (Übernachtungshöhe)<br>• Persönliche Empfindlichkeit<br>• Adipositas (Fettsucht)<br>• Schlecht eingestellter Diabetes mellitus<br>• Relevante Lungenkrankheiten<br>• Relevante Herzkrankheiten |

**Tab. 11.5:** Behandlung der Höhenkrankheiten

| Behandlung der Höhenkrankheit | |
|---|---|
| Akute Bergkrankheit | Ruhetag und abwarten, ggf. 250 mg Acetazolamid alle 8 Stunden, eventuell Medikament gegen Kopfschmerzen und Erbrechen |
| | Wenn keine Besserung, innerhalb 12–24 Stunden Abstieg um mindestens 1.000 m |
| Höhenhirnödem | 4–8 mg Dexamethason, danach alle 6 Stunden 4 mg, wenn vorhanden, Sauerstoffgabe (2–4 l/min), Abstieg um mindestens 1.000 m, ggf. Krankenhausaufnahme, falls möglich |
| Höhenlungenödem | Sofortiger Abstieg, falls möglich |
| | Wenn vorhanden, Sauerstoffgabe (2–4 l/min) |
| | 20 mg Nifedipin retard alle 6 Stunden |

des auswirkt, ist dies beim Höhenlungenödem nicht der Fall. Hier scheint durch die höhenbedingte Sauerstoffarmut eine Fehlfunktion der Endothelzellen der Lungengefäße mit verminderter Stickstoffmonoxid-(NO)-Freisetzung und damit Gefäßengstellung mit Druckerhöhung im Lungenkreislauf eine Rolle zu spielen [3] (s. auch Kap. 15). Die Gabe des Calciumantagonisten Nifedipin und Sauerstoff (2–4 l/min) senken den Druck im kleinen Kreislauf (Lungenkreislauf), entlasten die rechte Herzkammer und bessern die Atemnot. Ein allgemeiner Blutdruckabfall muss demgegenüber in Kauf genommen werden.

Acetazolamid („Diamox") kann bei Personen, bei denen eine Neigung zur akuten Bergkrankheit und Höhenhirnödem bekannt ist, nicht nur therapeutisch, sondern auch vorbeugend eingesetzt werden [30]. Dieser Carboanhydrasehemmer wirkt durch verstärkte Bikarbonat($HCO_3$)-Ausscheidung über die Nieren der respiratorischen Alkalose entgegen (s. Kap. 11.2). Die Atmung wird gesteigert, die nächtlichen Apnoephasen herabgesetzt.

Höhenkrankheiten beruhen fast ausschließlich auf Verstöße gegen klare Regeln (s. Tab. 11.4). Auch für Trainierte, die meinen, anderen ihre Fitness durch schnelle

**Tab. 11.6:** Anpassungsreaktionen des Körpers auf Sauerstoffmangel in der Höhe

| Anpassung an Sauerstoffmangel in der Höhe |
|---|
| **Hyperventilation** (erhöhte Atemfrequenz), dadurch höherer Sauerstoffgehalt in den Lungenbläschen (Alveolen) bei Abnahme des Kohlendioxids ($CO_2$) und von Wasserdampf – **(geringerer Atemwiderstand** durch „dünnere" Luft). |
| Vermehrte **Erythropoietinausschüttung** („EPO"), dadurch Stimulation der Blutbildung (Erythropoese) im Knochenmark mit Anstieg der **roten Blutkörperchen** (Erythrozyten), dadurch mehr **Sauerstofftransportkapazität**, zusätzlich begünstigt durch eine **gesteigerte Sauerstoffbindungsfähigkeit** des Hämoglobins im Erythrozyten. Die **maximale Sauerstoffaufnahme** als Maß der körperlichen Ausdauerleistungsfähigkeit steigt. |
| Zunahme der **jungen roten Blutkörperchen**, die bei verbesserter Fließeigenschaft verformbarer sind als ältere Zellen, geben leichter Sauerstoff an die Muskelzelle ab und haben eine bessere Pufferkapazität gegen Übersäuerung. |
| **Abnahme des Plasmavolumens** (Hämatokritanstieg) in mittleren Höhen (um 2.000 m) unwesentlich, bei 4.500 um 10% innerhalb von 24 Stunden, damit Zunahme der pro Herzschlagvolumen transportierten Sauerstoffmenge. |
| Bei akutem Sauerstoffmangel um 20% erhöhtes **Herzminutenvolumen** (HMV) in Ruhe und bei submaximaler Belastung, jedoch maximales HMV vermindert mit Abnahme der Maximalleistung. Bei längerem Höhenaufenthalt Abnahme des HMV auch in Ruhe und unter submaximaler Belastung. |
| **Ruheherzfrequenz** bei akutem Sauerstoffmangel erhöht, maximale Herzfrequenz unverändert. Bei längerem Höhenaufenthalt weiter erhöhter Ruhepuls, aber **Abnahme der Herzfrequenz** unter submaximaler und maximaler Belastung. |
| **Druckerhöhung im Lungenkreislauf** durch Engstellung der kleinen Arterien abhängig vom Grad des Sauerstoffmangels. Dadurch Umverteilung des Blutflusses von schlecht belüfteten zu gut belüfteten Alveolen. |
| Anstieg des **Myoglobins** als „Sauerstoffspeicher" der Muskelzelle. |
| Vermehrung der **oxidativen Enzyme** der Muskelzelle, damit bessere Ausnutzung des geringeren Sauerstoffangebots. |

Höhenüberwindung demonstrieren zu müssen, ist eine fehlende Akklimatisation (s. Tab. 11.6) gefährlich, manchmal lebensgefährlich. So wurden beispielsweise in Nepal von 1987–1991 40 Todesfälle von 275.950 Trekkern registriert [37]. Davon sind 10 an Höhenkrankheit und 12 an Bergunfällen verstorben, 3 Vermisste wurden tot aufgefunden, eine weitere Person wird immer noch vermisst und ist wahrscheinlich ebenfalls tot.

Milledge und Mitarbeiter [27] fanden bei der Höhenkrankheit keine Abhängigkeit vom Trainingszustand. Sie bestimmten die körperliche Leistungsfähigkeit von 17 Männern zwischen 23 und 58 Jahren in unterschiedlichem Trainingszustand anhand der maximalen Sauerstoffaufnahme. Alle Männer marschierten gleichzeitig und gleich schnell in ein Camp in 4.500 m Höhe, wobei sich kein Zusammenhang zwischen körperlicher Fitness und dem Auftreten von Zeichen einer Höhenkrankheit zeigte.

Dagegen stellten Honigman und Mitarbeiter [20] neben Adipositas und Lungenkrankheiten auch einen Trainingsmangel als Risikofaktor für das Auftreten einer Höhenkrankheit fest. Bei 25% von 3.158 Gästen von Hotels in Höhenlagen zwischen 2.100 und 3.200 m (Rocky Mountains) registrierten die Autoren Symptome der Höhenkrankheit wie Kopfschmerzen, Schlafstörungen,

Müdigkeit, Kurzatmigkeit, Schwindel, Appetitlosigkeit. Bei 65% traten die Beschwerden in den ersten 12 Stunden nach Ankunft in der Höhenlage auf. Die Häufigkeit der Höhenkrankheit nahm mit zunehmendem Alter ab. So litten 45% der 18- bis 19-Jährigen darunter, aber nur 16% der 60- bis 87-Jährigen. Als Grund dafür wird angenommen, dass sich von den Älteren nur die Rüstigsten, von den Jungen dagegen alle in derartige Höhen wagen.

**Häufigkeit abhängig von der Höhe**
Die akute Höhenkrankheit droht bei Höhen über 2.500 m. Doch können empfindliche Personen auch schon unter dieser Höhe Symptome der akuten Höhenkrankheit wie Kopfschmerzen, Übelkeit, Appetitlosigkeit, Schwindel und Schlafstörungen entwickeln [7]. Diese Beschwerden treten meist nach 6–12 Stunden auf, das Höhenlungenödem etwa 2–4 Tage nach Ankunft auf 2.500 m Höhe oder darüber [17].

Maggiorini und Mitarbeiter [24] fanden in den Berner Alpen bereits in einer Höhe von 2.850 m (Concordia-Hütte) in 9% Beschwerden einer akuten Bergkrankheit. Dabei wurden als akut höhenkrank Personen bezeichnet, die mehr als 2 Symptome wie Schlaflosigkeit, Kopfschmerzen, Schwindel, Erbrechen, periphere Ödeme oder Rasselgeräusche über der Lunge aufwiesen. Die Autoren untersuchten auch in höher gelegenen Hütten weitere Bergsteiger. So waren in 3.050 m Höhe (Finsteraarhorn-Hütte) 13%, in 3.650 m (Mönchsjoch-Hütte) 34% höhenkrank, und auf 4.559 m Höhe (Capanna-Osservatorio, Walliser Alpen) waren es sogar 53%. In der zuletzt genannten Hütte hatten 4% der Bergsteiger ein Lungenödem, zudem auch Anzeichen eines Hirnödems. Sogar bei der recht moderaten Höhe von 3.050 m hatten 2% der Bergwanderer für ein Lungenödem sprechende Rasselgeräusche.

Hackett und Mitarbeiter [17] untersuchten in Nepal in 2 Studien Trekkingtouristen, die in 52,5% beziehungsweise 43% eine akute Bergkrankheit entwickelten. Von denen, die auf eine Höhe von 2.300 m flogen und dann weiter bis 4.200 m in 2 Tagen aufstiegen, litten 47% an einer akuten Höhenkrankheit.

Aus einer Schweizer Statistik geht hervor, dass zwischen 1980 und 1984 50 Personen mit dem Hubschrauber wegen Lungen- oder Hirnödem zu Tal gebracht werden mussten [19]. Es handelte sich dabei um gesunde, bergerfahrene und regelmäßig trainierende Männer aller Altersklassen, die voll leistungsfähig waren und ihre Tour mit einem Aufstieg bzw. einer Anreise vom Flachland auf 2.500–3.500 m begannen, wo sie dann übernachteten. In den nächsten Tagen wurde weiter gewandert oder geklettert. Am zweiten oder dritten Tag in der Höhe begannen meist die Beschwerden. Die Tour wurde aber dennoch fortgesetzt. Innerhalb von Stunden bis Tagen wurden dann die Bergsteiger schwer krank.

Hier zeigen sich die wesentlichen Faktoren für die Entwicklung dieses Höhenödems: Verweildauer von einigen Tagen über 2.500 m Höhe sowie körperliche Anstrengung unter Sauerstoffmangel. Dabei haben die „Risikohütten" einen hochgelegenen Standort, der von Touristen erreicht wird, die sich schon längere Zeit auf Bergtour befinden. So musste beispielsweise von der Monte Rosa-Hütte (2.795 m) nur 1 Tourist pro 4.662 Übernachtungen ausgeflogen werden, von der Capanna-Margherita (4.559 m) 1 Tourist pro 588 Übernachtungen [19].

**Differenzialdiagnostisch** muss bei Atembeschwerden auch an eine Bronchitis bzw. an eine Lungenentzündung gedacht werden, insbesondere wenn Fieber vorliegt. Bei Kopfschmerzen kommen auch Migräne oder Hirnhautreizungen in Form eines Sonnenstichs in Frage, Letzteres vor allem beim Wandern oder Jogging ohne Kopfbedeckung trotz intensivster Sonneneinstrahlung (s. Kap. 10). Bis zu 3.000 m Höhe ist ein hypoxiebedingter Kopfschmerz unwahrscheinlich. Aber auch durch die vermehrte Atmung (Hyperventilation) mit Abatmung von Kohlendioxid und damit Auftreten einer respiratorischen Höhenalkalose (s. Kap. 11.2) kann ein Kopfschmerz auftreten. Doch müssen bei 2 oder mehr der oben genannten Symptome (s. Tab. 11.1) die Diagnose einer akuten Höhenkrankheit gestellt und entsprechende Maßnahmen eingeleitet werden, das heißt in erster Linie der Abstieg.

Entgegen einer weit verbreiteten Meinung schützt viel Trinken nicht vor Höhenkrankheit [5]. Bei Gebirgsläufen, wie z.B. dem „Swiss Alpine Marathon" in Davos, wo man sich nur kurze Zeit in Höhen über 2.500 m bewegt, ist nicht mit einer Bergkrankheit zu rechnen, die in der Regel erst nach über 6 Stunden Höhenaufenthalt über 2.500 m auftreten kann. Dennoch können empfindliche Personen auch in geringeren Höhen symptomatisch werden und beispielsweise Kopfschmerzen bekommen oder Schlafstörungen haben.

## 11.2 Höhenanpassung

Eine höhere Atemfrequenz und einen höheren Ruhepuls als im Tal sind 2 Körperreaktionen, die jeder als „Sofortreaktion" nach Eintreffen auf mittlerer Gebirgshöhe als „Nebenwirkung" feststellen kann. Entsprechend der Abnahme des Luftdrucks mit zunehmender Höhe sinkt auch der Sauerstoffpartialdruck (in Meereshöhe Luftdruck 760 Torr, Sauerstoffpartialdruck 152 Torr; in 1.600 m Höhe 625 bzw. 125 Torr, in 2.000 m Höhe 592 bzw. 119 Torr, in 2.500 m 556 bzw. 112 Torr). Es kommt zu einer Sauerstoffmangelsituation (Hypoxie) im Körper, wodurch eine volle Funktion der einzelnen Zellen nicht mehr gewährleistet ist. Der Schweregrad der Störung ist abhängig von der Höhe und den individuell unterschiedlichen Anpassungsreaktionen des Organismus.

Am schnellsten reagiert die Atmung bei höhenbedingtem Sauerstoffmangel. Eine erhöhte Atemfrequenz (Hyperventilation) mit vermehrter Abatmung von Kohlendioxid ist die Folge. Es entsteht eine so genannte respiratorische Alkalose (Störung des Säure-Basen-Haushaltes in Richtung Base). Die Hyperventilation hält mindestens 1 Woche nach Rückkehr in Tal-Lagen noch an [25].

Wie bereits erwähnt, ist die Empfindlichkeit auf Sauerstoffmangel individuell verschieden. So gibt es „responder" (engl. to respond = antworten), die ansprechen, und „weak (schwach) responder", die kaum ansprechen [25] (s. auch Kap. 11.3). So lässt sich die Atmung bei Hochausdauertrainierten durch Sauerstoffmangel eher gering stimulieren. Diese geringe Stimulierbarkeit ist auch bei Personen mit Höhenlungenödem zu finden [2].

Die durch vermehrte Atmung (Hyperventilation) bedingte respiratorische Alkalose kann in mittleren Höhen um 2.000 m noch durch eine vermehrte Bikarbonatausscheidung über die Nieren ausgeglichen werden, nicht dagegen in großen Höhen (über 4.000 m). Allerdings führt der Bikarbonatverlust über die Nieren zu einer verminderten Pufferkapazität im Blut und in den Zellen. Je nach belastungsbedingtem Anfall von Laktat wird zunächst die Alkalose durch die Milchsäure kompensiert. Da jedoch aufgrund des Sauerstoffmangels in der Höhe die Lactatanhäufung größer als im Tal ist, tritt bereits bei geringerer Anstrengung eine Übersäuerung (Laktatazidose) ein.

Durch die Hyperventilation bei verringertem Wasserdampfdruck in der Höhe steigt der **Flüssigkeitsbedarf** gerade unter Ausdauerbelastung erheblich stärker an als auf Meereshöhe, da die Einatmungsluft auf 37 °C angewärmt und gleichzeitig mit Wasserdampf gesättigt wird. Bei einer Außentemperatur von beispielsweise 15 °C und einer relativen Luftfeuchtigkeit von 68% (Tagesdurchschnittswerte der Olympiastadt 1968 Mexiko

City im September/Oktober) sinkt die relative Feuchte in 2.000 m Höhe bei einer Erwärmung auf 37 °C in der Lunge auf etwa 18% ab [22]. Um eine 100%ige Sättigung zu erreichen, muss die Schleimhaut der Atemwege den Fehlbetrag an Wasserdampf liefern.

Der Wasserverlust über die abgeatmete, auf 37 °C angewärmte, wasserdampfgesättigte Luft kann bei Ausdauerbelastungen (Wandern, Laufen) in der Höhe erheblich sein. So hat 0 °C kalte Luft, eine solche Temperatur ist in Gebirgshöhe auch im Sommer möglich, fast kein Wasser mehr. Andererseits braucht man pro Kubikmeter geatmeter, 0°C kalter Luft etwa 47 g Wasser zur Dampfdrucksättigung bei der Erwärmung der Luft auf Körpertemperatur. Erhöht wird der Wasserverlust noch durch die verstärkte Atmung infolge des Sauerstoffmangels in der Luft und durch Schwitzen bei körperlicher Belastung. Ein Wasserverlust bis zu 8 l pro Tag ist daher bei Gebirgstouren möglich, was häufig bei Bergwanderern und Läufern nicht beachtet wird. Kreislaufprobleme und Störungen im Wasser- und Mineralhaushalt sind daher im Gebirge keine Seltenheit, siehe entsprechende Kapitel in diesem Buch.

Zu Anfang des Höhenaufenthaltes kann man ein um etwa 20% gesteigertes Herzminutenvolumen feststellen, also eine Vermehrung des pro Minute von der linken Herzkammer gepumpten Blutvolumens, und zwar in Ruhe wie auch bei submaximaler Belastung. Das maximale Herzminutenvolumen, und damit auch die maximale Belastbarkeit, ist allerdings aufgrund des Sauerstoffmangels in der Höhe herabgesetzt. Die **Ruheherzfrequenz** ist erhöht, die maximale Herzfrequenz anfangs unverändert. Wer daher als Teilnehmer eines Hochgebirgslaufes keine 1–2 Wochen zur Akklimatisation Zeit hat, sollte erst tags zuvor anreisen, da dann noch die maximale Herzfrequenz erreichbar und der Organismus noch nicht durch Anpassungsreaktionen zunehmend belastet ist, die erst nach mindestens 1 Woche Höhenaufenthalt hinsichtlich der Belastbarkeit subjektiv merkbar greifen. Mit weiter andauerndem Höhenaufenthalt bleibt die Ruheherzfrequenz erhöht, während die Herzfrequenz im submaximalen und maximalen Belastungsbereich abnimmt [25]. Hierdurch können Probleme für Sportler auftreten, die auf eine Trainingssteuerung über die Herzfrequenzmessung fixiert sind.

Abhängig von der Größe (Höhe) des Sauerstoffmangels kommt es zu einer mehr oder weniger ausgeprägten Engstellung der kleinen Lungenarterien (Durchmesser unter 0,8 mm) mit Druckerhöhung im kleinen Kreislauf. Ein zu starker Druckanstieg kann zum Höhenlungenödem führen [2].

Neben der **Anpassung des Kreislaufes** (erhöhtes Herzzeitvolumen) und der **Lungenfunktion** (vermehrte Atmung) stellen sich im Organismus höhenbedingte Veränderungen im **Blutbild** ein, die für die körperliche Belastbarkeit bei Sauerstoffmangel entscheidend sind, aber im Gegensatz zur Hyperventilation erst verzögert wirksam werden. Nach über 14-tägigem Höhenaufenthalt steigt der Hämoglobingehalt im Blut an und kann höhen- sowie zeitabhängig Werte von über 20 g/dl erreichen. Allerdings sind die Untersuchungsergebnisse unterschiedlich. In mittleren Höhen findet man bei mehrwöchigem Training oft nur geringe oder keine Änderung des Gesamthämoglobins [16, 23] im Gegensatz zu längeren Aufenthalten in größeren Höhen [33]. Verursacht wird der Gesamthämoglobinanstieg (Anstieg der roten Blutkörperchen und des Hämatokrits) durch das Hormon Erythropoietin (EPO), das durch Sauerstoffarmut vermehrt in der Niere gebildet wird und die Blutbildung stimuliert (s.u.). Dadurch kann der dem Gewebe angebotene Sauerstoff pro Liter arterielles Blut ebenso hoch sein wie in Meereshöhe. Hinzu kommt eine Änderung der Bindung des Hämoglobins für Sauerstoff infolge einer „Rechtsverschiebung der Sauerstoffdissoziationskurve" aufgrund der durch

**Tab. 11.7:** Nachteile der Höhenanpassung

| Nachteile der Höhenanpassung |
|---|
| Vermehrte Kohlendioxid($CO_2$)-Abatmung bei Hyperventilation mit resultierender **„respiratorischer Alkalose"**, die bis in mittleren Höhen (um 2.000 m) durch Ausscheidung von Bikarbonat als Säurepuffer über die Nieren voll kompensiert wird. Der **Bikarbonatverlust** führt zur stärkeren **Übersäuerung** (Laktazidose) des Blutes schon bei submaximaler Belastung. |
| Durch Hyperventilation erhöhter Wasserverlust: Wasserarme, kühlere Höhenluft wird in der Lunge auf 37 °C aufgewärmt, über die Schleimhäute 100% wasserdampfgesättigt und bei hoher Atemfrequenz abgeatmet. |
| Durch ausgeprägten Erythropoietinanstieg Neigung zu **Bluthochdruck, zerebralen Krampfanfällen und Thrombosen bzw. Embolien.** |
| Blut **dickflüssiger** durch Vermehrung der roten Blutkörperchen und Abnahme des Plasmavolumens (Hämatokriterhöhung), damit **mehr Herzarbeit** zur Überwindung des Fließwiderstandes in den Blutgefäßen. |
| **Druckerhöhung** in den kleinen **Lungenarterien** mit der Gefahr des Höhenlungenödems. |
| **Unzureichende Hitzeanpassung** nach Rückkehr in Meereshöhe mit eventuell hochsommerlichen Temperaturen. |
| **Symptome der Bergkrankheit** in den ersten Tagen des Höhenaufenthaltes möglich. |
| Im Falle eines Höhentrainings maximale Belastung nicht möglich, damit Gefahr des **muskulären Trainingsdefizites** für hohe Belastungsintensitäten. |

Hyperventilation eingetretenen Alkalose mit erniedrigtem Kohlendioxid ($CO_2$) bei Zunahme der 2.3-Diphosphoglyceratkonzentration im Erythrozyten. Hierdurch wird der Sauerstoff leichter an das Gewebe abgegeben.

In der Muskelzelle (Mitochondrien) kommt es zu einer Vermehrung der Sauerstoff verbrauchenden **Enzyme** (Zitronensäurezyklus, Atmungskette) und in den ausdauernden roten Muskelfasern (ST-Fasern) zu einem Anstieg des „Sauerstoffspeichers" Myoglobin [40]. Hierdurch kann der angebotene Sauerstoff besser ausgenutzt werden.

In Tabelle 11.6 (s. o.) sind zusammenfassend die Anpassungsreaktionen des Organismus auf eine Höhenexposition aufgeführt. Die Tabelle 11.7 zeigt demgegenüber, dass Anpassungsreaktionen durchaus auch negative „Nebenwirkungen" haben.

## 11.3 Höhentraining – „erlaubtes Doping"?

**Fallbeispiel**

„Sind Sie gedopt? Haben Sie sich eine EPO-Spritze geben lassen?" fragte ich provozierend den erschrocken vor mir sitzenden 40-Jährigen, der zur Besprechung der Ergebnisse seiner Vorsorgeuntersuchung meine Praxis aufsuchte. Der beschwerdefreie Gelegenheitssportler (Jogging, Tennis) hatte einen Hämatokrit von 51% (normal bis maximal 50)! Die übrigen Laborwerte und ergänzenden Untersuchungen wie Lungenfunktion, Röntgenaufnahme des Brustkorbes, Belastungs-EKG und Ultraschalluntersuchung des Herzens ergaben keinen krankhaften Befund. „Wenn Sie Profi-Radsportler und beispielsweise Teilnehmer bei der Tour de France wären", fuhr ich fort, „dann würden Sie mit diesem Hämatokritwert sehr spektakulär bei enormer Medienbeachtung aus ‚gesundheitlichen Gründen' (ehrlicher: wegen Dopingverdachts) vom weiteren Rennen ausgeschlossen werden!"

## 11.3 Höhentraining – „erlaubtes Doping"?

> **Fallbeispiel**
> „Dopingverdacht schockt deutschen Rad-Sprinter – Misstrauische Blicke von den Kollegen" lautete eine Schlagzeile der Stuttgarter Nachrichten am 26.01.2000. Van Eijden, 1995 zusammen mit Michael Hübner und Jens Fiedler Weltmeister im Olympischen Sprint, wurde wegen eines Hämatokrits von 51,5% von der Bahnweltmeisterschaft 1999 ausgeschlossen, nachdem vom Weltverband der Radfahrer UCI (Union Cycliste Internationale) zur Bekämpfung des EPO-Dopings 1997 ein Maximalwert von 50% für Männer und von 47% für Frauen festgelegt wurde. „Der Schock saß tief, ich war total am Boden zerstört", wurde van Eijden zitiert. 14 Tage später erhielt er eine Vorladung zum UCI in Lausanne, wo wieder ein mit 50,9% erhöhter Hämatokritwert festgestellt wurde. Allerdings kam man nach Studium der Akte mit den Vorbefunden zu dem Schluss, dass eine Veranlagung zu einem etwas erhöhten Hämatokrit besteht, sodass bei van Eijden ein Wert bis 52% unter Auflage regelmäßiger ärztlicher Kontrollen mit Vorlage eines entsprechenden Attests erlaubt wurde.

Diese beiden Beispiele zeigen die Problematik auf, die sich aus einer mehr oder weniger willkürlichen Festlegung eines bestimmten Hämatokitwertes ohne Berücksichtigung der individuellen Situation ergibt. So registrierten Vergouwen und Mitarbeiter [41] bei 91 Weltklasseathleten (50 Männern, 41 Frauen) und 287 gesunden Kontrollpersonen über einen Zeitraum von 43 Monaten bei 5 männlichen Athleten und 6 Kontrollmännern einen Hämatokrit über 50 %, bei den Sportlerinnen in keinem Fall über 47%, dagegen bei 5 Frauen der Kontrollgruppe! Hartmann und Mitarbeiter [18] fanden in einer retrospektiven Studie über 15 Jahre an 210 Spitzenathleten (Rudern, Leichtathletik) in knapp 30% der Fälle einen Hämatokrit von über 50%. Schuhmacher und Mitarbeiter [35, 36] untersuchten retrospektiv 523 Blutproben von 92 Leistungsradsportlern (3–12 Proben pro Athlet). Bei 54 (10,3%) lag der Hämatokritwert über dem Grenzwert von 50%. In Zeiträumen reduzierten Trainings (November bis Februar) lagen mehr Sportler oberhalb des Grenzwertes (15,–17,6%) als während der Rennsaison März bis Oktober, wo es 5,3–10,5% waren. Die Blutproben stammten aus den Jahren 1972–1987, wo EPO noch nicht im Handel war! Die Autoren stellten hinsichtlich des Erythropoietin(EPO)-Missbrauchs lapidar fest: „Der aktuell verwendete Hämatokrit-Grenzwert ermittelt eine hohe Zahl an falsch positiven Ergebnissen" [35]. Dies kann ich nach 25 Jahren internistischer und sportmedizinischer Praxistätigkeit voll bestätigen. Danach würden selbst manche gesunde Nichtsportler fälschlicherweise unter Dopingverdacht geraten.

In der Höhe ist es die erwähnte Sauerstoffmangelsituation, die einen Anreiz für den Organismus darstellt, vermehrt in der Niere **Erythropoietin** (EPO) zu produzieren, um über eine Vermehrung der roten Blutkörperchen den Sauerstoff besser ausnutzen zu können, siehe Abschnitt 11.2 Höhenanpassung. Die Ausprägung des Erythropoietinanstiegs hängt vom Ausmaß des Sauerstoffmangels und damit von der Höhe des Aufenthaltsortes ab [13]. Im Verlaufe eines längeren Höhenaufenthaltes fällt die Epo-Konzentration wieder ab [26].

EPO beschleunigt im Knochenmark die Bildung und Reifung von roten Blutkörperchen, erkennbar an der Ausschwemmung von Retikulozyten. Diese Zellverjüngung [10, 26, 32] hat Vorteile: Junge Zellen sind wasserreicher, leichter verformbar (bessere Fließeigenschaft), haben eine bessere Pufferkapazität [11] und geben den transportierten Sauerstoff bei Zunahme der 2.3-Diphosphoglycerat-Konzentration leichter an das (Muskel-)Gewebe ab. Zu erwähnen ist, dass bei regelmäßigem Ausdauertraining mit Zerstörung alter Erythrozyten ohnehin vermehrt neue gebildet werden, sodass sich das Durchschnittsalter der roten Blutkörperchen bei Langstrecklern verringert [34].

Nach dem Motto „viel hilft viel" könnte man annehmen, dass ein längerer Aufenthalt in sehr großen Höhen aufgrund ausgeprägterer Anpassungsreaktionen des Organismus zu besseren Leistungen im Tal führt als ein Aufenthalt in der üblichen Trainingshöhe von 1.800–3.000 m. Dem ist nicht so. Vielmehr muss man mit erheblichen gesundheitlichen Schäden rechnen. So untersuchten Anand und Mitarbeiter [1] 21 junge indische Soldaten, die nach einer kurzen Akklimatisationszeit von 1–3 Wochen auf 3.000–4.500 m Verteidigungsübungen bei Temperaturen zwischen –20 bis –40 °C in Höhen zwischen 5.800 bis 7.600 m durchführen mussten. Nach 10 Wochen traten zunehmende Beinschwellungen, Atemnot und Husten auf. Der Truppenarzt führte eine ausschwemmende Behandlung mit Furosemid durch. Die Soldaten mussten jedoch bis zu 18 Wochen auf ihrem Posten bleiben. Danach wurde im Rahmen einer stationären Krankenhausaufnahme bei den meisten ein Aszites, eine Druckerhöhung im Lungenkreislauf, Netzhautblutungen mit Papillenödem sowie Herzbeutelergüsse festgestellt. Es erfolgten eine Herzkatheteruntersuchung und eine Herzbeutelpunktion. Ohne weitere Behandlung bildeten sich bei den meisten die Atemnot und der Husten innerhalb von 3 Tagen zurück. Die Urinausscheidung lag bei 1,7–6,2 l täglich. Nach 4 Monaten konnte mittels einer zweiten Herzkatheteruntersuchung die spontane Normalisierung (Verschwinden der Rechtsherzinsuffizienzzeichen) objektiviert werden.

Es besteht kein Zweifel, dass ein Training in der Höhe notwendig ist, um sich auf einen in der Höhe stattfindenden Wettkampf optimal vorzubereiten. Die Olympischen Spiele 1968 in Mexiko City in einer Höhe von 2.240 m waren für die Wissenschaft ein besonderer Stimulus, sich mit dem Höheneinfluss auf den Organismus und die körperliche Leistungsfähigkeit zu beschäftigen. Die seinerzeit aufgestellten Weltrekorde über 100 m, 200 m, 400 m, 400 m Hürden, Weitsprung, Dreisprung, 4-mal 100-m-Staffel und 4-mal 400-m-Staffel waren genauso wenig überraschend wie die relativ schlechten Zeiten über 1.500, 3.000 m Hindernislauf, 5.000 m, 10.000 m und Marathon, wenn man den geringeren Luftwiderstand und die geringere Erdanziehung (Schwerkraft) in der Höhe als Vorteil für die kurzen Laufstrecken und den Sprung sowie den Sauerstoffmangel als Nachteil für die längeren Laufstrecken betrachtet (s. Tab. 11.8).

Die Höhenanpassung ist auch Volksläufern zu empfehlen, die an einem Gebirgslauf teilnehmen wollen, beispielsweise am Jungfrau-Marathon/Schweiz. Ob allerdings ein Training in der Höhe für einen Wettkampf im Tiefland genauso Erfolg versprechend ist, erscheint fraglich. Hier könnten die in Tabelle 11.7 aufgeführten Nachteile („Nebenwirkungen") der Höhenanpassung negativ zu Buche schlagen. Darüber hinaus gibt es so genannte **Responder** und **Non-Responder**, also Sportler, die auf ein Höhentraining ansprechen und solche, die nicht ansprechen.

**Training im Tal, leben in der Höhe?**
In diesem Zusammenhang fand eine Studie von Levine und Mitarbeiter [23] große Beachtung. Sie teilten 27 Läufer und 12 Läuferinnen (College-Studenten) in 3 gleich starke Gruppen ein (jeweils 9 Männer und 4 Frauen). Die 1. Gruppe lebte in 2.500 m und trainierte auf 1.250 m Höhe („high – low"). Die 2. Gruppe lebte und trainierte in 2.500 m Höhe („high – high"). Die 3. Gruppe diente zur Kontrolle, lebte und trainierte in 150 m Höhe („low – low"). In den ersten 6 Wochen waren alle 3 Gruppe noch zusammen. Nach 2 Wochen wurde ein 5.000-m-Lauf als Aus-

## 11.3 Höhentraining – „erlaubtes Doping"?

**Tab. 11.8:** Siegerzeiten bei den Olympischen Spielen in Mexiko City 1968 im Vergleich zum damaligen Stand des jeweiligen Weltrekords mit prozentualer Abweichung [nach 21]. Durch die dünnere Luft (weniger Luftwiderstand) und die geringere Erdanziehungskraft in 2.240 m Höhe sind die neu aufgestellten Weltrekorde auf den kurzen Strecken erklärbar. Der Sauerstoffmangel wirkt sich erst bei längeren Strecken negativ aus.

| Disziplin | Weltrekord 01.10.1968 | Olympische Spiele Gewinner | Mexico City Zeit ± Abweichung in % |
|---|---|---|---|
| 100 m | 10,0 | Hines | 9,9 – 1,00 |
| 200 m | 20,0 | Smith | 19,8 – 1,00 |
| 4 x 100-m-Staffel | 38,6 | USA | 38,2 – 1,03 |
| 400 m | 44,5 | Evans | 43,8 – 1,57 |
| 4 x 400-m-Staffel | 3.02,8 | USA | 2.56,1 – 3,66 |
| 110-m-Hürden | 13,2 | Davenport | 13,3 + 0,75 |
| 400-m-Hürden | 49,1 | Hemery | 48,1 – 2,03 |
| 800 m | 1.44,3 | Doubell | 1.44,3 |
| 1.500 m | 3.33,1 | Keino | 3.34,9 + 0,84 |
| 3.000-m-Hindernisrennen | 8.26,4 | Biowott | 8.51,0 + 4,85 |
| 5.000 m | 13.16,6 | Gammoudi | 14.05,1 + 6,08 |
| 10.000 m | 27.39,4 | Temu | 29.27,4 + 6,50 |
| 42.000 m | 2.12.11,2 | Wolde | 2.20.26,4 + 6,24 |

gangstest durchgeführt, erneut nach 4 Wochen gemeinsamen Trainings auf Seehöhe als Ausgangswert zum Vergleich. Danach erfolgte ein 4-wöchiges Training in den beschriebenen 3 getrennten Trainingslagern.

Die Autoren der Studie zeigten, dass die Läufer, die in einer Höhe von 2.500 m wohnten, ihr Training aber in 1.250 m Höhe absolvierten, ihre maximale Sauerstoffaufnahme, die Menge an roten Blutkörperchen und auch ihre 5.000-m-Zeit im Tiefland verbessern konnten, im Gegensatz zu denjenigen, die sowohl in der Höhe wohnten als auch trainierten, die lediglich eine Verbesserung der maximalen Sauerstoffaufnahme und eine Steigerung der Erythrozytenmenge, nicht jedoch eine bessere 5.000-m-Zeit 3 Tage nach dem Höhentraining hatten. In beiden Gruppen wurde die beste 5.000-m-Zeit 3 Wochen nach Beendigung des Höhentrainings gemessen, (s. Abb. 11.2). Deutlich verschlechtert hatte sich die Kontrollgruppe. Die vorübergehende Verschlechterung im Testlauf nach 1 bzw. 2 Wochen wird von den Autoren als Folge einer noch nicht abgeschlossenen Anpassung an die feucht warme Witterung in Dallas gedeutet, wo die Läufe stattfanden.

Theoretisch erscheint es durchaus einleuchtend, dass aufgrund des verminderten Lauftempos bei Sauerstoffmangel in der Höhe die Schnellkraft des Muskels abnimmt und damit die 5.000-m-Zeit schlechter ist als bei denen, die sich durch das schnellere Trainingstempo im Tal die Schnellkraft erhalten, gleichzeitig aber durch das Leben in der Höhe dieselben Anpassungsreaktionen (Vermehrung der roten Blutkörperchen) erworben haben.

Dieselbe Arbeitsgruppe um Levine [12] verglich die Ergebnisse der College-Läufer mit den an Elite-Läufern gewonnenen hinsichtlich des Ansprechens auf das Höhentraining. Dabei wurden Läufer, die durch Höhentraining eine Verbesserung von mehr als 1,4% erzielten, als „high-responder" be-

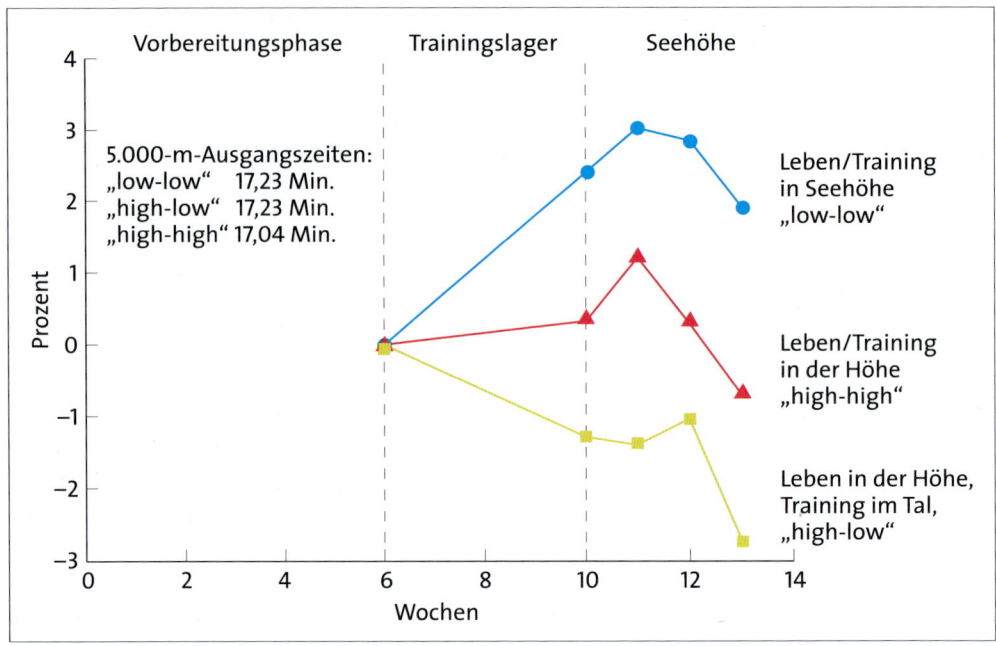

**Abb. 11.2:** Prozentuale Änderung der 5.000-m-Zeit 3 Tage, 1 Woche, 2 und 3 Wochen nach Rückkehr von einem 4-wöchigen Trainingslager. Nach einer gemeinsamen Vorbereitungsphase im Tiefland trainierte und wohnte die „Low-low"-Gruppe (Kontrollgruppe) in 150 m Höhe, die „High-high"-Gruppe wohnte und trainierte in 2.500 m Höhe, während die „High-low"-Gruppe in 2.500 m Höhe lebte, jedoch in 1.250 m Höhe trainierte [nach Ergebnissen aus 23].

zeichnet, diejenigen ohne Verbesserung als „non-responder". Bei den Studenten, die in der Höhe wohnten und im Tal trainierten, fanden sich 31% Non-Responder und 54% High-Responder. Bei den 22 Elite-Läufern waren es 23% bzw. 41%. Dagegen waren von 13 Athleten, die in der Höhe lebten und trainierten, 54% Non-Responder und nur 23% High-Responder.

**Erythropoietin (EPO) entscheidend**

Auffällig war, dass die Läufer mit einer verbesserten 5.000-m-Zeit im Tiefland wegen geringerer Leistungseinschränkung auch in der Höhe nahe an der Geschwindigkeit trainieren konnten, die sie auch im Tal gewählt hätten. Auch waren bei einem vermehrten Erythropoietinanstieg in der Höhe die Menge der roten Blutkörperchen und die maximale Sauerstoffaufnahme als Maß der Ausdauerleistungsfähigkeit gesteigert. In der Regel lässt sich schon wenige Stunden nach Höhenexposition ein Anstieg des Erythropoietinspiegels messen [8, 33]. Die beschriebene individuell unterschiedliche Erythropoietinantwort und unterschiedlich ausgeprägte Hyperventilation sind ein Hinweis auf verschiedenartige Reaktionen der einzelnen Sportler auf Höhenreiz, die die zum Teil widersprüchlichen Studienergebnisse hinsichtlich einer Leistungsverbesserung im Tal nach Höhentraining erklären könnten.

Offensichtlich ist die Anstiegshöhe von Erythropoietin mit entsprechender Vermehrung der roten Blutkörperchen (Hämatokritanstieg) entscheidend für den Erfolg oder Misserfolg eines Höhentrainings. So ist es nicht überraschend, dass nach der Herstellung von EPO durch die Pharmaindustrie und dem therapeutischen Einsatz vor allem bei der Blutarmut aufgrund eines Nierenversagens die missbräuchliche Anwendung im Leistungssport Eingang gefunden hat. Selbst bei relativ niedrigen Dosierungen (20–40 IU pro kg Körpergewicht 3-mal pro Woche unter die Haut gespritzt) konnten Ekblom und Berglund [14] bei Gesunden nach 6-wöchiger Behandlung einen Hämoglobinanstieg von durchschnittlich 15,2 g/dl auf 16,9 g/dl (Hämatokrit von 44,5% auf 49,7%) registrieren. Ebenso stiegen die maximale Sauerstoffaufnahme und die Belastungszeit bis zur Erschöpfung im maximalen Lauftest um 83 Sekunden signifikant an.

Bei langfristiger Anwendung von EPO sind durchaus **Nebenwirkungen** zu beobachten (s. Tab. 11.9). Singbartl [38] registrierte bei mit EPO behandelten Patienten (keine Sportler!) in 30% der Fälle die Entwicklung eines Bluthochdrucks, in 5% zerebrale Krampfanfälle bzw. hypertensive Encephalopathie, in 10% thrombo-embolische Komplikationen, in 50% Entwicklung eines Eisenmangels und in 10% grippeähnliche Symptome.

Die Halbwertszeit von EPO, also die Zeit bis zum Abfall der EPO-Konzentration auf die Hälfte, liegt bei intravenöser Gabe bei 4–5 Stunden, bei subkutaner (unter die Haut gespritzt) bei 19–22 Stunden. Durch die bei missbräuchlicher Verabreichung im Blut erhöhte Konzentration von EPO wird vom Körper die eigene Produktion herabgesetzt. Dadurch werden später bei nachlassender Wirkung der EPO-Injektion weniger rote Blutkörperchen gebildet. Die zunächst gesteigerte maximale Sauerstoffaufnahme (Leistungszunahme) sinkt deshalb nach wenigen Wochen EPO-Pause sogar unter das Ausgangsniveau [9], bis wieder die eigene EPO-Produktion auf den Normalwert hochgefahren wird.

In Anbetracht der möglichen Nebenwirkungen (s. Tab. 11.9) könnte man gesundheitliche Bedenken aufgrund der vermehrten EPO-Bildung in den Nieren als Anpassungsreaktion im Rahmen eines Höhentrainings haben. In den üblichen Trainingshöhen und der mäßigen Dauer des Höhenaufenthaltes sind bei jungen Sportlern und Sportlerinnen keine anhaltenden EPO-bedingten Gesundheitsstörungen zu erwarten. Die bei Bewohnern in sehr großen Höhen zu beobachtende chronische Eindickung des Blutes (Hämatokrit über 55%) durch Zellvermehrung (Höhenpolyzythämie) infolge erhöhter Erythropoetinspiegel werden bei nicht gedopten gesunden Sportlern niemals erreicht. Bei betroffenen Höhenbewohnern konnte man durch Gabe des blutdrucksenkenden ACE-Hemmers Enalapril eine Abnahme des Hämatokrits, des Hämoglobins sowie der Eiweißausscheidung im Urin erzielen [28].

**Tab. 11.9:** Mögliche Nebenwirkungen von Erythropoietin (EPO)

| EPO-Nebenwirkungen |
| --- |
| Bluthochdruck |
| Thromboembolien (akuter Gefäßverschluss durch Gerinnsel) |
| Zerebrale Krampfanfälle |
| Entwicklung eines Eisenmangels |
| Grippeähnliche Symptome |

## 11.4 Unwetter, Kälte

**Fallbeispiel**
Herr S., TÜV-Angestellter, mit dem der Autor früher vereinsmäßig Fußball spielte und der auch an unserem Lauftreff teilnahm, suchte unsere Praxis vor einer geplanten Bergtour zum 4.061 m hohen Gran Paradiso (Italien) auf, um sich vorher nochmals medizinisch durchuntersuchen zu lassen. Bei Beschwerdefreiheit, normalen Laborwerten und überdurchschnittlichem Trainingszustand mit unauffälligem Belastungs-EKG bestanden keine Bedenken gegen das Vorhaben. Zusammen mit 3 anderen Kollegen vom Alpenverein, denen sich vor Ort ein weiterer Bergwanderer anschloss, wurde schließlich der Gran Paradiso gut ausgerüstet in Angriff genommen. Offensicht-

lich kam ein Gewitter auf. Jedenfalls wurden alle 5 Bergwanderer in 3.000 m Höhe tot aufgefunden. So wie sich die Lage vor Ort darstellte, wurden sie wohl bei einer Rast vom Blitz erschlagen.

**Fallbeispiel**
Herr B., Postbeamter und ebenfalls Lauftreffteilnehmer, hatte sich vor Jahren meinem Bruder und mir zum Wien-Marathon im April angeschlossen und auch erfolgreich beendet. Ende Mai fuhr er mit seiner Lebensgefährtin zum Bergwandern und Trainieren in die Alpen. Nachdem es über Nacht etwas geschneit hatte, war ein schmaler Bergpfad etwa mit einem Zentimeter Schnee bedeckt. Wie berichtet wurde, waren beide mit einem Seil verbunden. Er ging voraus, sie hinterher als sie plötzlich ausrutschte und ihn mit in die Tiefe riss. Beide tot.

**Fallbeispiel**
Vor nicht allzu langer Zeit machten in unserem Raum 2 Todesfälle einer Wandergruppe des Alpenvereins, Sektion Stuttgart, Schlagzeilen in der Presse. Die Gruppe war auf der Zugspitze unterwegs, als ein Unwetter mit Temperatursturz aufkam. 2 Teilnehmer der Gruppe schwächelten schließlich. Der Bergführer kümmerte sich um sie, während andere Hilfe holten. Kollaptisch und völlig erschöpft starben beide (eine Frau und ein Mann) dennoch.

Mit einem plötzlichen Wetterumschwung im Hochgebirge muss man auch im Sommer rechnen (s. Abb. 11.3). Die Lage kann sich dann dramatisch ändern: Sturm, Temperatursturz, Graupelregen, Hagel, Schneefall, Gewitter, dichter Nebel mit miserablen Sichtverhältnissen und nachfolgender Orientierungslosigkeit bei schwierigem, steini-

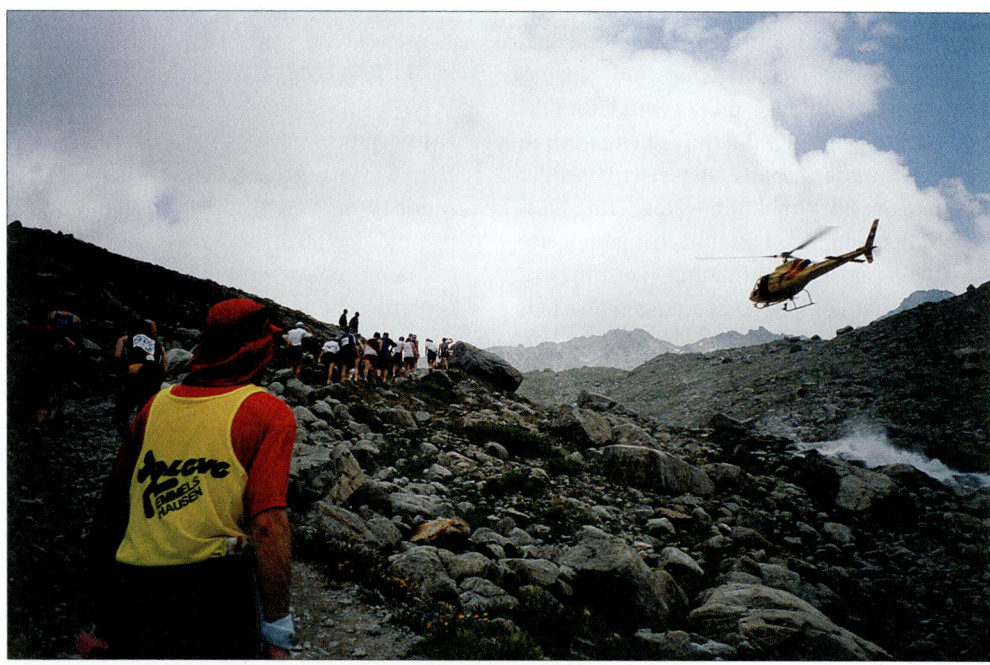

**Abb. 11.3:** Sicherheit oberstes Gebot: Aus dem Hubschrauber wird vor einem nahenden Unwetter nochmals die Hochgebirgsstrecke kontrolliert und Vorsorge getroffen.

gem Gelände mit jetzt glatten Bodenverhältnissen. Hier sind Besonnenheit, adäquate Kleidung und ein optimaler körperlicher Fitnesszustand gefragt, wenn eine solche Situation nach dem Wetterbericht nicht zu erwarten war und deshalb nicht auf eine solche Bergtour verzichtet wurde.

Besonders ältere Menschen, vor allem Männer über 60 Jahre, können unter **Kältebedingungen** die Körperkerntemperatur schlechter halten [39]. Die Temperaturwahrnehmung der Haut ist vermindert. Ältere brauchen daher einen stärkeren Kältereiz, um Schutzmaßnahmen gegen Temperaturänderungen ergreifen zu können. Auch der kältebedingte Antrieb des Stoffwechsels bei abnehmender Muskelmasse und erniedrigtem Grundumsatz im Alter ist verringert. Ein besserer Trainingszustand kann offensichtlich keinen Schutz gegen das Absinken der Körpertemperatur bei Kälte liefern, wohl aber den durch Kälte verursachten Blutdruckanstieg abschwächen [39].

Dennoch sind **Kälteschäden** (s. Tab. 11.10) bei schlechter körperlicher Verfassung, bei Ermüdung, Erschöpfung oder gar Verletzungen häufiger als in einem gut trainierten und akklimatisierten Zustand, wo man durch vermehrte Muskelarbeit mehr Wärme entwickeln kann. Für das Auftreten eines Kälteschadens ist einerseits der Wärmeverlust des Körpers im Gesamten, andererseits der isolierte Wärmeverlust an einer exponierten Oberfläche verantwortlich. Im ersten Fall kommt es zu einem Absinken der Körperkerntemperatur und damit zu einer allgemeinen Unterkühlung, im zweiten Fall zu einem lokalen Kälteschaden, wie zum Beispiel Erfrierungen an den Ohren, Fingern oder Füßen, Frostbeulen und so weiter.

Als Schutzmaßnahme gegen übermäßigen Wärmeverlust wird die Hautdurchblutung gedrosselt. Daneben geben die nach außen führenden Arterien Wärme an das zurückfließende Blut in den begleitenden Venen ab. Das Kapillarblut der Haut ist dadurch praktisch vorgekühlt, sodass ein geringerer Temperaturunterschied zwischen Haut und Umgebung vorliegt. Entsprechend wird weniger Wärme abgegeben. Gegebenenfalls wird durch „Kältezittern" muskulär die Wärmeproduktion erhöht, falls nicht mehr bei zunehmender Erschöpfung, zum Beispiel im Rahmen eines Berglaufes, einer Bergwanderung oder eines Skilanglaufes, genügend Wärme gebildet wird.

Die sich bei sehr kaltem Wetter um den Körper herum bildende schützende Lufthülle wird bei Wind weggeblasen. So entspricht beispielsweise eine Temperatur von –20 °C bei zusätzlichem Wind von 20 m/sec einer Temperatur von –52 °C bei Windstille [15].

**Tab. 11.10:** Mögliche „Nebenwirkungen" unter Kältebedingungen

| Nebenwirkungen der Kälte |
|---|
| Engstellung der Gefäße in den Extremitäten und der Haut (immer der Fall, z.B. „kalte Hände und Füße") |
| Lokale Erfrierungen (Finger, Füße, Ohren u.a.), „Frostbeulen" |
| Unterkühlung bis hin zum Kreislaufschock und Tod |
| Kälteinduziertes Bronchialasthma |
| Dehydration (Wasserverlust) mit Abnahme des Plasmavolumens und Eindickung des Blutes bei erhöhtem Wasserbedarf in der Kälte |
| Blutdruckanstieg |
| Unterzuckerungsgefahr bei erhöhtem Energieverbrauch bei Ausdauerbelastung in der Kälte |
| Verletzungsgefahr bei abrupten Bewegungen und unzureichend warmer Muskulatur |

**Unterkühlung**

Eine Unterkühlung tritt ein, wenn der Wärmeverlust die Wärmeproduktion bei der körperlichen Anstrengung bzw. beim Kältezittern wesentlich überschreitet. Eine Unterkühlung droht vor allem bei ungenügender Kalorien- (Energie-) und Flüssigkeitszufuhr, bei völliger Erschöpfung und ungeeigneter Kleidung trotz Schlechtwetterbedingungen.

> **Fallbeispiel**
> In der renommierten medizinischen Fachzeitschrift The Lancet berichtet L.G.C. Pugh [29] über 3 Todesfälle (ein 19-jähriger, 2 21-jährige Studenten) beim „Four Inns Walk" (Kalifornien/USA) am 14./15. März 1964:
> Dieser 45-Meilen-Marsch in bergigem Gelände (Maximalhöhe um 600 m) ist in der Pfadfinder-Bewegung sehr beliebt. 1964 starteten 80 Mannschaften mit jeweils 3 Mitgliedern im Alter zwischen 17 und 24 Jahren. Die Bestzeit lag seinerzeit um 7,5 h (trainierte Langstreckenläufer!). In der Regel wird die Strecke jedoch in 9,5–22 h von den Teilnehmern absolviert. Beim Start um 6:00 Uhr war das Wetter regnerisch und verschlechterte sich zunehmend im Laufe des Tages, schlechter als die offizielle Wettervorhersage war. Es gab Graupelregen, in der Nacht etwas Schnee. Die Temperaturen lagen im Tal zwischen 4 und 7 °C, in der Höhe 3 Grad weniger. Hinzu kam ein starker Wind. Nach etwa 16 Meilen auf der schwierigsten Strecke des Wettbewerbs mussten erstmals die Rettungskräfte eingreifen und 5 völlig erschöpfte, 2 kollaptische Walker und eine Zahl von anderen Aufgebenden zurückbringen. G.W. musste mit einer Liege transportiert werden. Er war kollaptisch, aber zunächst noch ansprechbar, und bekam auf dem Transport einen Krampfanfall. Nach 2 weiteren Teilnehmern, die angeblich etwa eine halbe Meile vom Kurs entfernt Schutz suchten, wurde am späteren Nachmittag gefahndet. Sie wurden erst 2 Tage später abseits der Strecke tot aufgefunden. Auch G.W. starb bevor das Krankenhaus erreicht wurde.
> Die Obduktion ergab in allen 3 Fällen als Todesursache ein akutes Herzversagen bei extremer Unterkühlung. Wie weiter festgestellt wurde, war die Kleidung nicht wasserdicht. Darüber hinaus wird eine zu geringe Kalorienaufnahme zur Energiegewinnung angenommen. Offensichtlich war auch der Fitnessgrad für diese Ausdauerbelastung unter schlechten Wetterbedingungen für die meisten Teilnehmer nicht ausreichend. So sind nur 22 von 240 Teilnehmern ins Ziel gekommen!

> **Fallbeispiel**
> Bei den in wesentlich höheren Regionen stattfindenden und immer beliebter werdenden teilnehmerstarken Hochgebirgsläufen wie beispielsweise in Davos (Marathon und 78 km) wurden derartig tragische Zwischenfälle bisher nicht beobachtet. Nachdem dieser Lauf erstmals über die Keschhütte (2.630 m Höhe) geführt wurde, in den Jahren zuvor über den Sertigpaß (2.740 m), wollte der Autor selbst wie üblich mit dem Fotoapparat laufend auch diese neue Strecke kennen lernen und kam zwischen Keschhütte und Scalettapass auf dem schmalen, steinigen, teilweise von Wasser überfluteten Panoramatrail in 2.600 m Höhe nur mit T-Shirt und kurzer Sporthose bekleidet überraschend in ein Unwetter (s. Abb. 11.3). Ein Hubschrauber kontrollierte wohl nochmals die Strecke, als schon dicke dunkle Wolken aufzogen, vielleicht hatte er aber auch nur die Plastikmüllsäcke zu einer

## 11.4 Unwetter, Kälte

> Kontrollstelle gebracht, wo sie uns leicht bekleideten Läufern gereicht wurden, als es bei zunehmendem Wind kälter wurde und zu regnen begann. Ehrlich gesagt, als ich den Plastiksack dankend entgegennahm, ihn überstülpte, nachdem ich Löcher für Kopf und Arme eingerissen hatte, dachte ich weniger an meine Gesundheit als vielmehr an meinen Fotoapparat! Das aufziehende Unwetter schließlich in 2.600 m Höhe haben wir beide, der Fotoapparat und ich, dank des Müllsackes „überlebt", – und dank der Wettkampforganisation! **Auch das sind Erlebniswerte, die mit keiner naturwissenschaftlichen Testmethode erfassbar sind!**

Dennoch sollte man das Gesundheitsrisiko durch prophylaktische Maßnahmen so klein wie möglich halten (s. Tab. 11.11). Vor allem ist ein vermehrter Wärmeverlust zu vermeiden, um einer **Unterkühlung (Hypothermie) vorzubeugen**. Dazu gehört eine **geeignete Kleidung**, ggf. bindet man sich eine Regenjacke um die Hüfte oder trägt „für alle Fälle" wärmende und Wasser abstoßende Kleidung in einem kleinen Rucksack zur Reserve mit sich. Gegenüber den Naturfasern, zum Beispiel Baumwolle, haben die Chemiefasern nicht nur den Vorteil, glatter zu sein und damit die Haut weniger wund zu scheuern, sondern auch eine bessere Wärmeregulation des Körpers zu unterstützen. Da Baumwolle stark Schweiß aufnimmt, ist die Feuchtigkeitskapazität der Baumwollkleidung bei Langstreckenläufern bald erschöpft. Das flüssigkeitsgetränkte Textil bleibt dann an der Haut kleben. Durch die Verdunstung der angestauten Feuchtigkeit droht insbesondere durch Windeinwirkung eine örtliche Unterkühlung bis hin zu Erfrierungen.

In der Kälte bewirkt bekanntlich nicht die Faser selbst die Thermoisolation, sondern die Luft in den Poren, die durch das feuchtigkeitsbedingte Aufquellen verschlossen sind und somit keine Luft mehr enthalten. Andererseits kann bei hohen Außentemperaturen der Schweiß durch die verschlossenen Poren nicht mehr verdampfen, sondern rinnt größtenteils an der Haut herab, sodass unter Hitzebedingungen die Gefahr eines Hitzeschadens besteht (s. Kap. 10). Eine Chemiefaser ist dagegen Wasser abstoßend, die Poren bleiben also offen. Lufteinlass, Wärmeableitung sowie Schweißverdunstung unter Hitzebedingungen und Thermoisolation unter Kältebedingungen bleiben erhalten.

Genauso wichtig wie die Kleidung ist ein **guter Trainingszustand**. Nur wer lang genug laufen oder ein zügiges Gehtempo einhalten kann, entwickelt in der Kälte genügend Wärme und schützt sich bereits dadurch vor Unterkühlung. Selbst unter **Kältebedingungen** ist es jedoch nicht ratsam, sich vor einem langen und schwierigen Gebirgslauf ausgiebig warmzulaufen, was sinnigerweise auf den ersten Wettkampfkilometern geschieht. Dieser unnütze Energie-

**Tab. 11.11:** Vorbeugung von Kälteschäden

| Vorbeugung von Kälteschäden |
|---|
| Geeignete Kleidung |
| Wenn möglich Akklimatisation |
| Für einen guten körperlichen Trainingszustand sorgen |
| Genügend hohe Kalorien- und Flüssigkeitszufuhr |
| Bei Erschöpfung, anhaltendem Kältezittern, ständigem Stolpern oder Fallen rechtzeitig Hilfe in Anspruch nehmen; im Falle eines Berglaufes den Wettkampf beenden |

verbrauch könnte sich in der Höhe rächen, wenn bei zunehmender Erschöpfung mit entleerten Glykogenspeichern (Kohlenhydratreserven) der Schritt immer langsamer und schwerfälliger wird. Die Muskulatur produziert bei herabgesetzter Aktivität immer weniger Wärme. Bei gutem Trainingszustand, genügender Flüssigkeits- und Kohlenhydrataufnahme wird diese extreme Tempoverlangsamung überhaupt nicht oder erst kurz vor dem Ziel auftreten. Gerade bei den sehr Langsamen, die sich lange auf der Strecke befinden, ist mangels ausreichender muskulärer Wärmeentwicklung unter extrem widrigen Wetterbedingungen mit einer Unterkühlung, eventuell auch Unterzuckerung (s. dort) zu rechnen.

**Symptome einer Unterkühlung**

Diese Läufer stolpern zunächst häufig, fallen später wiederholt, fangen schließlich an, Unsinniges zu reden. Oft tritt Kältezittern auf. Die Kerntemperatur liegt dann noch über 32 °C. Diejenigen, die nicht zittern, aber Bewusstseinsstörungen aufweisen, haben bereits eine Kerntemperatur von unter 32 °C [31]. Hier liegt bereits ein lebensbedrohlicher Notfall vor mit notwendiger Krankenhausaufnahme. In diesem Fall muss jede unnötige passive Bewegung des unterkühlten Körpers, jede Umlagerung usw. bis zur Krankenhausaufnahme vermieden werden, damit sich das kältere Blut in der Peripherie (Haut, Extremitäten) nicht mit dem Körperkernblut mischen kann. Bei ungenügender Atmung muss beatmet werden, notfalls Mund zu Mund. Durch Auflegen von Wärmebeuteln, Heizdecken u.a. muss versucht werden, die Temperatur anzuheben, bei vollem Bewusstsein gibt man heiße Getränke, jedoch keinen Alkohol. Mit einem Wiedererwärmungsschock muss man rechnen bei einem Blutdruckabfall aufgrund einer Weitstellung der Haut- und Extremitätengefäße mit Rückfluss des kalten Blutes in den Körperkern nach Wärmeanwendung.

Die Engstellung der Gefäße in den Extremitäten und der Haut durch Kälteeinfluss mit verminderter Durchblutung und verringertem Stoffwechsel in der Zelle bei zusätzlich ungenügender Flüssigkeitsaufnahme (Bluteindickung) fördert lokale Erfrierungen, wie beispielsweise Frostbeulen.

Auf die im Alter zunehmende Empfindlichkeit der Bronchien bei Abkühlung des Gesichts bzw. auf das Anstrengungsasthma mit vermehrter Atemnot durch das Einatmen kalter wasserdampfarmer Luft wird in Kapitel 5 eingegangen.

## Literatur

[1] Anand JS et al., Adult subacute mountain sickness – a syndrome of congestive heart failure in man at very high altitude. Lancet (1990), 335, 561–565
[2] Bärtsch P, High altitude pulmonary edema. Respiration (1997), 64, 435–443
[3] Bärtsch P, Höhenkrankheiten. Dtsch Z Sportmed (2000), 51 (12), 396–400
[4] Bärtsch P et al., Comparison of Carbondioxide-enriched, oxygen-enriched and normal air in treatment of acute mountain sickness. Lancet (1990), 336, 772–775
[5] Bärtsch P et al., Schützt Trinken vor Bergkrankheit? Schweiz Z Sportmed (1993), 41, 7–13
[6] Barry PW, Pollard AJ: Altitude illness. Brit med J (2003), 326, 915–919
[7] Basnyat B, Murdoch DR, High-altitude illness. Lancet (2003), 361 (9373), 1967–1974
[8] Berglund B, High-altitude training. Aspects of haematological adaptation. Sports Med (1992), 14, 289–303
[9] Berglund B, Effekte und Nebenwirkungen von Blut- und Erythropoietindoping. Dtsch Z Sportmed (1999), 50, 350–355
[10] Böning D et al., After-effects of a high altitude expedition on blood. Int J Sports Med (1997), 18, 179–185
[11] Böning D et al., Carbon dioxide storage and nonbicarbonate buffering in the human body before and after an Himalayan expedition. Eur J Appl Physiol (1999), 79, 457–466
[12] Chapman Rf, Stray-Gundersen J, Levine BD, Individual variation in response to

altidude training. J Appl Physiol (1998), 85, 1448–1456
[13] Eckardt KU et al., Rate of erythropoietin formation in humans in response to acute hypobaric hypoxia. J Appl Physiol (1989), 66, 1785–1788
[14] Ekblom B, Berglund B, Effect of erythropoietin administration on maximal aerobic power. Scand J Med Sci Sports (1991), 1, 88–93
[15] Flora G, Allgemeine Unterkühlung – örtliche Erfrierung. Z Allg Med (1982), 58, 1503
[16] Friedmann B et al., Effects of iron supplementation on total body hemoglobin during endurance training at moderate altitude. Int Sports Med (1999), 20, 78–85
[17] Hackett PH, Rennie DB, The incidence, importance and prophylaxis of acute mountain sickness. Lancet (1976), 2 (7996), 1149–1155
[18] Hartmann U, Mader A, Mester J, Behavior of hemoglobin and hematocrit in cross- and longitudinal sections of elite athletes. Int J Sports Med (1999), 20, 22
[19] Hochstrasser J, Nanzer O, Oelz O, Das Höhenödem in den Schweizer Alpen. Beobachtungen über Inzidenz, Klinik und Verlauf bei 50 Patienten der Jahre 1989–1984. Schweiz Med Wschr (1986),116 (26),866–873
[20] Honigman B et al., Acute mountain sickness in a general tourist population at moderate altitudes. Ann Intern Med (1993), 118 (8), 587–592
[21] Jokl E, Jokl P, Hypoxie bei den Olympischen Spielen in Mexiko City. Abbottempo (1969), 4, 8–13
[22] Jungmann H, Sport in großen Höhen. Sportarzt Sportmed (1965), 8, 277
[23] Levine BD, Stray-Gundersen J, „Living high – training low": effect of moderate-altitude acclimatization with low-altitude training on performance. J Appl Physiol (1997), 83, 102–112
[24] Maggiorini M et al., Prevalence of acute mountain sickness in the Swiss Alps. Brit med J (1990), 301, 853–855
[25] Mairbäurl H, Höhenakklimatisation. Dtsch Z Sportmed (2000), 51 (12), 390–395
[26] Mairbäurl H et al., Unchanged in vivo P50 at high altitude despite decreased erythrocyte age and elevated 2,3-dihosphogycerate. J Appl Physiol (1990), 68, 1186–1194
[27] Milledge JS et al., Acute mountain sickness susceptibility fitness and hypoxic ventilatory response. Eur J Respir (1991), 4, 1000–1003

[28] Plata R, Angiotensin-converting-enzyme inhibition therapy in altitude polycythaemia. A prospective randomised trial. Lancet (2002), 359, 663–666
[29] Pugh LGC, Deaths from exposure on Four Inns walking competition, March 14–15, 1964. Lancet (1964), (May), 1210–1212
[30] Ried ID, Carter KA, Ellsworth A, Acetazolamide or dexamethasone for prevention of acute mountain sickness: a meta-analysis. J Wildern Med (1994), 5, 34–48
[31] Sallis R, Chassay CM, Recognizing and treating common cold-induced injury in outdoor sports. Med Sci Sports Exerc (1999), 31 (10), 1367–1373
[32] Samaja M et al., Human red blood cell aging at 5050-m-altitude: a role during adaptation to hypoxia. J Appl Physiol (1993), 75, 1696–1701
[33] Sawka MN et al., Blood volume: importance and adaptations to exercise training, environmental stress, and trauma/sickness. Med Sci Sports Exercise (2000), 32, 332–348
[34] Schmidt W et al.,Training induced effects on blood volume, erythrocyte turnover and hemoglobin oxygen binding properties. Eur J Appl Physiol (1988), 57, 490–498
[35] Schuhmacher YO et al., Hämoglobin, Hämatokrit und Blutzellindices bei Hochleistungsradsportlern vor EPO. Sind die aktuellen Grenzwerte für Blutkontrollen valide? Dtsch Z Sportmed (1999), 50 (Sonderheft), 25
[36] Schuhmacher YO et al., Hemoglobin hematocrit and red blood cell indices in elite cyclists. Are the control values for blood testing valid? Int J Sports Med (1999), 20, 21
[37] Shlim DR, Gallie J, The causes of death among trekkers in Nepal. Int J Sports Med (1992), Suppl. 1, S 74–76
[38] Singbartl G, Adverse events of erythropoietin in long-term and in acute/short-term treatment. Clin Investig (1994), 72 (6 Suppl.), S 36–43
[39] Smolander J, Effect of cold exposure on older humans. Int J Sports Med (2002), 23, 86–92
[40] Terrados N et al., Is hypoxia a stimulus for synthesis of oxidative enzymes and myoglobin? J Appl Physiol (1990), 68, 2369–2372
[41] Vergouwen PC, Collee T, Marx JJ, Haematocrit in elite athletes. Int J Sports Med (1999), 20 (8), 538–541

# 12 Störungen des Wasser- und Elektrolythaushaltes sowie Nierenprobleme

## 12.1 Hyponatriämie

**Fallbeispiel**
2001 hatte sich meine Tochter Larissa mit der besten Zeit von 15:55 Minuten für die amerikanischen Hochschulmeisterschaften (NCAA) über 5.000 m Indoor (Halle) qualifiziert und zählte daher zu den Favoriten. Tags zuvor hatte sie bereits einen ständigen Harndrang, wie sie später erzählte. Sie habe deshalb „literweise" Wasser getrunken, um nicht dehydriert in den Wettkampf zu gehen. Das dann von ihr eingeschlagene gewohnt schnelle Tempo konnte sie nicht durchhalten. Sie habe bereits Mitte des Rennens einen Schwächeanfall bekommen, quälte sich jedoch noch in 16:40 Minuten ins Ziel, wo sie schließlich kollabierte. Da sie sich in den nächsten 10–20 Minuten nicht wieder erholte, wurde sie ins Krankenhaus gebracht. Dort wurde eine **Hyponatriämie** bei weiter vorliegender Blutdruckerniedrigung festgestellt. Nach 2 natriumangereicherten Infusionen erholte sich Larissa wieder und konnte entlassen werden. Als Ursache des Harndrangs, der Larissa zu der übermäßigen Wasserzufuhr mit Ausschwemmung des Natriums und Blutverdünnung (Überwässerung) bewog, wurde später eine Harnblasenentzündung („Reizblase") von ärztlicher Seite durch Urinuntersuchung diagnostiziert.

**Fallbeispiel**
Eine dramatischere Hyponatriämie beschreiben Frizzel und Mitarbeiter [9]: Der 5. Ultralangstreckenlauf (100 km) der American Medical Jogger Association (entspricht dem Deutschen Verband Langlaufender Ärzte und Apotheker) fand am 2. Oktober 1983 in Chicago bei außerordentlich hohen Temperaturen mit einem Spitzenwert von 32 °C statt. Ein 24-jähriger Medizinstudent und ein 45-jähriger Arzt hatten während des Laufes 20 bzw. 24 l Flüssigkeit vorwiegend in Form von Wasser und Cola zu sich genommen. (Cola enthält etwa 6 mmol Natrium, 1 mmol Kalium und 460 kcal/l Energie). Der geschätzte Flüssigkeitsverlust (14 l Schweiß, 3 l Urin) betrug 17 l. Dieses Zuviel an salzarmer Flüssigkeit (Verdünnungseffekte im Blut) und der erhebliche Salzverlust über den Schweiß (10–100 mmol/l) erklären den nach notfallmäßiger Krankenhausaufnahme mit 123 bzw. 118 mmol/l (normal 135–148) gemessenen erniedrigten Natriumwert der Läufer. Der 24-jährige Medizinstudent mit einer Marathon-Bestzeit von 2:54 h hatte schon 15 Ultralangstreckenläufe absolviert und beendete auch diesen Lauf als zweiter in einer Zeit von 8:36 h. 5 Minuten danach wurde er schläfrig und desorientiert aufgefunden. Er erlitt schließlich einen generalisierten Krampfanfall mit vorübergehendem Atemstillstand. Der 45-jährige Arzt mit einer Marathon-Bestzeit von 3:21 h war nach 80 Kilometern und einer Zeit von 10:36 h desorientiert und verwirrt. Im

Gegensatz zu den deutlich erniedrigten Natriumwerten lag bei beiden Läufern im Krankenhaus das Kalium im Normbereich. Dies ist verständlich, da die Kaliumausscheidung im Schweiß mit 4–10 mmol/l gering ist und beim Glykogenabbau sowie durch mechanische Zerstörung der roten Blutkörperchen (Hämolyse) Kalium freigesetzt wird.

Hyponatriämien werden in der Regel erst bei Strecken ab Marathonlänge beobachtet. So konnten Holtzhausen und Mitarbeiter [15] bei einem Ultramarathon von 56 Kilometern in 8% der Läufer, die medizinischen Dienst in Anspruch nahmen, eine Hyponatriämie registrieren. Beim Neuseeland-Ironman-Triathlon waren es 18% [35], beim Hawaii-Ironman-Triathlon 29% [14]. Nach einer Studie von Almond und Mitarbeitern [2] hatten beim Boston-Marathon 13% der untersuchten 488 Läufer eine Hyponatriämie. Betroffen waren meist Frauen bzw. Läufer mit einem sehr niedrigen oder hohen Body-Mass-Index, einer Laufzeit von über 4 Stunden, einem weniger guten Trainingszustand und einer Trinkmenge von über 3 Litern. Dabei wurde kein Unterschied zwischen der Aufnahme von Wasser oder Sportdrinks gefunden. Viele der Ausdauersportler haben bei mäßig erniedrigtem Natrium subjektiv keine Probleme. So waren beispielsweise nach der Untersuchung von Speedy und Mitarbeiter [35] 31% der „Finisher" des Neuseeland-Triathlons trotz eines nachgewiesenen erniedrigten Natriums asymptomatisch, wobei allerdings nur in 1,5% der Fälle eine Konzentration von unter 130 mmol/l unterschritten wurde.

Doch ist zu vermuten, dass manche Symptome von den Sportlern als so gering empfunden werden, dass sie nicht einmal erwähnenswert erscheinen. Bei einem Natriumspiegel unter 125 mmol/l waren alle Sportler symptomatisch [35].

Zu den **unspezifischen Symptomen** der **Hyponatriämie** zählen
- leichte Kopfschmerzen
- Unwohlsein
- Müdigkeit
- Übelkeit, manchmal Erbrechen.

In **ausgeprägteren Fällen** treten hinzu:
- stärkere Kopfschmerzen
- Koordinationsprobleme
- Verwirrtheit, Desorientiertheit
- zerebrale Krampfanfälle
- Bewusstlosigkeit.

Manchmal werden die Beschwerden von den Läufern als Folge einer Dehydration missdeutet, sodass noch mehr getrunken wird.

**Fallbeispiel**
So kommt in der New York Times der Rennarzt Dr. Arthur Siegel in einem Artikel [20] zur Studie von Almond und Mitarbeitern [2] zu Wort. Er beschreibt eine Läuferin, die beim Boston-Marathon 2002 nach 5 Stunden Laufzeit bei Meile 20 (32 km) hielt und knapp einen halben Liter trank, da sie meinte, dehydriert zu sein. Wenige Minuten später kollabierte sie bei einem Natriumspiegel von 113 mmol/l (normal 135–150 mmol/l). Im weiteren Verlauf konnte nur noch der Hirntod bei Hirnschwellung festgestellt werden.

Als Ursache der Hyponatriämie kommt wohl in den meisten Fällen eine **Überwässerung** und nicht eine Dehydrierung (Wasserdefizit) in Frage. So fanden O'Toole und Mitarbeiter [25] bei den Athleten mit erniedrigtem Natrium eine geringere Gewichtsabnahme nach dem Hawaii-Triathlon als bei denen mit normalen Natriumspiegel. Die Werte sprachen dafür, dass Dehydration eher zu einer Hypernatriämie führt. Dies erscheint verständlich. So konnten auch wir zeigen, dass sämtliche 15 Läufer nach einem 20-km-

## 12.1 Hyponatriämie

**Tab. 12.1:** Elektrolytverhalten bei 15 Läufern vor und nach einem 20-km-Trainingslauf. Vor und während des Laufes wurde nicht getrunken oder gegessen.

|  | Calcium (mmol/l) | Kalium (mmol/l) | Natrium (mmol/l) |
|---|---|---|---|
| Normalwerte | 2,1–2,6 | 3,6–5,0 | 135–150 |
| Vor dem Lauf (Mittelwerte) | 2,49 | 4,55 | 146,46 |
| Nach dem Lauf (Mittelwerte) | 2,59 | 4,73 | 149,75 |

Trainingslauf ohne Flüssigkeitsaufnahme mit dem Natriumspiegel von 146,46 auf 149,75 mmol/l durch Hämokonzentration, also Wasserverlust mit Eindickung des Blutes, angestiegen sind (s. Tab. 12.1). Manche lagen über dem oberen Normwert von 150 mmol/l. Hinzu kommt, dass Trainierte über den Schweiß weniger Natrium verlieren als Untrainierte (s. Kap. 10).

Dennoch ist es nicht ausgeschlossen, dass sich bei langen Strecken vor allem unter Hitzebedingungen eine Hyponatriämie durch Natriumverlust über den Schweiß ohne ausreichenden Ersatz entwickelt, ohne dass bei adäquater Flüssigkeitszufuhr eine Überwässerung vorliegt. So untersuchten Vrijens und Rehrer [40] den Einfluss von destilliertem Wasser im Vergleich zu einem natriumhaltigen (18 mmol/l = 414 mg/l) Sportgetränk auf die Natriumkonzentration von 10 Athleten während dreistündiger Belastungen bzw. bis zum Belastungsabbruch auf dem Fahrradergometer mit 55% der maximalen Sauerstoffaufnahme. Unabhängig von der Belastungszeit nahm die Natriumkonzentration im Blutserum bei denen, die Wasser tranken, signifikant mehr ab als bei denen, die das Sportgetränk zu sich nahmen. Eine Versuchsperson der Wassergruppe entwickelte bereits nach dieser relativ kurzen Belastungszeit eine Hyponatriämie von 128 mmol/l. Auffallend war auch der Zusammenhang zwischen Belastungszeit und Natriumkonzentration: Je geringer die Natriumkonzentration war, desto geringer war das Leistungsvermögen mit vorzeitigen Belastungsabbrüchen. Auch die Urinproduktion war umso geringer, je niedriger der Serum-Natriumspiegel war.

### Behandlung und Vorbeugung

Eine asymptomatische Hyponatriämie ist nicht zu behandeln. Der Natriumverlust ist bei üblicher „Hausmannskost", die in der Regel zu viel Natrium enthält, schnell wieder ausgeglichen. Selbst in schwereren Fällen mit Kollaps „ lohnt" sich meist das Abwarten unter stationären Bedingungen, bis nach etwa 2–4 Stunden durch eine verstärkt einsetzende Diurese das überschüssige Wasser über den Urin wieder ausgeschieden wird und sich der Natriumspiegel dadurch normalisiert, was mehr als 12 Stunden in Anspruch nehmen kann.

Auf keinen Fall sollten kollabierte Ultralangstreckler mit Hyponatriämie aufgrund einer Überwässerung durch eine Infusion noch mehr mit Wasser überladen werden [34]. Eine solche Infusion ist nur bei einem Natriummangel ohne Überwässerung sinnvoll. Hier reicht allerdings auch häufig das Trinken von Fleischbrühe oder das Essen einer salzigen Suppe, Salzbrezeln u.a. Hypertone (kochsalzangereicherte) Infusionen sollten nur in schweren symptomatischen Fällen mit ausgeprägter Hyponatriämie gegeben werden [17].

Bei einer Literaturauswertung von Fallstudien errechneten Speedy und Noakes [34] bei den Sportlern mit Hyponatriämie eine mittlere Flüssigkeitsaufnahme von 1,2 l/Stunde. Diese Werte liegen höher als die für Ultradistanzwettbewerben angegebenen 500–1.000 ml/Stunde. Die maximale Urinproduktion liegt bei 700–900 ml/ Stunde.

Offensichtlich scheinen Frauen, kleinere und langsame Läufer für eine Hyponatriämie anfälliger zu sein. Speedy und Noakes [34] raten diesen, grundsätzlich an der unteren

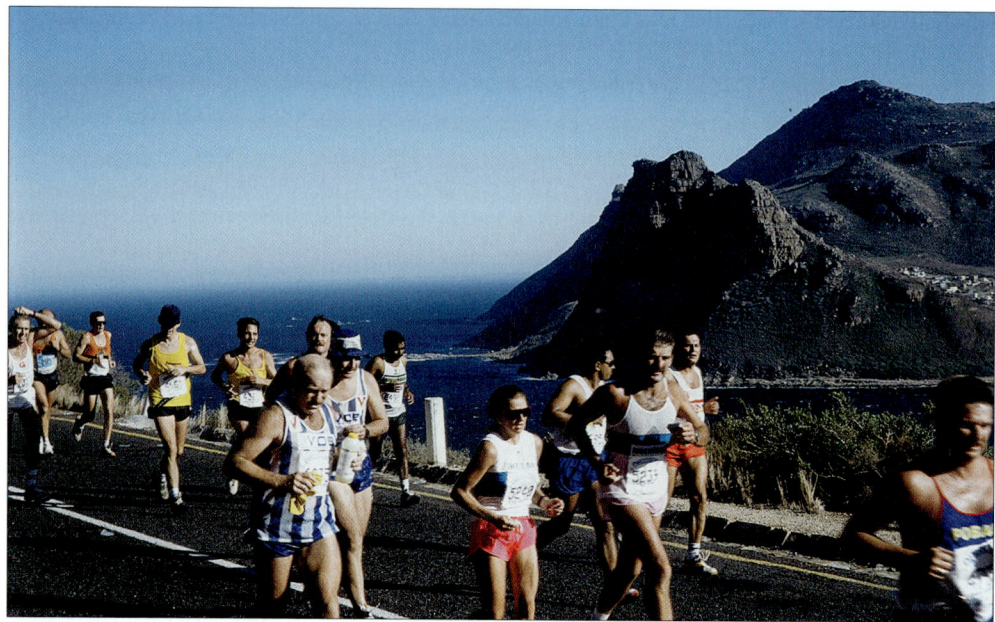

**Abb. 12.1:** Auf Ultralangstrecken, wie hier beim recht bergigen „Two Oceans"-Lauf vom Indischen Ozean zum Atlantik (56 km) in Kapstadt/Südafrika, sind kochsalzhaltige Getränke vor allem unter Hitzebedingungen angebracht. Kleinere Läufer, vor allem Frauen, sollten allerdings dabei im Bereich der unteren empfohlenen Trinkmenge bleiben.

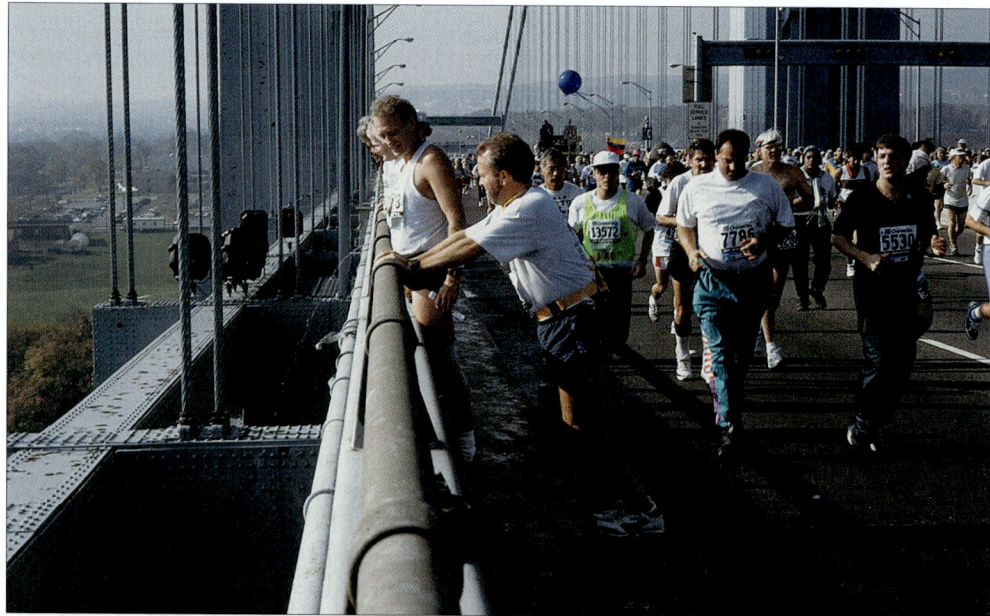

**Abb. 12.2:** Kurz nach dem Marathonanstehen und dem Start ist bei Läufern, die vorher noch reichhaltig getrunken hatten, der Harndrang so groß, dass sie „ungeniert", wie hier von der Verrazano-Brücke, urinieren. Dagegen wartete der Läufer im Vordergrund verschämt bis der Autor seine Kamera wegsteckte. (Wie ein New Yorker Reiseleiter mitteilte, sind die Autofahrer auf der darunter liegenden freien Bahn über diese Unsitte erzürnt, da bei entsprechender Windrichtung ohne Betätigung der Scheibenwischer die Sicht durch Läuferurin getrübt wäre!)

## 12.1 Hyponatriämie

Grenze der empfohlenen Flüssigkeitsmenge zu bleiben. Auf jeden Fall soll übermäßiges Trinken während einer Ausdauerbelastung vermieden werden. 500 ml pro Stunde seien ausreichend. Kochsalzhaltige Getränke sind bei Ultralangstrecken (s. Abb. 12.1), sicherlich anzuraten. Die häufig zu hörende Ansicht, dass durch den Kochsalzzusatz die Resorption im Darm wie auch der Transport in die Zelle beschleunigt würde, scheint nicht zuzutreffen [10].

Die häufig empfohlene Hyperhydration [31], also das vorbeugende reichhaltige Trinken (500–750 ml) über den aktuellen Bedarf bereits vor dem Wettkampf, führt dazu, dass viele Läufer und Läuferinnen bereits nach wenigen Kilometern urinieren müssen (s. Abb. 12.2), obwohl sie erst kurz vorher auf der Toilette waren (bzw., wie in Abb. 12.3 dargestellt, vor dem Marathonstart in New York an der längsten „Pinkelrinne" der Welt ihre Harnblase entleerten). Das vorbeugende

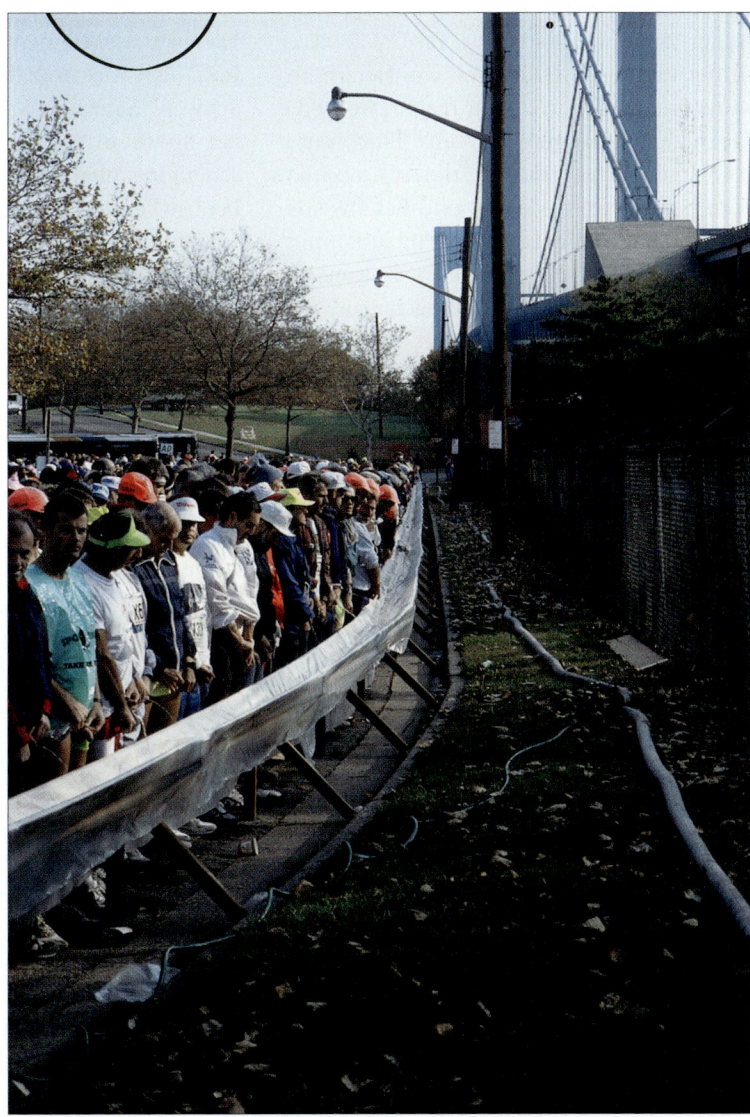

**Abb. 12.3:** Anstehen an der längsten „Pinkelrinne" (Urinal) der Welt beim New York-Marathon. Selbst Läufer, die zu blutigem Urin neigen, brauchen die Blasenentleerung nicht zu fürchten, da sich die Harnblase bereits bei der Startaufstellung wieder etwas füllen kann, bei hyperhydrierten Läufern derartig stark, dass sie bereits kurz nach dem Start wieder urinieren müssen

Trinken (Hyperhydrieren) kann zusätzlich eine Hyponatriämie begünstigen. Das Wiegen vor und nach einem Langstreckenlauf gibt einen Anhalt für die Trinkmenge. Wer zugenommen hat, hat auf jeden Fall zu viel getrunken. Eine Gewichtsabnahme bis zu 3% des Körpergewichts ist noch tolerabel (s. auch Kap. 10).

## 12.2 Magnesiummangel

Eine häufige Elektrolytstörung beim Sportler ist der Magnesiummangel (s. Tab. 12.2). Da er in der Regel erst Symptome wie Herzrhythmusstörungen oder Tremor macht, wenn die Magnesiumkonzentration im Blut unter 0,45 mmol/l (normal 0,76–1,10) absinkt, wird bei geringem Mangel und Beschwerdefreiheit kein Arzt aufgesucht. Hinzu kommt, dass Magnesium nur zu 1% im Blut gelöst, also extrazellulär, vorliegt, dagegen zu 99% in der Zelle. Bei der methodisch einfacheren Magnesiumbestimmung im Blut wird daher ein Magnesiummangel oft nicht erkannt. So wird mit dieser einfacheren Methode etwa bei 20% der Sportler ein Magnesiummangel diagnostiziert, mit dem Magnesium-Loading-Test (0,1 mmol Mg/kg Körpergewicht i.v., 48 Stunden Sammelurin auf Mg-Ausscheidung testen) sogar bei 50% [29]!

Magnesium wirkt als Kofaktor an über 300 enzymatischen Stoffwechselvorgängen. Neben der Zellmembranstabilisierung ist Magnesium vor allem bei der Energiegewinnung beteiligt. Sie ist bei einem Magnesiummangel gestört, zumal die zelluläre Traubenzuckeraufnahme durch Mg verbessert ist. Bei einem ausgeprägteren Magnesiummangel ist daher die Leistung des Sportlers herabgesetzt. Daneben neigt er zu Muskelkrämpfen und Herzrhythmusstörungen.

Ein Magnesiummangel wird verursacht durch einen erhöhten Bedarf, wie es beim Sportler der Fall ist, durch eine verminderte Magnesiumaufnahme (Kost) und/oder durch einen erhöhten Magnesiumverlust über die Niere (Wasser treibende Medikamente, Alkohol), den Darm (z.B. Durchfall) oder den Schweiß. Saur und Mitarbeiter [29] konnten bei Sportlern eine höhere Magnesiumausscheidung über die Nieren nachweisen als bei Untrainierten.

Unter Belastung kommt es zu einer Verschiebung des Magnesiums vom Extrazellulärraum (Blut) in die Zelle, wo es bei der Energiegewinnung vermehrt gebraucht wird [4]. Der Magnesiumspiegel im Blut sinkt vorübergehend. Je höher die Belastung ist, desto mehr Magnesium wird in die Zelle geschleust.

Bei einer kalorisch ausgeglichenen Mischkost (im Gegensatz zur Reduktionskost) mit viel Obst und Gemüse ist im Breitensport in der Regel keine zusätzliche Magnesiumeinnahme erforderlich, was im Hochleistungssport meist vorbeugend praktiziert wird. Besonders magnesiumhaltig sind Weizenkleie, Weizenkeime, Haferflocken, Kakao, Nüsse, Schokolade usw. Wird zu viel Magnesium zugeführt, so wird es bei normaler Nierenfunktion entsprechend wieder ausgeschieden. Bei eingeschränkter Nierenfunktion und Dehydration (Wasserdefizit) kann der Magnesiumspiegel überschießend ansteigen, gefolgt von Schwäche, Müdigkeit, Durchfall, Übelkeit und Erbrechen. Selbst bei Einnahme eines gering dosierten Magnesiumpräparates kann bei empfindlichen Personen auch ohne erhöhten Magnesiumspiegel im Blut Durchfall auftreten.

**Tab. 12.2:** Symptome bei Magnesiummangel

| Symptome bei Magnesiummangel |
| --- |
| Muskelschwäche, Neigung zu Muskelkrämpfen, Tremor |
| Müdigkeit und Schlaflosigkeit |
| Kopfschmerzen |
| Appetitlosigkeit, Übelkeit |
| Herzrhythmusstörungen |
| Verwirrtheit |

## 12.3 Nierenfunktionsstörung, Urinveränderungen

**Fallbeispiel**
Ein 40-jähriger Läufer hatte an einem 24-h-Lauf unter Hitzebedingungen teilgenommen. Dabei bekam er Magenprobleme mit Völlegefühl und leichter Übelkeit. Er suchte deshalb am nächsten Tag seinen Hausarzt auf. Dieser stellte einen mit 2,2 mg% erhöhten Kreatininwert sowie etwas Eiweiß und einzelne rote Blutkörperchen im Urin fest. Er überwies deshalb den Läufer zu einem Nephrologen, der den Befund bestätigte. Es sollte noch eine stationäre Aufnahme zur weiteren Diagnostik in einem nephrologischen Zentrum erfolgen, das aber in nächster Zeit noch kein Bett frei hatte. In der Zwischenzeit musste sich der Ultralangstreckenläufer von seinen Angehörigen und Freunden ständige Vorwürfe wegen seiner Laufleidenschaft anhören. Rund 8 Tage später suchte deshalb der mittlerweile beschwerdefreie Ausdauersportler, der befürchtete, nun das Laufen aufgeben zu müssen, auch noch unsere Praxis auf. Die erneute Labor- und Urinkontrolle ergab jetzt wieder einen Normalbefund, der sich auch nephrologisch bestätigte.

Während mäßige körperliche Belastung zu einer Steigerung der Nierendurchblutung führen kann [37, 39], sind bei lang dauernden hochintensiven Belastungen Durchblutungsstörungen mit Einschränkungen der Nierenfunktion beobachtet worden [21]. Doch können auch Bluthochdruckkranke bzw. Patienten mit Neigung zum Bluthochdruck bereits bei geringerer körperlicher Belastung eine Verminderung der Nierendurchblutung haben [6]. Die Verminderung der Nierendurchblutung wird in erster Linie durch den **Körpertemperaturanstieg** bei gleichzeitigem **Wasserverlust** über den Schweiß provoziert. Auch die belastungsbedingt vermehrte **Adrenalinausschüttung** trägt über eine **Vasokonstriktion** zu einer vorübergehenden Drosselung der Nierendurchblutung bei.

In seltenen Fällen kann es auch über Zerstörung von Muskelfasern (Rhabdomyolyse), vor allem unter Hitzebedingungen und Drogeneinfluss, zu einem akuten Nierenversagen kommen [1, 11] (s. Kap. 2). Auch bei Einnahme von **nichtsteroidalen entzündungshemmenden Medikamenten** (engl. Abkürzung: **NSAID**, deutsch: nichtsteroidale Antirheumatika **NSAR**), wie beispielsweise Diclofenac oder Ibuprofen, muss man besonders unter hohen Belastungen in sehr seltenen Fällen mit einem vorübergehenden Nierenversagen rechnen. Diese Medikamente wirken über eine Hemmung der Prostaglandin-Bildung schmerzlindernd und entzündungshemmend. Die Prostaglandine wiederum wirken einer verminderten Nierendurchblutung bei Belastung entgegen. Durch die Prostaglandinhemmung kann sich nun unter längeren Ausdauerbelastungen in großer Hitze, vor allem bei Dehydration über eine extrem erniedrigte Nierendurchblutung und eine verminderte glomeruläre Filtration ein Nierenversagen entwickeln.

Auch wenn bei einem Ausdauersportler wie in unserem eingangs erwähnten Beispiel die Nierenfunktionseinschränkung (Kreatininerhöhung) sich innerhalb weniger Tage wieder vollkommen zurückbildet, sollte man immer den betroffenen Niereninsuffizienten nach der Einnahme von NSAID wie Diclofenac oder Ibuprofen fragen und von der weiteren Einnahme, besonders vor Ausdauerwettkämpfen, abraten. Wegen der in der Bevölkerung weit verbreiteten Einnahme bei orthopädischen Problemen soll nochmals betont werden, dass die Nierenfunktion unter NSAID auch ohne körperliche Anstrengung immer, klinisch meist unbedeutend eingeschränkt ist [22]. Das gilt auch für die neueren COX-2-Hemmer wie Rofecoxib (Vioxx R) oder Celecoxib (Celebrex R), wobei

Ersterer in einer Studie schlechter abschnitt [41] und mittlerweile in Deutschland wegen vermehrter Herz-Kreislauf-Probleme aus dem Handel genommen wurde. Insgesamt gesehen ist die bei empfindlichen Personen aufgetretene Niereninsuffizienz nach Absetzen der Arznei immer reversibel, das heißt ohne bleibenden Schaden [26].

Während das **Kreatinin** im Blut als **Parameter der Nierenfunktion** bei Ausdauerbelastungen meist im Normbereich liegt oder – abgesehen von Extrembedingungen (s. obiges Beispiel) – unwesentlich ansteigt, findet man bei den harnpflichtigen Substanzen **Harnsäure** [8] und **Harnstoff** praktisch immer einen belastungsabhängigen Anstieg. Der **Harnstoffanstieg** kann bei hohen Umgebungstemperaturen mit ausgeprägten Flüssigkeitsverlusten unter Belastung erheblich sein [11, 21]. Der Serum-Harnstoffwert wird auch im Rahmen einer Verlaufsbeobachtung zur Beurteilung der Trainingsbelastung im Hinblick auf einen möglichen Übertrainingszustand (s. dort) in der Sportmedizin beurteilt. Die Höhe des Serumharnstoffs gilt als Hinweis für einen eventuell übermäßigen Eiweißabbau bei ausgeprägter Stoffwechselbelastung zur Energiegewinnung im Sinne einer Glukoneogenese.

Auch an sehr seltene Fälle wie **Nierenanomalie** als Ursache einer belastungsabhängigen Nierenfunktionsstörung muss man differenzialdiagnostisch denken, wie zum Beispiel Mayer und Mitarbeiter [23] bei einem 28-jährigen Langstreckenläufer beschrieben haben. Der Läufer hatte eine 10.000-m-Bestzeit von 32 min, Marathon 2:41:31 h. Die Harnstoffwerte lagen über mehrere Monate hinweg erhöht mit Werten bis 67 mg%, Kreatinin 1,6 mg%. Nach Einstellen des Laufens normalisierte sich das Kreatinin, die Harnstoffwerte blieben im Grenzbereich (45–50 mg%). Als Diagnose wurde eine atypische Hufeisenniere mit szintigraphisch und im Ausscheidungsurogramm in Ruhe normaler Funktion gestellt.

Entsprechend der Muskulatur, die während der Belastung eine katabole Phase mit Entzündungsreaktion (CrP und CK steigen an) und eine anabole Phase nach der Belastung aufweist, verläuft auch die Nierenfunktion in Phasen. So konnten Irving und Mitarbeiter [18] eine signifikant angestiegene Kreatinin-Clearance als Hinweis für eine verbesserte Nierenfunktion 24 Stunden nach einem Marathon feststellen, wobei der Gipfel 3 Tage danach erreicht wurde. Die **Urinausscheidung** war 2–5 Tage nach dem Rennen gesteigert.

### Proteinurie

Bei mehr oder weniger herabgesetzter Nierendurchblutung infolge der bereits erwähnten stressbedingten Gefäßengstellung und des Flüssigkeitsverlustes über den Schweiß und die Atmung, vor allem bei lang dauernden intensiven Belastungen in der Hitze, aber auch in der Kälte, wie beim Skilanglauf, kommt es zu einer Anhäufung saurer Stoffwechselprodukte. Dadurch ändert sich die Durchlässigkeit der Basalmembran innerhalb der Niere (Glomerulum) und Eiweiß wie auch rote Blutkörperchen können im Urin erscheinen [5]. Die Konzentration des **Gesamturineiweißes** ist von der Belastungsintensität abhängig und individuell verschieden. Noch Stunden nach Belastungsende bleibt der Eiweißgehalt des Urins erhöht. Diese Sportproteinurie ist eine vorübergehende gesteigerte physiologische Eiweißausscheidung im Urin [36]. In der Regel ist 2 Tage nach dem Lauf kein Eiweiß mehr mit der praxisüblichen Stixmethode nachweisbar.

### Mikrohämaturie

Die erwähnten roten Blutkörperchen im Urin werden häufig zufällig festgestellt, wenn der Sportler beispielsweise am Sonntag Marathon lief und am Montag zur Vorsorgeuntersuchung in der Praxis erscheint. Nicht immer ist diese **Mikrohämaturie** durch eine vermehrte Durchlässigkeit der Basalmembran in der Niere bedingt [5, 19, 27]. Manchmal liegt eine rein mechanische Ursache in der Harnblase vor. Blacklock [3] fand bei 8 von 18 untersuchten Läufern mit einer Mikrohämaturie bei einer Spiegelung der Harnblase oberflächliche Schleimhautverletzungen im Bereich der Harnleitereingänge und des Harnröhrenabgangs sowie spiegelbildlich dazu auch am Harnblasendach. Diese Mikroverletzungen der Blasenschleimhaut werden durch scheuernde Bewegungen des Blasendachs an der Harnblasenbasis während des Laufens mit entleerter Blase erklärt. Von dem üblichen Urinieren vor dem Lauf ist jedem dieser Läufer abzuraten (s. Abb. 12.3). Die meisten haben dennoch keine Probleme, zumal sich bei langen Läufen die Harnblase langsam wieder füllt.

Selten kommt auch einmal ein Läufer besorgt in die Praxis, wenn nach einem anstrengenden Lauf der Urin blutrot verfärbt war (**Makrohämaturie**). Halvorsen und Mitarbeiter [12] fanden bei 13%, Siegel und Mitarbeiter [32] bei 18% der Läufer nach Marathonläufen Blut im Urin. Die zuletzt genannte Arbeitsgruppe hatte 50 marathonlaufende Ärzte untersucht, wovon 8 eine Mikrohämaturie und einer eine Makrohämaturie hatten. In der Regel ist eine solche Ausscheidung von roten Blutkörperchen harmlos. Der Urinbefund normalisiert sich dann meist innerhalb von 2–3 Tagen wieder. Dennoch sollte zumindest bei erstmaliger Hämaturie eine weitergehende Diagnostik zum Ausschluss anderer Erkrankungen wie Tumoren oder Steinleiden usw. erfolgen.

### Myoglobinurie

Nach sehr anstrengenden Läufen kann sich der Urin in sehr seltenen Fällen dunkelbraun verfärben. Daneben bestehen Muskelschmerzen und ein Schwächegefühl. Ursächlich wird aus dem Muskel Myoglobin freigesetzt (Rhabdomyolyse) und über den Urin ausgeschieden [13, 16, 28, 33, 38]. Dabei handelt es sich keineswegs immer um lang anhaltende Ausdauerbelastungen. Oft spielen andere Faktoren bei der Entstehung der **Myoglobinurie** eine verstärkte Rolle, vor allem der **Hitzschlag** bei hohen Außentemperaturen (s. Kap. 10). Neben **Drogen** können auch häufig eingesetzte Medikamente wie die **cholesterinsenkenden Statine** zu Myogloninurien mit Muskelschmerzen führen. Cervastatin (Lipobay R) wurde bei großer Medienresonanz wegen der dabei aufgetretenen Todesfälle meist in Verbindung mit den ebenfalls cholesterinsenkenden Fibraten aus dem Handel genommen. Aber auch die sich noch im Handel befindlichen Statine können in seltenen Fällen Myoglobinurien mit Muskelschmerzen nebst Todesfällen auslösen, woran Läufer, die damit behandelt werden, bei ungewohnten Muskelschmerzen denken sollten (s. Kap. 2). Selbst unter Alkoholeinfluss wurden Myoglobinurien beschrieben [30].

Eine geringgradige Ausscheidung von Myoglobin im Urin bei freiem Myoglobin im Blut ist bei intensiver sportlicher Betätigung relativ häufig [7, 24], hat aber meist keine klinische Bedeutung. Erst bei massiver Myoglobinfreisetzung unter ungünstigen Bedingungen (Hitze, Drogen usw.) muss mit einem Nierenversagen gerechnet werden. Durch den vorangehenden Muskelzellzerfall sind die Muskelenzyme CK, GOT, LDH und Aldolase im Blut erhöht.

Bei einem vermehrten Anfall von freiem Hämoglobin (Blutfarbstoff, der Sauerstoff bindet), ausgelöst beispielsweise durch Zerstörung der roten Blutkörperchen bei sehr langen Läufen oder Märschen, kann unter gewissen Bedingungen dieses freigesetzte Hämoglobin im Urin ausgeschieden werden. Je nach der Menge nimmt der Urin eine rotbraune Farbe an. Man spricht von einer **Marschhämoglobinurie**, da dieses Phänomen nach langen Märschen der Soldaten beobachtet wurde. Auf die genaue Ursache wird im Kapitel 9 eingegangen.

## Literatur

[1] Albertazzi A, Del Rosso G, Cappelli P, Acute renal failure after repeated physical stress. Lancet (1984), 1418–1419
[2] Almond CSD al., Hyponatremia among runners in the Boston Marathon. N Engl J Med (2005),352m,1150–1156
[3] Blacklock NJ, Bladder trauma in the long distance runner: „10000 meters haematuria". Br J Urol (1977), 49, 129
[4] Bohl Ch, Volpe SI, Magnesium and exercise. Crit Rev Food Sci Nutr (2002), 42, 533–563
[5] Castenfors C, Renal function during exercise: with special proteinuria and the release of renin. Acta Physiol Scand (1967), 70 (Suppl. 293), 1
[6] Clorius JH et al., Renovascular hypertension: A perfusion disturbance that escape recognition. J Nucl Med (1993), 34, 48–56
[7] Eliot RS, Shafer RB, Gibas MA, Demonstration of myoglobinemia in football player. Arch Phys Med Rehabil (1967), 48, 229
[8] Fabian K et al., Der Anstieg der Serumharnsäure-Konzentration nach intensiven Laufbelastungen als Ausdruck der Inanspruchnahme des Purinnucleotid-Stoffwechsels. Dtsch Z Sportmed (1993). 44 (1), 5–9
[9] Frizzell RT et al., Hyponatremia and ultramarathon running. JAMA (1986), 225, 772
[10] Gisolfi CV et al., Intestinal fluid absorption during exercise: role of sport drink osmolality and Na+. Med Sci Sports Exerc (2001), 33 (6), 907–915
[11] Goldsmith HU, Acute renal failure after a marathon run. Lancet (1984), 278–279
[12] Halvorsen FA, Lying J, Ritland S, Gastrointestinal bleeding in marathon runners. Scand Gastroenterol (1986), 21, 493
[13] Hamilton RW et al., Acute tubular necrosis caused by exercise-induced myoglobinuria. Ann Int Med (1972), 77, 77
[14] Hiller WDB et al., Plasma electrolyte and glucose changes during the Hawaiian Ironman Triathlon. Med Sci Sports Exerc (1985), 17 (Suppl.), 219
[15] Holtzhausen LM et al., Clinical and biochemical characteristics of collapsed ultramarathon runners. Med Sci Sports Exerc (1994), 26, 1095–1101
[16] Hovenstine JA, Exercise-induced myoglobinuria and hemoglobinuria; stimulation of acute glomerulonephritis. JAMA (1960), 173, 493
[17] Hsieh M, Recommendations for treatment of hyponatraemia at endurance events. Sports Med (2004), 34 (4), 231–238
[18] Irving Ra et al., The immediate and delayed effects of marathon running on renal function. J Urol (1986), 136 (6), 1176–1180
[19] Kincaid-Smith P, Hematuria and exercise related hematuria. Brit med J (1982), 285, 1595
[20] Kolata S, Study Cautions Runners to Limit Intake of Water. New York Times, (2005) April 14,
[21] Krämer BK, Risler T, Sport und Niere. Internist (1992), 33, 150–153
[22] Lee A et al., Effects of nonsteriodal anti-inflammatory drugs on post-operative renal function in normal adults. Cochrane Database Syst Rev (2001), (2), CD002765
[23] Mayer F et al., Eine Nierenanomalie als Ursache einer belastungsabhängigen Nierenfunktionsstörung bei einem 28-jährigen Langstreckenläufer. Prakt Sport-Traumatologie u Sportmed (2003), 9 (4), 118–120
[24] Ono I, Studies on myoglobinuria. Tohoku J Exp Med (1953), 57, 273
[25] O'Toole ML et al., Fluid and electrolyte status in athletes receiving medical care at an ultradistance triathlon. Clin J Sport Med (1995), 5, 116–122
[26] Radford MG et al., Reversible membranous nephropathy associated with the use of nonsteriodal anti-inflammatory drugs. JAMA (1996), 276 (6), 466–469
[27] Reid RI, Hoskin DH, Ramsey RW, Haematuria following a marathon run: source and significance. Br J Urol (1987), 59, 133–136
[28] Rowland LP, Fahn S, Hirschberg E, Myoglobinuria. Arch Neurol (1964), 10, 537
[29] Saur P et al., Evaluation des Magnesiumstatus bei Ausdauersportlern. Dtsch Z Sportmed (2002), 53, 72–78
[30] Schneider R, Acute alcoholic myopathia with myoglobiuria. South Med J (1970), 63, 485
[31] Shirreffs SM, Armstrong LE, Cheuvront SN, Fluid and electrolyte needs for preparation and recovery from training and competition. J Sports Sci (2004), 22 (1), 57–63
[32] Siegel AJ et al., Execise-related hematuria: findings in a group of marathon runners. JAMA (1979), 241, 391–392
[33] Smith RS, Exertional rhabdomyolysis in naval candidates. Arch Intern Med (1968), 121, 313

[34] Speedy DB, Noakes TD, Belastungsbedingte Hyponatriämie: Eine Übersicht. Dtsch Z Sportmed (1999), 50, 368–374
[35] Speedy DB et al., Hyponatremia in ultradistance triathletes. Med Sci Sports Exerc (1999), 31, 809–815
[36] Strohmaier WL, Bichler KH, Nelde HJ (1984) Proteinurie unter körperlicher Belastung. In: Jeschke D, Stellenwert der Sportmedizin in Medizin und Sportwissenschaft. Springer, Berlin, Heidelberg, New York, Tokyo
[37] Taverner D et al., Effects of exercise of renal function in patients with moderate impairment of renal function compared in normal men. Nephron (1991), 57, 288–292
[38] Vertel RM, Knochel JP, Acute renal failure due to heat injury. An analysis of ten cases associated with a high incidence of myoglobinuria. Am J Med (1967), 43, 435
[39] Virvidakis C et al., Renal responses to bicycle exercise in trained athletes: Influence of exercise intensity. Int J Sports Med (1986), 7, 86–88
[40] Vrijens DMJ, Rehrer NJ, Sodium-free fluid ingestion decreases plasma sodium during exercise in the heat. J Appl Physiol (1999), 86, 1847–1851
[41] Zhao SZ et al., A comparison of renal-related adverse drug reactions between rofecoxib and celecoxib, based on the World Health Organisation/Uppsala Monitoring Centre safety database. Clin Ther (2001), 23 (9), 1478–1491

# 13 Magen-Darm-Probleme

> **Fallbeispiel**
> In der weltweit auflagenstärksten Laufzeitschrift Runner's World wird 1979 auf Seite 72 Derek Clayton nach seiner gerade gelaufenen Marathon-Weltbestzeit wie folgt zitiert: „2 Stunden später, als die Festgeräusche verklungenen waren, urinierte ich Blutklumpen, erbrach schwarzen Schleim und hatte schwarzen Durchfall. Ich glaube, dass es nicht viele Leute gibt, die sich vorstellen können, was ich während der darauf folgenden 48 Stunden durchmachte."

> **Fallbeispiel**
> Beim Jubiläumslauf 1996 aus Anlass des 100. Boston-Marathons waren nicht nur 40.000 Läufer zugelassen, sondern es gab auch eine beachtliche Siegprämie von 100.000,– USD zu gewinnen. Der in den hinteren Reihen laufende und fotografierende Autor dieses Buches hat die Dramatik an der Spitze der Frauen nicht mitbekommen, sondern später lediglich die Bilder in der Presse gesehen, die Uta Pippig aus Berlin zeigten, wo am Bein herunterlaufendes Blut zu erkennen war. Wie den Berichten zu entnehmen war, hatte sie wenige Kilometer vor dem Ziel bemerkt, dass die in Führung liegende Kenianerin Tekla Laroupe langsamer wurde. Trotz Bauchbeschwerden mit blutigem Durchfall kämpfte sie sich an die Führende heran und überholte sie noch kurz vor dem Ziel. 100.000,– USD Siegprämie, doch anschließend einige Tage Krankenhausaufenthalt!

Offensichtlich wurde in diesen beiden Beispielen die persönliche **Belastbarkeitsgrenze** bei extremer Motivation überschritten. Derartige drastische Magen-Darm-Beschwerden sind auch im Spitzensport selten. Häufig sind dagegen weniger dramatische Probleme im Darmbereich auch im Breitensport. Je nach Art und Lokalisation der Beschwerden scheinen die **Intensität** (Tempo) und die **Dauer der Laufbelastung** eine Rolle zu spielen [24, 31, 39]. Auch scheinen jüngere Läufer häufiger Probleme zu haben als ältere [39].

Hinsichtlich der Lokalisation kann man Beschwerden im Bereich des oberen und unteren Verdauungstraktes unterscheiden (s. Tab. 13.1). Zu den Symptomen in Höhe des oberen Verdauungstraktes zählen Übelkeit, Aufstoßen, Sodbrennen, Erbrechen und Brustschmerzen. Probleme im unteren Verdauungstrakt zeigen sich in Bauchkrämpfen, Völlegefühl, Blähungen, Durchfall, Stuhldrang und Stuhlgang, Blut im Stuhl sowie auch „Seitenstechen", wobei die Ursache von letzterem unbekannt ist.

Peters und Mitarbeiter [31] fanden bei symptomatischen Läufern in 71% Beschwerden im Bereich des unteren Verdauungstraktes und in 36% des oberen. Beim Radfahren lagen die Prozentzahlen bei 64% bzw. 67%. Triathleten klagten beim Radfahren in 52% über Probleme des oberen Vertrauenstraktes und in 45% des unteren, während beim Laufen in 54% im oberen und in 79% im unteren Verdauungstrakt Symptome auftraten. Wie auch andere Autoren [11, 14, 24, 39, 48], so können wir ebenfalls bestätigen, dass Läufer meist über Beschwerden klagen, die vorwiegend dem Dickdarmbereich zuzuordnen sind.

**Tab. 13.1:** Häufig angegebene Magen-Darm-Beschwerden von Läufern

| Oberer Verdauungstrakt | Übelkeit, Appetitlosigkeit |
| --- | --- |
| | Aufstoßen |
| | Sodbrennen |
| | Brechreiz (Würgen), Erbrechen |
| | Brustschmerzen |
| Unterer Verdauungstrakt | Bauchkrämpfe |
| | Völlegefühl |
| | Blähungen |
| | Durchfall |
| | Stuhldrang, Stuhlgang |
| | Blut im Stuhl |
| | „Seitenstechen" |

## 13.1 Oberer Verdauungstrakt

### 13.1.1 Magensäurereflux

> **Fallbeispiel**
> Eine 55-jährige Läuferin klagte über wiederholtes Sodbrennen beim Laufen, sowohl im Training als auch im Wettkampf. Auf Befragen gab sie auch Sodbrennen unabhängig vom Laufen an, dann vor allem nach Süßspeisen und Alkoholgenuss. Beim Bücken nach dem Essen würde manchmal die Speise wieder „hochkommen". Eine Magenspiegelung lehnte die Patientin ab. Die Röntgenaufnahme des Magens deckte eine Hiatusgleithernie auf (s. Abb. 13.1). Das Kontrastmittel floss in Kopftieflage aus dem Magen wieder zurück in die Speiseröhre bei Verschlussunfähigkeit des Mageneingangs, der durch das Zwerchfell in den Brustkorb „gerutscht" war. Die Einnahme eines Protonenpumpenblockers beseitigte das Sodbrennen auch beim Laufen.

Sullivan und Mitarbeiter [48] stellen richtigerweise fest, dass Sodbrennen und Völlegefühl nicht beim Laufen häufiger auftreten, sondern eher unter Ruhebedingungen. Wie unser Fallbeispiel zeigt, ist für das Symptom Sodbrennen nicht Laufen verantwortlich, vielmehr liegt meist eine Störung des muskulären Verschlussmechanismus am Übergang der Speiseröhre zum Magen vor. Dennoch lässt sich eindeutig nachweisen, dass bei völlig beschwerdefreien Personen durch Laufen mehr Säure aus dem Magen in die Speiseröhre übertritt als vorher [4, 19]. Beim Radfahren fiel dieser Säureübertritt geringer aus als beim Laufen [4], was auf die Erschütterung bei Letzterem zurückgeführt wird.

Kraus und Mitarbeiter [19] konnten bei geübten beschwerdefreien Läufern zeigen, dass der Reflux von Säure aus dem Magen größer war, wenn vorher gegessen wurde. Dabei reduzierte die Einnahme von Ranitidin (H2-Blocker) 1 Stunde vor dem Lauf den Säurerückfluss, der in der Regel mit Aufstoßen verbunden war. Gelegentlich wurden auch Völlegefühl und Würgen beim Laufen angegeben, kein Sodbrennen, auch nicht bei fehlender Ranitidin-Einnahme. Ranitidin besserte also nur den Säurereflux, änderte aber nichts am Beschwerdebild (Aufstoßen, Völlegefühl, Würgen) der Läufer. Somit spielt die Magensäure hierbei keine Rolle.

Es scheint so zu sein, dass eine kurzfristige vorübergehende Spannungsabnahme des unteren Speiseröhrenschließmuskels (Ösophagussphinkters) beim Aufstoßen das Zurückfließen der Magensäure provoziert [13, 53]. Kraus und Mitarbeiter [19] nehmen an, dass **vermehrtes Luftschlucken** während des Laufens einen solchen Mechanismus in Gang setzen könnte. Ein mangelhafter Schluss der Speiseröhre am Übergang zum Magen, zum Beispiel während des Aufstoßens, würde dann ein Zurückfließen der Magensäure ermöglichen. So könnte es beim Laufen lediglich zu einem vermehrten Schlucken von Luft kommen, die teilweise wieder über die Speiseröhre entleert werden muss, wobei saurer Mageninhalt mit nach oben gerissen wird. Luftschlucken wird beim Atmen und Trinken während des Laufens beobachtet [2].

Peters und Mitarbeiter [32] testeten in einer randomisierten, doppelblind durchge-

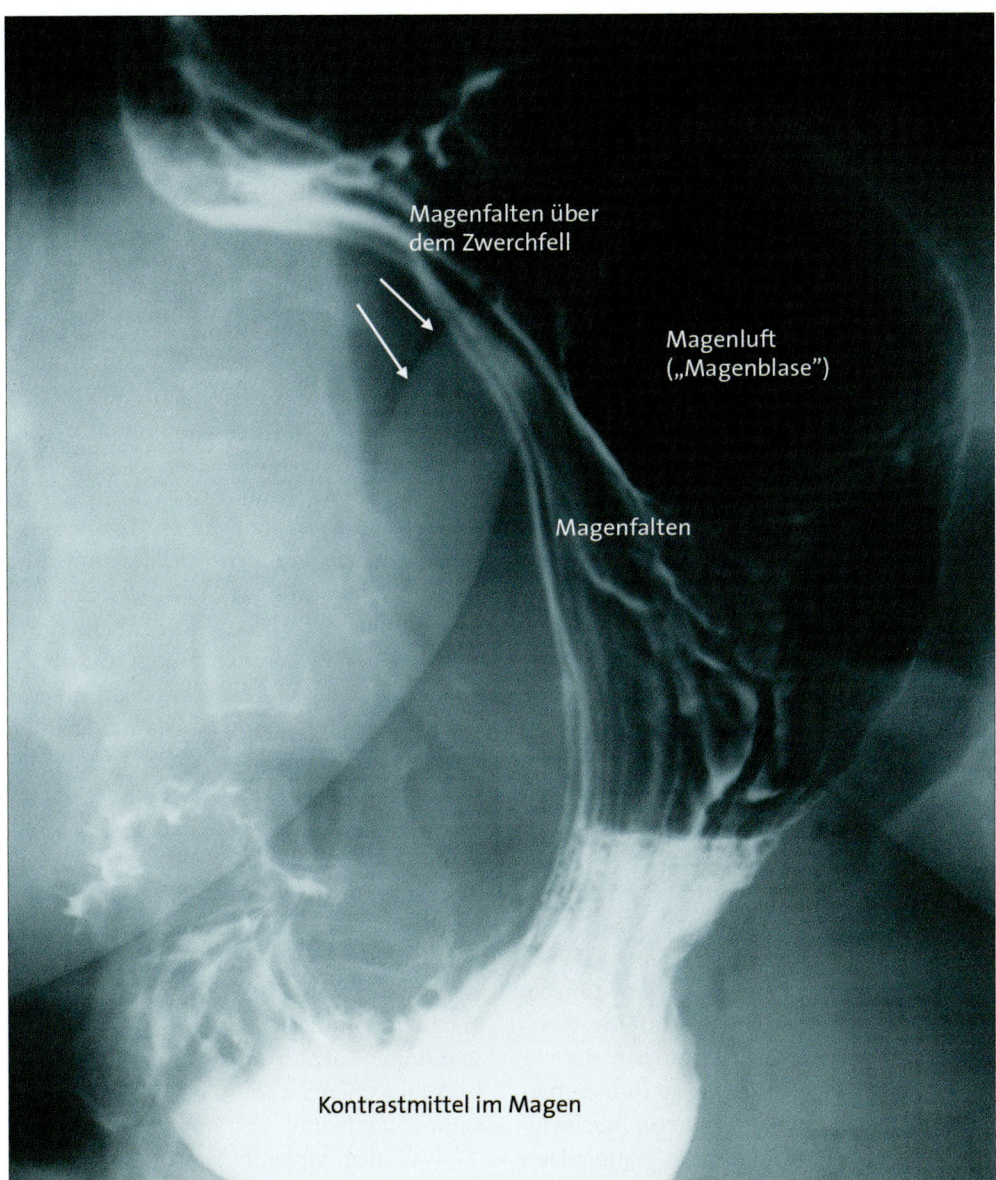

**Abb. 13.1:** Röntgenaufnahme des Magens im Stehen nach Kontrastmittelschluck. Man sieht bei der 55-jährigen über Sodbrennen klagenden Läuferin, dass die Magenfalten durch das Zwerchfell (Pfeile) in den Brustkorb ziehen, was zu einer Verschlussunfähigkeit des Mageneingangs bei Hiatushernie („Zwerchfellbruch") führt. Mageninhalt kann in die Speiseröhre zurückfließen.

führten, placebokontrollierten Crossover-Studie 14 gut trainierte Läufer (13 Männer, 1 Frau), die im Wettkampf über Sodbrennen, saures Aufstoßen oder Brustschmerzen klagten. Die Versuchspersonen erhielten 6 Tage den Protonenpumpenblocker Omeprazol oder Placebo. 2 Stunden nach einem fettarmen Frühstück und 1 Stunde nach Medikamenteneinnahme musste 3-mal 50 Minuten auf dem Laufband mit 70% der maximalen Sauerstoffaufnahme gelaufen werden. Zwischen den Läufen wurde eine 5-minütige

Pause eingelegt. Über einen dünnen flexiblen Katheter mit einer Elektrode, die 5 cm über dem unteren Schließmuskel der Speiseröhre lokalisiert war, wurde der Säurerückfluss aus dem Magen gemessen. Auch in dieser Untersuchung zeigte sich, dass wohl der Säurereflux effektiv durch Omeprazol gedrosselt, nicht jedoch das für einen Reflux sprechende Beschwerdebild gebessert wurde. Allenfalls Sodbrennen zeigte eine schwache Beziehung zum Säurerückfluss. Überraschenderweise trat „Seitenstechen" signifikant weniger auf (s.u.).

> Nach der praktischen Erfahrung ist anzunehmen, dass typische Reflux-Beschwerden wie Sodbrennen und häufiges Aufstoßen auch im Zusammenhang mit sportlichen Belastungen nur dann auftreten, wenn bereits eine Funktionsstörung des unteren Speiseröhrenschließmuskels vorliegt, vor allem eine Hiatushernie wie in unserem eingangs zitierten Fall.

### 13.1.2 Übelkeit, Erbrechen

In einer Fragebogenaktion stellten Peters und Mitarbeiter [31] fest, dass Übelkeit bei Langstreckenläufern vorwiegend im Wettkampf auftrat und dass diejenigen, die vor dem Wettkampf noch etwas getrunken hatten, ein 3,3fach höheres Risiko für Beschwerden im oberen Verdauungstrakt hatten. Dies entspricht auch unserer Erfahrung. Möglicherweise spielt hierbei eine **verzögerte Magenentleerung** eine Rolle, wie sie Neufer und Mitarbeiter [26] bei höherer Laufintensität (75% der maximalen Sauerstoffaufnahme) im Gegensatz zu einer beschleunigten Magenentleerung bei niedrigerer Geschwindigkeit fanden. Wurde bei moderatem Tempo (50% der maximalen Sauerstoffaufnahme) der Test unter Wärmebedingungen von 35 °C durchgeführt, so war die Magenentleerung weder vor noch nach Hitzeakklimatisation beeinträchtigt [25]. Lediglich wenn die Versuchspersonen dehydriert waren (5% Körpergewichtsabnahme durch Wasserverlust), waren Magenentleerung und -sekretion reduziert. Eine Dehydrierung erhöht das Risiko für Magen-Darm-Beschwerden beim Laufen [38]. Somit treten Probleme wie Übelkeit und Erbrechen vorwiegend bei langen Laufstrecken auf, z.B. Marathon, und dort vor allem unter Hitzebedingungen. Halvorsen und Mitarbeiter [11] registrierten bei den untersuchten Marathonläufern mit Magen-Darm-Beschwerden (54%) in 20% Übelkeit und Erbrechen!

Hohe Außentemperaturen können die Magenentleerung durch Verminderung der Darmdurchblutung [41] und/oder der Magenmotilität [51, 52] behindern. Rehrer und Mitarbeiter [37] konnten zeigen, dass während der gesamten Ausdauerbelastung ein isotonisches Kohlenhydrat-Elektrolytgetränk genauso schnell wie Wasser vom Magen entleert wurde, im Gegensatz zu der verzögerten Entleerung eines hypertonischen Getränkes. Somit kann durch wiederholtes Trinken eine hohe Magenentleerungsrate zur Vermeidung einer relevanten Dehydrierung aufrecht erhalten werden.

Doch auch bei Mittelstreckern (400–1.500 m) ohne Dehydrierung, jedoch mit sehr hohen Laktatwerten, ist Übelkeit bis hin zum Erbrechen aufgrund der **Übersäuerung** keine Seltenheit.

Was den Appetit betrifft, so fanden Thompson und Mitarbeiter [49] bei 15 Collegestudenten, dass nur intensivere Belastung mit 68% der maximalen Sauerstoffaufnahme in der Lage war, das Hungergefühl kurzfristig für 1 Stunde zu unterdrücken. Keine Rolle spielte dabei der Umfang der geleisteten Arbeit. Erfahrungsgemäß hält jedoch die Appetitlosigkeit nach anstrengenden Marathonläufen mit Dehydrierung trotz Flüssigkeitsaufnahme einige Stunden an, bevor sich dann ein erheblicher Hunger meldet.

## 13.2 Unterer Verdauungstrakt

### 13.2.1 Bauchschmerzen, „Seitenstechen", Blähungen, Durchfall

**Fallbeispiel**
Ein 48-Jähriger gibt ein Druckgefühl, teilweise Stechen, links unter den Rippen zu Laufbeginn an, das nach Tempoverlangsamung allmählich wieder verschwinden würde. Die Beschwerden seien nicht immer da, vorwiegend jedoch, wenn er etwa 3 Stunden vorher etwas gegessen habe. Die ärztliche Untersuchung einschließlich Belastungs-EKG ergab keinen krankhaften Befund. Die Röntgenaufnahme des Brustkorbes zeigte unter dem linken Zwerchfell viel Luft im Bereich der linken Kolonflexur (s. Abb. 13.2a). Durch diese scharfe Abknickung am Übergang vom Querkolon zum absteigenden Dickdarmast (s. Abb. 13.2b) staut sich häufig die Luft, was Beschwerden auslösen kann. Man spricht auch vom „Syndrom der linken Flexur". Es wurde empfohlen, frühestens 5 Stunden nach der Hauptmahlzeit zu laufen und möglichst blähende Nahrungsmittel zu meiden, nicht hastig zu trinken (kleine Schlucke) und gegebenenfalls ein frei verkäufliches Medikament gegen Blähungen einzunehmen. Nach Befolgung dieser Ratschläge traten Seitenstechen bzw. Druckgefühl unter dem Rippenbogen nur noch selten auf.

**Fallbeispiel**
Ein 62-jähriger wettkampferfahrener Seniorenläufer suchte uns nach einem 10-km-Lauf, bei dem ein ungewöhnlicher Druck, teilweise auch krampfhafter Schmerz auftrat, zur Abklärung auf. Auch früher habe er manchmal ein leichtes Ziehen rechts unter den Rippen bemerkt, das während des Laufens schnell wieder verschwand. Laboruntersuchungen, Ultraschall der Bauchorgane, Urin und Stuhlproben ergaben keinen krankhaften Befund, eine Dickdarmspiegelung 3 Jahre zuvor war ebenfalls unauffällig. Im Vergleich zu der seinerzeit von uns angefertigten Röntgenuntersuchung des Brustkorbes (s. Abb. 13.3a u. b) zeigte sich jetzt allerdings Dickdarmluft zwischen Zwerchfell und Leberschatten. Es lag ein „Chilaiditi-Syndrom" vor, bei dem der Dickdarm mit der rechten Flexur zwischen Leber und Zwerchfell zu liegen kommt (Interposition), normalerweise unter der Leber. Wahrscheinlich wurde der Dickdarm bei reichlich Luftinhalt während des Laufes zwischen Leber und Zwerchfell gequetscht, sodass krampfartige Schmerzen auftraten. Nach Meidung von ballastreicher Kost bereits am Tag vor dem Wettkampf traten keine Beschwerden mehr auf.

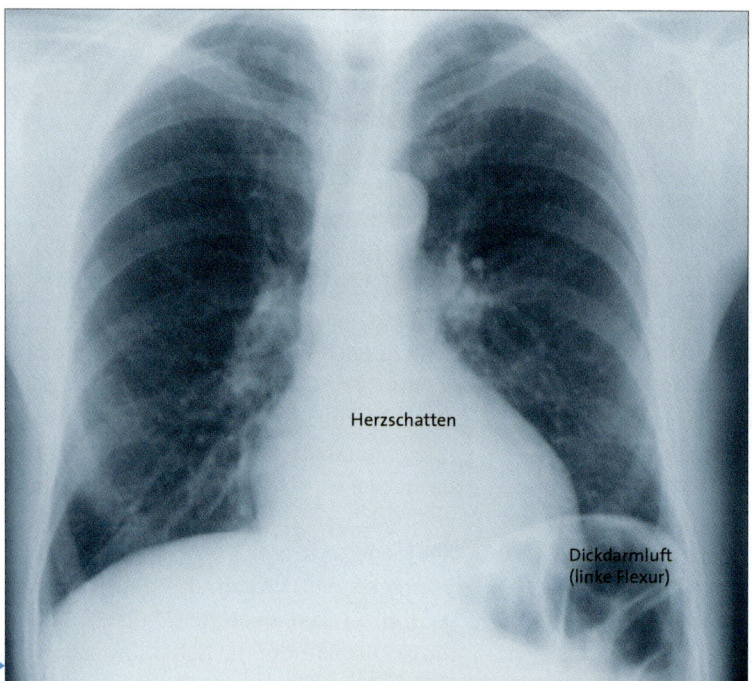
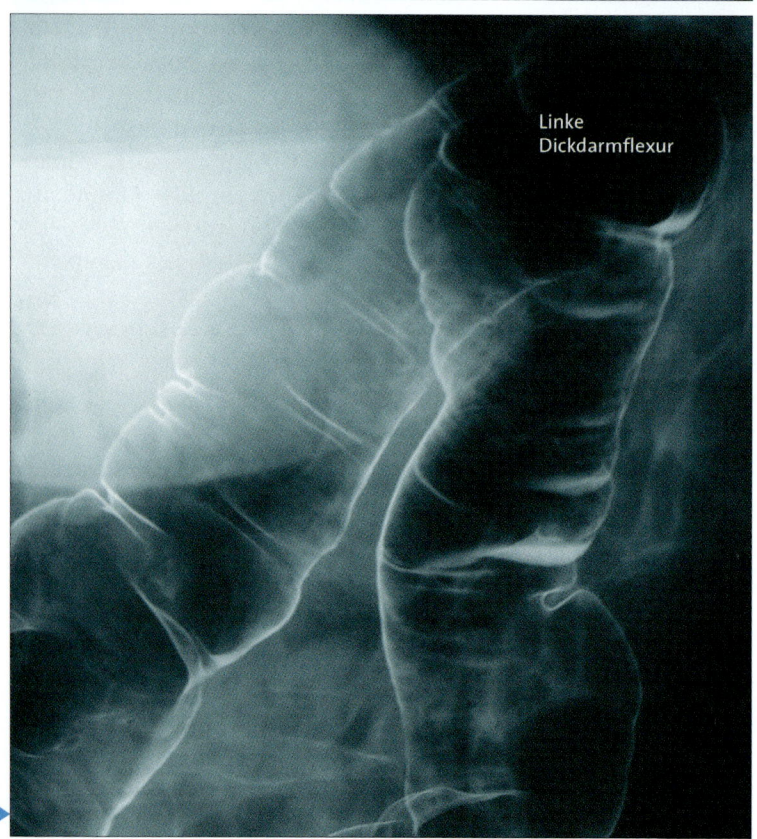

**Abb. 13.2a, b:** Normale Röntgenaufnahme des Brustkorbes (**a**). Auffallend ist lediglich reichhaltig Luft unter dem Zwerchfell links, die bei dem Läufer gelegentlich „Seitenstechen" und Druckschmerzen verursachte. Der Dickdarm macht an dieser Stelle einen scharfen Knick, Abbildung (**b**) (Doppelkontrasteinlauf einer anderen, älteren Patientin). Dadurch kann sich die Luft vor allem bei blähenden Nahrungsmitteln und bei „Luftschluckern" stauen („Syndrom der linken Flexur").

## 13.2 Unterer Verdauungstrakt

**Abb. 13.3a, b:** Röntgenbild des Brustkorbes **a)** ohne erkennbare Dickdarmluft zwischen Leberschatten und Zwerchfell, **b)** mit Dickdarmluft unterhalb der rechten Zwerchfellkuppe (Pfeile) bei der Kontrollaufnahme 3 Jahre später bei jetzt bestehenden Schmerzen unter dem rechten Rippenbogen im Wettkampf bei „Chilaiditi-Syndrom"

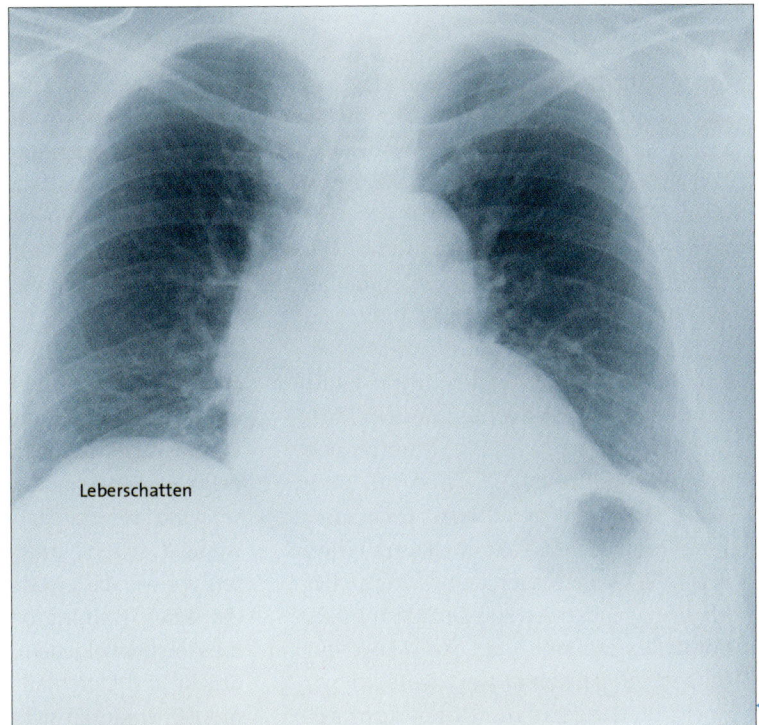

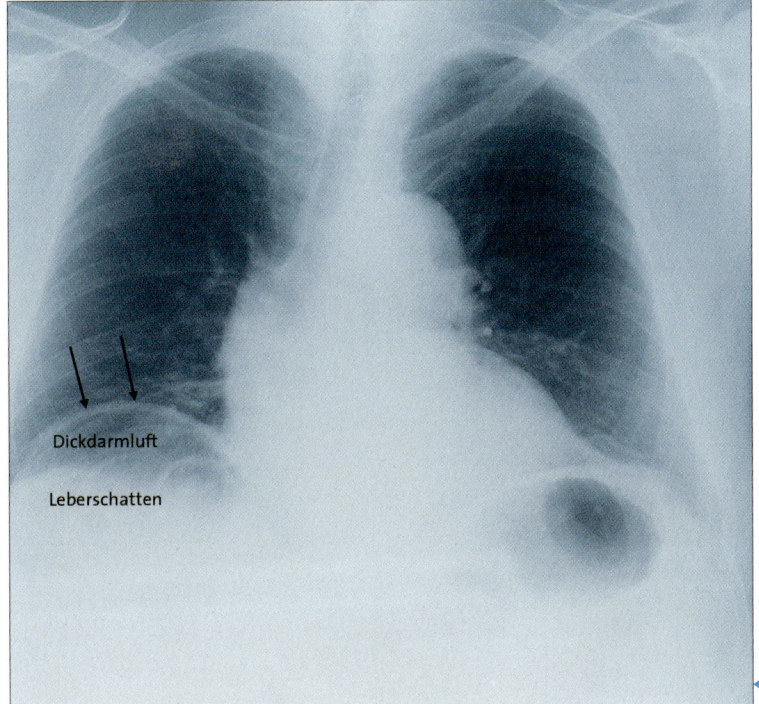

**Fallbeispiel**
Ein 56-jähriger Marathonläufer klagte in letzter Zeit vermehrt über Durchfälle beim Laufen. Dabei würden auf der linken Seite des Bauches teilweise krampfartige Schmerzen auftreten. Er habe auch häufig laute Darmgeräusche. Vor vielen Jahren musste nach einem Unfall die Milz entfernt werden. Er habe sich immer sehr gesund ernährt mit viel Ballaststoffen. Seitdem er Marathon laufe, würde er morgens auch immer ein Müsli essen. Laborwerte, Urin, Stuhlproben und Bauchultraschall waren in Ordnung. Auch die veranlasste Dickdarmspiegelung ergab keinen krankhaften Befund. Doch erschien dem Untersucher im absteigenden Ast des Dickdarms eine Engstelle, die mit dem Koloskop nur schwer zu passieren war, weshalb wir noch die angeratene Doppelkontrast-Röntgenuntersuchung durchführten (s. Abb. 13.4). Die auch im Röntgenbild zu erkennende Engstelle (Pfeil) könnte mit Verwachsungen (Verklebungen) nach der Bauchoperation zusammenhängen. Durch Kostumstellung mit etwas weniger faserreichen Nahrungsbestandteilen und vor den Läufen Brötchen anstatt Müsli traten die Beschwerden nur noch selten auf.

Wie bereits die Beispiele zeigen, sind Probleme im unteren Verdauungstrakt vielschichtig und kommen bei den Betroffenen meist nicht nur beim Laufen vor, doch können sie dadurch verstärkt werden. Manchmal liegen mehr oder weniger seltene **anatomische Besonderheiten** vor wie das erwähnte Chilaiditi-Syndrom, ein durch Training besonders kräftiger Psoasmuskel, der bei jedem Schritt gegen den Darm drückt und Durchfall auslöst [6], ein Coecum mobile, wodurch sich bei 2 Läufern Darmverschlingungen (Volvulus) entwickelten und

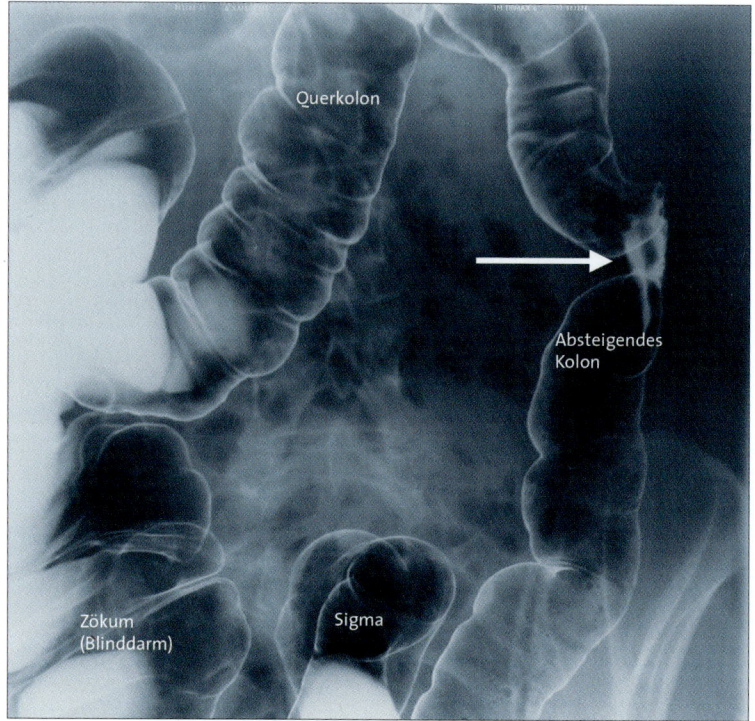

**Abb. 13.4:** Darstellung des Dickdarms mittels Doppelkontrasteinlauf. Am absteigenden Dickdarmabschnitt die Engstelle (Pfeil), die wahrscheinlich beim Laufen in Verbindung mit ballastreicher blähender Kost teils krampfartige Schmerzen und Durchfall auslöste

von Pruett und Mitarbeitern beschrieben wurden [36]. Die beiden Marathonläufer, einer gehörte der Weltklasse an, hatten während des Laufens plötzlich Bauchschmerzen und mussten operiert werden.

Eine weitere seltene Ursache für rechtsseitige Oberbauchschmerzen beim Laufen beschreiben Leslie und Mitarbeiter [21] bei einer 34-jährigen Marathonläuferin. Sie hatte für ihr Alter und bei fehlender familiärer Veranlagung ungewöhnliche [50] Pigmentgallensteine. Die Autoren führen diese auf eine beim Laufen vermehrte Hämolyse mit dadurch erhöhter Bilirubinausscheidung über die Gallenwege zurück (s. auch Kap. 9). Insgesamt gesehen kommen allerdings übliche Gallensteine bei regelmäßiger körperlicher Aktivität weniger häufig vor [20].

Verwachsungen und Verklebungen nach Bauchoperationen sowie die scharfe Abknickung des Dickdarms links unter dem Rippenbogen (linke Kolonflexur) können vor allem bei blähender ballastreicher Kost und bei „Luftschluckern" Probleme wie Seitenstechen, Bauchkrämpfe und Durchfall machen, zumal Laufen die Darmmotorik erhöht. So konnte Oettle [28] zeigen, dass tägliches Jogging oder auch Radfahren von 1 Stunde mit einer Belastung, die etwa 2 Drittel der maximalen Herzfrequenz entsprach, den Darm regelrecht in Schwung brachte. Mittels eines röntgendichten Kügelchens wurde die **Transitzeit des Darms** bestimmt. Sie reduzierte sich von 51,2 Stunden in sportfreien Kontrollperioden auf 36,6 Stunden in der Radfahrperiode beziehungsweise 34 Stunden in der Joggingperiode. Stuhlgewicht und Stuhlfrequenz blieben gleich.

Es ist daher denkbar, dass durch die **vermehrte Darmmotorik** und die **Erschütterungen beim Laufen** Zerrungen an den Bändern und Nerven im Bauchraum bzw. Verkrampfungen der Darmmuskulatur gefördert werden, insbesondere wenn große Luftblasen den Darm aufdehnen. Doch zeigen Studien [31, 48], dass beispielsweise Blähungen und Sodbrennen unter Ruhebedingungen häufiger vorkamen als beim Laufen, wohingegen Seitenstechen und Stuhldrang beim Laufen öfters zu beobachten waren. Überhaupt scheinen die Magen-Darm-Probleme bei den Betroffenen oft nur manchmal vorzukommen, in der Regel im Wettkampf häufiger als im Training. Je mehr Jahre bereits gelaufen wurde, desto weniger Magen-Darm-Probleme wurden registriert [31, 38]. Rehrer und Mitarbeiter [38] vermuten eine verbesserte Anpassung im Laufe der Trainingsjahre, wobei auch der Athlet rechtzeitig, bevor Probleme auftreten, zurückschraubt oder aber bei Veranlagung zu Magen-Darm-Problemen kein Lauftraining mehr durchführt, sodass zwangsläufig in der Gruppe der langjährigen Läufer weniger Sportler mit entsprechenden Beschwerden zu registrieren sind.

**Fallbeispiel**
Die letzte These wird durch ein Beispiel aus unserem Lauftreff unterstützt:
„So haben wir beispielsweise in unserem Lauftreff eine 30-jährige Frau, die selbst bei gemütlichem Lauftempo Durchfälle und Bauchkrämpfe entwickelt. Wiederholte gastroenterologische Untersuchungen (Gastroskopie, Koloskopie, Sonographie, Allergietest, Blutuntersuchungen einschließlich Schilddrüsenfunktionsprüfung usw.) ergaben keinen krankhaften Befund. Nur ihre hohe Motivation und der Spaß am Laufen können verhindern, dass sie diese Sportart aufgibt". So schrieb ich noch sehr optimistisch 1996 [18]. Mittlerweile hat diese Patientin das Laufen doch aufgegeben, nachdem sie auf der 10-km-Trainingsstrecke wegen des beim Laufen geförderten Durchfalls 1- bis 2-mal in die Büsche musste, während die anderen in der Gruppe sehr langsam weiter liefen, bis die Durchfallgeplagte wieder Anschluss fand. Die Einnahme von Loperamid dämpfte wohl die Stuhlfrequenz, war jedoch keine Dauerlösung.

Je länger die Strecke, desto häufiger werden Magen-Darm-Beschwerden vor allem im Wettkampf beobachtet [14, 30, 38, 53]. Halvorsen und Mitarbeiter [11] registrierten beispielsweise bei 54% der untersuchten Marathonläufer Magen-Darm-Beschwerden. Davon klagten 42% über Durchfall und 27% über Bauchkrämpfe. Oft werden Art und Menge der aufgenommenen Getränke bzw. der festen Nahrung als Ursache angeschuldigt. Nach unserer Erfahrung scheint dies vorwiegend zuzutreffen. Vor allem Elektrolytgetränke werden vielfach nicht vertragen, ebenso wenig hochkonzentrierte kohlenhydrathaltige Getränke [30]. Letztere können durch die hohe Konzentration (hyperosmolar) vermehrt Wasser aus dem Gewebe in das Darmlumen ansaugen und Durchfall sowie Darmkrämpfe auslösen. Eine Dehydration wird dadurch verstärkt, was wiederum Magen-Darm-Probleme provoziert [38]. Hastiges Trinken mit Luftschlucken und ballastreiche Kost vor dem Wettkampf fördern zusätzlich Bauchbeschwerden.

### 13.2.2 Blut im Stuhl

**Fallbeispiel**
Ein 56-jähriger Langstreckenläufer suchte uns auf, nachdem er nach einem Marathon Blut im Stuhl gesehen hatte. Wegen Knieschmerzen bei bekannter geringgradiger Arthrose hatte er tags zuvor wie auch am Wettkampftag Diclofenac eingenommen. Dies habe auch gut gewirkt. Magenprobleme oder Durchfall als mögliche Nebenwirkungen habe er nicht bekommen. Stuhlproben im Rahmen einer Krebsvorsorge 9 Monate zuvor enthielten kein Blut. Wir führten zunächst mit dem starren Rekto-/Sigmoidoskop eine Enddarmspiegelung durch. Abgesehen von mäßiggradigen Hämorrhoiden war in 20 cm Tiefe eine krebsverdächtige, leicht blutende polypöse Veränderung zu erkennen. Es wurde eine sofortige Krankenhauseinweisung veranlasst. Mit dem Operationsbericht erhielten wir ein Foto (s. Abb. 13.5) des im Gesunden entfernten Darmschnitts mit der auch histologisch gesicherten Krebswucherung. 13 Jahre nach der Operation ist der Patient von Seiten des Krebses beschwerdefrei und läuft weiterhin. Möglicherweise hatte die Einnahme von Diclofenac zu der sichtbaren Blutung des Tumors und zum rechtzeitigen Arztbesuch geführt.

Keeffe und Mitarbeiter [14] werteten 707 Fragebögen von Marathonläufern aus. 1,2% gaben bei langsamem Lauf, 1,8% bei Tempolauf und 2,4% nach dem Lauf zumindest gelegentlich Blut im Stuhl an. In einer eigenen Untersuchung [16] hatten 27,3% nach einem Marathon mit einer Endzeit von unter 3 Stunden mit dem Auge nicht sichtbares Blut im Stuhl (**Hämoccult-Test**), bei den Läufern über 3 Stunden waren es 34%.

In der Regel ist der Blutverlust über den Stuhl von den Läufern nicht erkennbar. Wird allerdings der in der Krebsvorsorge übliche Hämoccult-Test angewendet, so lässt sich nach Literaturangaben in 8–37% nach dem Lauf Blut im Stuhl nachweisen [11, 22, 23, 35]. Bei der Anwendung des empfindlicheren Hämoquant-Tests hatten 83% der Laufteilnehmer Blut im Stuhl [47]. Robertson und Mitarbeiter [40] stellten nach einem Marathonlauf eine Hämoglobinausscheidung von 0,42 mg/g Stuhl fest, nach Schmerzmitteleinnahme 0,87 mg/g Stuhl. Dagegen kommt ein massiver, sichtbarer Blutverlust im Stuhl bei Langstreckenläufern nur sehr selten vor. In der Literatur sind daher lediglich Einzelfälle beschrieben [3, 7, 8, 11, 22, 35, 40, 42, 43, 44].

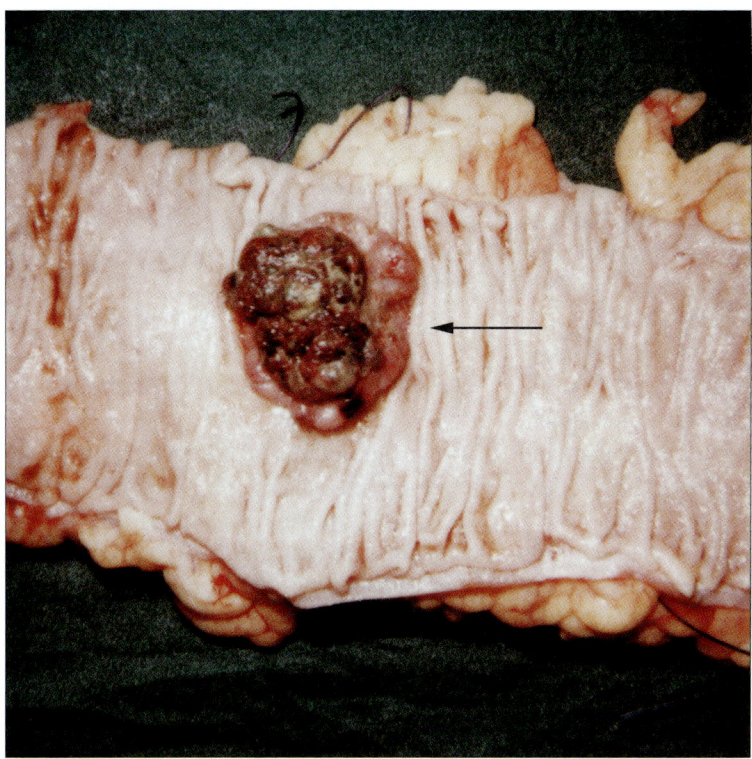

**Abb. 13.5:** Der aufgeschnittene, operativ entfernte Dickdarmabschnitt zeigt die Krebswucherung (Pfeil), die zu einer Blutung beim Marathon mit sichtbarem Blut im Stuhl führte. Auch bei Langstreckenläufern ist Blut im Stuhl nicht immer harmlos.

**Ursachen**

Was ist nun der Grund von Darmblutungen, die nicht nur nach Marathon- und Tempoläufen auftreten? Bei den Fällen, die frühzeitig zur Darmspiegelung kamen, wurden beispielsweise 2-mal eine erosive Gastritis [44], eine punktförmige Blutung am Zökum [3, 42], eine 0,5 cm mal 0,3 cm große Schleimhautläsion an der linken Kolonflexur [43] und fleckige Schleimhauteinblutungen im gesamten Dickdarm mit Betonung im Sigma [12] gefunden. (Lage der Dickdarmabschnitte s. Abb. 13.4).

Die Ursache der **Darmblutungen** ist sicherlich unterschiedlich. Diskutiert wird in erster Linie eine um 80% **verminderte Darmdurchblutung** unter **extremer körperlicher Belastung** [10, 12, 15]. Kehl und Mitarbeiter [15] hatten die Durchblutung einer Darmarterie (A. mesenterica sup.) mittels Duplex-Scanner bei einem Sportler gemessen, bei dem aufgrund einer Darmblutung bereits eine Anämie vorlag. Nach 10 bzw. 20 km Laufbandbelastung fiel die Durchblutung gegenüber dem Ausgangswert um 20% nach 30 Minuten und um rund 40% nach 90 Minuten ab, während bei einem gesunden Läufer nur geringfügige Veränderungen auftraten.

Doch warum sieht man nur in seltenen Fällen massive Darmblutungen und mehr oder weniger häufig im Hämoccult-Test verstecktes Blut im Stuhl? Auch die unterschiedlichen Lokalisationen der Blutungsquelle im Darm deuten auf eine **multifaktorielle Ursache** hin. Dafür spricht auch eine Untersuchung von Baska und Mitarbeitern [1], die bei einem 100-Meilen-Rennen 9 von 25 Läufern 800 mg des Magensäureblockers Cimetidin 1 Stunde vor dem Start und nach 50 Meilen gaben. Die 16 anderen Läufer dienten als Kontrolle. Bei allen wurden vor und unmittelbar nach dem Rennen drei Stuhlproben mit dem Hämoccult-Test untersucht. Vor dem Lauf waren alle Testpersonen Hämoccult-negativ, hinterher nur einer der 9 (11%) unter Cimetidin, aber 14 der 16 Kontrollpersonen (87,5%) Hämoccult-positiv. Auch Beschwerden wie Übelkeit und Erbrechen waren bei den Läufern mit dem magensäurehemmenden Medikament seltener. Hinsichtlich der Laufleistung ergaben sich keine Unterschiede. Die Autoren kamen zu dem Schluss, dass der Blutverlust vorwiegend im oberen Magen-Darm-Trakt und nicht, wie vielfach angenommen, im Dickdarm erfolgt, da der Histaminrezeptorenblocker Cimetidin auf die Salzsäurebildung in der Magenschleimhaut hemmend wirkt und nicht die Sauerstoffversorgung der Darmschleimhaut beeinflusst.

Eine weitere denkbare Ursache könnten mechanisch bedingte Schleimhautverletzungen sein [12], die durch das Reiben einer nicht fixierten an einer fixierten Darmwand zum Beispiel im Zökum-Bereich entstehen könnte. So hat beispielsweise Porter [34] berechnet, dass durch die Kontraktion des Psoasmuskels die hintere Zökumwand während eines Marathonlaufes ca. 20.000-mal gegen die vordere gepresst wird. Ein trainingsbedingt besonders kräftiger Psoasmuskel wurde, wie oben bereits erwähnt, als Ursache von Durchfällen während des Laufens beschrieben [6].

Weitere Möglichkeiten für eine Darmschleimhautschädigung bei Marathonläufern sind denkbar durch reibende feste Stuhlbestandteile bei leicht verletzbarer Schleimhaut aufgrund verminderter Durchblutung während des Laufens und thermische Einflüsse bei Körpertemperaturen bis zu 41 °C [45]. Diese mechanischen und thermischen Einflüsse bei gleichzeitig gedrosselter Darmdurchblutung während der Laufbelastung könnten sich besonders gravierend auswirken, wenn gleichzeitig ein erheblicher Flüssigkeitsverlust (Dehydratation) eintritt. So ist es doch bemerkenswert, dass Magen-Darm-Probleme besonders dann auftreten, wenn eine bestimmte Strecke so schnell wie möglich zurückgelegt wird, die Schweißverluste also hoch sind und zu wenig Zeit für eine ausreichende Flüssigkeitsaufnahme besteht, sodass die Darmdurchblutung durch den ausgeprägten und nicht ersetzten Flüssigkeitsverlust noch weiter gedrosselt wird. Allerdings scheint die Darmdurchblutung bei Trainierten weniger herabgesetzt zu sein als bei Untrainierten [5].

## 13.3 Vorbeugung und Behandlung

Prinzipiell fördert ein Lauftraining, das keine Beschwerden macht, die Verdauung; eines, das solche produziert, behindert den Verdauungsvorgang. Ein regelmäßiges Lauftraining ohne Wettkampfcharakter führt zu einer Abnahme von Bauchbeschwerden wie Blähungen, Völlegefühl und Verstopfung, da die Darmmotorik zunimmt, was mit einer reduzierten Darmpassagezeit verbunden ist. Dagegen fördern hohes Lauftempo mit Übersäuerung, hoher Schweißverlust bei unzureichender Flüssigkeitszufuhr (Dehydration) auf der Langstrecke, vor allem unter Hitzebedingungen und im Gebirge, Magen-Darm-Beschwerden. Fettreiche und eiweißhaltige Kost während der Belastung oder die Einnahme von konzentrierten (hypertonen) Kohlenhydratlösungen führen häufig zu Übelkeit, Brechreiz und Aufstoßen, ballastreiche Rohkost zu Blähungen und Durchfällen.

Vorbeugend sollte daher bereits einen Tag vor dem geplanten Langstreckenwettkampf und am Wettkampftag selbst blähende faserreiche Kost gemieden werden. Auch sollte die letzte Hauptmahlzeit mindestens 5 Stunden zurückliegen. Die häufig empfohlene Trinkmenge von 500–750 ml etwa 20 Minuten vor dem Wettkampf trotz ausgeglichener Wasser- und Elektrolytbilanz („Hyperhydrieren") führt nicht nur zu einem frühzeitigen Harndrang während des Wettkampfes, sondern ist auch mit einem 3fach höheren Risiko für Magen-Darm-Probleme während des Laufes verbunden (s. Kap. 10). Es ist daher besser, einer relevanten Dehydration durch wiederholte kleinere Trinkmengen von etwa 150 ml alle 15 Minuten während des Langstreckenlaufes vorzubeugen, vor dem Wettkampf maximal 400 ml unter Hitzebedingungen. Die Kohlenhydratkonzentration in den Getränken darf allerdings nicht zu hoch sein, um keine Durchfälle zu provozieren (s. auch Kap. 7 und 12). Es ist zu empfehlen, das Getränk hinsichtlich Verträglichkeit zunächst bei einem langen Trainingslauf zu testen.

Generell sollten Magen-Darm-Beschwerden auch bei Läufern nicht auf die leichte Schulter genommen werden. Vor allem bei Älteren hat eine internistische Diagnostik zu erfolgen. In Tabelle 13.2 sind zusammenfassend die Ursachen der Magen-Darm-Beschwerden bei Langstreckenläufern aufgelistet, die wir in unserer Praxis diagnostizierten, zusätzlich die in der Literatur beschriebenen „Raritäten". Das Symptom Brustschmerz unter Belastung ist absichtlich nicht erwähnt, da es fast immer nach unserer Erfahrung auf eine koronare Herzkrankheit (s.

**Tab. 13.2:** Ursachen von Magen-Darm-Beschwerden bei Langstreckenläufern nach eigenen Untersuchungen und Literaturangaben

| Ursache für Magen-Darm-Beschwerden |
|---|
| Blähende ballastreiche Kost |
| Zu große Trinkmenge unmittelbar vor dem Laufen |
| Zu kurze Zeitspanne zwischen Hauptmahlzeit und Wettkampf bzw. Training |
| Zu konzentrierte Getränke während des Wettkampfes |
| Ungeeignete feste Kost unmittelbar vor sowie im Wettkampf |
| Salztabletten während des Wettkampfes und kurz davor |
| Nahrungsmittelunverträglichkeit, anstrengungsinduzierte Urtikaria |
| Zu hohe Laufgeschwindigkeit mit Laktazidose (Übersäuerung) |
| Dehydration (Wasserverlust) bei Langstreckenlauf |
| Psyche (Nervosität bei „Vorstartreaktion", Zeitdruck usw.) |
| Medikamenteneinnahme, z.B. Aspirin, Diclofenac |
| Magen- oder Zwölffingerdarmgeschwür |
| Magensäurerückfluss mit Sodbrennen, z.B. bei Hiatushernie |
| „Syndrom der linken Flexur" |
| Chilaiditi-Syndrom (Interposition der rechten Dickdarmflexur zwischen Leber und Zwerchfell) |
| Durchblutungstörungen (Dickdarmischämie) |
| Blut im Stuhl bei Schädigung der Dickdarmschleimhaut (entzündlich, mechanisch, ischämisch), Hämorrhoiden, Polypen, Tumoren |
| Pigmentsteine der Gallenblase bei Hämolyse |
| Darmverknotungen (Volvulus) |
| Stark entwickelter Psoasmuskel |
| „Wanderniere" |
| Übertraining |

dort) und nicht auf einen Magensäurereflux in die Speiseröhre zurückzuführen ist.

Ein besonderes Problem sind **Schmerzmittel** wie das **Aspirin**, die zu blutenden Geschwüren (oft schmerzlos) führen können. Doch ergab eine Untersuchung von Norfleet [27], dass kurzfristige Einnahmen von „Aspirin" nicht zu einem bluthaltigen Stuhl bei den Versuchspersonen führte. Auch die häufig eingenommenen entzündungshemmenden und schmerzlindernden **Antirheumatika** wie Diclofenac und Ibuprofen führen bei kurzfristiger Einnahme nur selten zu Magen-Darm-Blutungen. So lag die Blutungsrate in einer Untersuchung von Perez-Gutthann und Mitarbeitern [29] für Diclofenac bei 1,8 und für Ibuprofen bei 0,4 Fällen pro 10.000 Patienten innerhalb von 30 Tagen nach Einnahme dieser Medikation. Offensichtlich erhöht ein körperliches Training auch die Resistenz gegen Geschwürsbildung [9].

> Treten beim Laufen Sodbrennen oder Magenschmerzen bei Magensäurerückfluss oder als Folge einer Schmerzmedikation auf, so haben sich **Protonenpumpenblocker** wie Pantozol oder Esomeprazol bewährt, bei Durchfall ohne organische Ursache, z.B. bei Nervosität oder „Reizdarm", Loperamid 1 Stunde vor dem Laufen. Selbstverständlich muss eine gravierende Ursache, beispielsweise Magengeschwür oder Dickdarmtumor, vorher von internistischer Seite ausgeschlossen werden.

**Seitenstechen** scheint in erster Linie durch **Erschütterungen des Körpers** vor allem bei vollem Magen vorzukommen, wodurch Gefäße, Bänder und Nerven im Bauchraum gezerrt werden. Nach einer Studie von Plunkett und Mitarbeitern [33] treten Seitenstiche insbesondere nach dem Trinken von Flüssigkeit auf. Die Autoren geben folgende Tipps:

◢ Nicht unmittelbar nach dem Essen oder Trinken größerer Flüssigkeitsmengen Sport treiben, sondern frühestens 2 Stunden später.
◢ Beim Sport nur wenig, dafür häufiger in kleinen Schlucken trinken.
◢ Bei häufigem Auftreten von Seitenstechen sollte ein weiter leichter Gürtel um die Hüfte getragen werden, der bedarfsweise enger geschnallt werden kann.
◢ Im Falle von Seitenstechen sollte der Oberkörper vorgebeugt und die Bauchmuskeln angespannt werden, und es sollte durch den gespitzten Mund ausgeatmet werden.

## Literatur

[1] Baska RS, Moses FF, Deuster PA, Cimetidine reduces running-associated gastrointestinal bleeding. A prospective observation. Dig Dis Sci (1990), 35, 956–960
[2] Brouns F, Saris WHM, Rehrer NJ, Abdominal complaints and gastrointestinal function during long-lasting exercise. Int J Sports Med (1987), 8, 175–189
[3] Cantwell JD, Gastrointestinal disorders in runners. JAMA (1981), 264, 1404–1405
[4] Clark CS et al., Gastroesophageal reflux induced by exercise in healthy volunteers. JAMA (1989), 261 (24), 3599–3601
[5] Clausen JP, Effect of physical training on cardiovascular adjustments to exercise in man. Physiol Rev (1977), 57, 779–815
[6] Dawson DJ, Khan AN, Shreeve DR, Psoas muscle hypertrophy: mechanical cause for „jogger'trots"? Brit med J (1985), 291 (6498),787–788
[7] Fisher RL et al., Gastroentestinal bleeding in competive runners. Dig Dis Sci (1986), 31, 1226–1228
[8] Fogoros RN, „Runners trots": Gastrointestinal disturbances in runners. JAMA (1987), 243, 1743–1744
[9] Frenkl R, Humoral mechanism of ulcer-resistance of the organism adapter to physical exercise. Acta Med Hung (1971), 28, 69–73
[10] Granger DN et al., Intestinal blood flow. Gastroenterology (1980), 78, 837–863

[11] Halvorsen FA, Lyng J, Ritland S, Gastrointestinal bleeding in marathon runners. Scand J Gastroenterol (1986), 21, 493–497
[12] Heer M et al., Acute ischaemic colitis in a female long distance runner. Gut (1987), 28, 896–899
[13] Kahrilas PJ, Dal WJ, Upper esophageal sphincter function during belching. Gastroenterology (1986), 91, 133–140
[14] Keeffe EB et al., Gastrointestinal symptoms of marathon runners. West J Med (1984), 141, 481–484
[15] Kehl O et al., Mesenteriale Ischämie als Ursache der „Jogger-Anämie"? Schweiz Med Wschr (1986), 116, 974–976
[16] Kleinmann D, Gastrointestinale Beschwerden bei Langstreckenläufern. Med Welt (1989), 40, 20–22
[17] Kleinmann D, Anstrengungsinduzierte Urtikaria mit anaphylaktischer Reaktion. Dtsch Z Sportmed (1991), 42, 320–322
[18] Kleinmann D (1996) Laufen, sportmedizinische Grundlagen, Trainingslehre und Risikoprophylaxe. Schattauer, Stuttgart
[19] Kraus BB, Sinclair JW, Castell DO, Gastroesophageal reflux in runners. Characteristics and treatment. Ann Intern Med (1990), 112 (6), 429–433
[20] Leitzmann MF et al., The relation of physical activity to risk for symptomatic gallstone desease in men. Ann Intern Med (1998), 128, 417–425
[21] Leslie BR, Sander NW, Gerwin LE, Runner's hemolysis and pigment gallstones. N Engl J Med (1985), 7, 1230
[22] McCabe ME et al., Gastrointestinal bleeding in long distance runners. Gastroenterology (1986), 86, 1187
[23] McMahon L et al., Occult gastrointestinal blood loss in marathon runners. Ann Intern Med (1984), 101, 846–847
[24] Moses FM, The effect of exercise on the gastrointestinal tract. Sports Med (1990), 9 (3), 159–172
[25] Neufer PD, Young AJ, Sawka MN, Gastric emptying during exercise: effects of heat stress and hypohydration. Eur J Appl Physiol (1989), 58, 433–439
[26] Neufer PD, Young AJ, Sawka MN, Gastric emptying during walking and running: effects of varied exercise intensity. Eur J Appl Physiol (1989), 58, 440–445
[27] Norfleet RG, 1300 mg of aspirin daily does not cause positive fecal Hemoccult tests. J Clin Gastroenterol (1983), 5, 123–125
[28] Oettle GJ, Effect of moderate exercise on bowel habit. Gut (1991), 32, 941–944
[29] Perez-Gutthann S et al., Low-dose diclofenac, naproxen, and ibuprofen cohort study. Pharmacotherapy (1999), 19 (7), 854–859
[30] Peters HPF et al., Gastrointestinal symptoms during exercise. The effect of fluid supplementation. Sports Med (1995), 20, 65–76
[31] Peters HPF et al., Gastrointestinal symptoms in long-distance runners, cyclists, and triathletes: Prevalence, medication, and etiology. Am J Gastroenterol (1999), 94, 1570–1581
[32] Peters HPF et al., The effect of omeprazole on gastro-oesophageal reflux and symptoms during strenuous exercise. Aliment Pharmacol Ther (1999), 13, 1015–1022
[33] Plunkett BT, Hopkins WG, Investigation of the side pain „stitch" induced by running after fluid ingestion. Med Sci Sports Exerc (1999), 31 (8), 1169–1175
[34] Porter AMW, Marathon running and the caecal slap syndrome? Br J Sports Med (1982), 16, 178
[35] Porter AMW, Do some marathon runners bleed into the gut? Brit med J (1983), 287, 1427
[36] Pruett TL, Wilkins ME, Gamble WG, Cecal volvulus: a different twist for the serious runner. N Engl J Med (1985), 312, 1262–1263
[37] Rehrer NJ et al., Gastric emptying with repeated drinking during running and bicycling. Int J Sports Med (1990), 11 (3), 238–243
[38] Rehrer NJ et al., Fluid intake and gastrointestinal problems in runners competing in a 25-km race and a marathon. Int J Sports Med (1989), 10 (Suppl. 1), S 22–25
[39] Riddoch C, Trinick T, Gastrointestinal disturbances in marathon runners. Br J Sports Med (1988), 22 (2), 71–74
[40] Robertson D, Maughan RJ, Davidson RJL, Fecal blood loss in response to exercise. Brit med J (1987), 259, 303–305
[41] Rowell LB et al., Splanchnic blood flow and metabolism in heat-stressed man. J Appl Physiol (1968), 24, 475–484
[42] Schaub N, Spichtin HP, Stadler A, Ischämische Kolitis als Ursache einer Darmblutung bei Marathonlauf? Schweiz Med Wschr (1985), 115, 454–457
[43] Schraudolph M, Scheurlen CH, Pape GR, Lebensgefährliche intestinale Blutung bei

einem 21-jährigen Hochleistungssportler. Internist (1989), 30, 447–450

[44] Scobi BA, Recurrent gut bleeding in five long-distance runners. N Z Med (1985), 98, 966

[45] Sharman JM, Gastrointestinal disturbances in runners. Br J Sports Med (1982), 16, 179

[46] Soffer EE, Summers RW, Gisolfi C, Effect of exercise on intestinal motility and transit in trained athletes. Am J Physiol (1991), 260 (5 Pt 1), G 698–702

[47] Stewart JG et al., Gastrointestinal blood loss and anemia in runners. Ann Intern Med (1984), 100, 843–845

[48] Sullivan SN, Wong C, Heidenheim P, Does running cause gastrointestinal symptoms? A survey of 93 randomly selected runners compared with controls. N Z Med J (1994), 107 (984), 328–331

[49] Thompson DA, Wolfe LA, Eikelboom R, Acute effects of exercise intensity on appetite in young men. Med Sci Sports Exerc (1988), 20 (3), 222–227

[50] Trotman BW, Soloway RD, Pigment vs cholesterol cholelithiasis: clinical and epidemiological aspects. Am J Dig Dis (1975), 20, 735–740

[51] Tsuchiya K, Iriki M, Effects of spinal cord cooling and heating on gastrointestinal motility in spinal-intact and acutely spinalized dogs. Ital J Gastroenterol (1980), 12, 255–259

[52] Tsuchiya K, Kozawa E, Iriki M, Changes of gastrointestinal motility evoked by spinal cord cooling and heating. Pflügers Arch (1974), 351, 275–286

[53] Worobetz LJ, Gerrard GF, Gastrointestinal symptoms during exercise in Enduro athletes: prevalence and speculations on the aetiology. N Z Med (1985), 98 (784), 644–646

# 14 Herz-Kreislauf-Probleme

## 14.1 Schwindelgefühl und Kollapszustände (Synkopen)

Schwindelgefühl bis hin zum Kollaps bzw. Synkope kommt bei Langstreckenläufern häufig vor. Unter Synkope versteht man eine kurzfristige Bewusstlosigkeit mit Verlust der Muskelanspannung aufgrund einer Hirndurchblutungsstörung, eines Sauerstoffmangels oder einer Unterzuckerung [165]. Wegen eventueller therapeutischer Konsequenzen müssen Synkopen immer abgeklärt werden. Sehr häufig ergibt sich bereits aus der Schilderung der Umstände, die zur Synkope führten, eine Verdachtsdiagnose. Synkopen können vasovagal, orthostatisch, kardial, respiratorisch, metabolisch, anaphylaktisch, neurologisch und psychogen bedingt sein. Metabolische Gründe wie Unterzuckerung und Elektrolytverschiebungen wurden bereits abgehandelt (s. Kap. 7 und 12). Das Gleiche gilt für die anaphylaktische (s. Kap. 8) und teilweise für die neurogene Ursache, z.B. beim Hitzeschlag. Eine psychogene Ursache, z.B. Angst vor Spinnen, kommt beim Laufen in der Regel nicht vor. Die zuerst genannten Gründe für Synkopen (s. Tab. 14.1) kommen dagegen oft vor und sollen nachfolgend erörtert werden.

### 14.1.1 Vasovagale Synkopen

> **Fallbeispiel**
> Ein 26-jähriger Hobbyläufer klagte über wiederholt auftretendes Schwindelgefühl und „Ziehen" in der Herzgegend nach körperlicher Anstrengung. Ruhe-EKG, Langzeit-EKG, Echokardiographie und Blutuntersuchungen waren unauffällig. Nach erschöpfender Belastung auf dem Fahrradergometer klagte der Patient

Tab. 14.1: Ursachen von Synkopen

| Ursache von Synkopen |
|---|
| Vasovagal, z.B. nach längerem Stehen oder Sitzen bzw. nach Anstrengung mit überschießendem Puls- und Blutdruckabfall (vagotone Gegenregulation) |
| Orthostatisch (Orthostasesyndrom), z.B. bei schnellem Aufstehen oder nach plötzlichen Stehenbleiben im Anschluss eines anstrengenden Langstreckenlaufes mit Absacken des Blutes in die erweiterten Beingefäße (Venen) bei plötzlicher Inaktivierung der Muskelpumpe mit daraus resultierendem Blutdruckabfall |
| Kardial (bradykarde oder tachykarde Herzrhythmusstörung, Herzinfarkt, Aortenstenose usw.) |
| Respiratorisch, z.B. Husten-Synkope, Hyperventilation |
| Metabolisch, z.B. Unterzuckerung, Kaliummangel |
| Anaphylaktisch im Rahmen einer anstrengungsinduzierten Urtikaria |
| Neurogen (zerebral), z.B. Einengung der Hirngefäße (TIA), Epilepsie, Hitzschlag |
| Psychogen |

plötzlich über Schwindelgefühl und fiel vom Rad, wobei er von mir noch im Sturz abgefangen werden konnte. Die Herzfrequenz fiel zunächst langsam, dann aber abrupt bei SA-Blockierungen auf 30–40 pro Minute ab (s. Abb. 14.1). Nach dem Kollaps (Synkope) erlangte der Patient durch Hochlagerung der Beine nach wenigen Sekunden wieder das Bewusstsein. Bis auf die überschießende vagotone Gegenregulation mit Puls- und Blutdruckabfall zeigte das EKG keine Auffälligkeit, keinen Anhalt für eine Durchblutungsstörung des Herzens und keine Herzschmerzen trotz Maximalbelastung.

Bei belastungsbedingter erhöhter sympathischer Aktivität mit Puls- und Blutdruckanstieg kommt es nach Beendigung der Muskeltätigkeit wieder zu einem Abfall der Werte aufgrund einer parasympathischen Gegenregulation, die bei manchen Athleten überschießend sein kann. Herzfrequenz und Blutdruck sinken dann wie in unserem Beispiel zu stark, sodass das Herzminutenvolumen für eine ausreichende Hirndurchblutung ungenügend ist. Der eintretende Kollaps mit Flachlagerung stellt somit eine Selbstheilung dar, die durch Hochnehmen der Beine durch eine Begleitperson noch gefördert wird, zumal die peripheren Gefäße weit gestellt sind [15]. Auch ein starker plötzlicher Schmerz als Trigger, beispielsweise beim Umknicken, kann über den geschilderten Mechanismus zur Synkope führen.

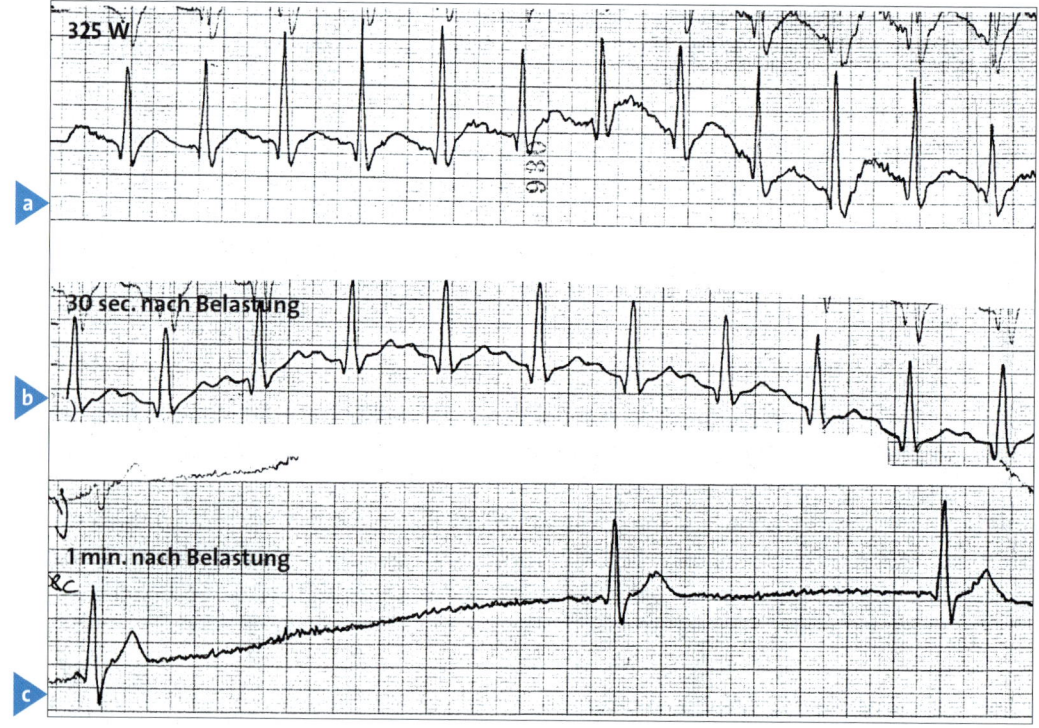

**Abb. 14.1: a)** Belastung mit 325 Watt; eine halbe Minute nach erschöpfender Belastung noch eine Herzfrequenz von 175/min (**b**), dann abrupter Frequenzabfall bei Pulsausfällen aufgrund von Sa-Blockierungen bzw. Sinusarrest als überschießende vagotone Gegenregulation nach Maximalbelastung (**c**).

## 14.1.2 Orthostatisch bedingte Synkopen

Bei der orthostatischen Synkope kommt es wie bei vagovasaler Ursache zu einem Blutdruckabfall, jedoch bei gleichzeitigem Pulsanstieg. Zu beobachten ist eine solche Reaktion bei schnellem Aufstehen oder nach anstrengenden Langstreckenwettkämpfen, beispielsweise Marathon [55]. Das Blut sackt vor allem in das venöse Gefäßsystem der Beine ab. Da nach einer Ausdauerbelastung meist zusätzlich eine Dehydration durch Schwitzen vorliegt und durch Stehenbleiben im Ziel die Muskelpumpe der Beine aussetzt, fließt nicht genügend Blut zurück in die rechte Herzkammer, sodass auch die linke Herzkammer bei Blutvolumenmangel den erforderlichen Blutdruck trotz Pulserhöhung nicht aufrechterhalten kann. Schwarzwerden vor Augen bis hin zur Ohnmacht ist die Folge. Weitergehen und genügend trinken nach Zieleinlauf, gegebenenfalls sich hinlegen oder nach vornüber beugen sind vorbeugende Maßnahmen. Wechselbäder bzw. Wechselduschen und etwas Krafttraining zum Langstreckenlaufen stabilisieren zusätzlich das Kreislaufverhalten.

## 14.1.3 Respiratorisch bedingte Synkopen

Seltener sind Synkopen durch Hyperventilation. Durch das vermehrte tiefe Ein- und Ausatmen wird die Kohlensäure abgeatmet, was zu einer Gefäßengstellung mit vermindertem Blutfluss zum Gehirn führt. Auch Asystolien (Sinusarrest) im EKG sind beschrieben worden [12]. Husten-Synkopen haben beim Laufen keine Bedeutung.

## 14.1.4 Kardiale Synkopen

Während die bisher beschriebenen Synkopen eine gute Prognose haben, ist dies bei kardial bedingten je nach vorliegender Herzkrankheit nicht immer der Fall. Vereinzelt besteht durchaus das Risiko des plötzlichen Herztodes (s.u.). Wegen der Praxisrelevanz soll daher dieses Kapitel ausführlicher behandelt werden. Verantwortlich für Schwindelgefühl und Kollaps mit Bewusstlosigkeit sind vorwiegend Herzrhythmusstörungen.

**Bradykarde Herzrhythmusstörungen (langsamer Herzschlag)**

Bekanntlich führt ein regelmäßiges Ausdauertraining zu einer Pulsverlangsamung. Selbst AV-Blockierungen bis hin zum passageren AV-Block III. Grades können auftreten [79] (s. Abb. 14.2). Sind diese allein auf eine vagotone Trainingsauswirkung zurückzuführen, so machen sie subjektiv keine Beschwerden und verschwinden unter körperlicher Anstrengung.

Selten beobachtet man allerdings auch Ausdauersportler, bei denen Schwindelattacken und kardial bedingte Synkopen bei niedriger Herzfrequenz auftreten. So berichten Rasmussen und Mitarbeiter [132] über 4 Ausdauersportler (17–37 Jahre alt) mit kardial bedingten Synkopen. Sie hatten eine Sinusbradykardie mit Minimalfrequenzen zwischen 34 und 59/min. Bei einem Sportler wurde auch ein AV-Block II. Grades, bei einem anderen SABlockierungen dokumentiert. Unter Belastung und nach Injektion von 1 mg Atropin waren diese EKG-Veränderungen wie bei trainingsbedingter Ursache rückgängig zu machen. Nachdem die 4 Patienten das Training reduzierten, zeigte sich nach 6–12 Monaten wieder ein normales EKG ohne zwischenzeitlich aufgetretene Synkopen oder Schwindelattacken.

Ebenfalls beschwerdefrei nach Trainingsreduktion wurden 12 von Abdon und Mitarbeitern [1] beschriebene Athleten mit Synkopen bzw. Schwindelattacken. 4 hart trainierende Leichtathletinnen bzw. Leichtathleten im Alter zwischen 29 und 46 Jahren sowie ein Jogger bekamen einen Schlaganfall. Beim Jogger fand sich lediglich eine Sinusarrhyth-

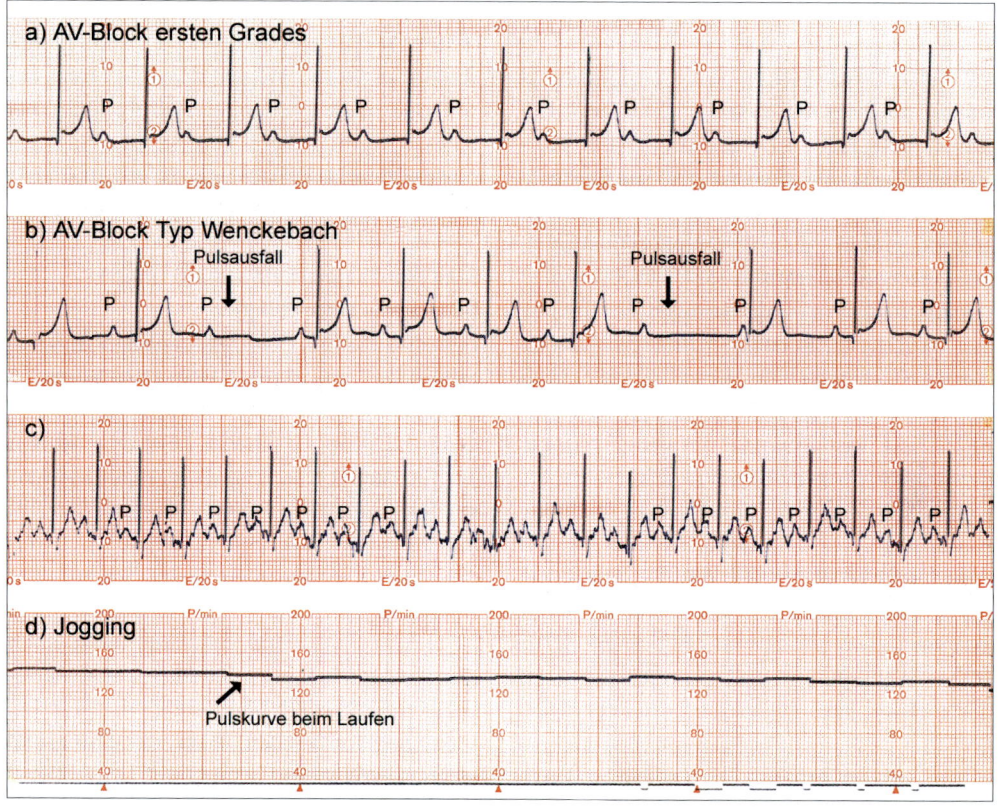

**Abb. 14.2:** AV-Block ersten (**a**) und zweiten Grades (**b**), Typ Wenckebach, unter Ruhebedingungen (**c**), der beim Laufen wieder verschwindet (**d**) (jugendlicher Ausdauersportler)

mie mit einer Frequenz um 44/min, ebenso bei einem 38-jährigen Athleten mit einer Frequenz um 47/min. Die übrigen 3 (2 Frauen, 1 Mann) hatten auch SA-Blockierungen und einer phasenweise Vorhofflimmern. Abdon und Mitarbeiter [1] schließen daraus, dass die trainingsbedingte Pulsverlangsamung in ein Sick-Sinus-Syndrom (kranker Sinusknoten) mit Emboliegefahr übergehen kann.

Auch uns stellte sich ein Marathonläufer der Seniorenklasse M65 vor, der über kurze Schwindelattacken und Pulsunregelmäßigkeiten klagte. Im Langzeit-EKG wurden Phasen mit Herzfrequenzen unter 30 bei Pulsausfällen registriert, die für ein Sick-Sinus-Syndrom sprachen (s. Abb. 14.3). Ein Herzschrittmacher wurde implantiert. Seither ist der Seniorenläufer beschwerdefrei.

Franz [43] berichtet über einen Alterssportler, bei dem sich im Verlaufe von 3 Jahren aus einem AV-Block I. Grades über eine intermittierende Wenckebach-Periodik (AV-Block II. Grades) schließlich ein AV-Block III. Grades mit Synkopen entwickelte, obwohl die AV-Blockierungen durch körperliche Belastung rückbildungsfähig waren, was üblicherweise als trainingsbedingte Vagotonie interpretiert wird. Hier bewahrheitet sich einmal wieder der Spruch „keine Regel ohne Ausnahme".

Vor allem bei älteren Ausdauersportlern mit Schwindelattacken oder Synkopen muss man immer mit einer kardialen Ursache rechnen. Falls durch eine Trainingsreduktion keine Beschwerdefreiheit mit Anstieg der Pulsfrequenz eintritt, so sollte man sich nicht scheuen, selbst bei einem jüngeren

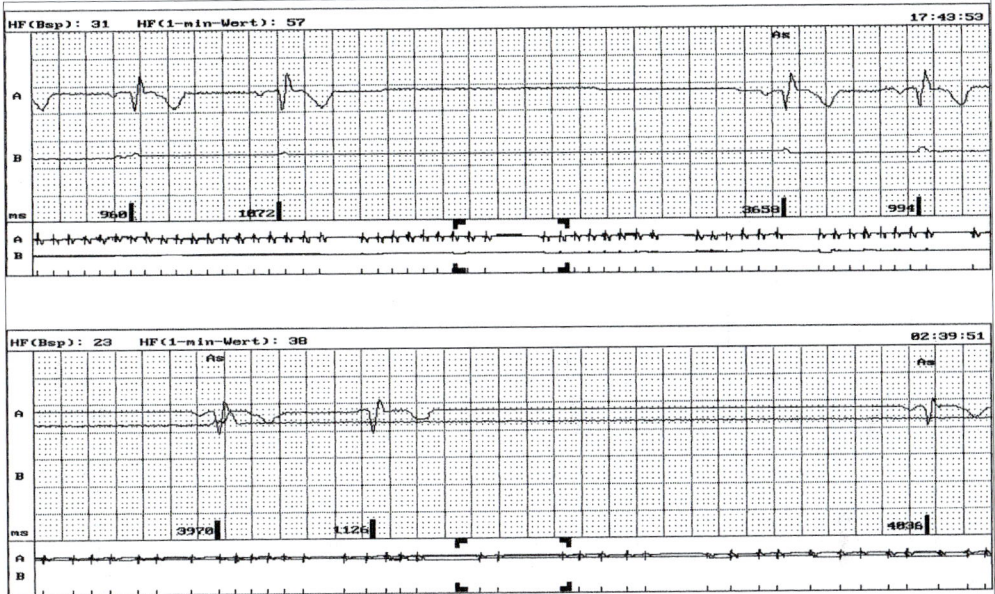

**Abb. 14.3:** Pulsausfälle (Asystolien), die bei einem M65-Marathonläufer phasenweise zu minimalen Herzfrequenzen zwischen 23/min (nachts) und 31/min (tagsüber) mit Schwindelattacken führten, nicht beim Laufen selbst, wo sich der Herzrhythmus normalisierte. Ein Herzschrittmacher behob die Beschwerden.

Athleten einen Herzschrittmacher einzupflanzen. So berichteten Ector und Mitarbeiter [38] über 16 Sportler im Alter zwischen 12 und 45 Jahren mit Synkopen. 7 brauchten einen Herzschrittmacher und 8 wurden durch Trainingsreduktion beschwerdefrei.

**Tachykarde Herzrhythmusstörungen (schnelle Herzschlagfolge)**

**Fallbeispiel**
Mir wurde vom Laufmagazin Trail Running (2005, Heft Nr. 2/05, S. 21) die Frage eines 55-jährigen Läufers zur Beantwortung vorgelegt, der seit 3 Jahren regelmäßig Marathon läuft, im letzten Jahr 9 Läufe und den 100-km-Lauf in Biel (!): „Am Wochenende war ich in Davos beim Swiss Alpine und wollte an sich die 78-km-Strecke laufen. Ich war tempomäßig sehr zurückhaltend und lief vorwiegend im Pulsbereich 120–130, bei Anstiegen auch kurzzeitig 150. Ganz plötzlich, wie wenn bei mir jemand den Hebel umlegt, bekam ich kurz vor Filisur (30 km) leichte Schwindelgefühle. Ein Blick auf die Pulsuhr ließ mich an der korrekten Anzeige zweifeln: 160, 228, 170, 218, 190 usw. unglaublich hoch und sehr unregelmäßig. Ich habe dann den Puls gefühlt, konnte die Höhe nicht ermitteln, aber das Unregelmäßige. Gleichzeitig ließ dann auch die Leistung nach, oder besser, es war keine Leistung mehr möglich. Wie bei einem Auto: Ich trete aufs Gas, aber es tut sich nichts, der Motor bekommt keinen Sprit. Ich habe mich dann mit ausgiebigen Pausen bis Bergün ins Ziel für den C42 (Marathon) durchgeschlagen. Ungefähr 2 Stunden nach dem Zieleinlauf war der Spuk vorbei, Puls normal, Befinden und Stimmung prächtig. Auch am Sonntag bei einer kleinen Bergtour keine Probleme. Ich war am Montag beim Hausarzt: EKG unauffällig, zweites EKG beim Kardiolo-

gen ebenfalls. Beim Ultraschall wurde ein Schaden, verursacht durch einen kleinen Infarkt vor 25 Jahren, entdeckt (war bekannt), sonst nichts. Am Dienstag: Belastungs-EKG super. Diagnose: Herzrhythmusstörungen, nicht lebensbedrohlich. Ursache: vermutlich übertriebene sportliche Aktivitäten. Total verunsichert haben mich einige Aussagen des Kardiologen: ‚Sport ist bis 35 Jahre gesund, danach überwiegen die Nachteile. Schnelles und ausdauerndes Laufen ist unnatürlich. Der Mensch ist intelligent. Deshalb braucht er seit Urzeiten weder schnell noch ausdauernd zu sein. Er hetzt seine Beute nicht zu Tode. Er lauert ihr auf und erlegt sie mit Waffen. Die Marathon-Hysterie wird Hunderte von Menschen das Leben kosten. Es ist kein Zufall, dass bereits der erste Marathon-Läufer der Geschichte zu Tode kam.' Deshalb meine Frage an Sie: Welche Erfahrungen mit Herzrhythmusstörungen haben Sie? Wie sieht meine sportliche Zukunft aus?"

Dieser Fall ist aus 3 Gründen lehrreich:
- Das Beschwerdebild wird typisch für ein anfallsweise auftretendes Vorhofflimmern mit schneller Überleitung zur Herzkammer geschildert (s.u.).
- Es liegt ein Fehlverhalten des Läufers vor. Er hat sich trotz des rasenden unregelmäßigen Pulses mit Schwindelgefühl und plötzlichem Leistungseinbruch noch 12 Kilometer weiter gequält, obwohl die Strecke vor Filisur und später vor Bergün als Ziel für die C42-Marathonwertung erheblich bergan führt und seinerzeit Hitzebedingungen vorlagen. (Der Autor dieses Buches absolvierte an diesem Tag selbst den K42-Gebirgsmarathon über die Kesch-Hütte in 2.632 m Höhe und kennt auch alle anderen Teilstrecken aus früheren Rennen). Darüber hinaus bestand eine günstige Gelegenheit, das Rennen bereits in Filisur mit der 30-km-Zielwertung zu beenden und die Sanitätsstation aufzusuchen. Eine exakte EKG-Diagnose und Hilfe wären in Filisur möglich und für einen 55-Jährigen dringend angebracht gewesen. Dennoch lag Glück vor (s. Kap. 14.2).
- Die Sprüche des Kardiologen sind nicht ernst zu nehmen, stellen lediglich eine Außenseitermeinung dar und widersprechen den aktuellen wissenschaftlichen Erkenntnissen (s. Kap. 15). Was die Todesfallstatistik für den Marathonlauf betrifft, so errechneten Maron und Mitarbeiter [99] ein Risiko von 0,002%. Im Vergleich zur Gesamtbevölkerung war das Todesfallrisiko für die Marathonläufer 120-mal kleiner; 23-mal kleiner, wenn nur die Herz-Kreislauf-Krankheiten berücksichtigt werden. Von den insgesamt 215.413 Marathonfinishern der Studie [99] starben 4 im Alter zwischen 19 und 58 Jahren. Während 3 Männer an erheblichen arteriosklerotischen Einengungen der Herzkranzgefäße verstarben, hatte eine 19-jährige Marathonläuferin, die nach 24 Meilen, also etwa $3^{1}/_{2}$ Kilometern, vor dem Ziel tot zusammenbrach, eine Gefäßmissbildung, wobei die linke Herzkranzarterie ihren Ursprung (elliptisches Ostium) im Bereich des rechten Sinus Valsalvae hatte, um dann zwischen der Aorta und der Lungenarterie bis zur Verzweigung in den RIVA und den RCX (Äste der linken Herzkranzarterie) zu verlaufen.

**Vorhofflimmern**
**Plötzlicher Leistungseinbruch** beim Laufen, **Schwindel bis hin zum Kollaps** bei sehr **hohem unregelmäßigen Puls**, der im geschilderten Fall von der Pulsuhr als stark schwankend registriert wurde und sich 2 Stunden nach Laufende genauso abrupt wieder normalisierte, sind typisch für ein anfallsweise auftretendes Vorhofflimmern mit

schneller Überleitung zur Herzkammer. Im Normalfall werden beide Herzvorhöfe zunächst durch den im rechten Vorhof befindlichen Sinusknoten regelmäßig elektrisch stimuliert, sodass sie sich etwas zusammenziehen und den Blutstrom in die muskulöseren Herzkammern fördern. Ebenso wird der elektrische Impuls vom Sinusknoten in die Herzkammern übergeleitet, die sich dann kontrahieren und das Blut weiterpumpen. Aus diesen regelmäßig im Sinusknoten des rechten Vorhofs entstehenden Impulsen kann sich aus verschiedenen Gründen plötzlich ein Vorhofflimmern mit kreisenden elektrischen Erregungen und mehr oder weniger schnellen Impulsüberleitungen in die Herzkammern entwickeln. Ist diese Überleitung sehr schnell, dann hat die Herzkammer nicht genügend Zeit, sich bei jedem Herzschlag ausreichend zusammenzuziehen, also ausreichend Blut in den Körper zu pumpen. Der Blutdruck und die Leistung fallen ab, häufig auch von Angstgefühl begleitet, vor allem, wenn man eine Pulsuhr dabei hat und „unglaublich hohe" Schwankungen der Herzfrequenzen von weit über 200, wie im Fallbeispiel, registriert.

Vorhofflimmern, anfallsweise wie auch chronisch, ist kein seltenes Phänomen in der Arztpraxis. Es kommt bei Ausdauersportlern möglicherweise aufgrund des erhöhten Vagotonus häufiger vor als in der Normalbevölkerung [63]. Auch George Bush Senior bekam 1990 beim Joggen plötzlich Vorhofflimmern und machte als US-Präsident dadurch weltweit Schlagzeilen. Im Krankenhaus wurde als Ursache eine Schilddrüsenüberfunktion festgestellt. Eine kardiologische Abklärung muss immer erfolgen, da oft eine Herzkrankheit für das Vorhofflimmern verantwortlich ist. Manchmal können auch bei gesunden Sportlern selbst mäßige Alkoholmengen vorübergehend Vorhofflimmern auslösen, wie wir in der Praxis beobachten konnten und in der Literatur auch beschrieben wurde [83, 169].

Da viele mit Pulsuhr laufen, sollen anhand eines Langzeit-EKGs (s. Abb. 14.4) eines Marathonläufers mit anfallsweisem Vorhofflimmern bei WPW-Syndrom [77] die für die betroffenen Läufer sehr beunruhigenden Pulsschwankungen erklärt werden. Abgesehen von dem angeborenen zusätzlichen Leitungsbündel, das im Rahmen einer elektrophysiologischen Untersuchung mittels Herzkatheter mit anhaltendem Erfolg durchtrennt wurde (Katheterablation), war der Marathonläufer sonst gesund.

In jeder EKG-Reihe (s. Abb. 14.4) sind 6 Sekunden kontinuierlich aufgezeichnet, jede Spalte stellt 1 Sekunde dar. Man sieht, dass in der ersten Reihe pro Spalte 3–4 Herzschläge als EKG registriert sind, was einer Pulsfrequenz von knapp 240/min entspricht. In der dritten Reihe stoppt das Herzrasen plötzlich, um nach einigen normalen Sinusknotenschlägen mit einer Frequenz von 60/min wieder in ein Vorhofflimmern mit unregelmäßiger, nun aber langsamerer Überleitung überzugehen. Da die Pulsuhr die Abstände zwischen den einzelnen EKG-Ausschlägen misst und auf 1 Minute hochrechnet, müssen zwangsläufig bei Vorhofflimmern schnell wechselnde und beunruhigende Pulsanzeigen resultieren. Bei Herzrhythmusstörungen ist die Pulsanzeige pro Minute also nie korrekt.

Sollte das Vorhofflimmern gehäuft auftreten, so könnte man zunächst die Überleitung zur Herzkammer und damit die Pulsfrequenz durch einen kardioselektiven Betablocker, zum Beispiel Bisoprolol oder Metoprolol, dämpfen. Damit ist auch die maximale Laufgeschwindigkeit etwas eingeschränkt, doch die rasenden Herzfrequenzen mit Schwindel- und Angstgefühlen treten meist unter Betablockern nicht mehr auf. Sollte man das Herzjagen damit nicht in den Griff bekommen, ist eine elektrophysiologische Untersuchung mittels Herzkatheter anzuraten, um die genaue Ursache der Herzrhythmusstörung zu lokalisieren und gegebenenfalls bestimmte Leitungsbahnen elektrisch zu durchtrennen (Katheterablation).

Häufig ist das Vorhofflimmern chronisch. Falls keine Herzklappen- oder Herzmuskelerkrankung als Ursache vorliegt, ist bei normofrequenter Überleitung die Ausdauerleistungsfähigkeit nicht wesentlich eingeschränkt. So berichtet Rost [135] von einem Marathonläufer mit einer Bestzeit von 2:35 Stunden, der sich trotz eines zuletzt ständig vorliegenden Vorhofflimmerns voll leistungsfähig fühlte und daher auch sein Trainingsprogramm nicht herabsetzte. Bei anhaltendem Vorhofflimmern aufgrund einer Herzkrankheit, Bluthochdruck usw. ist in Anbetracht der Gefahr von Gerinnselbildung im linken Vorhof mit Embolierisiko zur Schlaganfallprophylaxe eine Antikoagulanzien-Behandlung, z.B. mit Marcumar indiziert.

Es soll jetzt nicht auf die verschiedenen **supraventrikulären Tachykardien**, also auf die Herzrhythmusstörungen, die vom Vorhof ausgehen und als Herzrasen empfunden werden, eingegangen werden. Wie bei dem anfallsweise auftretenden Vorhofflimmern würde man keine spezielle Behandlung durchführen, wenn das Herzrasen nur selten auftritt und nicht lange andauert. Andernfalls würde man die Impulsüberleitung zur Herzkammer, also die Pulsfrequenz, mit einem kardioselektiven Betablocker (Bisoprolol, Metoprolol) dämpfen, im Falle eines im EKG zu erkennenden WPW-Syndroms [77]

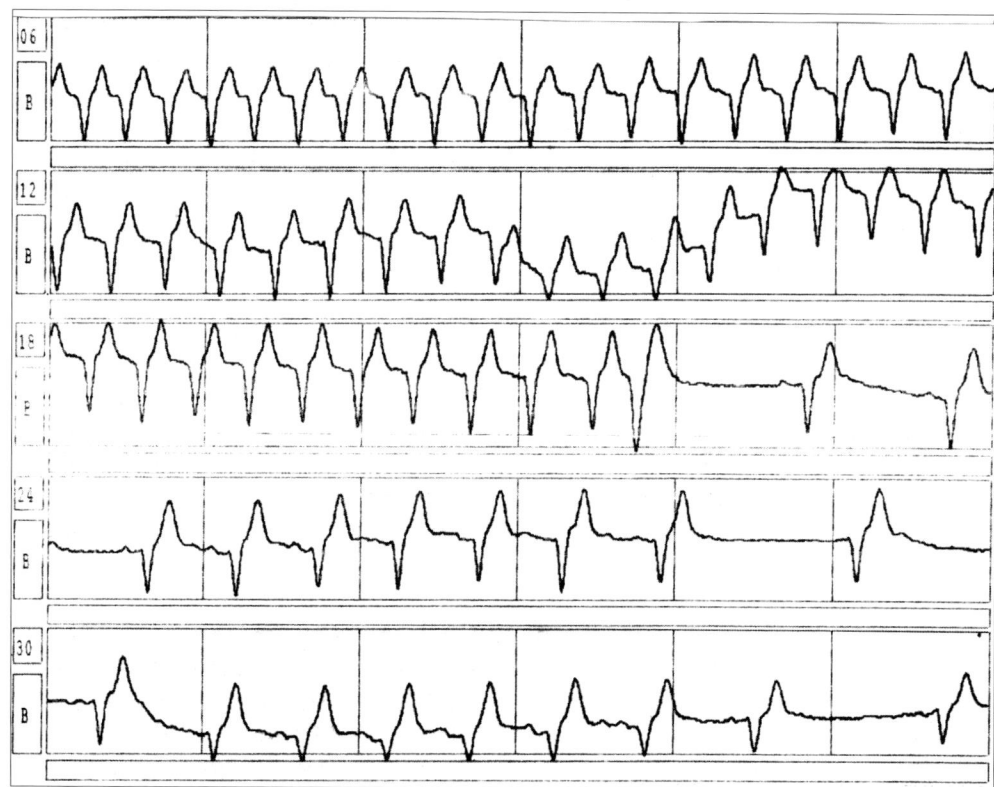

**Abb. 14.4:** Anfallsweise aufgetretenes tachykardes Vorhofflimmern („Herzjagen") bei einem Marathonläufer mit WPW-Syndrom. In den ersten 3,5 Reihen Herzfrequenz bei knapp 240/min, dann abrupter Pulsabfall mit einzelnen normalen Sinusknotenschlägen, gefolgt von erneutem Vorhofflimmern mit langsamerer Überleitung, schließlich (nicht mehr dargestellt) wieder normaler Sinusrhythmus. Erfolgreiche Behandlung erfolgte durch Katheterablation, wobei das akzessorische Leitungsbündel durchtrennt wurde.

wie auch im Falle einer mit Betablockern nicht erfolgreichen Behandlung wäre eine elektrophysiologische Untersuchung mittels Herzkatheter zur genaueren Diagnose, ggf. Katheterablation, indiziert. Z.B. haben Zeilberger und Mitarbeiter [170] eine Fallstudie veröffentlicht, nach der ein 31-Jähriger durch Laufen eine supraventrikuläre Tachykardie mit Pulsfrequenzen bis zu 220/min provozieren und durch Druck auf die Halsschlagader wieder beenden konnte. Die elektrophysiologische Untersuchung ergab eine AV-Knoten-Reentry-Tachykardie, die durch Katheterablation erfolgreich behandelt wurde.

Während die geschilderten, vom Vorhof ausgehenden Herzrhythmusstörungen bei schneller Herzfrequenz wohl sehr unangenehm mit Schwindelgefühl, teilweise auch Kollaps und Angstzuständen sind, so sind sie in der Regel aber nicht akut lebensbedrohlich (abgesehen vom WPW-Syndrom mit tachykardem Vorhofflimmern). Anders sieht es mit Herzrhythmusstörungen aus, die in der Herzkammer ihren Ursprung haben und höhergradig sind, z.B. **Kammertachykardien**, die z.B. im Falle einer koronaren Herzkrankheit in tödliches Kammerflimmern übergehen können (s. Kap. 14.2), nicht zu verwechseln mit Vorhofflimmern.

### Fallbeispiel

Ein 45-jähriger Marathonläufer suchte uns auf, um sich kardiologisch „durchchecken" zu lassen. Er war beschwerdefrei, hatte aber beim Pulstasten gelegentlich einen „Aussetzer" bemerkt. Belastungs-EKG (325 W) und Echokardiographie zeigten einen Normalbefund. Im Langzeit-EKG wurden sehr selten monotope ventrikuläre (von der Herzkammer ausgehende) Extrasystolen registriert („Herzstolpern"). Nach einem Trainingslauf am späten Nachmittag bei 28 °C Temperatur fiel eine kurze Kammertachykardie auf, die spontan wieder in einen normalen Sinusrhythmus umschlug (differenzialdiagnostisch supraventrikuläre Tachykardie mit Schenkelblock bei aberrierender Leitung; s. Abb. 14.5), vom Patienten als schnelles Herzklopfen mit leichtem Schwindelgefühl bemerkt. Bei der Abgabe des Langzeit-EKG-Gerätes am nächsten Morgen erfolgte eine Blutentnahme. Auffallend waren hier lediglich im untersten Normbereich liegende Werte für Magnesium und Kalium. Wir verordneten ein Magnesium-Kalium-Präparat in der Annahme, dass eine Elektrolytstörung unter den Hitzebedingungen die Kammertachykardie provoziert haben könnte, zumal Dimsdale und Mitarbeiter [33] feststellt hatten, dass die Stresshormone Noradrenalin und Adrenalin nach körperlicher Anstrengung innerhalb der folgenden 3 Minuten auf das 10- bzw. 3-fache des Ausgangswertes klettern und ebenfalls Herzrhythmusstörungen auslösen können. In der mittlerweile 15-jährigen Beobachtungszeit mit jährlichen Kontrollen des weiter Marathon laufenden Sportlers wurden nie wieder im Langzeit-EKG Kammertachykardien registriert, doch weiterhin einzelne monotope VES, wie sie auch bei nicht hart trainierenden Personen vorkommen [128]. Allerdings ist zu beachten, dass auch ein Zuviel an Elektrolytzufuhr, vor allem Kalium, Herzrhythmusstörungen auslösen kann [121].

Lemery und Mitarbeiter [85] konnten zeigen, dass Kammertachykardien ohne augenscheinliches Vorliegen einer Herzkrankheit eine ausgezeichnete Prognose haben, was von Kennedy und Mitarbeitern [67] bestätigt wird. Allerdings trifft dies nicht bei Vorliegen einer koronaren Herzkrankheit zu. Dennoch hat manch ein Kardiologe in Anbetracht von zufällig im EKG festgestellten Kammertachykardien eines gut trainierten Marathonläufers selbst bei Beschwerdefreiheit Bedenken, wenn auch bei einer elektrophysiologischen Untersuchung eine solche ventrikuläre Tachykardie auszulösen ist.

> **Fallbeispiel**
> Ein Arztkollege aus Norddeutschland, Marathonläufer, suchte telefonischen Rat. Bei ihm wurde einmal eine Kammertachykardie im EKG registriert. Eine solche war auch bei der elektrophysiologischen Untersuchung durch eine Katheterstimulierung bei niedriger Reizschwelle auslösbar. Die übrige Herzkatheteruntersuchung einschließlich Koronarographie zeigte keinen krankhaften Befund. Als Ursache wurde eine beginnende Kardiomyopathie vermutet. Es wurde vom Lauftraining abgeraten. Der Kollege hielt sich 3 Monate daran und rief uns dann erneut an, weil er sich ohne ein Lauftraining nicht wohl fühlte. Er fing wieder mit seinem Lauftraining an. **Die Lebensqualität, das subjektive Befinden ist für den Patienten doch wichtiger als ein kardiologischer Befund, der hinsichtlich Gefährlichkeit nur auf Spekulationen beruht!**

Auch durch Sport selbst kann bei einem Gesunden im Einzelfall einmal eine Kammertachykardie provoziert werden, wie Wehr und Mitarbeiter [163] beschreiben. Bei einer 17-jährigen Patientin wurden rezidivierende Kammertachykardien insbesondere bei sportlicher Betätigung festgestellt, ohne dass durch Herzkatheteruntersuchung, einschließlich Myokardbiopsie, eine Herzerkrankung festgestellt wurde. Propafenon, Mexilitin, Amodaron, und Sotalol, auch in Kombination, konnten die Kammertachykardien nicht unterdrücken. Erst die Einnahme des Betablockers Propanolol hatte Erfolg. Offensichtlich spielte in diesem Fall eine erhöhte Herzfrequenz bei Katecholaminanstieg (erhöhter Sympathikotonus) bei der Auslösung von Kammertachykardien eine Rolle.

Falls die Kammertachykardien bei Herzgesunden ohne Elektrolytstörungen lediglich zufällig im EKG ohne vorhandene Beschwerden registriert wurden, so ist keine spezielle antiarrhythmische Therapie notwendig. Werden jedoch erhebliche subjektive Missempfindungen angegeben oder ist der Sportler in dieser Phase kollaptisch, so kann ein Behandlungsversuch mit einem

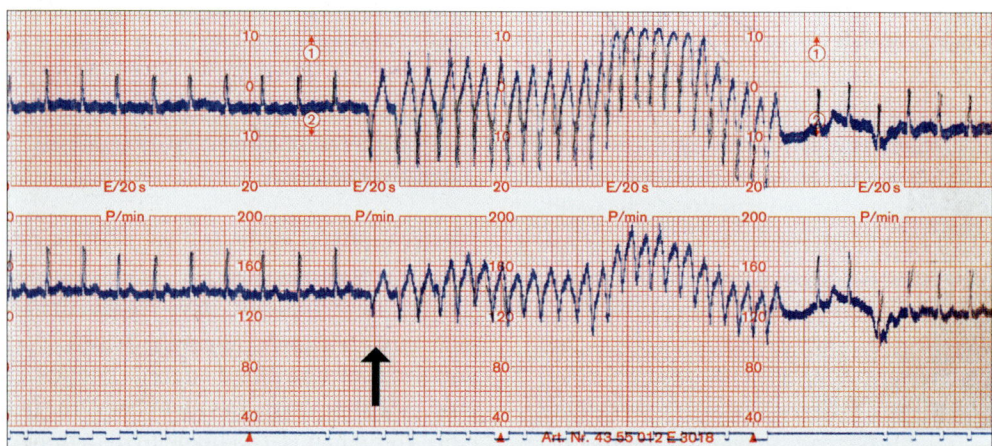

**Abb. 14.5:** In der Erholungsphase nach einem Trainingslauf in der Hitze (28 °C) plötzlich aufgetretene, knapp 4 Sekunden anhaltende spontan sistierende Kammertachykardie (Pfeil) bei einem gesunden 45-jährigen Marathonläufer. Subjektiv als kurzes schnelles „Herzklopfen" mit Schwindelgefühl wahrgenommen

kardioselektiven Betablocker wie Bisoprolol oder Metoprolol unternommen werden. Auch die Gabe von Magnesium ist einen Versuch wert. Bei Elektrolytstörungen sind diese auszugleichen. Eine Herzkrankheit sollte immer ausgeschlossen werden, wobei auch an seltene Ursachen wie z.B. an das Lange QT-Syndrom oder das Brugada-Syndrom (s. Glossar) gedacht werden muss.

**Herzklappenfehler**
Prinzipiell werden Herzkreislauf bedingte Synkopen bzw. Schwindelattacken durch eine Abnahme des Herzminutenvolumens (pro Minute gepumpte Blutmenge) ausgelöst. Dabei kann das Herzschlagvolumen, also das pro Herzschlag gepumpte Blutvolumen, vermindert sein. Ursache hierfür ist manchmal eine mechanische Behinderung, z.B. Einengung der Aortenklappe.

**Fallbeispiel**
Herr K., geboren 1937, begann Anfang 1970 mit einem Lauftraining. In dieser Zeit wurde im Rahmen einer Blutspende zufällig ein Herzgeräusch festgestellt und später eine Aortenklappenstenose diagnostiziert. Dennoch setzte er sein Lauftraining mit 3.000 km pro Jahr fort, Marathonzeit unter 4 Stunden. 5-mal absolvierte er damals den 100-km-Lauf in Biel (Schweiz). Als 1986 zunehmende Herzrhythmusstörungen auftraten, teilweise auch mit leichtem Schwindelgefühl, riet der untersuchende Arzt vom Laufen ab. Daraufhin suchte Herr K. unsere Praxis auf. Die Aortenklappeneinengung konnte bestätigt werden. Im EKG lagen bereits Linksherzhypertrophie-Zeichen vor (verdickter Herzmuskel), da die linke Herzkammer mit einem erheblichen Kraftaufwand den Widerstand an der stark eingeengten und verkalkten Aortenklappe überwinden musste (s. Abb. 14.6). Die Herzkatheterunter-

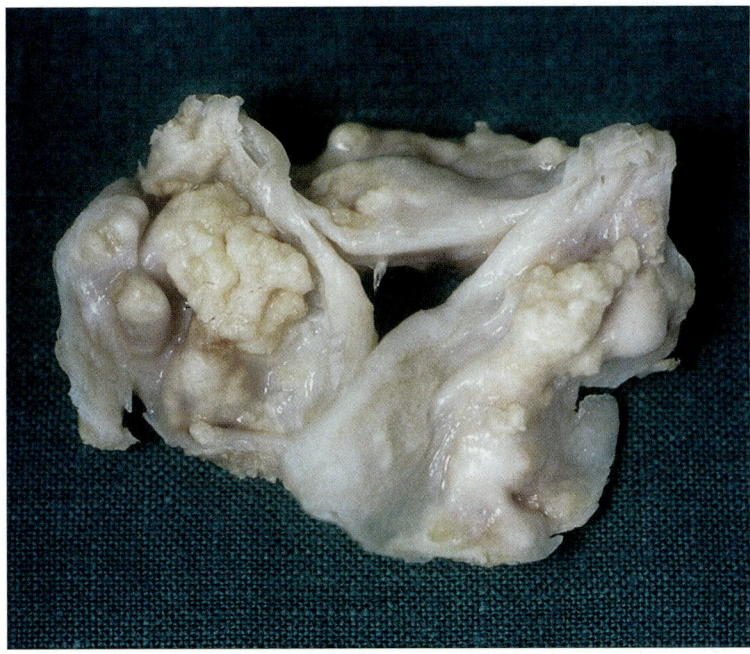

**Abb. 14.6:** Verplumpte Aortenklappe mit Kalkauflagerungen und erheblicher (dreieckiger) Lumeneinengung eines Marathon- und 100-km-Läufers

suchung ergab einen Druckgradienten an der Aortenklappe von 79 mmHg (im Mittel 59 mmHg). Es wurde die Operationsindikation gestellt. Dennoch lief er kurz vorher den Wien-Marathon vorsichtig in 4:36 Stunden. Die verplumpte, verkalkte und stark eingeengte Aortenklappe (s. Abb. 14.6) wurde reseziert und durch eine Kunststoffklappe ersetzt. Ein Jahr später startete Herr K. bereits wieder beim Schwarzwald-Marathon in 4:36 Stunden erfolgreich. Spätere Marathonläufe folgten. Der Ruhepuls lag trainingsbedingt zwischen 40 und 42/min, die ergometrische Belastbarkeit bei 250 W.

Oft ist nicht der Herzklappenfehler selbst für ein Schwindelgefühl oder einen Kollaps verantwortlich, sondern gleichzeitig vorliegende Herzrhythmusstörungen. So berichten Shapira und Mitarbeiter [147] über einen Langstreckenläufer mit einer mäßiggradigen Aortenstenose, der wiederholt Synkopen hatte. Ein Langzeit-EKG während einer solchen Synkope deckte einen Herzstillstand von 57 Sekunden auf. Der Läufer erhielt einen Herzschrittmacher.

**Mitralklappenprolaps-Syndrom**
Wegen der Häufigkeit in der Praxis und der möglichen Synkopen bis hin zum plötzlichen Herztod soll auf das **Mitralklappenprolaps-Syndrom** ausführlicher eingegangen werden. In der Framingham-Studie wurde echokardiographisch bei 5% von fast 5.000 herzgesunden Personen ein Mitralklappenprolaps gefunden [140]. Er wird oft als häufigster „kardialer Schönheitsfehler" bezeichnet. Doch sind auch Komplikationen wie ausgeprägte Mitralinsuffizienz [164] Endokarditis [52, 91, 94, 95], schwere Herzrhythmusstörungen [80, 140, 167, 172], plötzlicher Herztod [11, 20, 59, 80, 129, 148], Hirnembolien und Hirnischämie [143, 168] beschrieben. Allerdings scheinen diese Komplikationen vorwiegend bei dem selteneren (2,3% der Fälle [95]) „klassischen Mitralprolaps" mit verdickten Segeln bei „myxomatöser Degeneration" vorzukommen.

Wie der Name schon sagt, wölben sich ein oder beide Mitralsegel oder auch nur Teile davon während der Kontraktionsphase der linken Herzkammer (Systole) in den Vorhof vor, so wie der Wind ein weniger straff gezogenes Segel eines Bootes ausbeult, was während der Anspannung zu einem Geräusch führt. Bei einem alleinigen Mitralprolaps mit verbliebener Verschlussfähigkeit der Segel kann man bei einem guten Gehör und mit Erfahrung in der Regel über der Herzspitze etwa in der Mitte der Systole mit dem Stethoskop ein klickartiges Geräusch wahrnehmen (s. Abb. 14.7). Ist nach dem Klick noch ein spätsystolisches Geräusch bis zum zweiten Herzton zu registrieren, teilweise auch ohne Klick, so liegt bereits eine Mitralinsuffizienz bei Mitralprolaps vor. Durch die Ultraschalluntersuchung (Echokardiographie) des Herzens kann man gelegentlich einen Mitralprolaps als Zufallsbefund feststellen, ohne dass ein entsprechendes Geräusch zu hören ist. Doch ist zu berücksichtigen, dass der Mitralring kein flaches, sondern ein sattelförmig gebogenes Gebilde ist mit einer zum Vorhof ausgerichteten Krümmung, sodass schon physiologischerweise die Mitralklappe etwas in den linken Vorhof hängt und im echokardiographischen „4-Kammerblick" eine Vorwölbung des Mitralsegels über die Mitralringebene hinaus von mindestens 2–3 mm gefordert wird. So wird der Nachweis eines Mitralprolapses echokardiographisch besser im Längsachsenschnitt von parasternal nachgewiesen [87] (s. Abb. 14.7 und Kap. 4.6).

Die Prognose des Mitralklappenprolaps-Syndroms ist insgesamt gut, wenn die Mitralklappe morphologisch weitgehend unauffällig ist, das heißt nicht verdickt ist, und wenn keine wesentliche Mitralinsuffizienz besteht. In einer Studie von Nishimura und Mitarbeitern [115] lag die Sterblichkeit nicht höher als in der Kontrollgruppe. Doch ist vereinzelt mit den oben genannten Komplikationen zu rechnen.

## 14.1 Schwindelgefühl und Kollapszustände (Synkopen)

**Fallbeispiel**

Die 22-jährige A.B. war an der Arbeitsstelle (Orthopädietechnik) stehend mit leichten Arbeiten beschäftigt, als sie plötzlich kollabierte. Es wurde sofort der im selben Haus praktizierende Orthopäde alarmiert. Dieser begann sogleich mit Wiederbelebungsmaßnahmen. Gleichzeitig wurde der Notarzt angefordert, der im EKG Kammerflimmern feststellte und erfolgreich eine elektrische Defibrillation durchführte. In der Klinik erfolgte eine Herzkatheteruntersuchung einschließlich Herzmuskelbiopsie und elektrophysiologische Untersuchung. Abgesehen von einem Mitralklappenprolaps fand man keine Auffälligkeit. Die Mitralklappe war nicht verdickt. Anamnestisch wurden lediglich selten auftretende, über Sekunden anhaltende schnelle Herzschläge angegeben.
Während und nach dem Krankenhausaufenthalt nahm die Patientin noch eine Zeitlang einen Betablocker ein, setzte diesen aber später wieder ab. Jahrelang suchte sie uns regelmäßig zur kardiologischen Kontrolluntersuchung auf. Echokardiographisch sind die Herzklappen morphologisch bei Mitralprolaps weiterhin unauffällig, das heißt nicht verdickt. Es liegt auch keine Mitralinsuffizienz vor. Lediglich ein systolischer Klick ist in Linksseitenlage über der Herzspitze auskultierbar (s. Abb. 14.7). Im Langzeit-EKG zeigt sich durchweg ein normaler Sinusrhythmus, selten harmlose monotope VES und SVES („Herzstolpern"). Ergometrisch war die Patientin zuletzt erschöpfend bis 175 W bei maximal erreichter Herzfrequenz von 195/min belastbar. Dabei fanden sich keine krankhaften EKG-Veränderungen, normales Blutdruckverhalten. Auch beim Joggen habe sie keine Probleme.
Interessant ist, dass die Zwillingsschwester (eineiig) der Patientin ebenfalls ein Mitralprolaps hat [148]. Sie ist beschwerdefrei, hatte niemals Kammerflimmern. Herz-Kreislauf-Risikofaktoren liegen bei beiden nicht vor.

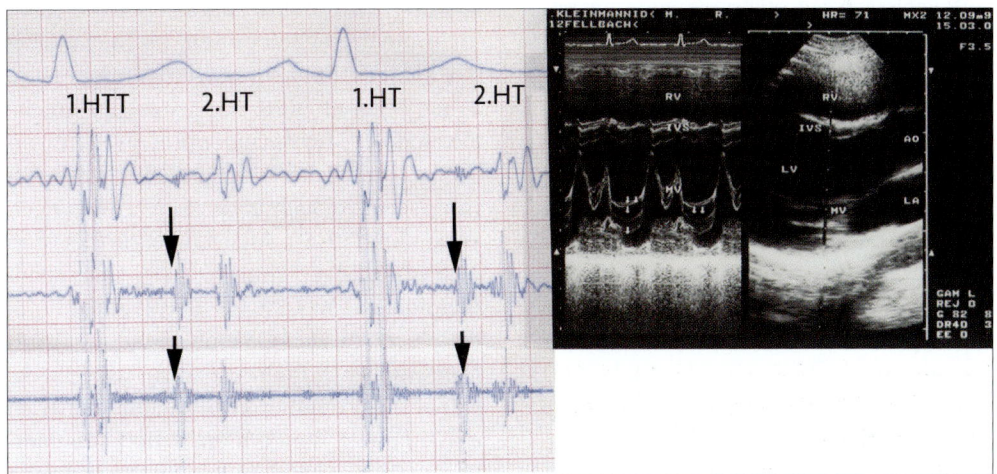

**Abb. 14.7:** Phonokardiogramm und Echokardiogramm einer 22-jährigen Freizeitjoggerin mit Mitralklappenprolaps-Syndrom, die an der Arbeitsstelle bei leichter Beschäftigung im Stehen plötzlich Kammerflimmern bekam und wiederbelebt werden musste. Beim Abhören des Herzens ist ein systolischer Klick (schwarze Pfeile) zwischen den beiden Herztönen (HT) auffällig. Echokardiographisch (rechts) hängen die Mitralsegel wie eine Hängematte durch (weiße Pfeile im M-Mode). MV = Mitralklappe, AO = Aorta, LA = linker Vorhof, LV = linke Herzkammer, RV = rechte Herzkammer, IVS = Herzkammerscheidewand.

Bisher konnte in der Statistik nicht nachgewiesen werden, dass eine vorbeugende antiarrhythmische Behandlung selbst bei Patienten mit Mitralprolaps und verdickten Mitralsegeln den plötzlichen Herztod verhindern kann. Barlow [6] fand bei seinen Fällen lediglich einen plötzlichen Herztod. Diese junge Frau wurde wegen erheblicher ventrikulärer Extrasystolie mit einem Antiarrhythmikum der Klasse 1 behandelt und verstarb dennoch – oder gerade deshalb? Rampp und Mitarbeiter [130] schreiben mit Recht: „Insgesamt ist eine empirische antiarrhythmische Therapie aufgrund der zu befürchtenden proarrhythmischen Effekte zur Prophylaxe eines plötzlichen Herztods nicht gerechtfertigt."

**Fallbeispiel**
Raschka und Mitarbeiter [131] berichten über eine 24-jährige Läuferin, die nach Überqueren der Ziellinie eines Halbmarathonlaufes plötzlich bewusstlos zusammenbrach, obwohl vorher keinerlei Beschwerden vorlagen. Die Laufzeit betrug 1:48:16 Stunden bei günstigen Wetterbedingungen. Es wurde sofort mit Wiederbelebungsmaßnahmen begonnen. Das EKG zeigte zunächst Kammerflimmern und ging 2 Minuten später im Sanitätszelt in eine Null-Linie (Herzstillstand) über. Dennoch wurden die Wiederbelebungsmaßnahmen erst nach 2,5 Stunden abgebrochen, nachdem selbst eine passagere Herzschrittmachersonde das Herz nicht mehr zum Schlagen brachte. Die in der Klinik abgenommenen Laborwerte einschließlich Elektrolyte waren unauffällig. Bei der Obduktion wurde der bereits Jahre zuvor bei einer Routineuntersuchung festgestellte Mitralklappenprolaps bestätigt. Die Mitralklappensegel waren myxomatös verdickt. Ebenso fand sich eine Verdickung der Linksherzmuskulatur von 1,6 cm. Als Todesursache wurde die registrierte Herzrhythmusstörung (Kammerflimmern) bei Mitralprolaps angenommen. Die Autoren folgern daraus: „Bei Vorliegen eines Mitralklappenprolapses ist von wettkampfmäßiger Leistungssportausübung dem Marathonlaufen vergleichbarer Sportarten abzuraten".

Dieser Fall unterscheidet sich trotz der gleichen Diagnose eines Mitralklappenprolapses mit Auftreten von Kammerflimmern wesentlich von unserer Patientin A.B. Im Fall von Raschka und Mitarbeitern [131], wo die Wiederbelebungsmaßnahmen erfolglos waren, zeigten sich verdickte Mitralsegel sowie eine Verdickung der Linksherzmuskulatur (Kardiomyopathie?), während in unserem Fall die Mitralsegel und die Herzmuskulatur diesbezüglich unauffällig waren. Schon von daher ist es nicht angebracht, nur aus dem Gefühl heraus, evtl. noch unter dem Schock eines plötzlichen Herztodes einer jungen Läuferin, generell beim Vorliegen eines Mitralprolaps-Syndroms ohne Berücksichtigung der wissenschaftlichen Daten ein Laufverbot zu empfehlen und zu erteilen. Konsequenterweise hätte dann unsere Patientin auch nicht mehr arbeiten dürfen, nachdem dabei das Kammerflimmern aufgetreten war. Nun, es ist bekannt, dass der seltene plötzliche Herztod bei Mitralklappenprolaps nicht nur unter körperlicher oder psychischer Belastung, sondern auch unter Ruhebedingungen vorkommt [20, 59, 80]. Darüber hinaus ist in Anbetracht der Häufigkeit des Mitralklappenprolapses mit 5% der Bevölkerung [140] der plötzliche Herztod eine Rarität. Ein Lauftraining bei Mitralprolaps zu untersagen, würde nicht nur die Lebensqualität drastisch einschränken, sondern auch Herz-Kreislauf-Risikofaktoren wie Fettstoffwechselstörung mit Gewichtszunahme, Bluthochdruck, Zuckerkrankheit usw. fördern.

Ganz im Gegensatz zu der Auffassung von Raschka und Mitarbeitern [131] steht die Schlagzeile in der Münchner Medizini-

**Tab. 14.2:** Befunde, die bei einem Mitralklappenprolaps-Syndrom für einen Verzicht auf Wettkampfsport (hohes Lauftempo) sprechen

| Verzicht auf Wettkampfsport bei Befunden bei Mitralklappenprolaps-Syndrom |
|---|
| Plötzlicher Herztod bei jüngeren Familienangehörigen |
| Bereits erlittene Synkope |
| Höhergradige Herzrhythmusstörungen (VES-Salven, anhaltende supraventrikuläre Tachykardien) |
| Mäßige bis erhebliche Mitralinsuffizienz |
| Brustschmerzen unter Belastung |

schen Wochenschrift [1986, 128, 89] „Mitralprolaps – ein Herzfehler, der Leistungssport erlaubt". Referiert wurde mit dieser Schlagzeile die Empfehlung der 16. Bethesdakonferenz [110]. Danach ist selbst Leistungssport in der Regel erlaubt. Nur bei anamnestisch berichteten Synkopen, plötzlichem Herztod in der Familie infolge eines Mitralklappenprolaps-Syndroms, Brustschmerzen unter Belastung oder bei mäßiger bis erheblicher Mitralinsuffizienz bzw. höhergradigen Herzrhythmusstörungen wie paarigen ventrikulären Extrasystolen und anhaltenden supraventrikulären Tachykardien („Herzrasen") sollten nach der Bethesdakonferenz-Empfehlung, die auch Jeresaty [60] vertritt, weniger kraftaufwendige Sportarten betrieben werden. Danach sind Dauerläufe in geringem Tempo also ohne Wettkampfcharakter auch in diesen zuletzt genannten Fällen erlaubt.

Ob bei der von Raschka und Mitarbeitern [131] beschriebenen Läuferin die genannten Kriterien für ein Wettkampfverbot vorlagen, ist nicht bekannt. Hat sie sich etwa überlastet, hatte sie vor ihrem Zusammenbruch Warnsymptome? Dale und Mitarbeiter [27] finden es „überraschend, dass gesunde Menschen laufen können, bis sie verwirrt, dehydriert, überhitzt, hypophosphatämisch werden, ohne zuerst ein unerträgliches Unbehagen zu erfahren". So untersuchten diese Autoren 11 Läufer, die kurz vor dem Ende eines Halbmarathonlaufes kollabierten, und verglichen die Betaendorphinkonzentrationen mit einer Kontrollgruppe. Die Kontrollgruppe hatte nach dem Lauf eine signifikant geringere Konzentration des körpereigenen stimmungsaufhellenden und schmerzlindernden Opioids als die kollabierten Läufer, nämlich 27,2 pmol/l (vor dem Lauf 8,4 pmol/l) gegenüber einer durchschnittlichen Konzentration von 110 pmol/l der Kollabierten.

Dale und Mitarbeiter [27] kamen zu dem Schluss, dass das Gefühl des Wohlbefindens, das durch die Betaendorphine vermittelt wird, verantwortlich dafür ist, dass die kollabierten Läufer eher schmerzunempfindlich waren und damit nicht in der Lage, eine Gehphase einzulegen. Für die Unempfindlichkeit gegen Schmerz spricht auch, dass man dieses Wohlbefinden beim Laufen durch den Morphiumgegenspieler Naloxon hemmen kann (s. Kap. 4). Auch die Hämorphine, die beim Abbau des vermehrt durch Hämolyse anfallenden freien Hämoglobins (Blutfarbstoff) entstehen, könnten zusätzlich das Wohlbefinden beim Laufen fördern. Ob deshalb auch mögliche Warnsymptome vor Eintritt eines plötzlichen Herztodes ignoriert werden, mag dahingestellt bleiben.

## 14.2 Plötzlicher Herztod

### 14.2.1 Statistik

Fitness gleich Gesundheit, so ist in der Regel unsere Vorstellung, vor allem, wenn wir junge Leute vor Augen haben. Um so erschütternder stellt sich uns der unerwartete plötzliche Herztod beim Sport eines jungen, sozusagen in der Blüte des Lebens stehenden Menschen dar. Die Häufigkeit des plötzlichen Herztodes wird für Schüler bzw. Studenten mit 1 Fall pro 200.000 [102] bzw. 1 Fall pro 300.000 [160] jährlich angegeben.

Die Statistik wird nicht nur durch das Alter des Sportlers, sondern auch durch den Trainingszustand, durch Vorerkrankungen (z.B. beim Rehabilitationssport) und durch Wetterbedingungen beeinflusst. Unter 30- bis 64-jährigen Männern, die mindestens 2-mal wöchentlich joggten, fanden Thompson und Mitarbeiter [157] in Rhode Island 1 Todesfall jährlich pro 7.620 Läufer. 11 starben an koronarer Herzkrankheit, einer an Magenblutung in 6 Jahren Beobachtungszeit. Marti und Mitarbeiter [104] berechneten eine Häufigkeitsrate von einem plötzlichen Herztodesfall auf 129.500 Laufstunden. Dabei hatten 6 der insgesamt 8 verstorbenen Läufer nur über unterdurchschnittliche Lauferfahrung verfügt. Bei Marathonläufern war die jährliche Todesfallrate bei 1/50.000 [99]. Andere Berechnungen ergaben 1,5 Tote und 2 Herzinfarkte auf 10.000–12.000 Langstreckenläufer [117].

**Läuft der Tod mit oder tritt er zufällig beim Laufen ein?**
Koplan und Mitarbeiter [82] ermittelten, dass allein aus Zufallsgründen bei 0,77 pro 100.000 Joggern ein plötzlicher Herztod auftreten müsse. Es besteht also eine gewisse Wahrscheinlichkeit, dass der plötzliche Herztod rein zufällig einmal beim Laufen auftreten kann. Denn je länger man läuft, je mehr Zeit man beim Laufen verbringt, desto eher könnte man dabei vom Tod überrascht werden, ganz nach dem Motto: Wer viel schläft, kann zufällig im Schlaf sterben, wer viel joggt, auch einmal beim Joggen.

„Volksläufe, der Tod läuft mit", so lautete eine Schlagzeile in Ärztliche Praxis Nr. 65 vom 15.08.1989, S. 2178. Es wurde eine Studie von Marti und Mitarbeiter [104] zitiert, die über 8 Todesfälle bei Volksläufen in der Schweiz zwischen 1978 und 1987 berichteten. Es wurde von einer „grenzenlosen Einsatzbereitschaft" im Wettkampf gewarnt, was für Herzkranke eine Selbstverständlichkeit sein sollte. Doch verhindern wird man den plötzlichen Herztod trotz aller Vorsichtsmaßnahmen niemals können. Selbst unter Ruhebedingungen muss mit einem plötzlichen unerwarteten Tod gerechnet werden. Dies traf beispielsweise bei 30 der 37 von Corrado und Mitarbeitern [25] beschriebenen plötzlichen Herztodesfällen bei jungen Menschen im Alter zwischen 18 und 35 Jahren zu. Nur 7 wurden vom plötzlichen Herztod bei einer Anstrengung überrascht.

Thomas und Mitarbeiter [155] analysierten 350 Fälle von plötzlichem natürlichen Tod. Als „plötzlich" galt in dieser Studie, wenn der Tod innerhalb von 6 Stunden nach Beginn der akuten Symptomatik eingetreten war. Das Alter lag zwischen 18 und 69 Jahren. Von den 155 Männern mit koronarer Herzkrankheit (58,7% der Gesamtfälle!) starben 73% zu Hause, nur 7 während schwerer körperlicher Belastung, 4 während sie umhergingen, 2 während sie ein Fahrzeug lenkten. 21,7% der herzkranzgefäßbedingten Todesfälle ereigneten sich zu Hause im Bett. Damit konnte bei den plötzlichen Todesfällen kein direkter Zusammenhang mit einer körperlichen oder psychischen Belastung hergestellt werden. (In 3,4% konnte keine Todesursache ermittelt werden.)

Vuori und Mitarbeiter [162] gingen der Frage nach, bei welchen verschiedenen Aktivitäten, also Schlaf ausgeschlossen, 955 plötzliche Todesfälle in Finnland aufgetreten waren (s. Tab. 14.3). Lediglich 0,9% Todesfälle waren beim Laufen zu registrieren, dagegen 5,1% auf der Toilette und 8,9% in einer Sauna, 2,4% beim Fischen usw. Provozierend könnte man bei diesem Beispiel sagen, dass es gefährlicher ist, auf die Toilette zu gehen, als zu laufen.

Burke und Mitarbeiter [13] verglichen die Ursachen des plötzlichen Todes beim Sport gegenüber denen ohne Beziehung zum Sport. 34 (5%, Durchschnittsalter 26 Jahre) starben beim Sport, bei 656 (95%, Durchschnittsalter 32) trat der plötzliche Tod ohne Beziehung zum Sport ein (s. Tab. 14.4). Definiert wurde der plötzliche Tod als Tod innerhalb von 24 Stunden nach Auftreten der Erstsymptome.

Doch ist es mittlerweile erwiesen, dass Untrainierte bzw. unregelmäßig Sport Treibende bei ungewöhnlicher bzw. ungewohnter Belastung infarktgefährdeter sind als regelmäßig Trainierende. So fanden beispielsweise Siscovick und Mitarbeiter [152] wohl während körperlicher Belastung ein höheres Risiko für einen Herztod als unter Ruhebedingungen. Dennoch war das Gesamtrisiko für einen plötzlichen Herztod bei körperlich sehr aktiven Personen im Vergleich zu weniger aktiven um 60% geringer.

In einer prospektiven Studie an 21.481 Ärzten mit einer Beobachtungszeit von 12 Jahren konnten Albert und Mitarbeiter [4] die Aussage von Siscovick und Mitarbeitern [152] bestätigen. Eine körperliche Anstrengung war mit einem vorübergehend erhöhten Risiko eines plötzlichen Herztodes verbunden, wobei das Risiko mit 1 Todesfall pro 1,51 Millionen Episoden einer Anstrengung äußerst gering war. Bei trainingsbedingt gewohnter körperlicher Belastung ist die Herztodgefahr vermindert. Ein regelmäßiges Training beugt offensichtlich dem plötzlichen Herztod vor [45, 111].

In einer weiteren prospektiven Studie registrierten Myers und Mitarbeiter [108] mithilfe eines Laufbandtests bei 6.213 Männern, dass die körperliche Fitness für die Sterblichkeit eine wichtigere Rolle spielt als die Risikofaktoren Bluthochdruck, Rauchen oder Zuckerkrankheit. In dem Beobachtungszeitraum von mehr als 6 Jahren waren 1.256 Männer verstorben. Dabei zeigte sich, dass das Sterberisiko der Leistungsfähigsten nur halb so hoch war wie das der körperlich Schwächsten, was sowohl für die Gesunden galt wie auch für Patienten mit Herz-Kreislauf-Erkrankungen. Eine Verbesserung der Fitness dient also einer Lebensverlängerung (s. Kap. 15).

**Tab. 14.3:** Verschiedene Aktivitäten als auslösende Faktoren bei 955 plötzlichen Todesfällen aus einer finnischen Studie [nach 162]

| Berufstätigkeit | Anteil 27,4% |
|---|---|
| Haushalt | 9,2% |
| Fabrikarbeit | 7,2% |
| Bau | 3,6% |
| Landwirtschaft | 3,0% |
| Forstarbeit | 1,7% |
| Anderes | 2,7% |
| **Auslösefaktor besondere Belastungen** | **Anteil 38,4%** |
| Marschieren | 16,1% |
| Schwimmen | 6,2% |
| Radfahren | 4,7% |
| Fischen | 2,4% |
| Schneeschippen | 2,3% |
| Skilaufen | 1,8% |
| Anschieben eines Autos | 1,5% |
| Tanzen | 1,0% |
| Laufen | 0,9% |
| Sportliche Spiele | 0,8% |
| Andere | 0,7% |
| **Auslösefaktor andere Aktivitäten und Umstände** | **Anteil 34,2%** |
| Sauna | 8,9% |
| WC | 5,1% |
| Psychischer Stress | 1,7% |
| Verschiedenes | 18,5% |
| **Gesamt** | **100,0%** |

**Tab. 14.4:** Ursachen des plötzlichen Todes beim Sport gegenüber denen ohne Beziehung zum Sport [aus 78 nach 13]

|  | Beziehung zum Sport |  | Keine Beziehung zum Sport |  |
|---|---|---|---|---|
| n = Anzahl der verstorbenen Personen | 34 (5%) | | 656 (95%) | |
| Mittleres Alter in Jahren | 26 | | 32 | |
| Männlich | 31 (91%) | | 501 (76%) | |
| Weiblich | 3 (9%) | | 155 (24%) | |
| **Todesursache** | n | % | n | % |
| Koronare Herzkrankheit | 9 | 26 | 307 | 47 |
| Hypertrophe Kardiomyopathie | 8 | 24 | 20 | 3,0 |
| Idiopathische links-ventrikuläre Hypertrophie | 3 | 9 | 42 | 6,4 |
| Unbekannt (Brückenbildung) | 6 (12) | 18 | 104 (7) | 16 |
| Herzkranzgefäßanomalie | 4 | 12 | 8 | 12 |
| Herzmuskelentzündung | 2 | 6 | 31 | 4,5 |
| Rechts-ventrikuläre Dysplasie | 1 | 3 | 0 | 0 |
| Bluthochdruck mit links-ventrikulärer Hypertrophie | 0 | 0 | 31 | 4,7 |
| Aortendissektion | 0 | 0 | 17 | 2,6 |
| Kardiale Sarkoidose | 0 | 0 | 13 | 2,0 |
| Mitralklappenprolaps | 0 | 0 | 11 | 17 |
| Andere Ursachen | 1 | 3 | 60 | 9,1 |

## 14.2.2 Ursachen des plötzlichen Herztodes

Plötzliche unerwartete Todesfälle im Sport bei scheinbar gesunden jüngeren Sportlern beruhen fast immer auf einer Herzkrankheit [96], die oft zuvor noch unerkannt blieb. In über einem Drittel der beschriebenen Herztodesfälle im Alter von unter 35 Jahren lag eine hypertrophe Kardiomyopathie (Herzmuskelverdickung) vor [88, 101, 160], in 19% Anomalien der Herzkranzgefäße [101]. Herzmuskelentzündungen, Herzklappenfehler, vor allem Aortenklappenstenosen, koronare Herzkrankheit usw. fanden sich bei den unter 35-jährigen Sportlern als Ursache des plötzlichen Herztodes lediglich unter 5% (s. Tab. 14.5). Bei den über 35-Jährigen ist dagegen die koronare Herzkrankheit in bis zu 80% die führende Todesursache, die Kardiomyopathie in 10–15%.

Wegen der Praxisrelevanz wird nun auf die häufigsten Ursachen des plötzlichen Herztodes beim Sport eingegangen.

## 14.2 Plötzlicher Herztod

**Tab. 14.5:** 134 plötzliche Todesfälle im Sport im Alter zwischen 12 und 40 Jahren, im Mittel 17 Jahre (120 männlichen Geschlechts, entspricht 90%!), modifiziert nach Maron et al. [101]

| Krankheitsursache | Anzahl | (Prozent) |
| --- | --- | --- |
| Hypertrophe Kardiomyopathie (HCM) | 48 | (36,0) |
| Erhöhtes Herzgewicht (ungeklärt, möglicherweise (HCM) | 14 | (10,0) |
| Herzkranzgefäßanomalien | 25 | (19,0) |
| Rupturiertes Aortenaneurysma (3 Fälle eines Marfan-Syndroms) | 6 | (5,0) |
| Muskelbrücke über Herzkranzarterie (RIVA, „Tunnelung") | 6 | (5,0) |
| Aortenklappenstenose | 5 | (4,0) |
| Myokarditis (Herzmuskelentzündung) | 4 | (3,0) |
| Idiopathische dilatative Kardiomyopathie (DKM) | 4 | (3,0) |
| Arrhythmogene rechts-ventrikuläre Dysplasie (ARVD) | 4 | (3,0) |
| Idiopathische Herzmuskelvernarbungen | 4 | (3,0) |
| Mitralklappenprolaps | 3 | (2,0) |
| Koronare Herzkrankheit (arteriosklerotische Gefäßeinengungen) | 3 | (2,0) |
| Andere angeborene Herzkrankheiten | 2 | (1,5) |
| Langes QT-Syndrom (QT-Streckenverlängerung im EKG) | 1 | (0,5) |
| Sarkoidose | 1 | (0,5) |
| „Normales" Herz (keine Ursache gefunden) | 3 | (2,0) |

**Kardiomyopathie (Herzmuskelkrankheit)**

> **Fallbeispiel**
> Ein 36-jähriger Läufer kam zur Kreislaufvorsorge in die Praxis. Bis auf gelegentliches „Herzklopfen" wurden keine Beschwerden angegeben. Bei der Auskultation war ein leises systolisches Herzgeräusch über der Aorta auffällig. Echokardiographisch zeigte sich eine mit 15 mm verdickte Kammerscheidewand (normal bis 11 mm), wobei während der Kontraktionsphase die Blutausflussbahn zur Aorta (Körperschlagader) etwas verlegt wurde (s. Abb. 14.8). Im Langzeit-EKG wurde um 14:10 Uhr beim Treppensteigen, wo eine Pulsfrequenz bis 120/min erreicht wurde, eine plötzlich einfallende Kammertachykardie mit einer Frequenz von 165/min über 3 Sekunden dokumentiert. Der Befund sprach für eine **hypertrophe obstruktive Kardiomyopathie** (s.u.). Ich habe eine weitere Herzkatheterabklärung und zunächst das Aussetzen von Wettkampfsport empfohlen. Der Patient wollte sich mit seinem Hausarzt über das weitere Vorgehen besprechen.

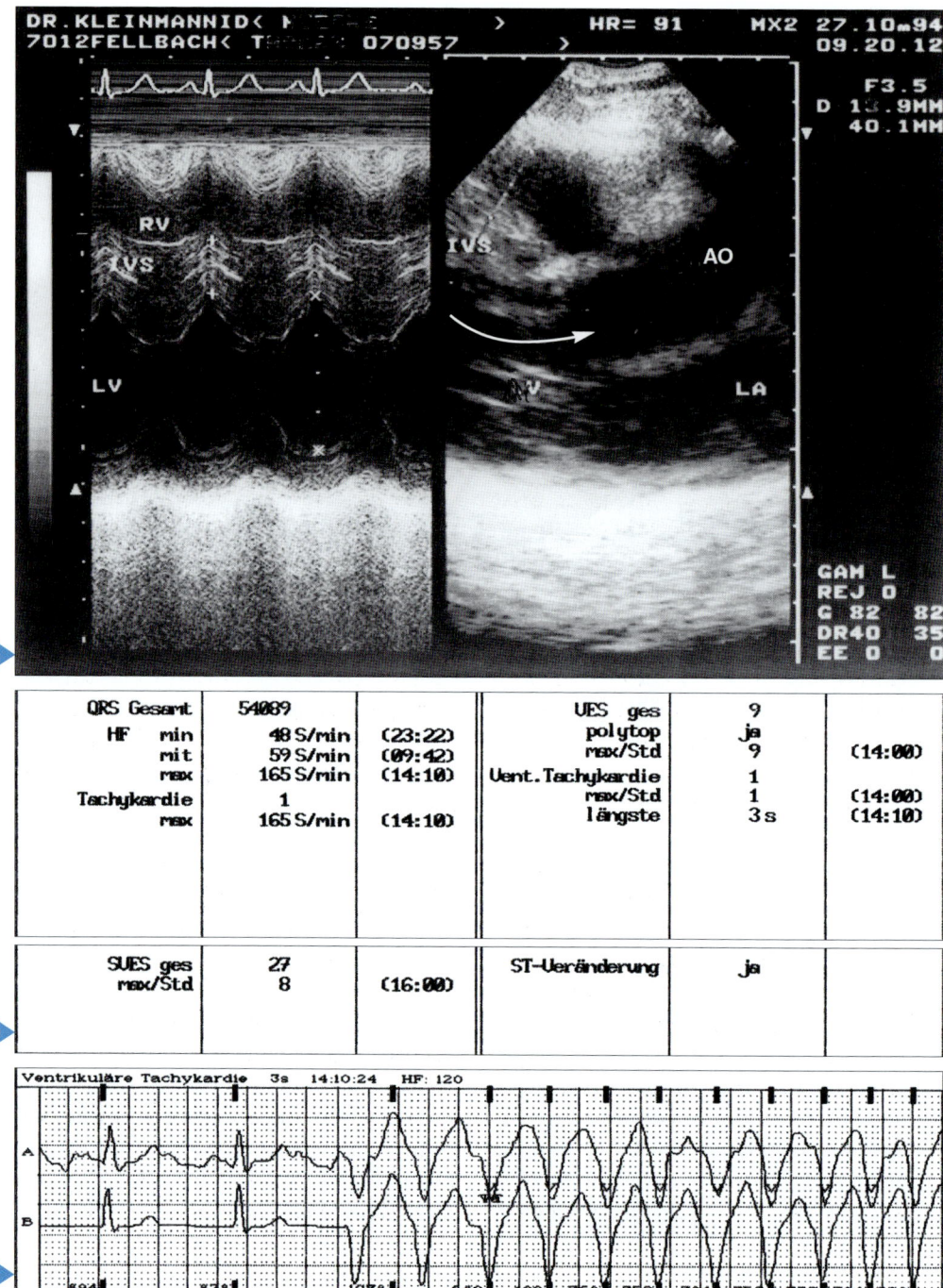

**Abb. 14.8:** 36-jähriger Läufer mit hypertropher obstruktiver Kardiomyopathie. Die mit 15 mm verdickte Kammerscheidewand (IVS) verlegt durch Muskelwulstbildung bei der Kontraktion die Ausflussbahn etwas (Pfeil) zur Aorta. Der Herzkammerdurchmesser (LV) ist durch die verdickte Scheidewand relativ klein. Im Langzeit-EKG wird bei demselben Patienten eine Kammertachykardie mit einer Frequenz 165/min (unten nach 2 normalen Sinusschlägen) dokumentiert. LA = linker Vorhof, LV = linke Herzkammer, RV = rechte Herzkammer, MV = Mitralklappe, AO = Aorta.

## 14.2 Plötzlicher Herztod

**Fallbeispiel**
„**Eine unglaubliche Tragödie**", wird Sepp Blatter, Präsident des Fußball-Weltverbandes, in der Presse zitiert: Der 28-jährige Fußballnationalspieler und 3-fache Familienvater Marc-Vivien Foe aus Kamerun war beim Konföderationen-Cup im Juni 2003 in Frankreich bei hochsommerlichen Temperaturen beim Halbfinalspiel gegen Kolumbien (1:0) 19 Minuten vor dem Ende bewusstlos zusammengebrochen. Reanimationsversuche über 45 Minuten auf der Krankenstation des Stadions waren vergeblich. Die spätere Autopsie ergab Presseberichten zufolge eine gering ausgeprägte Kardiomyopathie.

**Fallbeispiel**
Der aus Ghana stammende deutsche Fussball-Nationalspieler Gerald Asamoah hat ebenfalls eine mittels Ultraschalluntersuchung (Echokardiographie) festgestellte Verdickung der Herzscheidewand, weshalb ihm ärztlicherseits (Universitätsklinik) vom Fussballspielen abgeraten wurde. Da er als Fussballprofi dann aber kein Einkommen mehr hätte, ließ er sich nach Presseberichten zusätzlich noch von einem Herzspezialisten in den USA untersuchen, der die Gefahr von Kammerflimmern als minimal einschätzte. Das Restrisiko wurde Asamoah in Eigenverantwortung überlassen. Vertraglich sei jedoch vereinbart, dass bei Training und Spiel ein Defibrillator bereit stehen muss, um bei plötzlichem Kammerflimmern sofort lebensrettend mit Elektroschock behandeln zu können.

Auch von Seiten der Sportmedizin wird die Forderung gestellt, bei großen Sportveranstaltungen, z.B. in Fußballstadien, einen Defibrillator für Notfälle bereitzuhalten, so wie es in Arztpraxen, in denen Belastungstests durchgeführt werden, üblich ist.

Es gibt verschiedene Formen der Kardiomyopathie. Für den plötzlichen Herztod beim Sportler (Alter unter 40 Jahre) ist in erster Linie die hypertrophe Kardiomyopathie verantwortlich (s. Tab. 14.5). Es handelt sich dabei um eine angeborene Herzmuskelverdickung. Oft ist bevorzugt die Herzkammerscheidewand (IVS = septum interventriculare) betroffen, die dann bei der Kontraktion (Systole) die Blutausflussbahn zur Aorta mehr oder weniger durch Muskelwulstbildung verlegt (s. Abb. 14.8). Man spricht in diesem Fall von einer hypertrophen obstruktiven Kardiomyopathie. Bei Schwarzafrikanern kommt die hypertrophe Kardiomyopathie gehäuft vor [98, 101]. Die Patienten sind hoch belastbar, haben im Sport in der Regel keine Beschwerden. Die Diagnose wird oft erst im Rahmen der Obduktion nach plötzlichem Herztod gestellt, wenn vorher keine Echokardiographie erfolgte. Der Herztod tritt so gut wie immer durch Kammerflimmern auf (s. Abb. 14.10), eine Herzrhythmusstörung, die bildlich gesprochen ein „elektrisches Chaos" im Herzmuskel herstellt. Die Herzkammer führt lediglich schnelle Zitterbewegungen durch, pumpt daher nicht mehr das Blut durch langsamere kräftige Kontraktionen zu den lebenswichtigen Organen.

Die Prognose ist unterschiedlich. Die Dicke des Herzmuskels allein scheint nicht das Herztodrisiko zu beeinflussen [40]. Kommen jedoch andere Faktoren wie plötzlicher Herztod in der Familienvorgeschichte, bereits erlittene Synkope oder Kammertachykardien usw. vor, so steigt die Gefahr eines plötzlichen Herztodes (s. Tab. 14.6). Elliot und Mitarbeiter [41] stellten eine 6-Jahres-Überlebensrate von 72% fest, wenn 2 oder mehr der genannten Risikofaktoren zusätzlich vorliegen, im Vergleich zu 94% bei den Patienten, die 1 Risikofaktor oder keinen haben. Besonders gefährdet sind nicht die älteren, sondern offensichtlich die jüngeren beschwerdefreien Sportler [100].

**Tab. 14.6:** Faktoren, die in Kombination das Risiko eines plötzlichen Herztodes bei hypertropher Kardiomyopathie beeinflussen

| Risikofaktoren |
| --- |
| Plötzlicher Herztod in der direkten Verwandtschaft |
| Bereits erlittene Synkope |
| Kammertachykardien |
| Unzureichender Blutdruckanstieg unter Belastung |
| Dicke der Herzwand (linke Kammer) |

In Norditalien scheint die „**arrhythmogene rechts-ventrikuläre Dysplasie**" als Ursache für den plötzlichen Herztod beim Sport relativ häufig vorzukommen [24, 28]. Auch hier liegt eine erbliche Veranlagung vor, histologisch eine Fibrolipomatose. Charakteristisch sind eine Fehlfunktion der rechten Herzkammer, Repolarisationsstörungen im EKG in Form von T-Negativierungen in den rechtspräkordialen Ableitungen und höhergradige ventrikuläre Extrasystolen, z.B. Kammertachykardien, die in tödliches Kammerflimmern übergehen können.

**Fallbeispiel**
Herr H.F., Postbeamter, suchte uns mit knapp 46 Jahren 1984 erstmals wegen „Ischiasbeschwerden" auf. An Sport betrieb er wöchentlich 1 Stunde Jogging seit etwa 5 Jahren. 1993, also 9 Jahre später, konsultierte uns Herr F. erneut. Er hatte mittlerweile als Lauftreffleiter sein wöchentliches Trainingspensum auf 40 Kilometer erhöht und ist im September 1991 den Karlsruher Marathon in 4:0 Stunden gelaufen. Danach folgten einige weitere Volksläufe, die ohne Probleme bewältigt wurden. Doch fiel ihm bei einem 3.000-m-Lauf am 05.09.1992 erstmals eine vermehrte Atmung auf. Die Strecke legte er in 14:52 Minuten zurück, eine für ihn unbefriedigende Zeit. Besonders mühevoll fand er einen 10.000-m-Lauf am 13.09.1992, den er bei erheblicher Luftnot mit 56:17 Minuten zurücklegte, normalerweise unter 50 Minuten! Die Luftnot unter Belastung verstärkte sich im Laufe der Zeit zunehmend. So konnte er im Oktober 1992 beim Lauftreff lediglich 500 m ohne Pause langsam laufen. Wegen eines ständigen Reizhustens suchte Herr F. zunächst einen Lungenfacharzt auf, der schließlich eine kardiologische Untersuchung einschließlich Herzkatheter veranlasste. Es wurde die Diagnose einer **dilatativen Kardiomyopathie** gestellt. Nach Gabe eines Diuretikums (wassertreibendes Medikament) und eines ACE-Hemmers zur Herzentlastung war Herr F. wieder besser belastbar, hatte es aber nicht gewagt, zu laufen.

Da Herr F. mit Besserung seines Befindens verstärkt den Wunsch zu laufen hatte, suchte er uns schließlich Anfang März 1993 zur sportkardiologischen Beurteilung auf: **Echokardiographisch** (s. Abb. 14.9) zeigte sich das typische Bild einer dilatativen Kardiomyopathie mit Erweiterung der linken Herzkammer (LV) und eingeschränkter Linksherzfunktion (Durchmesser der linken Herzkammer diastolisch 66 mm, systolisch 51 mm, ES-Abstand 14,6 mm). Röntgenologisch stellt sich ein grenzwertig großer Herzschatten bei einem Herz/Thorax-Quotienten von 14,5/29 dar. Der linke Zwerchfellwinkel war bei Zustand nach Unterlappenresektion 1960 wegen kavernöser Tuberkulose verschwielt.

Im **EKG** regelmäßiger Sinusrhythmus, Frequenz 69/min, Steiltyp, T negativ in Ableitungen I, II, III, aVF, V5 und V6. Im Langzeit-EKG Sinusgrundrhythmus mit Frequenzen zwischen 44 und 128/min, daneben einzelne polytope VES, selten SVES. Unter dem ACE-Hemmer Enalapril 5 und dem Diuretikum Furosemid 20 mg wurde Herr F. ansteigend in 25-W-Stufen bis zur Erschöpfung (300 W!) belastet. Maximal erreichte Herzfre-

**Abb. 14.9:** Echokardiogramm eines Marathonläufers und Lauftreffleiters, bei dem sich eine dilatative Kardiomyopathie möglicherweise nach einem schweren Virusinfekt entwickelt hat. Es ist die erweiterte linke Herzkammer (LV) mit eingeschränkter Funktion zu erkennen. Die Kammerscheidewand (IVS) ist im Gegensatz zur hypertrophen Kardiomyopathie (s. Abb. 14.8) nicht verdickt.

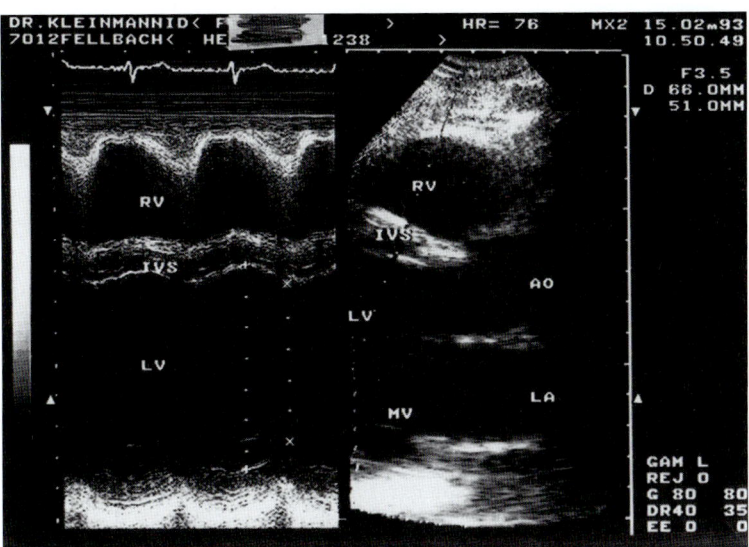

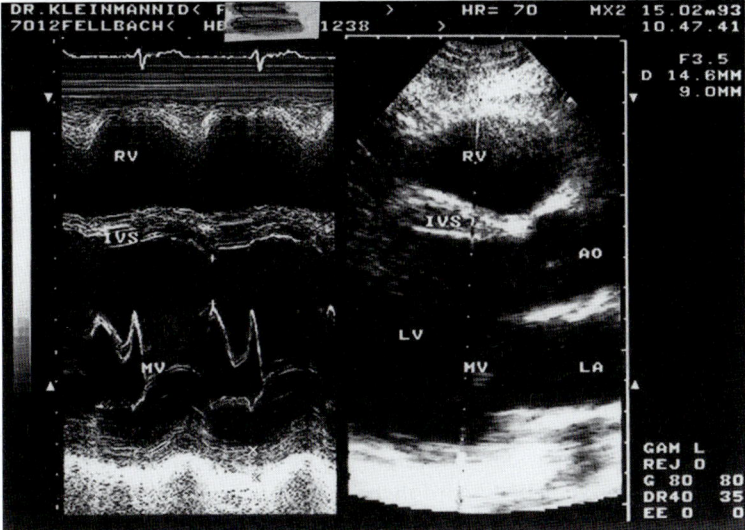

quenz 180/min, unverändert T-Negativierung, normales Blutdruckverhalten. Die **Laboruntersuchungen** einschließlich Virustiter und Schilddrüsenfunktion ergab keine Auffälligkeit (Herr F. berichtet erst auf Befragen von einer schweren, 4 Wochen andauernden Bronchitis im April 1992, also noch vor seinem Leistungsabfall).

Wir erlaubten Herrn F. zunächst versuchsweise, die ersten 1.000 m im Rahmen seines Lauftreffs langsam zu laufen und nur allmählich die Strecke unter kardiologischer Kontrolle zu verlängern. Danach stellte sich Herr F. erst wieder Ende Juli 1994 zur Kontrolluntersuchung vor. Er hatte seit einem halben Jahr wieder an Volksläufen teilgenommen und regelmäßig Enalapril, jedoch kein Diuretikum mehr eingenommen. Eine schwierige 11,4 km lange Strecke mit erheblichen Steigungen legte er zuletzt in 60 Minuten zurück! Übermäßige Atemnot sei nicht aufgetreten.

> **Echokardiographisch** hatte sich jetzt die Herzvergrößerung deutlich zurückgebildet und die Linksherzfunktion gebessert (Durchmesser der linken Herzkammer 57 mm diastolisch und 38 mm systolisch). Das **Ruhe-EKG** war jetzt normal, keine T-Negativierung mehr. Ergometrische Belastbarkeit bis zur Erschöpfung, 275 W bei maximal erreichter Herzfrequenz von 180/min ohne krankhafte EKG-Veränderungen.
>
> Obwohl Herr F. nun regelmäßig an Volksläufen teilnimmt – gelegentlich ist auch der Autor dieses Buches laufend dabei –, hatte sich der kardiologische Befund bei einer Kontrolle 1996 weiter stabilisiert. Bei den Läufen in moderatem Tempo tritt keine Luftnot auf. Zuletzt habe ich Herrn F. 2004 bei einem 10-km-Volkslauf weiter beschwerdefrei angetroffen.

Definitionsgemäß ist die dilatative Kardiomyopathie eine Herzmuskelerkrankung ungeklärter Genese. Es gibt jedoch klinische und experimentelle Hinweise für eine abgelaufene viralbedingte Herzmuskelentzündung (Virusmyokarditis) als Ursache für eine dilatative Kardiomyopathie mit zunehmender Einschränkung der Linksherzfunktion und Neigung zu lebensbedrohlichen Herzrhythmusstörungen. Wie der Name „dilatativ" schon sagt, sind beide Herzkammern erweitert. Dabei ist die Auswurffraktion (Herzschlagvolumen) vermindert. Es kommt zu einem Rückstau des Blutes zur Lunge mit Atemnot.

Die dilatative Kardiomyopathie ist selten die Ursache eines plötzlichen Herztods während oder unmittelbar nach körperlicher Anstrengung. Im Gegensatz zur hypertrophen Kardiomyopathie, bei der tödliche Herzrhythmusstörungen im jugendlichen Alter häufiger sind, stirbt durch Rhythmusstörungen bei dilatativen Kardiomyopathie nur jeder dritte bis zehnte Patient [93]. Einen plötzlichen Herztod bei oder nach einer körperlichen Belastung registrierten Sakurai und Kawai [139] in 30% der Todesfälle mit dilatativer Kardiomyopathie.

Unsere Fallschilderung (H.F.) ist nicht nur wegen der Langzeitbeobachtung interessant, sondern auch wegen der „Begleitumstände". Bei herzinsuffizienten Patienten galt seinerzeit selbst ein dosiertes Ausdauertraining noch als Kontraindikation, ebenso die heutzutage übliche Betablocker-Gabe. Da sich jedoch der Patient nach langsamen Läufen unter beibehaltener Medikation besser fühlte, sahen wir in Anbetracht der vielen positiven Auswirkungen eines Lauftrainings und der möglichen kardiologischen Kontrolluntersuchungen keine Notwendigkeit eines generellen undifferenzierten Laufverbotes. Der Verlauf und die erhaltene Lebensqualität – Herr F. kann wieder mit seinen Freunden am Lauftreff teilnehmen und ist auch bei Volksläufen dabei – rechtfertigen unser Vorgehen. Mittlerweile ist diese Einschätzung auch wissenschaftlich durch die nachgewiesene Lebensverlängerung in der ExTraMATCH-Studie [42] bestätigt worden (s. Kap. 15).

### Koronaranomalien (angeborene Fehlanlage von Herzkranzarterien)

> **Fallbeispiel**
> Ein 14-jähriger Jugendlicher kollabierte während eines Fußballspiels und wurde ohne Defibrillator wiederbelebt. Eine ausgiebige kardiologische Untersuchung ergab keine Besonderheit. 2 Wochen später kam es erneut beim Laufen zu einem Herzstillstand. Die Wiederbelebungsversuche waren jetzt erfolglos. Die Autopsie ergab einen spitzwinkligen Abgang des Hauptstammes der linken Koronararterie aus der Aorta, wobei sich das Ostium (Öffnung) als quer verlaufender Schlitz mit einem Polster darstellte [57].

## 14.2 Plötzlicher Herztod

### Fallbeispiel
Unmittelbar nach einem 8-km-Lauf brach ein 19-jähriger Soldat zusammen, klagte noch über Atemnot und Brustschmerzen, bevor nach Krankenhausaufnahme ein Herzstillstand festgestellt wurde. Durch Gabe von Adrenalin, Atropin und Bikarbonat setzte die Herztätigkeit wieder ein. Trotz intensivmedizinischer Behandlung mit künstlicher Beatmung verstarb der Patient am nächsten Morgen. Die Obduktion ergab eine Anomalie der linken Herzkranzarterie, bei der das Lumen unter Belastung komprimiert wird. Bereits vor diesem Zwischenfall hatte der Soldat 2-mal wegen Brustschmerzen, Luftnot und kurzer Bewusstlosigkeit den Arzt aufgesucht. Dieser führte die Symptomatik auf ein Hyperventilationssyndrom zurück [127]!

### Fallbeispiel
Anamnestisch keine vorangehenden Symptome hatte eine 19-jährige Läuferin, die 2 Meilen vor dem Marathonziel einem plötzlichen Herztod erlag. Die Autopsie ergab einen anomalen Abgang des Hauptstammes der linken Koronararterie aus dem rechten Sinus Valsava mit elliptischer Öffnung [99], eine Anomalie, die nicht allzu selten ist [18].

Knapp 20% der plötzlichen Herztodesfälle beim Sport junger Leute sind auf Koronaranomalien zurückzuführen [101]. Die 3 exemplarisch dargestellten Fälle sollten uns daher nachdenklich stimmen. Im ersten Fall wurde nach erfolgreicher Wiederbelebung eine gründliche kardiologische Untersuchung durchgeführt, ohne dass die Koronaranomalie erkannt wurde. Hier stellt sich die Frage, wie weit bzw. wie invasiv (Herzkatheter mit Koronarographie) soll man bei einem jungen Patienten nach Herzstillstand diagnostisch gehen? Im zweiten Fall würde man rückblickend die vorangegangene Symptomatik als eine Angina pectoris bei Herzkranzgefäßeinengung einschätzen. Zumindest ein Belastungs-EKG (s.u.) wäre angebracht gewesen. Doch würde man bei einem 19-jährigen Patienten ohne Risikofaktoren eine ebenfalls risikobehaftete Koronarangiographie veranlassen, falls das Belastungs-EKG unauffällig gewesen wäre, alternativ Kernspintomographie (MRT)?

Im dritten Fall kam der plötzliche Herztod beim Marathon ohne Vorbeschwerden schicksalhaft „aus heiterem Himmel".

Relativ häufig (bis zu 5% der Koronarangiographien) findet man eine **Herzmuskelbrücke** über dem RIVA (Ramus interventricularis anterior), einem recht kräftigen Ast der linken Herzkranzarterie, der die Herzvorderwand versorgt und, wie auch die anderen Koronararterien, normalerweise in der gesamten Länge auf dem Herzen verläuft. Dieser RIVA kann gelegentlich als Variation 1–3 cm lang wie durch einen Tunnel durch die Herzmuskulatur verlaufen. Man stellt sich nun vor, dass bei jeder Herzaktion die Muskulatur diesen getunnelten Teil der Herzkranzarterie zusammengedrückt, sodass die Herzvorderwand unzureichend mit Sauerstoff versorgt wird [17, 112], was beispielsweise über ein dadurch ausgelöstes Kammerflimmern zum plötzlichen Herztod führen könnte. In Anbetracht der Häufigkeit dieser Besonderheit im Gefäßverlauf – auch wir hatten Patienten, bei denen zufällig im Rahmen einer Koronarographie Muskelbrücken beschrieben wurden – müsste man eigentlich vermehrt einen plötzlichen Herztod bei körperlicher Arbeit erwarten (mit invasivtherapeutischer Konsequenz bei Diagnosestellung!). Das ist nicht der Fall. Obwohl der sichere Nachweis als Ursache für den plötzlichen Herztod noch nicht erbracht ist, erscheint der Begriff „Brückenbildung" oder „Tunnelung" dennoch in den Statistiken. Auch Burke und Mitarbeiter [13] konnten keine Todesfallhäufung durch körperliche Belastung gegenüber Ruhebedingungen bei nachgewiesener Brückenbildung feststellen.

**Koronare Herzkrankheit (KHK)**

> **Fallbeispiel**
> „Der Vater der Jogger hat sich totgejoggt", so titulierte in großen Lettern die Medical Tribune 1984 (Nr. 44, S. 28) einen Artikel über den Tod von J. Fixx während eines Trainingslaufes in den Wäldern von Vermont. Weltweites Aufsehen erregte sein plötzlicher Herztod, da J. Fixx als Autor des Bestsellers „Das komplette Buch vom Laufen" als Verfechter des Langstreckenlaufes international bekannt wurde. Er starb mit 52 Jahren. Die Obduktion ergab eine schwere koronare 3-Gefäß-Erkrankung und eine hypertrophe Kardiomyopathie. Fixx war früher starker Raucher und übergewichtig. Sein Vater hatte bereits mit 35 Jahren den ersten Herzinfarkt und starb 8 Jahre später am zweiten. Jim Fixx war also ein Risikopatient, als er mit dem Langstreckentraining begann. Er legte bis zu 150 km pro Woche zurück, gab das Rauchen auf und wurde normalgewichtig. Trotz der Empfehlung von K. Cooper [22] ließ Fixx kein Belastungs-EKG durchführen. Dennoch demonstriert dieses Beispiel auch den günstigen Einfluss eines regelmäßigen Lauftrainings auf die Risikofaktoren. So wurde Fixx 9 Jahre älter als sein Vater.

> **Fallbeispiel**
> Eine 50-jährige übergewichtige Patientin, Raucherin, hatte einen erhöhten Blutdruck, führte selbstständig ein Friseurgeschäft und versah abends den Haushalt. Sie suchte unsere Praxis wegen eines Engegefühls in der Brust beim Bergangehen und Treppensteigen auf. Im EKG zeigte sich eine Vorderwandinfarktnarbe. Erst nach Befragen konnte sie sich erinnern, etwa 2 Jahre zuvor starke „Rheumaschmerzen" im Bereich der linken Schulter gehabt zu haben, die mit Schmerzmedikamenten und Einreibungen behandelt wurden. Das nun von uns durchgeführte Belastungs-EKG zeigte bereits auf der 50-Wattstufe einen krankhaften Befund (ischämische ST-Streckensenkung und Angina pectoris). Die empfohlene Herzkatheteruntersuchung (Koronarographie) lehnte die Patientin ab, nahm jedoch nun regelmäßig an unserer ambulanten Herzgruppe unter gleichzeitiger medikamentöser Therapie teil. Sie stellte das Rauchen ein und nahm bei Reduktionskost sowie Ausdauertraining ab. Über ein schnelles Gehen, phasenweise auch einige Schritte Traben, konnte sie nach ungefähr einem Jahr 15 Minuten lang ohne Pause laufen. Die zunehmende Belastbarkeit konnte auf dem Ergometer objektiviert werden. Angina pectoris mit entsprechenden EKG-Veränderungen trat jetzt erst auf der 100-Wattstufe auf. Dies betrachtete die Patientin als Beweis dafür, dass eine Koronarangiographie trotz meines Widerspruchs nicht nötig ist. 3 Jahre später erlag sie an einem schwülen Sommertag beim Joggen einem plötzlichen Herztod [73].

Diese beiden Beispiele demonstrieren 2 Probleme in der Praxis: Da sind auf der einen Seite die Patienten wie J. Fixx, die vom Laufen so überzeugt sind, dass sie meinen, nie einen Herzinfarkt trotz möglicher Veranlagung zu bekommen. Auf der anderen Seite stehen diejenigen, die wissen, eine koronare Herzkrankheit mit Zustand nach Herzinfarkt zu haben, sich aber nicht zu einer Herzkatheteruntersuchung trotz Angina pectoris entschließen können, da sie glauben, durch die trainingsbedingte Besserung der Belastbarkeit sei eine Koronarographie entbehrlich. Beide Fälle waren bereits aufgrund der Vorgeschichte als mögliche Kandidaten für einen plötzlichen Herztod während ihres Lauftrainings einzuschätzen. Entsprechend rigoros muss der Arzt auch aufklären.

Thompson und Mitarbeiter [158] fanden in 13 von 18 plötzlichen Todesfällen während oder unmittelbar nach dem Laufen eine koronare Herzkrankheit, wobei 6 Läufer bereits vorher entsprechende Symptome hatten und sich dennoch sich weiter belasteten. Marti und Mitarbeiter [104] registrierten bei Schweizer Volksläufern 8 Todesfälle. 2-mal lag eine koronare Herzkrankheit vor. Nur in einem Fall bestanden bereits vor dem Lauf entsprechende Symptome. In 2 Fällen wurde keine Ursache gefunden.

2 Mechanismen kommen in erster Linie für den plötzlichen Herztod während einer körperlichen Anstrengung beim Vorliegen einer KHK in Frage. Durch Aktivierung des sympathischen Nervensystems mit vermehrter Ausschüttung der Stresshormone Adrenalin und Noradrenalin [33, 125] steigen Puls und Blutdruck an. Der Herzmuskel muss vermehrt arbeiten, braucht also mehr Sauerstoff, den er beim Vorliegen einer relevanten Einengung eines größeren Koronargefäßes nicht bekommt. Durch den Stresshormoneinfluss und den gleichzeitigen Sauerstoffmangel können lebensgefährliche Herzrhythmusstörungen über VES-Salven, Kammertachykardien, Kammerflattern bis hin zum tödlichen Kammerflimmern provoziert werden (s. Abb. 14.10 und Fallbeispiel J. in Kap. 14.7). Ausdauertraining dämpft diese Gefahr [9, 56].

Eine zweite Herztodgefahr, vor allem während ungewohnter Belastung, resultiert aus der Möglichkeit einer Plaqueruptur unter Sympathikuseinfluss [14, 166]. Auch dem kann regelmäßiges Training über Verbesserung des Fettstoffwechsels, der Endothelfunktion und über eine Erhöhung des Vagotonus entgegenwirken (s. Kap. 15).

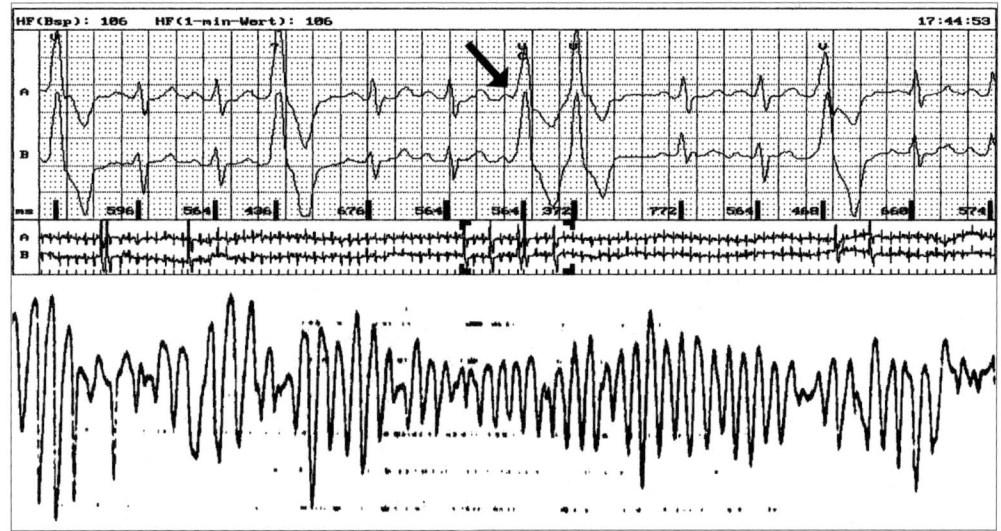

**Abb. 14.10:** Vermehrt einfallende höhergradige VES (von der Herzkammer ausgehende Extrasystolen), z.B. Couplets (paarweise VES, Pfeil), in der oberen Reihe können bei Anstrengung mit Sauerstoffmangel im Herzmuskel infolge KHK in tödliches Kammerflattern/-flimmern übergehen (untere Reihe), das in diesem Fall im Rahmen einer Wiederbelebung mittels Defibrillator (Elektroschock) behoben werden konnte (EKG-Ableitungen von 2 verschiedenen Patienten).

> **Fallbeispiel**
> Green und Mitarbeiter [47] berichten über einen 44-jährigen trainierten Marathonläufer, der 1973 beim Bosten-Marathon 3,5 km vor dem Ziel bei 26 °C und hoher Luftfeuchtigkeit mit Kammerflimmern kollabiert war und von einem zufällig zuschauenden Arzt wiederbelebt wurde, ohne jedoch das Bewusstsein jemals wieder zu erlangen. Im EKG zeigte sich ein großer Vorderwandinfarkt. 15 Tage später war der Läufer an einer zusätzlichen Lungenentzündung verstorben. Die Sektion ergab einen großen Vorderwandinfarkt bei weiten offenen Herzkranzarterien, also im eigentlichen Sinne keine koronare Herzkrankheit trotz abgelaufenem Herzinfarkt (s. auch oben unter „Koronare Herzkrankheit"). Risikofaktoren lagen beim Patienten keine vor. Er war Vegetarier.

Die Diagnose **Herzinfarkt** im EKG mit entsprechender Symptomatik, jedoch **bei offenen Koronararterien**, ist selten, aber immer wieder eindrucksvoll. Dies insbesondere, wenn sehr junge Leute betroffen sind. Beispielsweise wurde ein Herzinfarkt ohne Einengung bzw. Verschluss einer Herzkranzarterie sogar bei einem 16-jährigen Jungen beim Laufen beschrieben [69]. Über die Ursache kann man nur spekulieren: Thrombose mit spontaner Auflösung, Wiedereröffnung vorher verschlossener Gefäße, Spasmen (Verkrampfungen) im Bereich der Herzkranzgefäße. Neben Fehlbeurteilungen des Koronarangiogramms (mittels Kontrastmittel dargestellte Herzkranzgefäße) muss man unter **Hitzebedingungen** auch an einen Hitzeschaden des Herzens mit entsprechenden EKG-Veränderungen denken.

Dabei können diffuse, meist vorübergehende T-Wellen- und ST-Veränderungen im EKG beobachtet werden [68, 119, 144, 154]. Histologisch wurden fleckförmige Herzmuskelfaseruntergänge beschrieben [119]. Bei Soldaten mit Hitzschlag haben sowohl Metz [107] als auch Knochel und Mitarbeiter [81] EKG-Veränderungen wie bei einem Herzinfarkt beschrieben. Die Sektion bei Knochels Patienten ergab jedoch normale Koronararterien. Eine reduzierte Durchblutung der Herzkranzgefäße bei langem Herzstillstand führt bei normal weiten Gefäßen nicht zu einem Herzinfarkt [106]. Bei einem plötzlichen Tod unter Hitzebedingungen muss man daher immer einen Hitzschlag als Ursache in Erwägung ziehen.

**Seltenere Ursachen**

> **Fallbeispiel**
> Berlin-Marathon 1986, ich laufe auf dem Kurfürstendamm dem damaligen Ziel an der Gedächtniskirche entgegen, sehe schon die Digitaluhr über dem Zielstrich. Schaffe ich es noch, unter 2:50 h zu bleiben? Bei diesem Gedanken werde ich durch einen Notarztwagen abgelenkt. Soeben war der 37-jährige J.N. 20 m vor dem Ziel vor den Augen seiner Frau und seines 8-jährigen Sohnes sowie vor laufender Fernsehkamera (s. Abb. 14.11), zusammengebrochen. Die Wiederbelebungsmaßnahmen waren erfolglos. Wie vom behandelnden Kardiologen zu erfahren war, hatte J.N. ein halbes Jahr zuvor nach überstandener Myokarditis wieder „grünes Licht" für die Aufnahme eines Marathontrainings erhalten. Er sollte jedoch den Marathon nicht unter 3,5 Stunden absolvieren, woran er sich offenbar nicht hielt, sondern eine persönliche Bestzeit anstrebte.

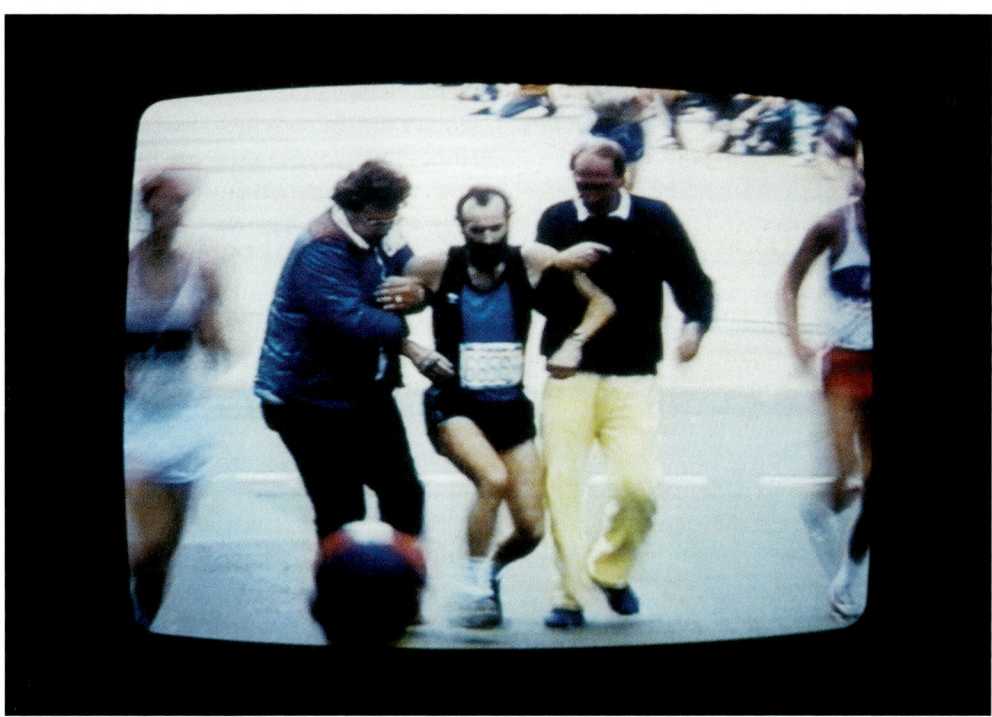

**Abb. 14.11:** Der 37-jährige J.N. bricht vor laufender Fernsehkamera 20 m vor dem Ziel beim Berlin-Marathon 1986 tot zusammen.

**Fallbeispiel**
Hamburg-Marathon 1987: Ein 37-jähriger Mann, der seit 1985 ein regelmäßiges Lauftraining durchführte und bis dahin einmal wöchentlich Fußball spielte: 1986 legte er 4.500 Laufkilometer zurück und einen ersten Marathon in Hamburg in 3:21 Stunden, Ende September in Berlin seinen zweiten Marathon in 3:08 Stunden. Am 02.03.1987 ließ er sich vor dem Hamburg-Marathon sportärztlich untersuchen. Es wurde kein krankhafter Befund festgestellt, auch kein Anhalt für akuten oder abgelaufenen Infekt. Die ergometrische Belastung wurde auf der 310-Watt-Stufe bei maximal erreichter Herzfrequenz von 180/min wegen Erschöpfung bei normalem EKG abgebrochen. Dann der Marathon-Start am 26. April, 9:00 Uhr, die Lufttemperatur auf der Strecke lag bei maximal 27 °C. Um 11:45 Uhr bei Kilometer 41 bricht der Läufer plötzlich bewusstlos zusammen. Reanimationsmaßnahmen waren erfolglos. Die Autopsie ergab neben den Zeichen des Herzversagens mit Zyanose, Lungenödem und Blutstau der Bauchorgane 2 knapp linsengroße, weißliche, dicht beieinander liegende Schwielen im Bereich der mittleren Herzvorderwand, eine herdförmige Fibrose des Endokards sowie eine 50%ige Herzkranzgefäßeinengung im Bereich des RIVA. Histologisch wurde eine aktive Myokarditis nachgewiesen [146].

**Fallbeispiel**
Hamburg-Marathon 2002: Ein 19-jähriger Schüler bricht 200 m vor dem Ziel bewusstlos zusammen. Die sofortigen Wiederbelebungsmaßnahmen sind erfolglos. Der Schüler ist durchschnittlich 20 km täglich als Vorbereitung gelaufen und hat zuvor einen ersten Marathon in 3:30 Stunden absolviert. 3 Wochen vor dem jetzigen Marathon erkrankte er an einem Infekt der oberen Atemwege. 3 Tage vor dem Marathon suchte er auf Drängen seiner Mutter den Hausarzt mit der Frage der Wettkampftauglichkeit auf. Dieser hatte keine Bedenken, da der Schüler beschwerdefrei war, keine Leistungseinschränkung angab und die klinische Untersuchung unauffällig verlief. Das Monitor-EKG im Rahmen der Reanimation zeigte eine Null-Linie (Asystolie), die sich auch nach Suprarenin- und Bikarbonatgaben nicht änderte. Die Sektion zeigte normale Herzkranzgefäße, keinen Herzfehler. Mikroskopisch fanden sich vor allem in der linken Herzkammer hypertrophierte Myozyten (verdickte Herzmuskelzellen). Daneben zeigte sich eine isolierte Einblutung im Bereich des Leitungssystems (His-Bündels). Es lagen keine Zeichen einer Myokarditis vor. Doch gelang der Nachweis einer Parvovirus-B19-Infektion mit bis zu mittlerer viraler Kopienzahl. Die Laboruntersuchungen des peripheren Blutes ergab bis auf eine früher abgelaufene Epstein-Barr-Virusinfektion keine Hinweise für eine akute virale oder bakterielle aktive Infektion [145].

Diese 3 Fallbeispiele zeigen eine weitere Problematik für den Läufer und den Arzt in der Praxis auf. Wann darf ein Langstreckler nach einer Myokarditis (Fall 1) oder banalem Infekt, der offensichtlich ausgeheilt erscheint (Fall 3), beziehungsweise der überhaupt nicht bemerkt wurde oder nachweisbar war (Fall 2), wieder an einem Marathon teilnehmen? Werden doch die Läufer von allen Seiten auf die Gefahr einer Herzbeteiligung im Sinne einer Myokarditis im Rahmen eines noch so banalen Atemwegsinfektes hingewiesen (s. auch Kap. 9). In entsprechender Sorge war auch die Mutter des 19-jährigen Schülers. Doch der Arztbesuch 3 Tage vor dem plötzlichen Herztod konnte diesen nicht verhindern. Der Arzt hätte hellseherische Qualitäten haben müssen. Denn mit keiner apparativen Methode hätte man diese minimal ausgeprägte Kardiomyopathie diagnostizieren können (s.u.). Auch die routinemäßige Blutuntersuchung hätte keinen Anhalt für eine akute Infektion erbracht. Darüber hinaus erscheint es nicht erwiesen, ob dieser minimale Befund überhaupt den plötzlichen Tod des Schülers verursachte.

Auffallend ist, dass alle 3 Läufer erst kurz vor dem Ziel zu Tode kamen. Die ersten beiden Fälle haben offensichtlich eine persönliche Marathon-Bestzeit unter 3 Stunden angestrebt, für einen Hobbyläufer in der Altersklasse eine ausgezeichnete Zeit. Inwieweit das Wetter mit der relativ hohen Temperatur in Hamburg im zweiten Fallbeispiel eine Rolle beim plötzlichen Herztod gespielt haben könnte, mag dahingestellt bleiben. Auf jeden Fall war das warme Wetter für eine persönliche Bestzeit von unter 3 Stunden nicht geeignet.

Man findet wohl immer wieder einzelne Fallberichte in der Literatur, nach denen eine Myokarditis zum plötzlichen Tod im Sport führte. Dennoch ist sie als Todesursache im Vergleich zu anderen Erkrankungen selten (s. Tab. 14.4 und 14.5).

Bei den plötzlichen Herztodesfällen, bei denen auch selbst mittels Autopsie keine Erklärung gefunden wurde, kommen in erster Linie schwer wiegende Herzrhythmusstörungen, vor allem das Kammerflimmern, ursächlich in Frage. Mit einem plötzlichen Herztod infolge lebensgefährlicher Herzrhythmusstörung muss man auch bei einem WPW-Syndrom mit anfallsweisem tachykarden Vorhofflimmern rechnen [77], da hier die Überleitungsfrequenz zur Herzkammer über das angeborene zusätzliche Leitungsbündel unter Auslösung von Kammerflimmern tödlich schnell sein kann. James und Mitarbeiter [58] beschreiben Gefäßveränderungen im Bereich des Atrioventrikularknotens, die bei einem jungen Sportler zum plötzlichen Herztod geführt haben dürften. Eine ausgesprochene Rarität ist Kammerflimmern bei Rhabdomyolyse (s. dort). Eine solche wurde bei einem 28-jährigen Läufer festgestellt, der auf der Marathon-Ziellinie zusammenbrach und wiederbelebt werden musste [133]. Echokardiographie und Herzkatheteruntersuchung einschließlich elektrophysiologische Untersuchung ergaben einen Normalbefund.

## 14.3 Wie kann man den Herztodkandidaten erkennen?

Ein Teil der plötzlichen Herztodesfälle beim Sport könnte sicherlich vermieden werden, wenn **Warnsymptome** (s. Tab. 14.7) beachtet würden. So berichten Noakes und Mitarbeiter [116], dass 2 Drittel der zu Tode gekommenen Sportler Beschwerden wie belastungsabhängige Brustschmerzen, Oberbauchschmerzen, Übelkeit usw. hatten. Auch Corrado und Mitarbeiter [25] geben denselben Prozentsatz an vorangegangenen Herz-Kreislauf-Beschwerden wie Missempfindungen im Brustkorb, Synkopen und/ oder krankhafte EKG-Veränderungen an, ohne dass der Verdacht auf eine lebensbedrohliche Krankheit aufgekommen war. Dagegen hatte von den 8 von Marti und Mitarbeitern [104] beschriebenen Todesfällen bei Volksläufern lediglich einer vorher Brustschmerzen. Von den 134 von Maron und Mitarbeitern [101] veröffentlichten plötzlichen Herztodesfällen in der Zeit zwischen 1985 und 1995 in den USA hatten nur 24 Athleten (18%) auf eine Herzkrankheit hindeutende Symptome wie Brustschmerzen, Luftnot bei Anstrengung, Synkopen oder Schwindelgefühl während der letzten 3 Jahre vor dem Tod.

In der zuletzt genannten Studie von Maron und Mitarbeitern [101] erfolgte bei 115 Todesfällen vorher eine medizinische Standarduntersuchung (Krankenvorgeschichte, physikalische Untersuchung) für Schüler und Studenten, wobei lediglich 4 (3%) einen Anhalt für eine Herzkrankheit hatten, z.B. ein Herzgeräusch. Nur in einem Fall wurde die richtige Diagnose Marfan-Syndrom mit erweiterter Aorta gestellt, ohne dass ein vollkommenes Sportverbot erteilt wurde. 6 Monate später trat der plötzliche Tod nach Aortenruptur ein. Bei 15 Todesfällen, bei denen zuvor zusätzlich ein EKG und eine Echokardiographie durchgeführt wurde, diagnostizierte man bei 7 Athleten die richtige Krankheit (Aortenstenosen, hypertrophe Kardiomyopathie), wobei 2 vom Wettkampfsport ausgeschlossen wurden.

**Tab. 14.7:** Warnsymptome, die Anlass zur Laufunterbrechung und ärztlichen Abklärung sein sollten

| Warnsymptome |
|---|
| Ungewöhnliches Herzklopfen mit Pulsunregelmäßigkeiten, Herzjagen (Herzrasen) |
| Schwindelgefühl während des Laufens, Kollapszustände (Synkopen) |
| Schmerzen oder Engegefühl in der Brust oder Schulter |
| Brennen hinter dem Brustbein bis zum Hals, auch Druck im Halsbereich |
| Druck, Völlegefühl oder Schmerzen im Oberbauch, Übelkeit, Unwohlsein |
| Luftnot in Ruhe oder bei geringer Anstrengung |

Diese Zahlen belegen bereits, dass allein durch Erhebung der Krankenvorgeschichte und der physikalischen Untersuchung in Form von Abhören des Brustkorbes mit dem Stethoskop sowie der Blutdruckmessung nur wenige Herztodkandidaten unter den Sportlern zu erkennen sind. Die Erkennbarkeit ist je nach Krankheitsbild unterschiedlich. So hatten nach der Untersuchung von Maron und Mitarbeitern [101] nur 4 (31%) von 13 Herztodesfällen Symptome wie Schwindel oder Synkopen aufgrund von Herzkranzgefäßanomalien und 10 (21%) von 48 Todesfällen Zeichen einer Herzkrankheit wegen hypertropher Kardiomyopathie.

### 14.3.1 Echokardiographie

In Italien ist vorgeschrieben, junge Sportler im Rahmen einer Früherkennung auf hypertrophe Kardiomyopathie mittels Ultraschall (Echokardiographie) zu untersuchen. Corrado und Mitarbeiter [24] überprüften die Effektivität des Screenings. In der Region Veneto wurden zu diesem Zweck alle plötzlichen Todesfälle bei Sportlern und anderen Personen unter 35 Jahren in der Zeit zwischen 1979 und 1996 verglichen. Daneben wurden Daten von 33.735 jungen Sportlern, die in Padua an Früherkennungsuntersuchungen teilgenommen hatten, ausgewertet, um festzustellen, wie viele wegen einer hypertrophen Kardiomyopathie vom Leistungssport ausgeschlossen worden waren. Der häufigste Grund plötzlicher Todesfälle war die arrhythmische Kardiomyopathie der rechten Herzkammer (22,4%), gefolgt von koronarer Herzkrankheit (18,4%) und einem anomalen Abgang einer Herzkranzarterie (12,2%). Nur 1 Sportler verstarb an hypertropher Kardiomyopathie (2%), während es 7,3% bei den Nichtsportlern waren. Beim Screening der Sportler fand man 0,07% eine hypertrophe Kardiomyopathie, die für 3,5% aller Ausschlüsse vom Leistungssport aus Gründen einer Herz-Kreislauf-Erkrankung verantwortlich war. Keiner der vom Leistungssport Ausgeschlossenen starb innerhalb einer Beobachtungszeit von durchschnittlich 8,2 Jahren, sodass die Autoren der Meinung sind, dass durch eine derartige Screening-Untersuchung plötzliche Herztodesfälle bei Leistungssportlern zu vermeiden sind.

### Echokardiographische Abgrenzung des Sportherzens zur Kardiomyopathie

Manchmal ist es schwierig, ein Sportherz von einer Kardiomyopathie zu unterscheiden [78]. Wir hatten bei unseren echokardiographischen Untersuchungen keinen gesunden Langstreckenläufer gefunden, dessen Herzkammerscheidewand über 13 mm dick war. Dieses Maß geben Pelliccia und Mitarbeiter [122] als Grenzwert an, über dem eine hypertrophe Kardiomyopathie angenommen werden kann. Nur 1,7% ihrer 947 Hochleistungssportler lagen darüber. Kein Sportler hatte mehr als 16 mm Herzmuskeldicke. Auch hinsichtlich der Weite der linken Herzkammer eines Ausdauersportlers im Hochleistungsbereich muss eine Abgrenzung von einer dilatativen, also nicht hypertrophen Kardiomyopathie erfolgen. 14% der 1.309 italienischen Spitzenathleten (957 Männer, 352 Frauen) hatten einen maximalen Durchmesser der linken Herzkammer von über 60 mm [123], jedoch ohne Störung der Linksherzfunktion, wie sie bei einer dilatativen Kardiomyopathie vorliegen würde. Bei den Spitzensportlerinnen fanden Pelliccia und Mitarbeiter [123] einen enddiastolischen Durchmesser der linken Herzkammer zwischen 38 und 66 mm (im Mittel 48 mm), bei den Männern zwischen 43 und 70 mm (im Mittel 55 mm). Bei 55% der Spitzenathleten blieb der Durchmesser unter oder gleich 54 mm (oberste Norm unter 56 mm).

Ebenso wie die Beurteilung der **Dicke der Herzmuskulatur** und der **Herzfunktion** gehört die **Diagnostik von Herzklappenfehlern und Defekten** an der Herzscheidewand auf Vorhof- und Kammerebene zur Domäne der Echokardiographie (Farbdoppler). Gelegentlich gelingt es auch mittels Echokardiographie, eine **Herzkranzarterienanomalie** zu diagnostizieren [62], vor allem dann, wenn diese Untersuchung über die Speiseröhre (TEE) erfolgt [44]. Diagnostisch sicherer, aber aufwendiger in diesem Fall sind Kernspintomographie (MRT) und Koronarographie.

### 14.3.2 Belastungs- und Langzeit-Elektrokardiogramm

Ein Sportherz entwickelt sich nur bei jahrelang durchgeführtem Ausdauersport im Hochleistungsbereich, der meist bereits im Wachstumsalter begonnen wurde [78]. Ansonsten hat ein vergrößertes Herz fast immer eine krankhafte Ursache. Doch können **EKG-Veränderungen**, wie z.B. AV-Blockierungen, inkompletter bis kompletter Rechtsschenkelblock (nicht jedoch Linksschenkelblock), T-Wellen-Schwankungen bis hin zur T-Negativierung, auch bei gut trainierten Langstreckenläufern im Breitensport vorkommen [71]. Die EKG-Veränderungen können solche Ausmaße annehmen, dass manchmal die Abgrenzung von einem sicher krankhaften Befund schwierig ist [124]. Hier erleichtern in der Regel die Anamnese und ein Belastungs-EKG, evtl. zusätzlich eine Echokardiographie, die Beurteilung.

Insbesondere bei über 35-Jährigen und Vorliegen von **Risikofaktoren** wie
- Herzinfarktvorkommen in der Familie in jungen Jahren,
- Zigarettenrauchen,
- Bluthochdruck,
- erhöhtes Cholesterin,
- Zuckerkrankheit

ist ein **Belastungs-EKG maximal symptomlimitiert** notwendig, d.h., die Belastung wird erst abgebrochen, wenn gravierende EKG-Veränderungen bzw. Herzbeschwerden auftreten oder, im günstigen Fall, wenn der Sportler bzw. Patient wegen Erschöpfung selbst abbricht [72, 78]. Eine zu geringe Belastungsintensität führt vor allem bei Trainierten zu diagnostischen Fehleinschätzungen. So lange vom Patienten keine Beschwerden angegeben werden und auch keine krankhaften EKG-Veränderungen auftreten, sollte die Belastung auch nicht nach Erreichen einer bestimmten Herzfrequenz oder nach Überschreiten eines willkürlich festgelegten Blutdrucks abgebrochen werden. Im täglichen Leben lässt der Patient auch nicht beispielsweise einen Kasten Mineralwasser, den er die Treppen hochträgt, plötzlich fallen, weil sein Blutdruck oder sein Puls eine bestimmte Grenze überschritten hat. Die Diagnostik ist unzureichend und das Ergebnis möglicherweise irreführend, wenn in der Arztpraxis bzw. im Krankenhaus lediglich submaximal belastet wird, der Patient im Alltagsleben sich jedoch maximal belastet. Beim Krafttraining konnten über einen Katheter Blutdruckwerte bis 480/350 mmHg gemessen werden [90]!

> **Fallbeispiel**
> Herr S.U., Jahrgang 1935, hat einen Bluthochdruck, war Zigarettenraucher und spielte regelmäßig Fußball. Ende 1986 suchte er uns wegen Herzschmerzen beim Bergangehen auf. Das Belastungs-EKG musste auf der 175-Watt-Stufe wegen Angina pectoris und ST-Streckensenkungen abgebrochen werden (s. Abb. 14.12). Die veranlasste Herzkranzgefäßdarstellung (Koronarographie) ergab eine subtotale Einengung (Stenose) des RIVA und eine 70%ige Einengung am Abgang des ersten Diagonalast (Herzkranzgefäße). Da nach medikamentöser Behandlung keine Besserung eintrat, wurde eine erneute Koronarographie durchgeführt, die nun einen Totalverschluss des RIVA zeigte (s. Abb. 14.13). Das Gefäß wurde bis auf eine Restenge von 40% wieder

eröffnet (seinerzeit war noch keine Stent-Implantation möglich).

Herr U. führte nun ein regelmäßiges Lauftraining durch. Er hatte zunächst keine Herzbeschwerden mehr. Als jedoch wieder Angina pectoris beim Laufen auftrat, ergometrisch provozierbar, erfolgte im Juli 1987 eine weitere Herzkatheteruntersuchung. Die Einengung am RIVA hatte wieder auf 90% zugenommen. Von der rechten Herzkranzarterie hatte sich über Kollateralgefäße zum RIVA hin bereits ein Umgehungskreislauf gebildet. Mittels Ballonkatheter wurde erneut der RIVA jetzt auf 30% Restenge erweitert. Herr U. konnte daraufhin sein Lauftraining wieder beschwerdefrei fortführen. Er lief fast täglich 1 Stunde und mehr. Als nun wieder Angina pectoris beim Berganlaufen auftrat, ergab die erneut durchgeführte Koronarographie im Februar 1988 einen Verschluss des RIVA, der jetzt nicht mehr eröffnet werden konnte. Man riet Herrn U., neben der medikamentösen Therapie nur in der Ebene zu joggen.

Bei fast täglichem Lauftraining nahm die Belastbarkeit wieder zu. Auch bergan traten schließlich keine Herzschmerzen mehr auf. Herr U. nahm an Volksläufen teil und absolvierte auch einen Marathonlauf beschwerdefrei. Die ergometrische Belastbarkeit lag 1996 im Alter von 60 Jahren bei 225 W, 2004 bei 200 W. Dabei traten keine EKG-Veränderungen auf, auch keine Angina pectoris. Trotz des RIVA-Verschlusses und der Einengung am ersten Diagonalast reicht nun offensichtlich die Durchblutung des Herzmuskels auch unter Maximalbelastung aufgrund eines trainingsbedingt verbesserten Umgehungskreislaufes aus.

Dieses Fallbeispiel beinhaltet 4 **praxisrelevante Aspekte**:

▲ Das Beschwerdebild des Patienten konnte mittels **Belastungs-EKG** objektiviert werden. Die Angina pectoris korrelierte mit entsprechenden EKG-Veränderungen. Die Durchblutungsstörungen aufgrund von Herzkranzgefäßeinengungen konnten in der Koronarographie bestätigt werden.

▲ Obwohl es in der Folgezeit zu einem vollkommenen Verschluss des RIVA kam, trat kein Herzinfarkt ein. Durch die langsam zunehmende Engstelle am RIVA blieb genügend Zeit für die **Entwicklung eines Umgehungskreislaufes** über feine Kapillargefäße, die für Ruhebedingungen wohl ausreichend waren, zunächst nicht aber für Jogging. Erst durch fast tägliches

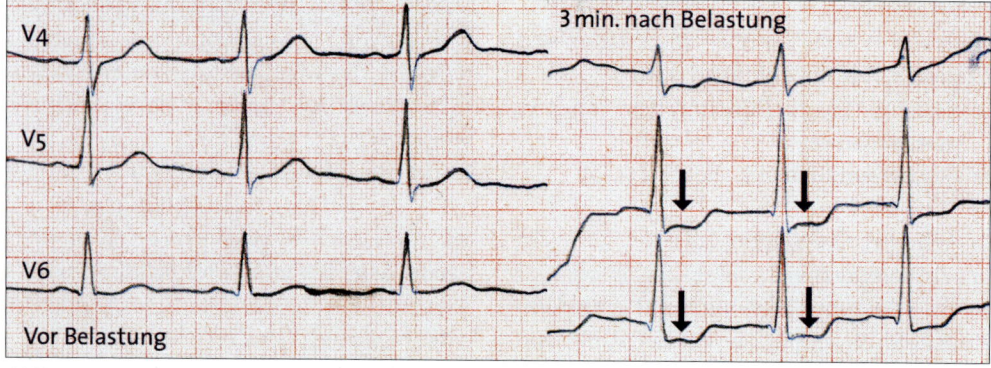

**Abb. 14.12:** Horizontale ST-Streckensenkung von 0,2 mV im Belastungs-EKG (Pfeile) als Hinweis für eine Durchblutungsstörung des Herzens bei KHK

## 14.3 Wie kann man den Herztodkandidaten erkennen?

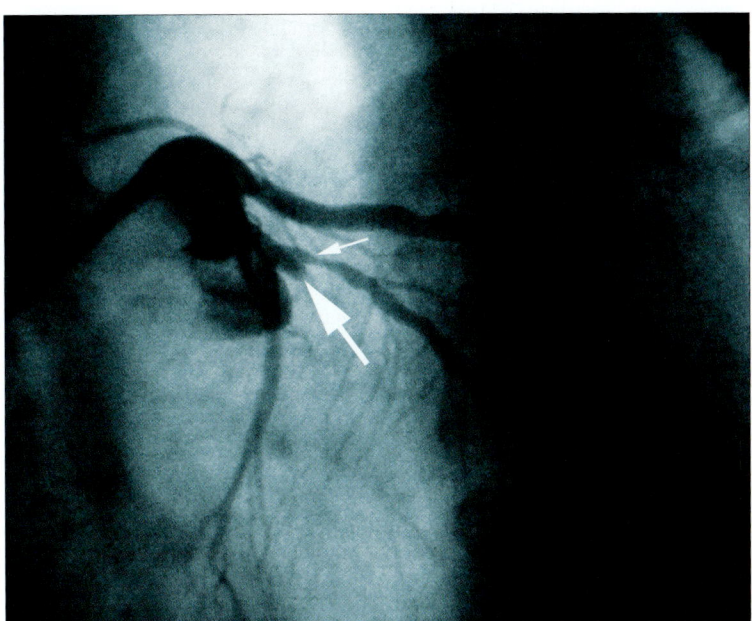

**Abb. 14.13:** Darstellung der linken Herzkranzarterie mittels Koronarographie noch vor Beginn des Marathontrainings von Herrn S.U.: Der RIVA (dicker Pfeil) ist verschlossen, der erste Diagonalast (dünner Pfeil) eingeengt. (Das Bild verdanke ich meinem kardiologischen Lehrer Prof. Dr. A. Both, Stuttgart.)

Lauftraining von mindestens 1 Stunde Dauer erweiterten sich bei zusätzlicher Optimierung des Energiestoffwechsels diese feinen Kollateralgefäße dermaßen, dass auch beim Berganlaufen keine Angina pectoris mehr auftrat. Entsprechend fiel auch das Belastungs-EKG bei überdurchschnittlicher Maximalleistung jetzt normal aus.

- Wer die Vorgeschichte von Herrn U. nicht kennt, der würde ihn bei überdurchschnittlicher Belastbarkeit mit normalem EKG, unauffälligem Echokardiogramm (keine Herzinfarktnarbe, normale Herzfunktion, unauffällige Herzklappen) und Beschwerdefreiheit als herzgesund beurteilen, obwohl definitionsgemäß bei RIVA-Verschluss eine koronare Herzkrankheit vorliegt, die im Prinzip eine **chronisch fortschreitende Erkrankung** ist. Dies muss dem Patienten auch im Hinblick der Teilnahme an Volksläufen gesagt werden (Warnsymptome beachten, s. Tab. 14.7).
- Die Langzeitverlaufsbeobachtung über mittlerweile 19 Jahre unterstreicht die Effektivität eines regelmäßigen Lauftrainings und bestätigt die Studienergebnisse über eine verbesserte Prognose (Lebenserwartung) mit zunehmendem Fitnessgrad, s. Kap. 15. Diese Aussage wurde inzwischen auch für Frauen nachgewiesen [49].

Nicht nur die ST-Strecke zur Beurteilung der Herzdurchblutung und die absolute Leistungsfähigkeit (Watt) haben bei der Ergometrie Bedeutung, um das Herztodrisiko abzuschätzen, sondern auch ein Auftreten eines Linksschenkelblocks im EKG, Herzrhythmusstörungen und der Pulsrückgang nach Belastung. Tritt belastungsabhängig ein Linksschenkelblock auf, so ist das Risiko für einen plötzlichen Herztod, einen Herzinfarkt, eine notwendige Ballonerweiterung einer verengten Herzkranzarterie und für behandlungsbedürftige Herzrhythmusstörungen fast 3fach erhöht [46]. Wenn im Belastungs-EKG höhergradige von der Herzkammer ausgehende Herzrhythmusstörungen (Couplets, VES-Salven) auftraten oder wenn ventrikuläre Extrasystolen (VES) in

**Tab. 14.8:** Aus dem Belastungs-EKG zu gewinnende Erkenntnisse, die das Herztodrisiko erhöhen (VES = ventrikuläre Extrasystolen, d.h. von der Herzkammer ausgehende Herzrhythmusstörung in Form von Extraschlägen, „Herzstolpern")

| Im Belastungs-EKG ablesbare Risikofaktoren für einen Herztod |
|---|
| Niedriger Fitnessgrad (z.B. geringe maximale Watt-Leistung auf dem Fahrradergometer) |
| Langsamer Herzfrequenzrückgang nach Belastung |
| ST-Streckensenkung im EKG bei koronarer Herzkrankheit |
| Linksschenkelblock im EKG unter Belastung |
| Paarig (Couplets) oder in Salven einfallende VES bzw. VES in einer Häufigkeit von mehr als 10% aller Herzaktionen im Belastungs-EKG |
| Blutdruckabfall unter Belastung, z.B. bei hypertropher obstruktiver Kardiomyopathie, KHK mit eingeschränkter Linksherzfunktion und Ischämie |

einer Häufigkeit von über 10% aller aufgezeichneten Herzschläge einfielen, dann war in einem 23-jährigen Beobachtungszeitraum das Risiko, an einer Herz-Kreislauf-Erkrankung zu sterben, nach einer Untersuchung von Jouven und Mitarbeitern [61] um den Faktor 2,67 höher.

Vernachlässigt wird häufig die Beurteilung des Pulsverhaltens nach Ergometerbelastung. Vor allem bei **Diabetikern** erhöht ein verzögerter Rückgang der Herzfrequenz die Sterblichkeit [19]. Lag der Herzfrequenzrückgang 5 Minuten nach Belastungsende unter 55 Schlägen pro Minute, so lag das Sterblichkeitsrisiko doppelt so hoch wie bei denen mit einem Pulsfrequenzrückgang von mehr als 75 Schlägen/min. Bei einem Frequenzrückgang zwischen 55 und 75 Pulsschlägen/min lag die Sterblichkeit bei einem Faktor von 1,5. Mit zunehmendem Ausdauertrainingszustand (Fitnessgrad) wird auch der Puls nach Belastung schneller zurückgehen.

Werden vom Läufer Herzrhythmusstörungen angegeben, die nur gelegentlich auftreten, so ist es angebracht, ein Langzeit-EKG unter Alltagsbedingungen zu registrieren, ggf. auch während des Lauftrainings. Dies ist notwendig, um die Art der Herzrhythmusstörungen zu dokumentieren. Auch wenn nur selten daraus therapeutische Konsequenzen zu ziehen sind, so kann eine ärztliche Bestätigung der meist vorliegenden Harmlosigkeit der Herzrhythmusstörungen beruhigend auf den Läufer wirken.

**Fazit**
Trotz aller moderner diagnostischer Möglichkeiten wird es auch in Zukunft immer wieder einmal plötzliche Herztodesfälle geben, die schicksalhaft auch ohne Fehlverhalten vom Läufer auftreten und wo nicht einmal bei der anschließenden Obduktion die Todesursache aufgedeckt werden kann. Die Anzahl von plötzlichen Todesfällen beim Sport sollte jedoch durch richtiges Verhalten des Athleten und qualifizierte Beratung und Diagnostik durch den Arzt möglichst niedrig gehalten werden.

## 14.4 Wie kann der Läufer dem plötzlichen Herztod vorbeugen?

Die wichtigste Vorbeugung ist natürlich die Untersuchung bei einem Arzt, der nicht nur sportmedizinisch ausgebildet ist, sondern auch Erfahrungen mit Herzkranken hat.

Es wird angenommen, dass ein Großteil der plötzlichen Todesfälle zu vermeiden wäre, wenn Warnsymptome beachtet würden (s. Tab. 14.7). In diesen Fällen sollte eine ärztliche Abklärung und Beurteilung erfolgen. Auf keinen Fall sollte sich der Läufer

## 14.4 Wie kann der Läufer dem plötzlichen Herztod vorbeugen?

bzw. die Läuferin unter größter Anstrengung noch ins Ziel quälen, um nach Empfang der Medaille sofort krankenhausreif zu kollabieren (s. Abb. 14.14), oder mit Unterstützung anderer sich ins Ziel „schleppen" lassen (s. Abb. 14.15). Oft genug sind solche Läufer kurz vor dem Ziel eines Volkslaufes tot zusammengebrochen (s. Fallbeispiele dieses Buches).

Pheidippides ist der legendäre viel zitierte Marathonläufer, der nach dem 42 km langen Lauf von Marathon nach Athen tot zusammenbrach, nachdem er auf dem Marktplatz den Sieg über die Perser verkündet hatte. Dimsdale und Mitarbeiter [33] haben eine Erklärung für den plötzlichen Herztod dieses legendären Marathonläufers: Sie konnten zeigen, dass die „Stresshormone" Noradrenalin und Adrenalin nach körperlicher Anstrengung innerhalb der folgenden 3 Minuten auf das 10- bzw. 3fache des Ausgangswertes kletterten. Diese beiden Substanzen können Herzrhythmusstörungen auslösen. Die Kombination von Herzrhythmusstörungen mit Blutdruckabfall bei abruptem Belastungsabbruch kann lebensgefährlich sein. Bei plötzlichem Stehenbleiben sackt das Blut in die zur Wärmeregulation erweiterten Gefäße der Haut ab. Der Organismus versucht dies auszugleichen, indem er exzessive Mengen an Noradrenalin ausschüttet. Insbesondere nach kurzen intensiven Belastungen wie dem Endspurt sollte man daher keinesfalls stehen bleiben, sondern noch etwas auslaufen bzw. gehen („cool down"). Ist dies wegen totaler wettkampfbedingter Erschöpfung nicht mehr möglich, so hat sich Hinlegen oder Nach-vorn-unten-Beugen des Oberkörpers bewährt.

Die **lebensgefährlichste Herzrhythmusstörung** ist, wie oben erwähnt, das **Kammerflimmern**, meist der Grund für Todesfälle, bei denen man bei der Autopsie oft keine Krankheitsursache findet. Auch hier scheint

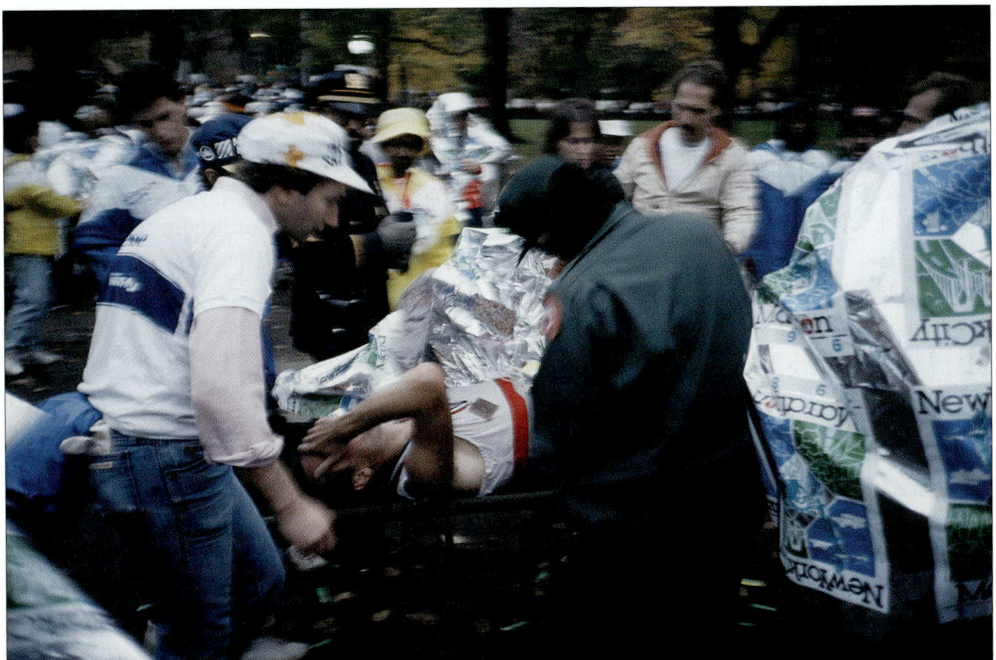

**Abb. 14.14:** Abtransport eines Läufers, der sich gerade noch ins Ziel quälen konnte, um sofort nach Empfang seiner Medaille beim New York-Marathon zusammenzubrechen. Herz-Kreislauf-Zwischenfälle sind im Zielbereich kurz davor und danach besonders häufig, oft aufgrund eines individuellen Fehlverhaltens (s. Tab. 14.9).

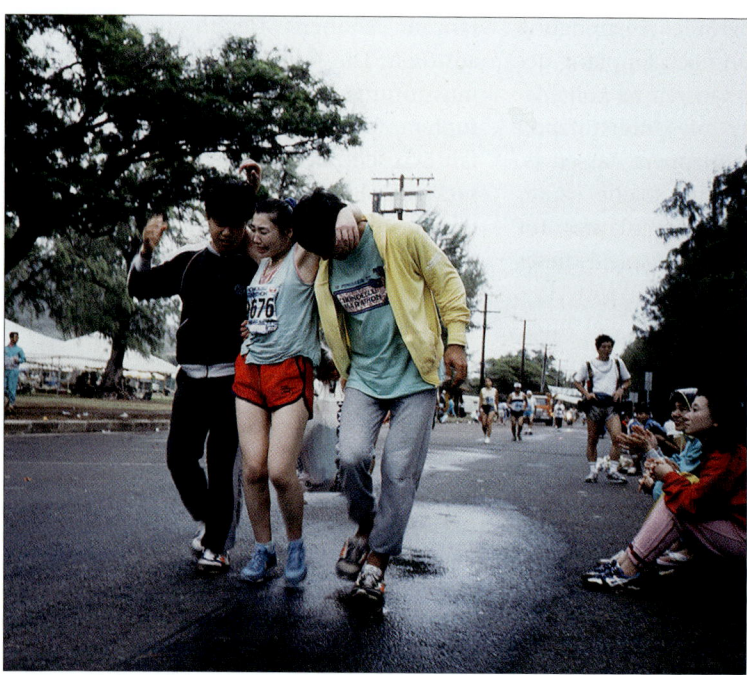

**Abb. 14.15:** Total erschöpfte (kollaptische?) Läuferin lässt sich bei feuchtwarmer Witterung von Helfern ins Marathonziel „schleppen". (Fotografiert vom Buchautor beim Honolulu-Marathon/Hawaii einige 100 m vor dem Ziel.)

sich ein Ausdauertraining rhythmusstabilisierend auszuwirken, falls die Tierversuche an Hunden von Billmann u. Mitarbeiter [9] auf den Menschen übertragbar sind: Die Forscher engten bei Hunden ein Herzkranzgefäß ein. Danach wurde ein Belastungstest durchgeführt, bei dem Kammerflimmern auftrat, jedoch nicht bei den Tieren, die zuvor ein 6-wöchiges Lauftraining von 5 x 35–60 Minuten pro Woche durchführten.

Ein fast tägliches Lauftraining als Vorbeugung gegen Kammerflimmern bei Patienten mit Herzkranzgefäßeinengungen? Auf jeden Fall tritt, wie oben erörtert, mit zunehmendem Fitnessgrad weniger häufig der plötzliche Herztod ein. Ob dies auch für arrhythmogene Herzerkrankungen, also ohne erkennbare strukturelle (morphologische) Veränderungen wie beispielsweise dem seltenen Brugada-Syndrom oder Langem QT-Syndrom (s. Glossar) gilt, erscheint fraglich. Hier ist vom Leistungssport abzuraten, auch wenn ein Defibrillator (ICD, s. Abb. 14.19 weiter unten) implantiert wurde, da bei hohen Herzfrequenzen von über 180/min ein solches Gerät nicht sicher zwischen einer Kammertachykardie und einer physiologischen belastungsbedingten Tachykardie unterscheiden kann. Somit besteht die Gefahr, dass bei einer kurzfristigen körperlichen Spitzenbelastung auch ohne lebensbedrohliche Kammertachykardie oder Kammerflattern/-flimmern aufgrund der belastungsbedingten Herzfrequenzerhöhung automatisch ein Elektroschock vom ICD ausgelöst wird.

Überhaupt ist das Risiko eines plötzlichen Herztodes bei einer großen Sportveranstaltung, z.B. bei Stadtmarathonläufen mit ihren vielen Sanitätsstationen und nahe gelegenen Krankenhäusern, geringer als zu Hause oder beim Walking bzw. Jogging im Gelände, wo in der Regel nicht sofortige Hilfe da ist. Die Tabelle 14.9 zeigt zusammenfassend Vorsichtsmaßregeln für Langstreckenläufer. Es muss jedoch abschließend betont werden, dass selbst bei vernünftigem Verhalten und regelmäßigen ärztlichen Kontrolluntersuchungen das Risiko eines plötzlichen Herztodes wohl vermindert werden kann, jedoch nicht ausgeschlossen ist!

**Tab. 14.9:** Vorsichtsmaßregeln für Langstreckenläufer

| Vorsichtsmaßnahmen für Langstreckenläufer |
|---|
| Laufanfänger über 35 Jahre: zuerst ärztliche Untersuchung durchführen lassen |
| Kein Training bei fieberhaften Infekten oder erheblichen Organschäden |
| Bei leichteren, meist chronischen Erkrankungen Beratung mit dem Arzt über die Dosierung des Lauftrainings |
| Kein Wettkampfstart bei Unwohlsein bzw. infektbedingtem Krankheitsgefühl |
| Endspurt nur bei geübten gesunden Wettkampfläufern, dann aber im Ziel nicht stehen bleiben, sondern weiterlaufen; wenn dies nicht möglich ist, hinlegen und Beine möglichst hochlagern |
| So laufen, dass man sich dabei noch unterhalten könnte; geübte Wettkampfläufer können je nach Streckenlänge auch in den anaeroben Bereich kommen, wo eine Unterhaltung kaum noch möglich ist |
| Tempoläufe nur bei bester Gesundheit und gutem Trainingszustand, jedoch nicht zu häufig; unmittelbar danach und in den nächsten Tagen langsame Regenerationsläufe |
| Keine zu langen Abstände zwischen den Läufen (3- bis 4-mal pro Woche oder mehr laufen mit dem Ziel, 40–60 Minuten ohne Pause zu laufen, Lockerungs- und Dehnungsübungen) |
| Die pralle Sonne bei hohen Umgebungstemperaturen meiden (morgens oder abends laufen) |
| Möglichst nicht laufen bzw. das Tempo anpassen (reduzieren) bei über 80–85% Luftfeuchtigkeit |
| Genügend trinken, auch schon vor Langstreckenläufen (keinen Alkohol), da der Flüssigkeitsverlust, beispielsweise bei Marathonläufen unter Hitzebedingungen, derart ausgeprägt sein kann, dass er insbesondere nach dem Zieleinlauf zu einem Blutdruckabfall mit Schwindelgefühl, Kollaps und Erbrechen führen kann. Auch ohne Durstgefühl bereits bei der ersten und den folgenden Verpflegungsstationen trinken, um eine Hyperthermie (d.h. Körpertemperatur noch 10 Minuten nach dem Rennen über 40°C) mit Verwirrtheit, Muskelkrämpfen etc. zu verhindern. Kühlung an Wasserstellen nutzen |

## 14.5 Durch die Pulsuhr zum „Pulsneurotiker"?

**Fallbeispiel**
Auf meiner gewohnten Trainingsstrecke ist eine lange Steigung zu überwinden. Am Fuße dieser Steigung angekommen, fiel mir weit oben ein junges Paar auf: Während die Frau die Führung inne hatte und immer wieder zu ihrem Freund zurücklief, erklomm dieser fast auf der Stelle laufend langsam den Berg. Als ich näher kam, hörte ich schon in der Ferne den Grund: „Piep, piep, piep …" Die Pulsuhr des jungen Mannes gab pulssynchron Alarm. Die Freundin war besorgt und lief immer wieder zu ihrem Freund zurück. Der junge Mann war beunruhigt bis verängstigt. Während ich das Paar überholte, die belastungsadäquate Atmung des Mannes beobachtete, riet ich ihm im Vorbeilaufen, doch lieber ohne Pulsuhr zu laufen oder sie nicht zu beachten, wenn er sich bei der jeweiligen Belastung gut fühle und sich gerade eben noch unterhalten könne.

Pulsuhren sind mithilfe groß angelegter Werbeaktionen unter Ausdauersportlern weit verbreitet. Üblicherweise wird der Herzschlag über einen Brustelektrodengurt registriert und an eine am Arm getragene Uhr gesendet, wo die jeweilige Herzfrequenz digital abgelesen werden kann (s. Abb. 14.16). Hier lässt sich die Trainingspulsbreite einstellen. Eine Unter- oder Überschreitung des gewünschten Pulsbereiches wird dann durch ein herzschlagsynchrones akustisches Signal erkenntlich gemacht.

Seitdem diese Geräte in Mode gekommen sind, werden uns immer wieder von

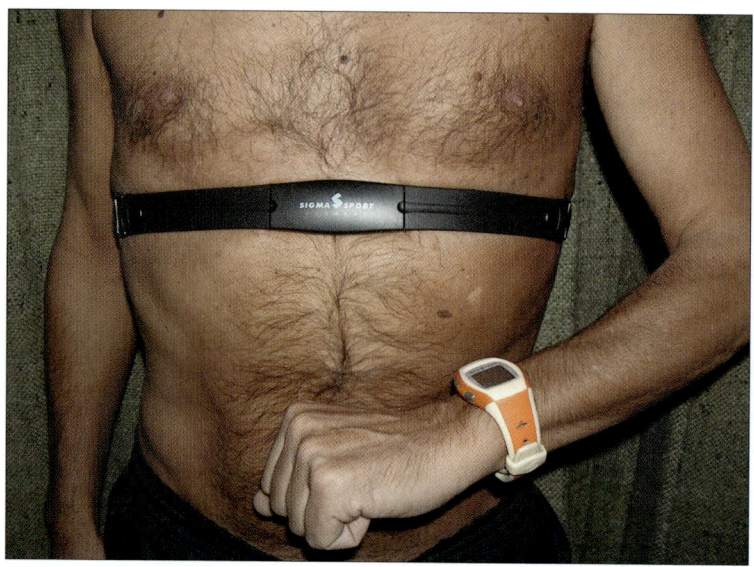

**Abb. 14.16:** Die Pulsuhr im Training schützt nicht vor dem plötzlichen Herztod beim Sport und ist auch keine Gewähr für einen besseren Trainingseffekt. Zwanghaftes Fixieren auf den Puls („Pulsneurose") kann zu Panikattacken mit Herztodangst, besonders bei KHK-Patienten, führen, wenn einmal der Puls „zu hoch" oder unregelmäßig ist.

Trainern, Übungsleitern und Arztkollegen Sportler und Herzpatienten zur sportkardiologischen Abklärung wegen eines „zu hohen Pulses" im Training vorgestellt. Trainer und Übungsleiter sind oft beunruhigt. Herzkranke entwickeln teilweise **panische Angst**, wenn der Puls über einen nach einer Formel ohne individuelle Austestung geschätzten Trainingspuls liegt oder gar starke Schwankungen bei meist harmlosen Herzrhythmusstörungen zeigt. Bei gleichzeitiger Einnahme von Betablockern (Medikamente gegen hohen Blutdruck und Puls) ist die Pulsuhr zur Trainingssteuerung ohnehin sinnlos (s.u.).

Die Befürworter der Trainingssteuerung über die Herzfrequenz müssen sich davor hüten, diese Methode nicht nur als Gewähr für eine sichere Leistungssteigerung, sondern auch als Schutzmöglichkeit vor Überlastung und vor einem plötzlichen Herztod anzupreisen. Dadurch besteht die Gefahr, „**Pulsneurotiker**" zu produzieren. Wenn überhaupt, dann ist die Trainingspulssteuerung über entsprechende Geräte nur „nervenstarken" Personen zu empfehlen, die sich von Alarmsignalen der Pulsuhr nicht irritieren lassen, „die Nerven behalten" und das Training fortsetzen, um auch ganz bewusst die Trainingspulsgrenze im Falle eines guten Gesundheitszustandes zu überschreiten. Damit besteht weniger die Gefahr, in einem langsamen Trainingsschlappschritt ohne weitere Steigerung der Geschwindigkeitsausdauer zu verfallen. Provozierend könnte man die Frage stellen: „Produziert die Pulsuhr nur gesunde Verlierer im Wettkampf, die bei anaerober Tempoverschärfung anderer Läufer nicht mithalten können, weil sie an höhere Laktatspiegel und höheren Puls nicht angepasst sind?"

Wenig berücksichtigt wird in der Regel, dass der Trainingspuls gesondert für das Laufen, fürs Radfahren, Schwimmen, Rudern usw. durch eine in der jeweiligen Disziplin maximal symptomlimitiert durchgeführten Belastung bestimmt werden muss. Denn der Herzfrequenzanstieg wird nicht nur durch den Trainingszustand, anlagebedingte Faktoren und das Lebensalter beeinflusst (hohe individuelle Schwankungsbreite, s. Abb. 14.17), sondern auch von folgenden Faktoren [74, 76]:

▲ Art der Muskelarbeit
▲ Größe der aktiven Muskelmasse
▲ Umweltbedingungen
▲ Körperposition, Belastungsdauer

Gleiche Herzfrequenzen sind also nicht immer mit gleichem Sauerstoffverbrauch des Herzens gleichzusetzen. So steigt beispielsweise beim Rudern der Blutdruck stärker an als beim Dauerlauf mit gleicher Herzfrequenz.

Auch zwischen **Radfahren** und **Laufen** gibt es Unterschiede. Die hierzulande übliche Fahrradergometerbelastung lässt streng genommen auch bei maximal symptomlimitiert durchgeführter Belastung keine exakte Trainingspulsfrequenz für das Laufen zu. Beim Radfahren braucht man eine kleinere aktive Muskelmasse, dafür meist einen höheren Krafteinsatz mit mechanischer Kompression der Blutgefäße, und damit Drosselung der Durchblutung. Dadurch steigt die Milchsäure als Ausdruck einer Sauerstoffschuld schneller an. Somit ermüdet der Muskel beim Radfahren bei niedrigerer Herzfrequenz als beim Laufen [70]. Adrenalin und Noradrenalin liegen beim Laufen bei gleicher Herzfrequenz niedriger [84]. Die Herzarbeit und das subjektive Anstrengungsgefühl sind dann bei gleicher Herzfrequenz beim Radfahren größer als beim Laufen. Vergleicht man das Herzfrequenzverhalten von ein und derselben Person bei maximalem Laufbandtest mit einem Maximaltest auf dem Fahrradergometer, so sind beim Laufen höhere Herzfrequenzen zu registrieren.

Beim **Schwimmen** liegen infolge des Tauchreflexes ebenfalls die Herzfrequenzen niedriger als beim Laufen. Bei gleicher Pulsfrequenz ist also die Herzarbeit beim Schwimmen größer als beim Laufen [5].

„Laufen ohne Pulsmessung sei wie Autofahren ohne Tachometer" zitierte ein Patient einen Sportmediziner (Orthopäden), nachdem er unsere Praxis aufsuchte, beunruhigt über seinen relativ hohen Trainingspuls im Vergleich zu den Mitläufern. Glücklicherweise hat unser Organismus empfindlichere und aussagekräftigere Sensoren als ein Pulsmesser oder Tachometer. Der Pulsmesser zeigt nicht an, wenn Atemnot beispielsweise als Folge eines Asthmas oder einer Herzmuskelschwäche auftritt. Wir selbst empfinden jedoch eine solche Störung sofort ohne technische Geräte. Der Pulsmesser zeigt uns nicht an, wenn wir ausgelaugt sind, schwere, glykogenverarmte Beinmuskeln haben und damit nicht in der Lage sind, einen „optimalen Trainingspuls" zu erreichen. Andererseits kann bereits ein erhöhter Puls bei Aufregung oder Nervosität vorliegen, ohne dass überhaupt die Muskulatur arbeitet. Allein Hitzebedingungen mit weit gestellten Hautgefäßen führen schon zu einem Pulsanstieg, ohne dass ein Schritt gelaufen wurde. Das subjektive Befinden, der derzeitige Gesundheitszustand, die Beurteilung des in letzter Zeit absolvierten Trainings oder Wettkampfes und die Zeitnahme mit der Stoppuhr sind zur Trainingssteuerung verlässlicher als die alleinige Pulsmessung.

Wer dennoch einen großen Wert auf eine Trainingssteuerung über die Herzfrequenz legt, der muss eine individuelle Herzfrequenz aus einer vorher wirklich **maximalen symptomlimitierten Laufbelastung** herleiten. Dies ist häufig nicht der Fall. Meist wird die Trainingspulsfrequenz nach Formeln geschätzt. Auch wenn der Trainingspuls individuell richtig bestimmt wurde, so ist doch zu berücksichtigen, dass das Herzfrequenzverhalten keine exakte Aussage über die Energiestoffwechsellage, z.B. den Laktatspiegel (s.u.), zulässt.

Ungeübte neigen dazu, eine dem jeweiligen Trainingszustand nicht angepasste zu hohe Laufgeschwindigkeit einhalten zu wollen, sodass sehr schnell eine anaerobe Stoffwechsellage mit hohen Laktatspiegeln und hechelnder Atmung erreicht wird, die frühzeitig zum Belastungsabbruch bzw. zu einer Gehphase führt. Auch ein solches anaerobes Training führt zunächst zu einer Leistungsverbesserung, die aber sehr bald stockt, wenn nicht zusätzlich langsame, regenerative Läufe (Unterhaltung dabei ohne Atemnot möglich) eingestreut werden. Hier kann die Pulsuhr als „Bremse" bis zur aeroben Tempofindung durchaus unterstützend – nicht zwanghaft mit der Gefahr der „Pulsneurose" – eingesetzt werden.

Gesunde jüngere Personen (unter 35 Jahre) ohne Herz-Kreislauf-Risikofaktoren (Bluthochdruck, Cholesterinerhöhung, Zigarettenrauchen, Zuckerkrankheit, Herzinfarktvorkommen in der Familie in jungen Jahren) können ihre maximale Herzfrequenz risikolos ohne gleichzeitige EKG-Registrierung selbst testen. Sie sollten sich zunächst etwa 15 Minuten langsam einlaufen und dann abrupt die letzten 300–400 m so schnell wie möglich mit der Herzfrequenzmessuhr sprinten (Langsprint). Die höchste angezeigte Herzfrequenz ist dann der Maximalpuls für das Laufen. Als optimale Ausdauertrainingspulsfrequenz gilt dann ein Puls zwischen 65 und 85% der individuell ertesteten maximalen Herzfrequenz (gilt nicht unter Betablocker-Einnahme!).

> Eine weitere Formel zur Errechnung einer Trainingspulsfrequenz ist: Trainingspulsfrequenz = (Maximalfrequenz minus Ruhefrequenz) x $2/3$ + Ruhefrequenz.
> Dabei ist die Ruheherzfrequenz die am Morgen nach dem Aufstehen gemessene Herzfrequenz.
> Beispiel: Maximale Herzfrequenz = 200, morgendliche Ruhefrequenz 50, Trainingspulsfrequenz = (200 – 50) x $2/3$ + 50 = 150.

Ein Hauptgrund dafür, dass Sportler besorgt unsere Praxis wegen eines im Vergleich zu Sportkameraden zu hohen Pulses im Training aufsuchten, bestand in einer falschen Trainingspulsfestlegung aus einer der genannten Faustformeln, wobei der Maximalpuls nach der Formel 220 minus Lebensalter angenommen wurde. Es gibt aber immer wieder gesunde Individuen, die auch im Alter noch sehr hohe Maximalfrequenzen erreichen („hyperreaktive Typen") und damit auch in einem Trainingslauf hohe Pulsfrequenzen ohne Übersäuerung (aerob) halten können (s. Abb. 14.17). Ein weiterer Fehler ist, den Trainingspuls für das Laufen aufgrund eines Belastungstests auf dem Fahrradergometer festzulegen, obwohl beim Radfahren niedrigere Maximalfrequenzen erzielt werden als beim Laufen (s.o.). Der Trainingspuls muss individuell festgelegt werden, für das Laufen nach einem maximalen Lauf(band)test, für das Radfahren nach einem maximalen Fahrradergometertest!

**Pulsmessung bei Patienten mit koronarer Herzkrankheit, Zustand nach Herzinfarkt**
Dürfen Patienten mit bekannter Herzkranzgefäßeinengung oder gar nach überlebtem Herzinfarkt ohne Pulsmessung Sport treiben? Ist der plötzliche Herztod bei diesen Herzkranken beim Sport nicht ohnehin schon vorprogrammiert? Nun, der Herzinfarktsport als Rehabilitationsmaßnahme ist mittlerweile etabliert. In über 25 Jahren seit Gründung unserer Herzsportgruppe, inzwischen auf 3 Gruppen angewachsen mit insgesamt über 200 Teilnehmern in der Übungs- bzw. Trainingsgruppe, hatten wir keinen einzigen Herztodesfall, auch keine erforderliche Wiederbelebung, obwohl wir, abgesehen vom ersten Gründungsjahr, keine Pulsmessungen während der Trainingsstunden durchführen. O'Connor und Mitarbeiter [118] konnten über 3 Jahre hinweg eine 20%ige Herabsetzung der Gesamtsterblichkeit bei Herzinfarktpatienten im Rehabilitationssport gegenüber nicht Sport treibenden Infarktpatienten feststellen, und zumindest im ersten Jahr auch eine Reduktion des plötzlichen Herztodes.

Die Pulsmessung hat offensichtlich keinen Einfluss auf die günstigen Auswirkungen eines Ausdauertrainings (s. Kap. 15). Wir haben 5 Gründe, keine Pulsmessungen während des Koronarsports durchzuführen:
▲ Nur wenige Herzgruppenteilnehmer haben eine Pulsuhr. In den Anfangsjahren gab es diese Geräte noch nicht. Die Puls-

## 14.5 Durch die Pulsuhr zum „Pulsneurotiker"?

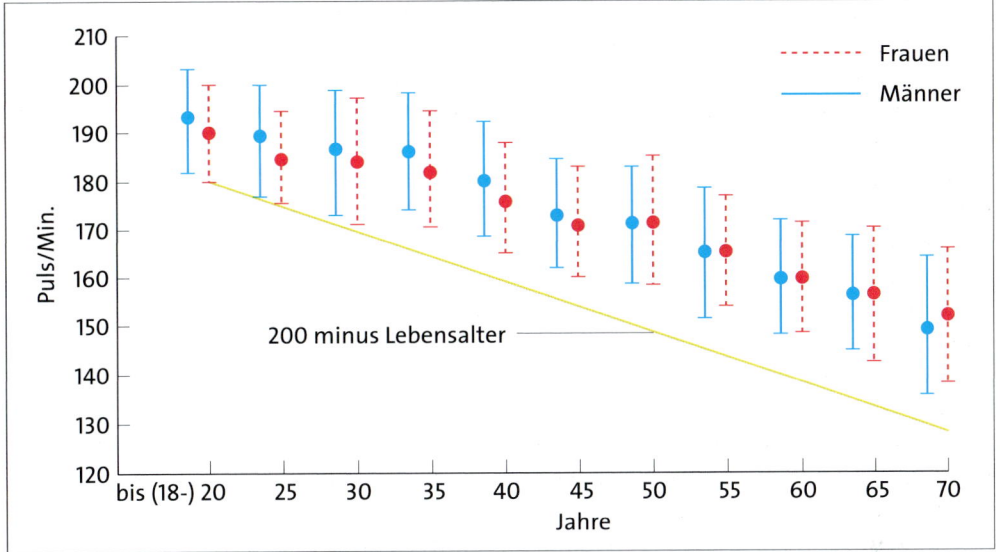

**Abb. 14.17:** Maximal erreichte Herzfrequenzen bei 1.000 bis zur individuellen Leistungsgrenze durchgeführten Fahrradergometrien unterteilt nach Altersgruppen
Gestrichelte senkrechte Linie = Streuung bei Frauen, durchgezogene Linie = Streuung bei Männern
[nach 72].

messung wurde auf Kommando der Übungsleiterin bzw. des Übungsleiters sporadisch von den Patienten selbst durchgeführt. Bis jeder seinen Puls gefunden hatte und das Kommando zum Zählen kam, verstrich eine geraume Zeit, sodass abgesehen von der mehr oder weniger zuverlässigen Zählung kein wirklicher Belastungspuls erhalten wurde.

- Der Trainingspuls wurde in den Kurkliniken fast immer zu niedrig angesetzt [76]. Es erfolgte in diesen Fällen nie vorher eine maximale symptomlimitierte Ergometerbelastung. Das Belastungs-EKG wurde auf submaximaler Belastungsstufe trotz Beschwerdefreiheit und trotz normalem EKG wohl „sicherheitshalber" (aus Angst vor Zwischenfall?) abgebrochen. Darunter hatten vor allem die gut belastbaren Herzpatienten zu leiden.
- Der in den Rehabilitationskliniken festgelegte Trainingspuls wurde nicht differenziert zwischen einer Geh- bzw. Laufbelastung und Radfahren angegeben. Die Patienten waren häufig verängstigt, wenn der Puls trotz Beschwerdefreiheit beim Bergan- oder Treppaufgehen das Pulslimit überschritt.
- Es führte zu einer Entängstigung, nachdem ein erneutes Belastungs-EKG auf dem Laufband oder Fahrradergometer maximal bis zur Erschöpfung ohne EKG-Veränderungen bei den meisten Patientinnen möglich war. Es war für sie beruhigend, zu erfahren, dass sie keine Pulskontrolle mehr durchführen müssen, sofern sie sich so belasten, dass keine Luftnot und keine Angina pectoris auftritt.
- Es wurde nie wissenschaftlich nachgewiesen, dass Trainingspulsmessungen die Herztodgefahr reduzieren.

Unsere Auffassung nach mittlerweile jahrzehntelanger Erfahrung mit Sport treibenden Herzpatienten bis hin zu Marathon laufenden Herzinfarktpatienten (s. dort) wird auch von anderen Autoren vertreten. Auch Herzpatienten können sich ohne Pulsmessung so belasten, dass keine übermäßige Luftnot und keine Angina pectoris auftritt

[156, 159]. Das Tempo ist also immer richtig, wenn man sich dabei noch unterhalten könnte.

Der Puls ist ohnehin kein Gradmesser für den Sauerstoffbedarf des Herzmuskels während häufig kraftbetonter Alltagsbelastungen. Hier spielt der Blutdruckanstieg mit unwesentlicher Pulsreaktion eine Rolle [23]. Das Gleiche gilt für psychische Belastungen. Das heißt, der durch den erhöhten Blutdruck vermehrte Sauerstoffbedarf des Herzens („Druckarbeit") ist nicht am Pulsverhalten zu erkennen.

Ähnliche Probleme liegen bei den häufig aus prognostischen Gründen eingenommenen Betablockern („Stresshormonhemmern") vor. Die Pulssenkung unter dieser Medikation wirkt sich um so stärker aus, je höher die Belastung ist (s. Abb. 14.18). Obwohl die Leistung beispielsweise um 50 W deutlich gesteigert wird, ist der Pulsunterschied so gering, dass er vom Patienten kaum zu erkennen ist. Die erhebliche Steigerung der Herzarbeit und damit des Sauerstoffbedarfs ist also aus dem geringen Pulsanstieg nicht zu ersehen. Der Pulsmesser, der unter Betablockade einen niedrigen Herzfrequenzanstieg anzeigt, könnte dazu verführen, sich noch stärker zu belasten, das heißt, sich zu überlasten!

Dass die Trainingspulsempfehlung in der Praxis ohnehin nicht viel wert ist, zeigte die Untersuchung von Hipp und Heitkamp [54]. Sie fanden mittels einer 24-h-Langzeit-EKG-Aufzeichnung, dass 73% der KHK-Patienten im Tagesablauf das angeratene Pulslimit überschritten, und zwar unter Alltagsbedingungen als auch während des Herzgruppensports! Die Hälfte der durchschnittlich 60 Jahre alten Herzpatienten nahm Betablocker ein. In 41% fanden sich für eine Durchblutungsstörung sprechende EKG-Veränderungen, aber keine Angina pectoris.

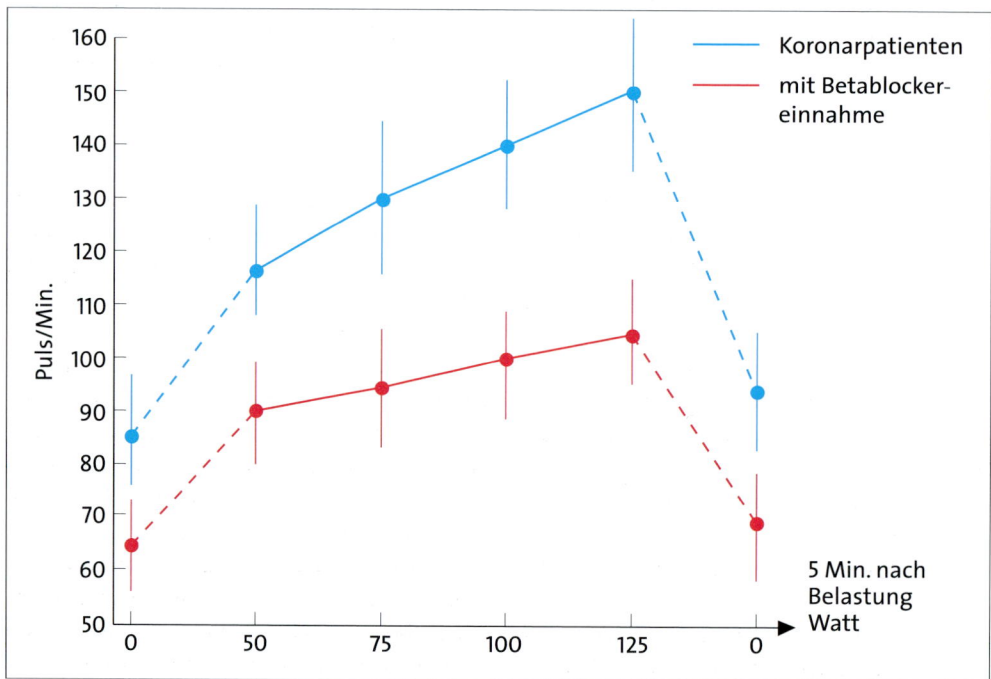

**Abb. 14.18:** Pulsverhalten bei Fahrradergometerbelastung von 10 Koronarpatienten ohne (obere Kurve) und mit (untere Kurve) Betablocker-Einnahme. Die Kurven verlaufen mit zunehmender Belastung scherenförmig auseinander. Je höher die Belastung, desto stärker senkt der Betablocker den Puls. Ohne Betablocker steigt er hier von 140/min bei 100 Watt auf 150/min bei 125 Watt; mit Betablocker nur von 100/min auf 104/min, kaum messbar vom Patienten [nach 74 bzw. 76].

## 14.6 Laktat

Jedes Training – ob nun gezielt aerob oder anaerob gelaufen wird – führt zu einer Leistungsverbesserung. Bei einer aeroben Belastung ist die Sauerstoffaufnahme über die Lunge ausreichend, d.h., es kommt zu keinem wesentlichen Milchsäureanstieg (Laktatanstieg). Laktatbildung und -abbau sind im Gleichgewicht. Erhöht man nun das Lauftempo, so wird man irgendwann abhängig vom Trainingszustand eine Geschwindigkeit erreichen, bei der mehr Laktat in der Muskulatur gebildet wird, als wieder abgebaut werden kann. Der Organismus „übersäuert" zunehmend (hechelnde Atmung), was schließlich zum Belastungsabbruch bzw. zwangsweisem Temporückgang führt.

Diejenige Geschwindigkeit, die gerade eben noch in einem Gleichgewicht zwischen Laktatbildung und -abbau möglich ist (also ohne weiteren Laktatanstieg), soll sich optimal auf die Ausdauerleistungsentwicklung auswirken [78]. Bei einem solchen „Schwellentraining" ist der Grenzbereich zwischen aerobem und anaerobem Stoffwechsel erreicht (aerob-anaerobe Schwelle). Dies entspricht etwa einem Tempo, bei dem eine Unterhaltung gerade eben noch möglich wäre, aber schon schwer fällt. Trainingsläufe von 40–50 Minuten Dauer in diesem Schwellentempo haben sich bewährt.

Wenn man die Werbeanzeigen über Pulsmessgeräte und angebotene Laktattests liest, dann könnte man ein schlechtes Gewissen bekommen, wenn man immer noch eine Trainingssteuerung mittels subjektivem Befinden und Stoppuhr vornimmt. Doch steht weiterhin der Beweis aus, dass eine Trainingssteuerung über Pulsmessung und Laktatbestimmung zu besseren Ergebnissen führt als die altbewährte Methode mit Stoppuhr (Zeit für eine bestimmte Strecke) und körperlichem Befinden. So sagte auch einmal ein kritischer Nationaltrainer: „Wir bestimmen in Deutschland den Puls, messen das Laktat und die Welt läuft uns davon!" Ein Kollege von mir (Sportmediziner) ging noch weiter und meinte: „Geben Sie die weltbesten Läufer aus Kenia, Äthiopien und Marokko in die Obhut eines deutschen Sportmediziners mit regelmäßigen Puls- und Laktatmessungen, Sie werden sehen, dass diese Weltklasseläufer innerhalb von wenigen Monaten dasselbe niedrige Leistungsniveau erreichen wie die deutschen Läufer!" Diese Weltklasseläufer kümmern sich in der Regel nicht um ihre Puls- und Laktatwerte, sondern mehr um die gestoppten Zeiten. Darüber hinaus darf einen Tag vor der Laktatmessung nicht oder nur äußerst wenig trainiert werden, um mit gefüllten Glykogen(Kohlenhydrat)- Speichern unter standardisierten Bedingungen sich dem Laktattest unterziehen zu können (Laktat entsteht nur durch Glykogenabbau, nicht Fettabbau). Das heißt, bei vorher durch Training entleertem Glykogenspeicher steigt Laktat weniger an und führt zu einer falschen Interpretation des Trainingszustandes, er wird überschätzt.

**Fazit**

Trainingspulsmessungen und Laktatbestimmungen verhindern keinen plötzlichen Herztod beim Sport und sind auch keine Garantie für eine bessere sportliche Leistung. Sie ersetzen im Leistungssport keinen gut ausgebildeten, erfahrenen Trainer mit Fingerspitzengefühl und Verständnis für die Probleme der Athleten. Puls- und Laktatverhalten geben jedoch Aufschluss über die momentane Kreislaufbelastung und den Kohlenhydratstoffwechsel, nicht jedoch über die Energiegewinnung aus der Fettverbrennung. Puls- und Laktatmessungen können ergänzend angewandt werden, sind jedoch nicht unentbehrlich. Für Herzpatienten ist es auch heutzutage weiterhin zulässig, ohne Pulsmesser und damit ohne Gefahr, zum Pulsneurotiker zu werden, zu laufen, wobei der Anstrengungsgrad so bemessen sein sollte, dass keine übermäßige Luftnot (Unterhaltung noch möglich) und auch keine Angina pectoris auftritt. Auch Weltklasseleistungen im Spitzensport sind ohne Puls- und Laktatmessungen weiterhin möglich.

## 14.7 Laufen nach Kammerflimmern und erfolgreicher Wiederbelebung

**Fallbeispiel**
Ein 45-jähriger Patient, der beim Berganfahren mit dem Rennrad bei kaltem Gegenwind leichtes Brennen hinter dem Brustbein angab, nicht jedoch bei langsamem Joggen in der Ebene, hatte beim Belastungs-EKG auf der 250-Watt-Stufe ein Druckgefühl und leichtes Brennen im Hals. Im EKG zeigten sich Veränderungen, die für eine Herzkranzgefäßeinengung sprachen (ST-Strecke 0,2 mV horizontal bis deszendierend gesenkt). Wir empfahlen eine Koronarographie, die der Patient jedoch aus Angst vor möglichen Risiken ablehnte. Er wollte auch keine Medikamente wie Ass 100 und Betablocker. 3 Jahre später stürzte er vor einem Krankenhaus plötzlich vom Fahrrad. Ein gerade mit dem Krankenwagen in die Klinikeinfahrt einbiegender Sanitäter erfasste sofort die Notfallsituation und begann mit der Wiederbelebung, die auf der Intensivstation des Krankenhauses fortgeführt wurde, wo das vorliegende Kammerflimmern durch Defibrillation („Elektroschock") beseitigt wurde. Die jetzt veranlasste Koronarographie ergab eine 3-Gefäß-Erkrankung. Es erfolgte eine Bypassoperation. Der Patient ist wieder operations- und trainingsbedingt hoch belastbar ohne Auftreten von Angina pectoris bzw. ischämischer ST-Streckensenkungen im EKG, auch Kammerflimmern trat in einer Beobachtungszeit von nunmehr über 10 Jahren nicht mehr auf.

**Fallbeispiel**
Der 75-jährige Patient B., ehemaliger württembergischer Radrennmeister, nahm nach einem Jahre zurückliegenden Hinterwandinfarkt regelmäßig an unserer Herzsportgruppe beschwerdefrei teil. Während des routinemäßig als Kontrolluntersuchung durchgeführten Belastungs-EKGs traten auf der 100-Watt-Stufe einzelne ventrikuläre Extrasystolen (VES) und dann plötzlich Kammerflimmern auf. Der Patient verlor das Bewusstsein. Die Wiederbelebungsmaßnahmen waren erfolgreich. Die Koronarographie ergab die Indikation zur Bypassoperation.

**Fallbeispiel**
Bei Herrn J. wurde ein halbes Jahr zuvor eine Ballonerweiterung mit Stent-Versorgung eines eingeengten Herzkranzgefäßes durchgeführt. Jetzt wurde er zur Verlaufskontrolle erschöpfend bis 125 Watt ergometrisch belastet, keine Angina pectoris, keine krankhaften EKG-Veränderungen. Der beschwerdefreie Patient hatte sich bereits angezogen und war im Begriff, die Praxis zu verlassen, als er plötzlich an der Tür bewusstlos mit Kammerflimmern zusammenbrach. Es erfolgten sofortige Wiederbelebungsmaßnahmen. Mittels Elektroschock (Defibrillator) konnte wieder ein regelmäßiger Sinusrhythmus erzielt werden. Der Patient war weiter bewusstlos, musste noch auf der Intensivstation beatmet werden. Nach Wiedereintritt der Spontanatmung und des Bewusstseins sowie Stabilisierung der Herz-Kreislauf-Verhältnisse wurde mittels Herzkatheter eine elektrophysiologische Untersuchung und eine Koronarographie durchgeführt. Es lag ein gutes Ergebnis nach Ballonerweiterung und Stent-Einpflanzung bei koronarer Herzkrankheit vor.

## 14.7 Laufen nach Kammerflimmern und erfolgreicher Wiederbelebung

> Doch ließ sich bei der elektrophysiologischen Untersuchung Kammerflimmern provozieren, sodass man sich entschloss, einen kleinen Defibrillator (ICD) einzupflanzen (s. Abb. 14.19), der automatisch einen Elektroschock abgibt, sobald er über entsprechende Elektrodenkabel ein evtl. aufgetretenes Kammerflimmern registriert hat. (Über die mögliche Auslösung von Kammerflimmern erst nach der Ergometrie, s. Kap. 14.4)

In 25 Jahren haben wir über 50.000 maximal symptomlimitierte Ergometrien durchgeführt. Die beiden letzten Beispiele waren die einzigen Fälle, bei denen eine Wiederbelebung erforderlich war. Ein Todesfall oder Herzinfarkte traten nie auf.

Es stellt sich nun die Frage, ist Patienten, bei denen während einer körperlichen Belastung oder wenige Minuten danach Kammerflimmern auftrat, vom Laufen, Walking, Radfahren usw. abzuraten oder besteht eine medikamentöse bzw. apparative Möglichkeit zur Vorbeugung eines plötzlichen Herztodes durch Kammerflimmern? Zunächst muss immer die **Ursache des Kammerflimmerns** abgeklärt werden. In den ersten beiden Fällen konnte man den Grund des Kammerflimmerns, nämlich mehrere Engstellen der Herzkranzgefäße mit daraus resultierendem Sauerstoffmangel im Herzmuskel, operativ beseitigen. Im dritten Fall lag wohl auch eine koronare Herzkrankheit vor, doch waren hier die Herzkranzarterien nach Ballonerweiterung noch ausreichend durchblutet. Da allerdings bei der elektrophysiologischen Untersuchung (EPU) durch entsprechende Stimulation ebenfalls Kammerflimmern ausgelöst werden konnte, war die Indikation zu einem **ICD (implantierbarer Kardioverter-Defibrillator)** gegeben (s. Tab. 14.10). Dieser Defibrillator wiegt 50–120 g und wird in der Regel unter die Haut (subkutan) über dem Brustmuskel operativ in lokaler Betäubung eingesetzt. Beim Einkammersystem wird eine dazugehörige Sonde über die Vene zur rechten Herzkammer geführt, beim Zweikammersystem eine zusätzliche Sonde im rechten Vorhof. Im Bedarfsfall wird dann automatisch ein Elektroschock ausgelöst. Diese teure Vorbeugung gegen den plötzlichen Herztod bei Kammerflimmern bleibt speziellen Patienten vorbehalten, beispielsweise bei denen bereits einmal Kammerflimmern, wie in unserem Fall, auftrat. Doch wird die Indikation zu einem ICD aufgrund der Studienlage mit verbesserter Lebenserwartung heutzutage großzügiger gestellt als früher, wie die Tabelle 14.10 zeigt.

Auf dem Kardiologen-Kongress der AHA (American Heart Association) in Orlando im November 2003 stellten J.S. Davids und Mitarbeiter von der Yale-Universität eine Studie über 164 Sport treibende ICD-Träger vor. 17% belasteten sich beim Rad- und Skifahren, beim Tennis oder Basketball wesentlich

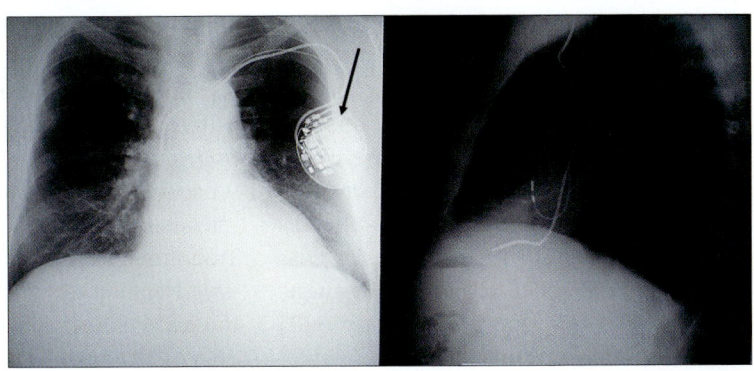

**Abb. 14.19:** Röntgenaufnahmen in 2 Ebenen des Brustkorbes mit erkennbarem ICD (Pfeil), der nach Kammerflimmern und erfolgreicher Wiederbelebung vorbeugend implantiert wurde. Eine „dickere" Elektrode liegt in der rechten Herzkammer, die dünnere im rechten Vorhof, gut zu erkennen in der seitlichen Aufnahme (rechts).

**Tab. 14.10:** Indikationen [32] für einen ICD (implantierbaren Kardioverter-Defibrillator)

| Indikationen für einen ICD |
|---|
| Nach Herzstillstand infolge Kammertachykardien oder Kammerflimmern |
| Anhaltende Kammertachykardien bei Herzkrankheit |
| Nach unklaren Synkopen bei relevanter Herzkrankheit mit auslösbarer (EPU) Kammertachykardie oder Kammerflimmern ohne erkennbare weitere Ursache |
| Bei koronarer Herzkrankheit mit eingeschränkter Linksherzfunktion und auslösbaren (EPU) Kammertachykardien |
| KHK mit erheblich reduzierter Auswurffraktion von höchstens 30% |
| Hochrisikopatienten, z.B. Langes QT-Syndrom, Brugada-Syndrom, hypertrophe Kardiomyopathie |

stärker, als eigentlich empfohlen wurde. Bei 23 der 164 Patienten löste der ICD insgesamt 36-mal einem Elektroschock meist während der Belastung aus. Der normale Sinusrhythmus wurde in allen Fällen bereits durch die erste Impulsabgabe wiederhergestellt.

Da Betablocker wie Metoprolol und Bisoprolol die Rate an plötzlichem Herztod und Herzinfarkt bei KHK-Patienten vermindern, werden sie auch in Kombination mit einem ICD verordnet. Doch hemmen Betablocker den günstigen Trainingseffekt auf Cholesterin und Triglyzeride (Neutralfett) [51] (s. auch Kap. 15.1). Im Prinzip haben Muskeltraining und Betablocker-Behandlung gegensätzliche Wirkungen: Durch Adrenalinausschüttung werden die Betarezeptoren der Fettzellen zu einem Fettabbau (Lipolyse) durch Muskelarbeit stimuliert [37], was schnell zu einem Triglyzeridabfall führt. Diese Betarezeptoren der Fettzellen werden durch die Betablocker, wie schon der Name sagt, blockiert. Ebenso ist das für den Fettabbau zuständige Enzym Lipoproteinlipase im Skelettmuskel durch Betablocker-Behandlung reduziert [89]. Dies führt häufig zu dem Problem der schweren Beine während des Laufens. Teilweise wird auch eine erschwerte Atmung angegeben, wenn die Läufer zu Asthma neigen. Bei chronischer Betablocker-Einnahme ist als Anpassungsfolge das Beschwerdebild in der Regel weniger ausgeprägt. So fanden Vanhees und Amery [161] bei Koronarkranken mit und ohne Betablocker-Einnahme bei submaximaler Belastung praktisch keine Unterschiede. Allerdings ist bei maximaler Belastung schon aufgrund der Herzfrequenzsenkung unter Betablocker mit einer Leistungseinbuße zu rechnen, da die verminderte Pulszahl nur teilweise durch ein erhöhtes Herzschlagvolumen ausgeglichen werden kann.

> Kurzum, ist die Ursache des Kammerflimmerns behoben, z.B. durch eine Bypassoperation wie in den ersten beiden Fallbeispielen, so ist ein dosiertes Ausdauertraining sogar aus prognostischen Gründen zu empfehlen. Auch bei vorbeugender ICD-Implantation und Betablocker-Einnahme bestehen keine Bedenken gegen Walking und Jogging (langsam, s. Kap. 14.4).

## 14.8 Herzmuskelermüdung/-schädigung durch Marathon- und Ultralangstreckenlauf?

**Kardiales Troponin I und T** (cTnI, cTnT) gelten derzeit als die sensitivsten und spezifischsten Marker, um kleinste Herzmuskelschäden von Skelettmuskelschäden zu differenzieren [3]. Ein Nachweis von kardialem Troponin im Blut gilt als abgelaufene irreversible Herzmuskelschädigung, da es als Herzmuskelstruktureiweiß beim Gesunden im Blut nicht vorkommt. Daher muss man bei einer **Troponin-Freisetzung** in die Blutbahn von einem **Untergang von Herzmuskelfibrillen** ausgehen [16]. Unter dieser Vorstellung sind in den letzten Jahren Studien veröffentlicht worden, die eine Herzmuskelschädigung nach langen anstrengenden Ausdauerwettkämpfen wie beispielsweise Marathon, Ultralangstreckenlauf und Triathlon mit nachgewiesenem kardialen Troponin und echokardiographisch eine Herzmuskelermüdung vermuten lassen.

Während Mair und Mitarbeiter [92] bei 28 Marathonläufern und Fahrradfahrern nach dem Rennen kein kardiales Troponin feststellten, fanden Scharhag und Mitarbeiter [142] bei 16 Marathonläufern erhöhte kardiale Troponinwerte, wobei jedoch lediglich einer eine koronare Herzkrankheit hatte [141]. Neumayr und Mitarbeiter [113] stellten bei 13 von 38 Teilnehmern des Ötztaler Radmarathons (230 km, Gesamthöhendifferenz 5.500 m) cTnI-Werte zwischen 0,9 und 4,9 µg/l ohne Anhalt für ein Koronarsyndrom fest. Rifai und Mitarbeiter [134] untersuchten 23 Teilnehmer des Hawaii-Ironman-Triathlons, wobei 2 positive cTnI- und cTnT-Spiegel hatten. Die gleichzeitig durchgeführten Ultraschalluntersuchungen (Echokardiographie) zeigten zusätzlich erniedrigte Auswurffraktionen und Wandbewegungsstörungen, die mit den erhöhten Troponinspiegeln korrelierten. Die Autoren führten dies nicht nur auf eine einfache vorübergehende Herzermüdung zurück, sondern auf einen Herzmuskelschaden.

Diese Interpretation ist sehr mutig. Sie berücksichtigt nicht, dass kardiales Troponin im Blut bereits bei **Reentry-Tachykardien** (Herzjagen) [171] und auch bei **Rhabdomyolysen** (s. Kap. 2.3) zu finden ist. So beschreiben Bojarsky und Mitarbeiter [10] einen 36-jährigen Patienten, der nach einem 2-stündigen Lauf und anschließendem 30-minütigen Hanteltraining einen starken Muskelkater im Brust- und Bauchbereich bekam. 2 Tage später fielen im Rahmen einer Routineuntersuchung eine massive CK-Erhöhung von 13.844 U/l, ein cTnT von 4,07 µg/l, und Myoglobin und Eiweiß im Urin bei normaler Nierenfunktion auf. Eine Herzursache für das cTnT konnte ausgeschlossen werden. Auch Katus und Mitarbeiter [64] registrierten bei 14 Patienten mit Rhabdomyolyse in 3 Fällen ein kardiales Troponin T bis 4,4 µg/l. Dies ist erklärbar, da im Rahmen der regenerativen Prozesse entdifferenzierte Muskelfasern auftreten, die cTnT bilden können [137].

Neumayr und Mitarbeiter [113] diskutieren wegen des nur geringen Troponinanstiegs sowie schnellen Abfalls nach Belastungsende eine vorübergehende Freisetzung aus dem kleinen zytoplasmatischen cTn-Pool. Bei zerstörten Herzmuskelfibrillen infolge einer Durchblutungsstörung wäre eine anhaltende Freisetzung des strukturell gebundenen Troponins zu erwarten. Wie beim Skelettmuskel ist auch beim Herzmuskel eine passagere Zellmembrandurchlässigkeit aufgrund vermehrter freier Radikale (s. Kap. 2 und 9.5) denkbar.

Die bereits in früheren echokardiographischen Untersuchungen, z.B. nach einem 24-Stunden-Lauf [114] oder dem Hawaii-Triathlon [34], bei gesunden Läufern festgestellte Abnahme der Auswurf- und Verkürzungsfraktion sowie der enddiastolischen Maße der linken Herzkammer waren 24–48 Stunden nach der Dauerbelastung nicht mehr zu registrieren. Diese passageren Veränderungen im Bereich der linken Herzkammer im Sinne einer vermehrten Wandsteifigkeit könnten auf eine gewisse Ermüdung des Herzmuskels, vor allem nach Ultralangstreckenläufen, hinweisen. Die untersuchten Langstreckenläufer hatten weder Herzbeschwerden noch EKG-Veränderungen.

Trotz des vorausgegangenen harten Trainings der Teilnehmer des Hawaii-Ironman-Triathlon (3,8 km Schwimmen, 180 km Radfahren, 42,195 km Laufen) waren die echokardiographischen Werte vorher „top normal" [34], um dann im Wettkampf bei Umgebungstemperaturen zwischen 24 und 42° C und einer Luftfeuchtigkeit von 40–85% die erwähnten Ermüdungshinweise der Linksherzmuskulatur zu zeigen. Dagegen konnten Perrault und Mitarbeiter [126] vor und nach einem Marathonlauf (2,5–4 Stunden Dauer) keine Änderung der Verkürzungsfraktion feststellen. Offensichtlich war hier der Anstrengungsgrad nicht hoch und die Dauer nicht lang genug, um entsprechende Reaktionen zu zeigen. So fanden auch Shave und Mitarbeiter [149] bei einem halben Ironman-Triathlon (1,9 km Schwimmen, 90 km Radfahren, 21,1 km Laufen) eine echokardiographisch verminderte Linksherzfunktion und bei 9 Athleten in 4 Fällen kardinales Troponin T. Die Durchschnittszeit für den Triathlon betrug 301 ± 28 Minuten.

McKechnie und Mitarbeiter [105] beobachteten bei 2 gut ausdauertrainierten Sportlern nach dem traditionellen 90-km-Comrades-Lauf in Südafrika ein akutes Lungenödem als Zeichen einer Linksherzinsuffizienz, das sich in beiden Fällen nach intravenöser Gabe von Furosemid zur Wasserausschwemmung innerhalb von 36 Stunden zurückbildete. Ebenso normalisierte sich die bei der stationären Aufnahme röntgenologisch festgestellte geringe Herzvergrößerung. Auffallend war, dass beide Läufer (29 und 32 Jahre alt) etwa nach 45 km, also der Hälfte der hügeligen Strecke zwischen Pietermaritzburg und Durban, Symptome wie Bluthusten und Kurzatmigkeit hatten, aber dennoch den Lauf bis zum Ziel fortsetzten. Der 29-jährige schwarzhäutige Läufer brauchte für die 90 km 9:26 Stunden, eine Zeit, die 1 Stunde langsamer war als 1 Jahr zuvor. Die Marathon-Bestzeit dieses Läufers betrug 2:42 Stunden.

Der andere Läufer, 32 Jahre alt und ebenfalls schwarzhäutig, brauchte 9:54 Stunden (1976: 8:20 Stunden). Er war ebenfalls sehr gut trainiert bei einem Umfang von 150 km wöchentlich, wobei pro Woche ein 48-km-Trainingslauf eingeschlossen war. Beide Läufer hatten vor dem Comrades-Lauf 1978 schon einmal bei einem Ultramarathonlauf Bluthusten und Luftnot: der eine bei einem 56-km-Lauf (Two-Oceans-Lauf Kapstadt), der andere 1977 ebenfalls beim Comrades-Lauf. Bei Letzterem wurde 2 Tage später eine Röntgenaufnahme der Lunge durchgeführt, nachdem der Bluthusten anhielt. Die Aufnahme zeigte keine Auffälligkeit. Nach dem jetzigen Zwischenfall wurden beide Läufer intensiv kardiologisch untersucht, einschließlich Echokardiographie und Herzkatheteruntersuchung. Dabei wurden keine krankhaften Befunde erhoben. Die Autoren [105] merken richtig an, dass es nicht überraschend ist, wenn unter Ruhebedingungen die kardiologische Untersuchung normal ausfällt, zumal ja bei den geschilderten Läufern die Probleme erst im Ultralangstreckenbereich, also Strecken länger als der klassische Marathon mit 42,195 km, auftraten. Eine solche Dauerbelastung ist unter Laborbedingungen bei gleichzeitiger Herzkatheteruntersuchung praktisch nicht durchführbar. Als mögliche Ursache des klinisch und röntgenologisch nachgewiesenen Lungenödems (nach etwa 45 km beginnend) diskutieren die Autoren [105] eine **latente Kardiomyopathie**, die oft bei Schwarzhäutigen vorkäme.

Ohba und Mitarbeiter [120] untersuchten nach einem 100-km-Lauf zum Troponin noch die Herzhormone BNP („brain natriuretic peptide") und ANP („atrial natriuretic peptide"), die bei Herzinsuffizienz vermehrt zu messen sind. 9 von 10 Langstreckenläufer hatten erhöhte cTnT-Werte, korrelierend mit dem Herzhormonanstieg. Die Autoren meinen, dass die Funktionsstörung der linken Herzkammer mit vermehrter Wandspannung aufgrund des Ultralangstreckenlaufes die natriuretischen Peptide im Rahmen eines subklinischen Herzmuskelschadens in die Höhe trieb.

Ob diese Beobachtungen bei sehr langen anstrengenden Ausdauerbelastungen auf lange Sicht eine klinische Bedeutung haben, ist bis heute nicht entschieden [29]. Es könnte sich dabei durchaus eher um ein physiologisches Geschehen handeln als um einen Zellschaden des Herzmuskels. Wir konnten jedenfalls bei Marathonläufern und Triathleten, die wir seit über 2 Jahrzehnten betreuen, noch keine negativen Folgen feststellen – auch nicht bei wiederholten Echokardiographie- und Ergometriekontrollen. Auch unsere mittlerweile 10 Postinfarkt-Marathonläufer mit einer Beobachtungszeit von teilweise über 20 Jahren weisen keine weiteren Herzmuskelschädigungen durch Langstreckenlaufen auf. Doch muss man damit rechnen, dass ein vorgeschädigtes Herz bei nicht angepasster Dauerbelastung empfindlicher reagiert als ein gesundes. Im Prinzip ist jedoch auch ein Herzkranker trainierbar. Allerdings ist die „therapeutische Bandbreite" geringer als beim Gesunden. Der Herzkranke ist störanfälliger, beispielsweise bei ungünstigen äußeren Bedingungen wie Hitze und zu hoher Luftfeuchtigkeit oder bei Verhaltensfehlern.

## 14.9 Marathonlauf nach Herzinfarkt: Wunschtraum des Patienten oder Albtraum des Arztes?

**Fallbeispiel**
E.F., Jahrgang 1953, ist Beamter in Oberbayern, hatte nie geraucht. Das Gesamtcholesterin lag bei der letzten Kontrolle bei 251 mg/dl, das „gute" HDL mit 83 mg/dl recht hoch. Das LDL-Cholesterin wurde im Krankenhaus als „unauffällig" bezeichnet. Familienanamnestisch ist ein Bluthochdruck bei der Mutter zu erwähnen, die auch „Herzprobleme" habe. Der Vater hatte einen Schlaganfall, die Großmutter mit 58 Jahren einem Herzinfarkt. Herr F. (Größe 176 cm, Gewicht 66 kg) betreibt seit 1983 regelmäßig Laufsport und hat mittlerweile 30 Marathonläufe in einer Zeit zwischen 2:54 und 4:51 Stunden absolviert, den letzten im Februar 1996.
Am 06.04.1996 legte Herr F. einen Halbmarathonlauf (21,1 km) in 1:26 Stunden ohne Probleme zurück. Er nahm dabei keine Getränke auf, sondern trank erst im Ziel 2 l Tee. Er ging dann etwa 30 Minuten an der Laufstrecke entlang, um die nach ihm eintreffenden Vereinskollegen zu beobachten, um dann mit dem letzten bei einer Geschwindigkeit von 6 km/h langsam mitzutraben. Nach ca. 400 m bekam Herr F. heftige Schmerzen in der Herzgegend mit Ausstrahlung in den Oberarm. Herr F. ist dann noch 500 m bis zum Ziel gegangen, wo schließlich die Sanitäter den Notarzt verständigten. Im Krankenhaus stellte man einen Vorderwandinfarkt fest und führte eine „Lysetherapie" mit t-PA durch. Die später veranlasste Herzkranzgefäßdarstellung ergab eine hochgradige langstreckige Einengung des RIVA. Diese Enge wurde mittels Ballonkatheter erweitert und wegen eines dabei entstehenden Einrisses der Gefäßwand (Dissektion) ein Stent eingesetzt. Dabei kam es auch zu einem Verschluss eines kleinen, schon vorher hochgradig eingeengten Septumastes mit unbedeutender Infarzierung in diesem Bereich.
Herr F. suchte uns auf, um sich nochmals sportkardiologisch untersuchen und hinsichtlich seines Laufsports beraten zu lassen. Knapp 7 Wochen nach dem Herzinfarkt war der Patient mit 275 Watt bei maximal erreichter Herzfrequenz von 170/min belastbar. Der Abbruch erfolgte wegen Erschöpfung. Es zeigten sich keine krankhaften EKG-Veränderungen, das Blutdruckverhalten war normal. Auch echokardiographisch fand sich eine normale Linksherzfunk-

tion. Lediglich im Bereich der Vorderwand und der Herzscheidewand (Septum) war die Herzmuskelbewegung gering vermindert bei Zustand nach Vorderwandinfarkt.

In Anbetracht dieser hohen Belastbarkeit ohne Angina pectoris und ohne EKG-Veränderungen bestanden keine Bedenken gegen die Fortführung des Marathontrainings. Am 03.10.1996 teilte Herr F. mir mit, dass er vor wenigen Tagen den Berlin-Marathon in 4:06 Stunden bei Pulsfrequenzen zwischen 130 und 150/min beschwerdefrei zurückgelegt habe.

Mittlerweile hat Herr F. jährlich 3 Marathonläufe im In- und Ausland absolviert mit einer Bestzeit von 3:16 Stunden im Jahr 2002. 2003 wurde eine erneute Ballonerweiterung mit Stent-Implantation nun in der rechten Koronararterie notwendig. 2004 nahm Herr F. wieder an 3 Marathonläufen teil, Bestzeit 3:25 Stunden.

**Fallbeispiel**
Die hier beschriebene Dissektion bei einer Ballonerweiterung kann auch einmal in äußerst seltenen Fällen schicksalhaft und zufällig beim Laufen auftreten. So berichten Sherrid und Mitarbeiter [151] über einen solchen Fall: Der 41-jährige Marathonläufer von bester Gesundheit, der 110 Trainingskilometer pro Woche zurückgelegt und 9-mal den New-York-City-Marathon problemlos absolviert hatte, bemerkte einen plötzlichen Schmerz hinter dem Brustbein, als er mit seinem Freund lief. Er griff sich an die Brust, bevor er kollabierte. Es wurde sofort eine Wiederbelebung durchgeführt. Im Krankenhaus zeigte das EKG Kammerflimmern. Nach elektrischer Defibrillation zeigten sich im EKG ST-Streckensenkungen von 1 mm. Die Herzkatheteruntersuchung am fünften Tag zeigte eine Dissektion (Einriss) des RIVA (Ast der linken Herzkranzarterie) bei sonst normalem Gefäßbefund. Es wurde eine Bypassoperation durchgeführt. Danach konnte der Patient wieder beschwerdefrei laufen.

**Fallbeispiel**
Scharhag und Mitarbeiter [141] berichten über einen 55-Jährigen, der seit 3 Jahren Ausdauertraining betreibt (3 Stunden Laufen, 2 Stunden Radfahren pro Woche). Bis zu seinem zweiundfünfzigsten Lebensjahr war er nicht sportlich aktiv. Wegen eines erhöhten Cholesterins nahm er 5 mg Simvastatin täglich ein, zumal ein vermehrtes Auftreten von Herz-Kreislauf-Erkrankungen in der Familie auffällig war und bei der Ultraschalluntersuchung eine mit 3,2 mm verdickte Intima media der Halsschlagaderwand (normal unter 0,7 mm) als Hinweis für ein koronares Risiko festgestellt wurde. Jetzt nahm er im Rahmen einer Studie an einem Marathon teil, wo Troponin I und T vor und nach dem Lauf bestimmt wurden. Die zuvor absolvierten Marathonläufe mit einer Bestzeit von 4:05 Stunden machten ihm keine Probleme. Auch beim jetzigen Marathon im Rahmen der Studie mit einer Endzeit von 4:30 Stunden traten keine Beschwerden auf. Doch waren beide Troponinwerte nach dem Lauf erhöht, was für einen Muskelfaserschaden des Herzens sprach. Daraufhin wurde ein Belastungs-EKG auf dem Laufband veranlasst, das bei einer maximalen Herzfrequenz von 185/min und einem Laktatspiegel von 13,1 mmol/l deutliche horizontale ST-Streckensenkungen von zunächst 0,2 mV, nach Belastung 0,4 mV in den Ab-

leitungen V4–V6 ohne Herzbeschwerden zeigte. Die Herzkranzgefäßuntersuchung ergab eine 50%ige Einengung des Hauptstammes der linken Koronararterie sowie eine 80%ige Enge am RIVA (Ramus interventricularis anterior), weshalb eine Bypassoperation durchgeführt wurde.

**Fallbeispiel**
„**You haven't really run a good marathon until you drop dead at the finish line – Pheidippides**" („Du bist nicht wirklich einen guten Marathon gelaufen, bevor du nicht auf der Ziellinie tot zusammenbrichst – Pheidippides").
Diesen Text ließ ein 49-Jähriger auf sein T-Shirt 8 Tage vor seinem Tod während eines Vorbereitungslaufes zum New-York-City-Marathon drucken, nachdem er bereits 2 Monate zuvor am Ende eines harten Rennens bewusstlos zusammengebrochen war. Die Autopsie ergab eine Koronararteriensklerose mit bereits abgelaufenem Herzinfarkt [21].

Die hier geschilderten Fallbeispiele zeigen bereits die Problematik des Marathonlaufens für die ärztliche Praxis auf. Leistungsfähige beschwerdefreie Marathonläufer wussten vor ihrem Lauf nicht, dass ihre Herzkranzgefäße bereits Engstellen hatten, wobei in einem Fall die Bedeutung des Belastungs-EKGs trotz Beschwerdefreiheit demonstriert wurde. Andererseits ist der zitierte spontane Gefäßwandeinriss aus unbekannter Ursache vorher durch keine noch so aufwendige Untersuchung zu diagnostizieren. Ein Restrisiko bleibt immer. Dann gibt es noch die Läufer, die Warnsymptome einfach ignorieren, im Extremfall einen Marathon erst „wirklich gut" empfinden, wenn man auf der Ziellinie tot zusammenbricht wie der legendäre erste Marathonläufer Pheidippides, als er nach dem 42 km langen Lauf die Nachricht über den Sieg gegen die Truppen des Persers Darius auf dem Marktplatz in Athen verkündete.

Haben aber Patienten, die bereits das deprimierende Ereignis eines Herzinfarktes überlebt haben, also um ihr geschädigtes Herz wissen, nun etwa Selbstmordgedanken, wenn sie dennoch mit dem Marathontraining beginnen? Ersehnen diese Patienten einen ähnlich spektakulären Tod wie Pheidippides oder wollen sie sich selbst bestätigen, dass sie trotz des durchgemachten Herzinfarktes noch zu Leistungen fähig sind, zu denen der normale Durchschnittsmensch nicht in der Lage ist?

Die großen Marathonläufe in Boston, New York, Berlin, London, Hamburg, München usw. hatten bereits ihre Marathon-Toten. Trotz Pheidippides und seiner Nachfolger im Marathon-Tod ist das Marathonlaufen geradezu ein Massenphänomen geworden, ein **Massenphänomen**, das eindrücklich z.B. beim 100-jährigen Jubiläum des Boston-Marathons im April 1996 demonstriert wurde, wo aus organisatorischen Gründen „nur" 38.500 Teilnehmer zugelassen werden konnten, viele dennoch ohne Startnummer irregulär teilnahmen, nachdem Zehntausende der Bewerber für den Marathonlauf abgelehnt worden waren. Auch dieser traditionsreiche Marathonlauf machte der Legende um Pheidippides, provokativ ausgedrückt, „alle Ehre": Ein 61-jähriger Schwede brach im Zielbereich tot zusammen. Liegt etwa eine „positive Sucht" oder gar, wie Colt [21] sich ausdrückte, eine „**Marathon-Manie**" vor?

### 14.9.1 „Immunität" gegen Herzinfarkt durch Marathontraining?

Neben „Horrorberichten" existieren geradezu marathonbegeisternde Mitteilungen, die „Immunität gegen Arteriosklerose" [7] versprechen. Selbst in der Herzinfarktrehabilitation wurde das Marathontraining eingesetzt [35, 36, 48, 65, 66]. 1973 gründete der Kardiologe Scaff den Honolulu-Marathon und ließ dort seine Herzinfarktpatienten laufen, die an ihrem Trikot mit der Aufschrift „CARDIAC TEAM HONOLULU" als solche zu erkennen sind (s. Abb. 14.20).

Auftrieb erhielt diese Marathonbewegung auch durch die Veröffentlichung des Autopsiebefundes des weltbekannten Marathonläufers Clarence De Mar. Er lief 34-mal den Boston-Marathon und gewann ihn 7 Mal. Den letzten Marathon lief er mit 66 Jahren. Mit 69 Jahren bestritt er 1957 noch ein 15-km-Rennen, nachdem 1956 bereits die Diagnose eines Enddarmkrebses gestellt wurde, an dem er schließlich im Juni 1958 verstarb. Autoptisch fanden sich ungewöhnlich weite Herzkranzarterien, die auf 2- bis 3-mal über der Normweite eingeschätzt wurden [26]. Es fanden sich lediglich unbedeutende arteriosklerotische Veränderungen (s. auch Kap. 15.4). Sind für derartig weite Herzkranzarterien ein halbes Jahrhundert Langstreckenlaufen, davon ein Großteil im Hochleistungsniveau der Weltklasse, notwendig?

Wenn Bassler [7, 8] schreibt „Kein aktiver Marathonläufer ist jemals an einem Herzinfarkt verstorben", so ist dies inzwischen durch zahlreiche Fallbeispiele widerlegt worden. Doch waren keine Fälle vom Typ eines Clarence De Mar dabei. So schildern beispielsweise Noakes und Mitarbeiter [116] 5 autoptisch gesicherte Fälle. Lethonen und Viikari [86[ kritisieren jedoch diese Veröffentlichung insofern, da es sich lediglich bei einem Fall der geschilderten 5 um einen aktiven Marathonläufer handelt, der schon mehrere Jahre lief. Die anderen waren älter, als sie mit dem regelmäßigen Langstreckenlauf begannen. Der Beginn eines regelmäßigen Langstreckentrainings ist ein entscheidender Gesichtspunkt hinsichtlich der Entwicklung einer Arteriensklerose.

Zweifelsohne ist Marathonlaufen bei bereits bestehender Arteriosklerose und bei bestehender koronarer Herzkrankheit durchaus möglich und wird auch praktiziert. Dass bei diesen „spätberufenen" Marathonläufern

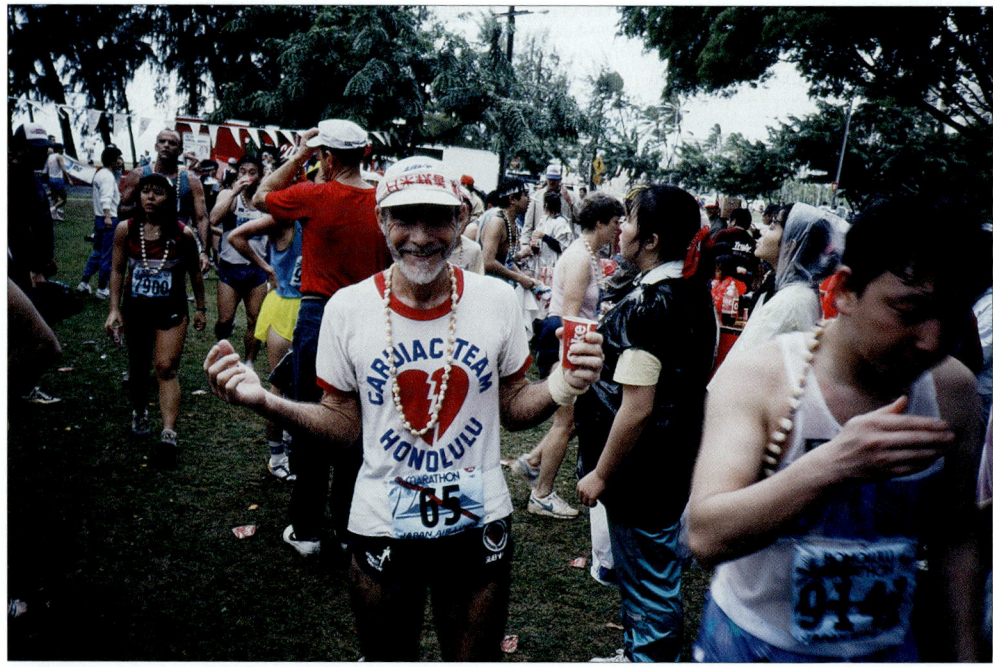

**Abb. 14.20:** Dieser Herzinfarktpatient im Mannschaftstrikot hat soeben den Honolulu-Marathon erfolgreich absolviert, Kritiker würden sagen, glücklicherweise überlebt, keine Selbstverständlichkeit!

häufiger mit einem Herzinfarkttod vor allem bei Risikofaktoren (Rauchen, hoher Blutdruck, Infarktvorkommen in der Familie, Cholesterinerhöhung) zu rechnen ist als bei denen, die bereits im Jugendalter mit dem Ausdauertraining begannen, erscheint verständlich. Doch ist Marathontraining schon deshalb kein absoluter Schutz gegen den Herzinfarkt, da auch angeborene Anomalien der Herzkranzgefäße zum Herzinfarkt und plötzlichem Herztod führen können (s. dort). Marathontraining fördert jedoch einen gesunden Lebensstil, wodurch das Infarktrisiko gesenkt wird.

**Fallbeispiel**
Herr A.B., geb. 1937, selbstständiger Friseurmeister, dessen Vater mit 57 Jahren den ersten Herzinfarkt hatte und mit 67 Jahren am zweiten verstarb. Herr A.B. rauchte vom 18. bis 28. Lebensjahr 40 Zigaretten pro Tag, hatte einen erhöhten Blutdruck und erhöhte Cholesterinwerte, die um 300 mg/dl schwankten. Erst 1982 begann er ein Lauftraining. Davor trieb er keinen Sport. Er steigerte sein Laufpensum auf 110–140 km pro Woche bei einer Gesamttrainingszeit von etwa 10 Stunden wöchentlich.
Vor einem geplanten Marathonlauf in Budapest ließ er beim Hausarzt ein Belastungs-EKG durchführen. Herr A.B. wurde jedoch lediglich submaximal bis 200 Watt belastet. Dabei traten weder EKG-Veränderungen noch Herzschmerzen auf, noch war Herr B. erschöpft. 1985 lief Herr B. in Kandel seine Marathonbestzeit von 3:05 Stunden. Beim Budapest-Marathon im Mai 1985 durchlief er die Ziellinie in 3:13 Stunden ohne jegliche Beschwerden, ging etwa 2 Stunden später in sein Hotel, um sich im dortigen Schwimmbad zu erfrischen. Nach dem Sprung ins Wasser trat beim Eintauchen dann ein plötzlicher zerreißender Schmerz im Brustkorb auf, den er mit Liegestützen, später auch mit Sprints zu beseitigen versuchte! Darunter verstärkten sich jedoch die Beschwerden, Schweißausbrüche und Übelkeit kamen hinzu.
Erst am vierten Tag suchte er den Arzt auf, der einen Hinter-Seitenwandinfarkt feststellte und eine Krankenhauseinweisung veranlasste. Es wurde schließlich eine Herzkranzgefäßdarstellung (Koronarographie) durchgeführt, die eine koronare 3-Gefäß-Erkrankung mit hochgradiger Einengung im RIVA und Marginalis sowie einen kompletten Verschluss der rechten Herzkranzarterie ergab. Am 2.8.1985 erhielt Herr A.B. einen aortokoronaren Venenbypass zum RIVA, R. marginalis und zur rechten Koronararterie. 13 Tage nach der Operation wurde der nach Hause drängende A.B. entlassen, begann sofort mit 15- bis 20-km Märschen, 8 Tage später auch mit einem Lauftraining. Im Oktober 1985 erfolgte bereits die erste Teilnahme an einem 25-km-Volkslauf mit erheblichen Steigungen. Am 04.05.1986 folgte der erste postoperative Marathonlauf in München, 4 Wochen später der 100-km-Lauf in Biel in ausgezeichneten 9:35 Stunden (s. Abb. 14.21). Herr A.B. trainierte im selben Umfang und mit derselben Intensität wie vor dem Herzinfarkt. Die von uns durchgeführten Kontrolluntersuchungen waren unauffällig, die Belastbarkeit auf dem Fahrradergometer betrug 275 Watt. Es traten weder EKG-Veränderungen noch Angina pectoris auf, auch nicht bei seinem Lauftraining. Herr A.B. meinte sogar, bei Bergstrecken postoperativ leichter atmen zu können als unmittelbar vor dem Herzinfarkt.
Herr A.B. ist ein leidenschaftlicher Läufer mit vielen Starts bei Marathon- und Ultralangstreckenläufen im In- und Ausland. Seine Marathonzeiten lagen nach der Bypassoperation um 3:20 Stunden.

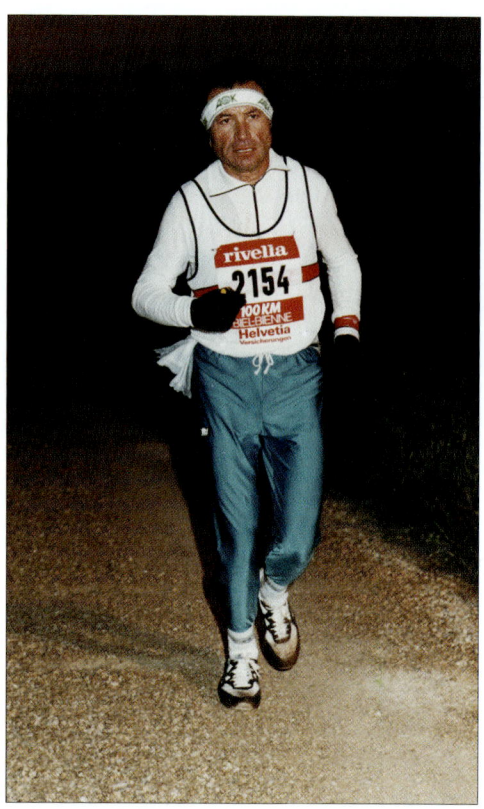

**Abb. 14.21:** A.B. im Morgengrauen (Start abends 22 Uhr) beim 100-km-Lauf in Biel trotz Zustand nach Herzinfarkt und Bypass-Operation

Selbst den ultralangen Gebirgslauf in Davos über den 2.740 m hohen Sertigpass bei insgesamt 2.300 Höhenmetern und rund 70 km Länge hat er beschwerdefrei zurückgelegt. Im August 1994 bemerkte er einen Leistungsabfall und leichte Angina pectoris. Das von uns durchgeführte Belastungs-EKG fiel nun auf der 200-Watt-Stufe pathologisch aus (ST-Streckensenkung, ventrikuläre Extrasystolen, keine Angina pectoris), während 1 Jahr zuvor noch 250 Watt geleistet wurden ohne Zeichen einer Durchblutungsstörung im EKG, unverändert die Hinterwandinfarktnarbe.

Die veranlasste Koronarographie ergab eine koronare 3-Gefäß-Erkrankung mit verschlossenem Venenbypass zum R. marginalis, Bypasseinengung zur rechten Koronararterie, offenem Bypass zum RIVA sowie den vorher bekannten etwa 80%igen Einengungen im RIVA- und R.-marginalis-Bereich sowie den Verschluss der rechten Herzkranzgefäßarterie bei Zustand nach Hinterwandinfarkt.

Sowohl an einer großen städtischen Klinik als auch an einer Universitätsklinik wurde bei diesem Befund eine medikamentöse Therapie sowie ein Verzicht auf Langstreckenlaufen empfohlen. Herr B. lief jedoch weiter unter Medikation (Betablocker, Calciumantagonist, ACE-Hemmer, Statin, Ass 100). Während bei seinem 60. Marathon im April 1995, den er langsam in 4 Stunden zurücklegte, keine Herzbeschwerden auftraten, war dies in den Wochen danach bereits bei geringer Anstrengung im Alltag der Fall. Jetzt ließ Herr B. seinen Herzkatheterfilm in einem dritten, weit entfernten Herzzentrum beurteilen, wo man eine zweite Herzoperation empfahl. Herr B. stimmte zu. Am 31.07.1995 wurde die linke Arteria mammaria auf den RIVA anastomosiert, daneben jeweils ein Venenbypass zum R. posterolateralis und R. interventricularis posterior. Wegen einer Nachblutung musste am 02.08.1995 erneut der Brustkorb geöffnet werden. Der weitere postoperative Verlauf war jedoch komplikationslos. Sofort nach Krankenhausentlassung am 25.08.1995 joggte Herr B. etwa 200 m probeweise. Daneben führte er täglich 2 Stunden strammes Gehen („Walking") durch. In dem folgenden Anschlussheilverfahren fühlte sich Herr B. weit unterfordert. So durfte er sich lediglich auf dem Fahrradergometer mit 25 Watt belasten, obwohl er zu Hause bereits mit 125 Watt jeweils 1 Stunde trainiert hatte! Von Woche zu Woche wurde während des Rehabilitationsaufenthaltes die Fahrradergometerbelastung um 25 Watt gesteigert, d.h., in der vierten Woche durfte Herr B. mit 100 Watt Rad fahren. Er habe jedoch von sich aus auf 150 Watt bei Beschwerdefreiheit erhöht.

Zu erwähnen ist, dass Herr B. vor Kurantritt am 14.09.1995 bereits wieder in der Lage war, 16 km in hügeligem Gelände zu laufen bzw. bergan zügig zu gehen. Wie aus seinem Tagebuch, das mir zur Verfügung gestellt wurde, zu ersehen ist, ist Herr B. fast jeden Tag seit Krankenhausentlassung, teilweise auch schon davor im nahe gelegenen Park, 2 Stunden abwechselnd gegangen und langsam gelaufen. Am 03.09.1995 schreibt Herr B. in sein Tagebuch, nachdem er 16 km unterwegs war: „Ich fühle mich noch etwas schlapp und habe noch etwas Brustschmerzen beim Laufen ‚operationsbedingt'". Am 05.10.1995 legte Herr B. zusammen mit den Lauftreffteilnehmern einen 2-Stunden-Lauf ohne Pause problemlos zurück. Sein Trainingspensum steigerte er auf 60–80 km pro Woche. Am 10.03.1996 lief er nach der zweiten Herzoperation den Marathon in 4:29 Stunden. Er hatte dabei lediglich Beschwerden in den Beinmuskeln.

Im Januar 1998 musste das von uns auf dem Laufband durchgeführte Belastungs-EKG erstmals wegen starken Wadenschmerzen nach 256 m und 6 km/h Geschwindigkeit abgebrochen werden. Leistungsbegrenzend war nun eine Durchblutungsstörung an den Beinen, die durch Ballonerweiterung der Bein-/Beckenarterien mit anschließender Stent- (Gitter-) Einpflanzung behoben werden konnte. Das Laufen war wieder beschwerdefrei möglich. Anfang 2000 traten zunehmend Schmerzen im Bereich der linken Wade auf, zuletzt nach einer Gehstrecke von 100 m. Die Gefäßdarstellung zeigte eine Einengung der Oberschenkelarterie links, die mittels Ballon erweitert wurde.

Anfang 2003 traten wieder Herzbeschwerden in Form einer typischen belastungsabhängigen Angina pectoris auf. Bei der Koronarographie zeigte sich ein IMA-Bypass-Verschluss. Es wurde eine Ballonerweiterung einer Engstelle am RIVA durchgeführt. Wegen einer erneuten Einengung an dieser Stelle mit Angina pectoris wurde ein halbes Jahr später wieder eine Ballonerweiterung notwendig. Danach lag die fahrradergometrische Belastbarkeit bei 175 Watt ohne Angina pectoris. Leistungsbegrenzend sind jetzt wieder Durchblutungsstörungen der Beine mit teilweise eingelegten Gehphasen bei Läufen bis maximal 1,5 Stunden, sodass keine invasive Therapie bei dieser Leistung indiziert ist. Die allgemeine arteriosklerotische Gefäßerkrankung lässt sich auch an den dopplersonographisch nachgewiesenen Engen im Bereich der Halsschlagader (Interna-Abgangsstenosen) links mit 60–70%, rechts mit 50–60% bei Herrn B. dokumentieren.

**Fallbeispiel**
Herr W.S., geb. 1930, von Beruf Ingenieur, arbeitete als Abteilungsleiter in einer großen Autofirma. Sein Großvater starb mit 58 Jahren, sein Vater mit 60 Jahren jeweils am Herzinfarkt. Die Geschwister seines Vaters (2 Brüder, 1 Schwester) sind ebenfalls im Alter zwischen 60 und 70 Jahren einem Herzinfarkt erlegen.

Herr W.S. war bei einer Größe von 180 cm 96 kg schwer, Cholesterin mit 280 mg/dl und Neutralfett mit 264 mg/dl waren erhöht. Er rauchte täglich 50-60 Zigaretten, trieb absolut keinen Sport und stufte sich als sehr nervös, ungeduldig und leicht erregbar ein.

1980 traten immer wieder starke Schmerzen in zunehmend kürzeren Zeitabständen auf, die er auf ein Magengeschwür zurückführte. In dieser Zeit wurde über vermehrte Konzentrationsschwäche geklagt.

Im April 1981 trat nachts anhaltendes starkes Druckgefühl hinter dem Brustbein auf. Im Krankenhaus fanden sich Zeichen eines Hinterwandinfarktes. Nach dem Anschlussheilverfahren wurde vom Hausarzt Herrn W.S. die Teilnahme an unserer ambulanten Herzgruppe verordnet. Bei der Abschlussuntersuchung während der Rehabilitation war Herr S. bei ansteigender Ergometerbelastung bereits bis 200 Watt ohne krankhafte EKG-Veränderungen belastbar. Das Rauchen hatte er eingestellt und auch drastisch auf 74 kg an Gewicht abgenommen.

In unserer Herzgruppe steigerte Herr S. sein Lauftraining auf 30 Minuten ohne Pause. Er trainierte zusätzlich 2- bis 3-mal pro Woche zu Hause. Nachdem ein Idealgewicht von 72 kg ohne strenge Diät erreicht war, beim Lauftraining niemals Herzprobleme auftraten (keine Medikation) und eine durchgeführte maximale symptomlimitierte Ergometerbelastung bis 300 Watt ohne pathologische EKG-Veränderungen und ohne Angina pectoris möglich war, also ein trainingsbedingtes überdurchschnittliches Niveau auch für Herzgesunde, trat Herr S. aus unserer Herzgruppe aus und schloss sich unserem Lauftreff an.

Herr S. hatte immer mehr Spaß am Laufen, sodass er fast täglich einen Dauerlauf absolvierte. Die Kontrolluntersuchung ergab jeweils Normalbefunde bzw. eine überdurchschnittliche körperliche Leistungsfähigkeit. Die Herz-Lungen-Röntgenaufnahme, das Belastungs-EKG und die Echokardiographie waren ebenso normal wie ein Langzeit-EKG unter der Laufbelastung. Hier zeigte sich ein regelmäßiger Sinusrhythmus mit Frequenzen um 140/min, bei einer Bergstrecke knapp 150/min. Die maximale Herzfrequenz unter beschwerdefreier Fahrradergometerbelastung betrug 178/min. Die Ruheherzfrequenz lag vor dem Herzinfarkt zwischen 80 und 90/min und war bei einer EKG-Kontrolle im Januar 1985 bereits auf 46/min ohne Medikation als Zeichen einer trainingsbedingten vagotonen Reaktionslage gesunken. Sämtliche Laborwerte, einschließlich früher erhöhten Fettwerten, liegen jetzt wieder im Normbereich. Herr S. verlängerte kontinuierlich seine Laufstrecken, nahm an Volksläufen über 10, 16 und 25 km teil, bis er schließlich auf den Gedanken kam, einmal an einem Marathonlauf teilzunehmen. In der Vorbereitungsphase lief er wöchentlich einmal langsam 30 km, zusätzlich 4- bis 5-mal pro Woche über 10–20 km. Insgesamt lief Herr S. pro Woche mindestens 100 km. $3^{1}/_{2}$ Jahre nach seinem Herzinfarkt absolvierte Herr S. die 42,195 km des Schwarzwald-Marathons bei 300 m Höhenunterschied in einer guten Zeit: 3:20 Stunden ohne irgendwelche Herzbeschwerden. Ich selbst war damals mit meiner Zeit von 2:56 noch nicht sehr lange im Ziel, als ich Herrn S. überraschenderweise ebenfalls schon in den Zielkanal einlaufen sah. Sein erster Kommentar war: „Den Herzinfarkt können Sie jetzt vergessen!"

Mittlerweile hat Herr S. auch einige Triathlonwettbewerbe und weitere Marathonläufe, einschließlich der renommierten Marathonläufe New York und London, beschwerdefrei zurückgelegt (s. Abb. 14.22). Beachtlich ist, dass Herr S. bei der Kontrolluntersuchung 1996 im Alter von 66 Jahren mit 25 Watt, 2003 im Alter von 73 Jahren mit 225 Watt eine immer noch weit überdurchschnitt-

## 14.9 Marathonlauf nach Herzinfarkt: Wunschtraum des Patienten oder Albtraum des Arztes?

### Werner Stolz aus Kernen: „Fühle mich heute rundherum fit und gesund"

# Nach dem ersten Marathonlauf den Herzinfarkt endgültig abgehakt

*Von unserem Redaktionsmitglied Sigfried Baumann*

Bei Werner Stolz war alles zusammengekommen: Er rauchte stark, hatte Übergewicht, einen nicht unerheblichen Streß in der Firma und war nach seinen eigenen Worten relativ unsportlich, die Samstagsarbeit im Garten und der zweimalige Skiurlaub im Jahr einmal ausgenommen. Im April des Jahres 1981 bekam er – damals 51jährig – einen Herzinfarkt. Aus medizinischer Sicht war er ein klassischer Kandidat dafür, kamen doch bei ihm gleich eine ganze Reihe sogenannter Risikofaktoren zusammen. Wenn er heute über die Zeit vor dieser schweren Krankheit nachdenkt, gibt er offen zu: „Es ist für mich schwer vorstellbar, daß man so unvernünftig sein konnte." Der Herzinfarkt änderte Werner Stolz' Leben. Er raucht nicht mehr, wiegt 72 Kilo und ist ein vitaler, drahtiger Typ. Dank des Sports.

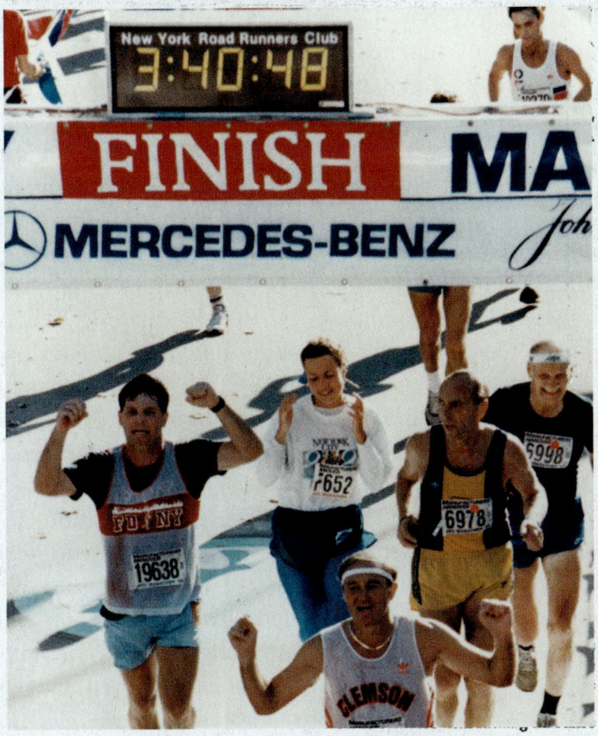

1981 denkt Werner Stolz nicht mehr, schluckt keinerlei Medikamente. Hat er nicht Angst, daß ihn beim Laufen ein zweiter Herzinfarkt ereilen könnte. Erst gestern waren in den Zeitungen wieder Schlagzeilen zu lesen, wonach der Bruder von Fürstin Gracia beim Joggen tot umgefallen sei. Werner Stolz: „Nach dem 1. absolvierten Marathonlauf habe ich den Herzinfarkt abgehakt. Ich fühle mich kerngesund, Angst gibt es keine." Der Sportmediziner Dr. Dieter Kleinmann aus Schmiden: Erleidet einer beim Joggen einen Herzinfarkt, taucht dieser Vorfall sofort wieder in den Schlagzeilen auf. Was dabei vergessen wird, ist die Tatsache, daß der tödliche Infarkt die meisten Menschen im Bett ereilt. Darüber schreibt keiner."

Fünf- bis sechsmal in der Woche läuft Werner Stolz meist eine Stunde, in der er es auf stattliche 13 Kilometer bringt. Sonntags nimmt er sich dann ein größeres Pensum vor: „So um die 30 Kilometer." Wöchentliche Trainingsleistung 80 bis 90 Kilometer. „Ich habe nach der Arbeit ein echtes Bedürfnis Sport zu treiben, zu laufen. Das kostet mich keinerlei Überwindung. Im Gegenteil: Hinterher ist die Müdigkeit weg, ich fühle mich rundum fit." Beruflich ist Werner Stolz Abteilungsleiter Kundendienst bei Daimler-Benz in Untertürkheim. Er konnte nach seinem Herzinfarkt problemlos an seinen Arbeitsplatz zurückkehren, fühlt sich heute selbst dynamischer und belastbarer als vor dem Infarkt, sieht geschäftliche Probleme gelassener. Darin liegt der psychologische Vorteil seines Trainingsprogramms: Ihn bringt heute nicht mehr so schnell etwas aus der Fassung. So lange es geht, will er laufen. Straßenmarathon mit 80 Jahren? „Warum nicht, in dieser Altersklasse hat man gute Chancen zu gewinnen." Am Samstag hält Werner Stolz bei einem Arzt-Patienten-Seminar in der Fellbacher Schwabenlandhalle ein Referat. Sein Thema: Marathonlauf nach überstandenem Herzinfarkt.

**Abb. 14.22:** Presseschlagzeile nach dem ersten Marathon des Herzinfarktpatienten W.S., der mit der Startnummer 6978 die Ziellinie beim New-York-Marathon in 3:40:48 Stunden überquert

liche Leistung auf dem Fahrradergometer bei normalem EKG bot, nachdem er, beruflich gesehen mittlerweile im „Ruhestand", wegen einer Hüftoperation (Totalendoprothese) vom Lauftraining auf Radtraining wechselte.

### 14.9.2 Trainingsanforderungen

Es muss betont werden, dass nicht jeder Herzinfarktpatient für ein derartig intensives Training geeignet ist. Unsere Marathon laufenden Herzpatienten erfüllen die in Tabelle 14.11 aufgelisteten Punkte.

Die Trainingsdosis muss immer individuell unter kardiologischen Verlaufskontrollen abgestimmt werden.

Leistungsbegrenzend sind in der Regel die individuell unterschiedliche maximale Sauerstoffaufnahme, die biochemische Energiebereitstellung, weniger entscheidend der Wasserverlust (Dehydratation) mit Elektrolytverschiebungen, die Überhitzung und eventuell orthopädische Probleme. Die Sauerstoffaufnahme während eines Marathonlaufes liegt bei Infarktpatienten ähnlich hoch wie bei Normalpersonen, nämlich um 70–80% der individuellen maximalen Sauerstoffaufnahme [36, 66], die bei Gesunden in erster Linie abhängig vom Trainingszustand, vom Alter und vom Geschlecht ist. Die maximale Sauerstoffaufnahme ist ein „Bruttokriterium" für die Lungenfunktion, die Herz-Kreislauf-Funktion und den Stoffwechsel, d.h., bei einer Organvorschädigung kann auch durch Training nicht die maximale Sauerstoffaufnahme eines gesunden Trainierten erreicht werden, jedoch eine individuelle Besserung der Leistungsfähigkeit.

Da nur wenige Läufer die Möglichkeit der Bestimmung der maximalen Sauerstoffaufnahme haben, empfiehlt Sherman [150] eine einfache Methode, um die Laufgeschwindigkeit einzuschätzen: Wenn die Unterhaltung nur geringfügig beim Laufen erschwert ist, entspricht die Geschwindigkeit 70% der individuellen maximalen Sauerstoffaufnahme. Wird etwas schneller gelaufen, sodass man sich gerade eben noch unterhalten kann, sind es etwa 85% der maximalen Sauerstoffaufnahme.

Dressendorf [35] verglich 4 Herzinfarktpatienten mit 5 trainierten Marathonläufern im Rahmen des Honolulu-Marathons 1974 bei Temperaturen zwischen 24 und 28 °C und einer Luftfeuchtigkeit von 58–79%. Die geübten gesunden Marathonläufer brauchten durchschnittlich 161 Minuten, die Herzinfarktpatienten 323 Minuten für die 42,195 km, wobei beide Gruppen etwa 75% ihrer maximalen Sauerstoffaufnahme verstoffwechselten. Umgerechnet verbrauchten die Herzinfarktpatienten 27,8 ml/kg/min Sauerstoff und die gesunden Langstreckenläufer 52,1 ml/kg/min. Entsprechend ihrer höheren maximalen Sauerstoffaufnahme konnten also die Gesunden durchschnittlich doppelt so schnell laufen wie die Herzinfarktpatienten, bei denen der langsamste 6:10 Stunden brauchte, der schnellste 4:45 Stunden. Bei den Gesunden brauchte der schnellste 2:27 Stunden, der langsamste 2:55 Stunden. Die Herzfrequenz, die rektal gemessene Körpertemperatur und der Gewichtsverlust waren bei den gesunden Langstreckenläufern mit einem Durchschnittsalter von 33 Jahren höher als bei den Herzinfarktpatienten mit einen Durchschnittsalter von 46 Jahren. Die höhere Durchschnittsherzfrequenz von 163/min gegenüber 146/min bei den Herzinfarktpatienten ist nicht nur auf das jüngere Alter der Wettkampfläufer, sondern in erster Linie auf die höhere Geschwindigkeit und den damit größeren Energieumsatz verbunden mit einer höheren Körpertemperatur und vermehrter Schweißabsonderung zurückzuführen.

So hatten die Herzinfarktpatienten einen durchschnittlichen Gewichtsverlust von 2,1 kg gegenüber 3,9 bei den gesunden Läufern, die allerdings auch weniger Flüssigkeit während des Marathons aufnahmen. Sie ließen sich also weniger Zeit zum Trinken, was insbesondere hinsichtlich der Wärmeregulation nachteilig ist. Die Rektaltemperatur der Wettkampfläufer schwankte zwischen 39,3 und 40,1°C, bei den Koronarpatienten zwischen 38,4 und 38,6 °C.

Üblicherweise sollte das Training bei Koronarpatienten mit einer Intensität von 60–80% der maximalen Sauerstoffaufnahme durchgeführt werden. In der Regel sind die Rehabilitationsprogramme so gestaltet, dass eine Ausdauertrainingseinheit unter 40 Minuten dauert. Um aber durchschnittlich mit 75% der maximalen Sauerstoffaufnahme über 3 Stunden oder mehr beim Marathon laufen zu können, müssen die Trainingseinheiten verlängert werden [78], zumal sich ja gerade die weniger Trainierten – das gilt nicht nur für Herzinfarktpatienten, sondern auch für Gesunde – längere Zeit auf der Marathonstrecke bei rund 75% der individuellen maximalen Sauerstoffaufnahme befinden als die Spitzenläufer mit der gleichen relativen Sauerstoffaufnahme. Der absolute Wert der maximalen Sauerstoffaufnahme liegt bei den hoch Ausdauertrainierten selbstverständlich wesentlich höher. Viele „Neulinge" auf der Marathonstrecke können daher nicht die gesamten 42,195 km ohne Pause laufend zurücklegen, sondern brauchen Gehphasen. So mussten beispielsweise 3 der 4 Herzinfarktpatienten von Dressendorfer [35] nach 32 km abwechselnd gehen und laufen.

**Trainingsprinzipien für einen Marathon**
Allgemein gelten die Prinzipien des Trainings für einen Marathon auch für Herzpatienten. Beispielhaft soll das Training für Herzinfarktpatienten beschrieben werden, die den Boston-Marathon absolvierten und von Kavanagh und Mitarbeiter [66] untersucht und betreut wurden:

12 Wochen nach dem Herzinfarkt begannen die untrainierten Patienten mit dem Training nach dem Motto: langsam und lange Distanzen laufen. Das Training dauerte insgesamt 8–12 Monate. Der Laufumfang wurde auf 45 Meilen pro Woche gesteigert, wobei mit einer Geschwindigkeit von 8,5–10,5 Minuten pro Meile gejoggt wurde. In der Regel wurde auf der Straße trainiert, doch 2–3 Stunden pro Woche auch auf der Bahn, um die richtige Geschwindigkeit zu entwickeln. Von Zeit zu Zeit wurden Perioden von Intervallläufen und Fahrtspiel (Fartlek) eingestreut. Das Training war den Untersuchungsergebnissen (Labor, Belastungs-EKG) individuell angepasst worden.

> Es ist bekannt, dass ein **Ausdauertraining** dann optimal ist, wenn eine gewisse Belastungsdauer, -intensität und Regelmäßigkeit gewährleistet ist. Was die Intensität betrifft, so muss sie bei Herzpatienten individuell angepasst werden, das heißt, dass vom Herzbefund her weniger geschädigte Patienten auch ein anstrengenderes Training durchführen sollten als weniger belastbare.

So konnten beispielsweise Kavanagh und Mitarbeiter [65] sowie Ehsani und Mitarbeiter [39] durch ein intensives Training bei Koronarpatienten ein Maximum an Wirksamkeit erzielen. Letztere untersuchten 8 Koronarpatienten, wovon 2 Herzschmerzen (Angina pectoris) unter Anstrengung hatten. Die Patienten hatten ein Durchschnittsalter von 52 Jahren. Sie unterzogen sich einem 12-monatigen Ausdauertraining, das mit 10–15 Minuten Aufwärmen begann, danach folgte Walking und Jogging, teilweise auch Radfahren bzw. Jogging und Radfahren. In den ersten 3 Monaten wurde 3-mal wöchentlich trainiert, wobei eine Einheit zunächst 30 Minuten dauerte, später, in der Regel nach 6 Monaten, konnte 50–60 Minuten ununterbrochen belastet werden.

Die Belastungsintensität betrug anfänglich 50–70% der individuellen maximalen Sauerstoffaufnahme, nach 3 Monaten 70–80% der maximalen Sauerstoffaufnahme. Daneben wurden 2–3 Intervalle (Tempoeinheiten) pro Trainingseinheit eingestreut, die 80–95% der maximalen Sauerstoffaufnahme benötigten. Nach den ersten 3 Monaten wurde an 4–5 Tagen pro Woche bis zum Ende der Studie nach 12 Monaten auf diese Weise trainiert.

Die **maximale Sauerstoffaufnahme** erhöhte sich durch dieses Training um 42%. Die Ruheherzfrequenz, die Frequenz auf gegebener submaximaler Belastungsstufe sowie der Blutdruck sanken. Die beiden Patienten mit stabiler Angina pectoris zeigten auch im Belastungstest keine Herzbeschwerden mehr. Das intensive Training hatte ebenso echokardiographisch günstige Auswirkungen. Auch Adachi und Mitarbeiter [2] konnten zeigen, dass die Linksherzfunktion bei Herzinfarktpatienten mit intensivem Training gegenüber denen mit weniger Intensität bei gleicher Trainingsdauer sich signifikant verbesserte.

Die ausgeprägte Leistungssteigerung, ersichtlich an der erheblichen Verbesserung der maximalen Sauerstoffaufnahme, ist nicht ungewöhnlich, wenn man bedenkt, dass motivierte gesunde Versuchspersonen innerhalb weniger Wochen ihre maximale Sauerstoffaufnahme derartig steigern können [53]. Bei den Koronarpatienten von Ehsani und Mitarbeitern [39] dauerte dieser Vorgang etwas länger, da man die Trainingsintensität vorsichtigerweise langsam steigern musste, um Herzkomplikationen zu vermeiden.

Kavanagh und Mitarbeiter [65] bestätigen unsere Erfahrung, wenn sie schreiben, dass regelmäßige ausdauernde und intensive Anstrengung für einen maximalen Effekt nötig sind. So sei ein Laufumfang von 20 Meilen pro Woche optimal, erfordere jedoch erhebliche Ansprüche an Zeit und Motivation. Um Interesse an einem intensiven Ausdauertraining mit den vielen positiven Auswirkungen auf das Herz-Kreislauf-System zu wecken und zu erhalten, hatten z.B. Kavanagh und Mitarbeiter [66] 8 ausgewählten Herzinfarktpatienten die Teilnahme am Boston-Marathon zum Ziel gesetzt. Der aufgrund des hügeligen Streckenprofils mit dem wenige Kilometer vor dem Ziel gefürchteten Anstieg, „heartbreak hill" genannt, ist nicht einfach zu laufen, besonders wenn noch Gegenwind herrscht. Unsere mittlerweile 10 marathonerfahrenen Herzinfarktpatienten trainierten vor einem Marathon in der Regel länger als die von Kavanagh und Mitarbeiter [66] angegebenen durchschnittlichen 45 Meilen pro Woche. Entsprechend hatten unsere Patienten auch die Marathonstrecke in einer besseren Zeit zurückgelegt.

Wenn andere Autoren nicht derartige Verbesserungen beobachteten, so liegt es wohl daran, dass nicht intensiv und nicht lange genug belastet wurde, wie Ehsani und Mitarbeiter [39] nachvollziehbar meinen (s. auch Kap. 15).

> Ein Herzkranker, der die Teilnahme an einem Marathonlauf anstrebt, sollte nicht nur motiviert, sondern auch geistig und körperlich fit sein und ggf. den Mut haben, den Lauf vorzeitig abzubrechen.

Die Vorbereitung auf einen Marathonlauf erfordert eine Umstellung der bisherigen Lebensweise. Ein mindestens 4-mal pro Woche durchgeführtes Lauftraining ist notwendig. Das ist von kardialer Seite kein Problem, wenn die in Tabelle 14.11 angegebenen Voraussetzungen erfüllt sind. Auf jeden Fall konnten weder wir noch andere Autoren wie Dressendorfer und Mitarbeiter [35, 36] sowie Kavanagh und Mitarbeiter [66] durch Marathonlauf nach Herzinfarkt negative Folgen feststellen. Im Gegenteil, letztere Arbeitsgruppe [66] stellte beispielsweise fest, dass

**Tab. 14.11:** Kardiale und lauftechnische Voraussetzungen für den Marathonlauf

| Kardiale Voraussetzungen (Koronarpatienten) | Keine Angina pectoris beim Laufen |
|---|---|
| | Keine kreislaufwirksame Herzrhythmusstörung |
| | Weitgehend normale Linksherzfunktion (keine wesentliche Herzvergrößerung, kein bedeutsames Herzwandaneurysma) |
| | Keine Zeichen einer Durchblutungsstörung im Belastungs-EKG (maximale symptomlimitierte Belastung!). Mindestbelastbarkeit bei Frauen 125 Watt, bei Männern 150 Watt, Blutdruckverhalten ggf. unter Medikation normal |
| | Keine wesentliche Lungenveränderung mit Rechtsherzbelastung |
| Lauftechnische Voraussetzungen | Mindestens 2 Jahre Vorbereitung, wenn vorher noch nie Marathon gelaufen wurde, sonst 3 Monate bei gewisser Basiskondition |
| | In den letzten 3 Monaten vor dem geplanten Start mindestens 50 km Laufstrecke über die Woche verteilt, z.B. 3-mal 10 km und einmal 20 km mit Gymnastikprogramm |
| | 4 Wochen vor dem Marathonlauf muss man 25 km beschwerdefrei ohne Pause laufen können |
| | Nicht starten bei fieberhaftem Infekt, Umwohlsein, extremer Hitze, in praller Sonne oder bei hoher Luftfeuchtigkeit (über 85%) |
| | Rechtzeitig (schon an der ersten Verpflegungsstation) trinken (Wasser, gesüßten Tee, falls verträglich Elektrolytgetränke usw.), keine Station auslassen |
| | So laufen, dass man sich dabei noch unterhalten könnte |
| | Beim Auftreten von Beschwerden, vor allem im Herz-Kreislauf- und Magen-Darm-Bereich, den Lauf abbrechen |
| | Weder an den Verpflegungsstellen noch im Ziel stehen bleiben, sondern langsam weitergehen oder langsam laufen. Bei Rückstau im Zielbereich nach unten beugen wie beim Schuhbinden. Viel trinken (z.B. Cola, Malzbier, Elektrolyte, gesüßten Tee, Apfelsaftschorle usw.) |

die untersuchten 13 Marathon laufenden Herzinfarktpatienten ihre aerobe Kapazität deutlich verbessern konnten. Sie lag nicht nur über derjenigen der übrigen Infarktpatienten, sondern übertraf auch diejenige der gesunden Bevölkerung. Blutdruck- und Herzfrequenzwerte sowie ST-Streckensenkung im EKG besserten sich erwartungsgemäß, sofern sie vorher von der Norm abwichen. Es fanden sich weniger depressive Verstimmungszustände.

### 14.9.3 Ist ein Marathontraining nach Herzinfarkt ärztlich überhaupt vertretbar?

Wie verschiedene andere Autoren [30, 50, 109, 153, 156], so haben auch wir die Erfahrung gemacht, dass ein unüberwachtes Training nach komplikationslosem Herzinfarkt oder Bypassoperation genauso effektiv und sicher ist wie ein spezielles Rehabilitationsprogramm unter ärztlicher Überwachung. Es besteht also kein Grund, gut belastbare Herzpatienten, d.h. Patienten mit geringem Risiko („**low risk patients**"), in ihrer Laufaktivität mit der Warnung vor dem plötzlichen Herztod zu bremsen [73]. Sie sind nicht mehr gefährdet als diejenigen, die ihr Training unter ärztlicher Überwachung hierzulande in den Koronargruppen durchführen.

Der Arzt sollte immer die Belastbarkeit zunächst durch eine **maximale symptomlimiterte Ergometrie** auf dem Fahrrad oder Laufband bestimmen [72, 78]. Wird trotz Maximalbelastung keine Angina pectoris angegeben, treten keine EKG-Veränderungen auf, bricht also der Patient wegen muskulärer Erschöpfung ab, zeigt auch die Ultraschalluntersuchung des Herzens (Echokardiographie) keine wesentliche Funktionseinschränkung der linken Herzkammer, auch keinen Herzfehler, so liegt trotz eines durchgemachten Herzinfarktes ein „Idealbefund" vor. Dieser Patient bzw. diese Patientin kann bei entsprechender Motivation unbedenklich ein Marathontraining beginnen, zumal Untersuchungen zeigen, dass die Lebenserwartung bei intensiverer körperlicher Aktivität höher ist als bei geringerer, die ja ebenfalls messbare günstige Auswirkungen auf das Herz-Kreislauf-System hat. Je höher der Fitnessgrad, desto geringer das Sterblichkeitsrisiko (s. Kap. 15).

Das Ziel in der Rehabilitation von Herzinfarktpatienten sollte jedoch nicht sein, sie auf sportliche Leistung zu trimmen, sondern sie für den Alltag fit zu machen. Der Marathonlauf sollte den Herzinfarktpatienten nicht als erstrebenswertes Ziel dargestellt werden. Doch wird es immer wieder Patienten mit einem relativ guten Herzbefund geben, die Gefallen am Laufen gefunden haben und mit zunehmendem Trainingszustand den Wunsch äußern, einmal an einem Marathonlauf teilzunehmen. Manch ein Arzt wird bei diesem Ansinnen „erschrecken", wenn er sogleich den plötzlichen Herztod oder andere „Nebenwirkungen" (s. Tab. 14.12), vor Augen hat. Wenig marathonerfahrene bzw. ungenügend informierte Ärzte und Betreuer (Übungsleiter) oder diejenigen, die generell das Marathonlaufen ablehnen, neigen oft zu einer Risikodramatisierung unabhängig vom individuellen Herzbefund, sodass es dem Patienten angst und bange wird und er den Marathongedanken sofort wieder „begräbt" oder einen anderen Arzt konsultiert.

Wichtiger wäre es, mit dem Patienten über das Nutzen-Risiko-Verhältnis zu sprechen und nicht generell zu bremsen, sondern ihn sportkardiologisch zu führen. Da ohnehin in der Regel nur gut belastbare Herzkranke von sich aus den Wunsch äußern, einen Marathon zu laufen, weil sie die wohltuende Wirkung eines Langstreckentrainings bereits empfunden haben, wird es schwer sein, diese Herzpatienten von ihrem Wunsch abzubringen. Für die Lebensqualität ist das subjektive Befinden oft wichtiger als der medizinisch erhobene Befund.

Unsere Marathon laufenden Herzinfarktpatienten erfüllen sämtlich die in Tabelle

**Tab. 14.12:** Seltene und häufige Komplikationen beim Langstreckenlauf (zu den vorbeugenden Verhaltensmaßregeln s. entsprechende Kapitel)

| Komplikationen beim Langstreckenlauf |
|---|
| Orthopädische Überlastungsschäden |
| Magen-Darm-Beschwerden (Übelkeit, Erbrechen Sodbrennen, Bauchkrämpfe, Seitenstechen, Durchfall, Magen-Darm-Blutungen) |
| Blut, Hämoglobin oder Myoglobin im Urin |
| Hämolyse (Zerfall von roten Blutkörperchen) |
| Elektrolytstörungen, z.B. Hyponatriämie |
| Unterzuckerung |
| Kollapszustände (meist nach dem Lauf) |
| Herzrhythmusstörungen |
| Angina pectoris bzw. Herzinfarkt |
| Plötzlicher Herztod |
| Anstrengungsasthma |
| Lungenstauung bzw. Lungenödem |
| Hitzeschäden bis hin zum Hitzschlag |
| Rhabdomyolyse (Muskelfaserzerfall) |
| Nierenversagen |
| Menstruationsstörungen bei Frauen |

14.11 aufgeführten Bedingungen. Komplikationen gab es bisher nie. Einige Patienten laufen bereits seit über 15 Jahren nach ihrem Herzinfarkt immer noch begeistert Marathon. Teilweise wurde von anderen Ärzten davon abgeraten. Dennoch ließen sich diese gut belastbaren, gut trainierten und über Marathon gut informierten Patienten von ihrem Entschluss nicht abbringen.

Auch wenn man Marathonlaufen generell ablehnt, sollte man sich doch vor Augen halten, dass es immer besser ist, einen solchen Patienten ärztlich qualifiziert bei seinem Marathontraining zu betreuen, als wenn sich der Herzkranke „heimlich" ohne ärztliche Kontrolle einer Marathonbelastung unterzieht. Auf keinen Fall sollte ein Arzt „sicherheitshalber" das Marathonlaufen verbieten, weil er selbst sich auf diesem Gebiet hinsichtlich Trainingsmethodik, Wettkampfbelastung, Ernährungsfragen und Herzbelastung zu wenig auskennt. Dies wäre eine erhebliche Einschränkung der Lebensqualität für den Patienten.

Erfahrung mit herzkranken Marathon laufenden Patienten kann nur der Arzt sammeln, der nicht generell das Marathonlaufen ablehnt und damit andere gut belastbare Herzpatienten ebenfalls verprellt, die dann bevorzugt mit dieser Fragestellung sportlich eingestellte Ärzte aufsuchen. Bezeichnend für eine grundsätzlich negative Einstellung zum Marathon war das Editorial von Delius [31] zu unserer Veröffentlichung über „**Spektakuläre Laufleistungen von Herzkranken**" [75], in der auch unser oben erwähntes Fallbeispiel A.B. dargestellt wurde. „Fabelhaft oder fahrlässig? – Herzkranke laufen Marathon", so wurde bereits die Diskussion auf dem Titelblatt der Medizinischen Wochenschrift vom 07.06.1991 zur Thematik eingeleitet (s. Abb. 14.23). „In allen 3 Fällen dürften persönlicher Erlebniswert, vielleicht auch eine gewisse Besessenheit die Triebfeder gewesen sein, die Grenzen des medizinisch Vertretbaren bewusst zu überschreiten. Es bleibt aber zu hoffen, dass von ärztlicher Seite die möglichen nachteiligen Effekte eines solchen Verhaltens überzeugend aufgezeigt werden …" Alle 3 von mir in dieser Fachzeitschrift dargestellten Herzpatienten leben „laufend" bei hoher Lebensqualität 15 Jahre nach Veröffentlichung immer noch!

Wer selbst Marathon läuft, kann ermessen, welchen Einschnitt in die Lebensqualität eines Langstreckenläufers ein generelles Marathonverbot darstellt. Ein Verbot sollte nur aufgrund „harter Daten" von medizinischer Seite ausgesprochen werden. Negative Spekulationen unter Vorhaltung beispielsweise des plötzlichen Herztodes dürfen keine Argumentation sein. Jede Gleichmacherei bei Infarktpatienten muss unterbleiben, der individuelle Herzbefund muss unbedingt berücksichtigt werden. Kritik sollte nur derjenige üben, der auch Erfahrung mit Marathon laufenden Herzpatienten hat und selbst auch etwas vom Marathonlaufen versteht. Dennoch wird der Marathon laufende Herzinfarktpatient die Ausnahme bleiben. Der Marathonlauf sollte also auf keinen Fall das Ziel einer Rehabilitation nach Herzinfarkt sein. Er könnte jedoch bei Gefallen am Langstreckenlauf und entsprechender Motivation für geeignete Patienten eine Krönung der Rehabilitation nach Herzinfarkt darstellen.

Der „überlebte" Marathonlauf führt nicht nur zu einem Hochgefühl beim Patienten, sondern auch zu einer **Entängstigung**. Denn bereits die Teilnahme an dem Massenphänomen Marathonlauf mit seinen modischen und touristischen Merkmalen ist gleichbedeutend mit der Teilnahme an unserer Gesellschaft, noch bevor die spezifische Wirkung zur Geltung kommt. Während sich nach dem lebensbedrohlichen Ereignis eines Herzinfarktes durch die vielen Verbote („Du sollst nicht rauchen, dich nicht aufregen, nicht so viel essen usw.") häufig eine **reaktive Depression** entwickelt, kann der Langstreckenlauf zur Stabilisierung der Persönlichkeit, zur Verbesserung der Kommunikation, zur Angstlösung und natürlich zur

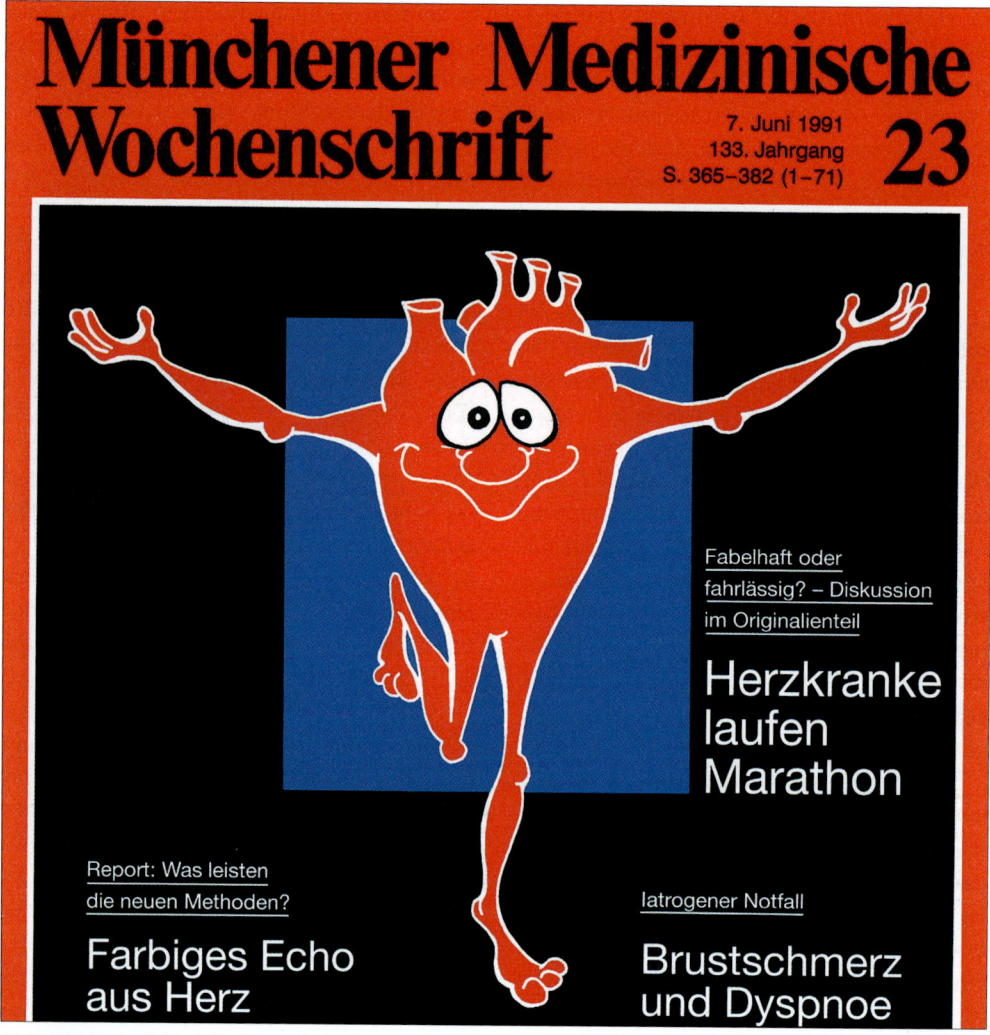

**Abb. 14.23:** Titelblatt der MMW zum Thema Marathonlauf von Herzpatienten: „Fabelhaft oder fahrlässig?"

allgemeinen Fitness beitragen. Es stellt sich dann die Frage: Selbstbewusster, weil leistungsfähiger oder leistungsfähiger, weil selbstbewusster?

Neben den vegetativ harmonisierenden Effekten des Ausdauertrainings muss auch die geradezu automatische Lebensstiländerung hervorgehoben werden. Bei einem Marathontraining hat man mehr Appetit auf Obst, Gemüse, Fruchtsäfte usw. Das fette Essen schmeckt nicht mehr, auch nicht die Zigarette. Jeder einzelne Marathonlauf, der geplant ist, führt zu einem neuen Motivationsschub, diesen Lebensstil beizubehalten. Man fühlt sich gut, ist mit gesunden Läufern am Start – ob in Berlin, Hamburg, München, Paris, New York oder Boston. Man ist dabei, hat sich körperlich wie geistig und auch touristisch darauf vorbereitet, man hat ein Ziel – Erlebniswerte, die durch keine naturwissenschaftliche Testmethode erfasst werden können.

Prinzipiell sollten die Kritiker berücksichtigen, dass ein Marathonlauf aufgrund der

Länge der Strecke (42,195 km) sehr langsam im aeroben Bereich gelaufen bzw. bei Anfängern phasenweise gegangen wird, d.h., das Herz-Kreislauf-System wird pro Zeiteinheit weniger belastet als beim Treppensteigen mit einer Einkaufstasche, wo ein höherer Blutdruck und eine höhere Herzfrequenz gemessen werden können. Wenn schon der „alpine Skilauf für Herzpatienten aus der Tabuzone rutscht" [136], dann erscheint dagegen der „gemütliche Marathonlauf" in der Stadt mit Notärzten und Sanitätsstationen, Notarztwagen auf der Strecke und Krankenhäusern in der Nähe recht risikoarm. So muss der alpine Skiläufer doch mit Kälte, Schneetreiben, Sturm, Sauerstoffarmut in der Höhe, schweren Stürzen mit Katecholaminausschüttung („Stresshormone") sowie Pressatmung in kritischen Situationen fernab von Krankenhäusern rechnen! Ein gesundheitlicher Aspekt hinsichtlich der positiven Beeinflussung der Herz-Kreislauf-Risikofaktoren ist im Gegensatz zum Marathonlaufen für den alpinen Skilauf nicht zu erwarten.

## Literatur

[1] Abdon NJ, Landin K, Jahansson BW, Athlete's bradycardia as an embolising disorder? Symptomatic arrhythmias in patient aged less than 50 years. Br Heart J (1984), 52, 660–666

[2] Adachi H et al., Does appropriate endurance exercise training improve cardiac function in patients with prior myocardial infarction? Eur Heart J (1996), 17 (10), 1511–1521

[3] Adams JE III et al., Cardiac troponin I: a marker with a high specificity for cardiac injury. Circulation (1993), 88, 101–106

[4] Albert CM et al., Triggering of sudden death from cardiac causes by vigorous exertion. N Engl J Med (2000), 343, 1355–1361

[5] Avellini BA, Shapiro Y, Pandolf KB, Cardiorespiratory physical training in water and on land. Eur J Appl Physiol (1983), 50, 255

[6] Barlow JB, Mitral valve billowing and prolapse – an overview. Anst NZ J Med (1992), 22, 541–548

[7] Bassler T, Marathon running and immunity to atherosclerosis. Ann NY Acad Sci (1977), 301, 579

[8] Bassler T, Previous health and longevity of male athletes (letter). Lancet, (1972), 2, 711

[9] Billmann GE et al., The effects of daily exercise on susceptibility for sudden cardiac death. Circulation (1987), 76, 215–219

[10] Bojarsky G, Müller A, Kattermann R, Kardiales Troponin T im Serum nach Skelettmuskeltrauma. Herz/Kreisl (1996), 28 (10), 293–295

[11] Boudoulas H et al., Mitral valve prolapse: cardiac arrest with long term survival. Int J Cardiol (1990), 26, 37–44

[12] Buja G et al., Asystole with syncope secondary to hyperventilation in three young athletes. Pacing Clin Electrophysiol (1989), 12 (3), 406–412

[13] Burke AP et al., Sports-related and non-sportsrelated sudden cardiac death in young adults. Am Heart J (1991), 121, 568–575

[14] Burke AP et al., Plaque rupture and sudden death related to exertion in men with coronary artery disease. JAMA (1999), 281, 921–926

[15] Calkins H, Seifert M, Morady F, Clinical presentation and long-term follow-up of athletes with exercise-induced vasodepressor syncope. Am Heart J (1995), 129 (6), 1159–1164

[16] Chapelle JP, Cardiac troponin I and T: recent players in the field of cardial markers. Clin Chem Lab Med (1999), 37 (1), 11–20

[17] Cheitlin MD, Editorial: the intramural coronary artery: another cause for sudden death with exercise? Circulation (1980), 62, 238

[18] Cheitlin MD, De Castro CM, McAllister HA, Sudden death as a complication of anomalous left coronary origin from the anterior sinus of Valsalva, a not-so-minor congenital anomaly. Circulation (1974), 50, 780–787

[19] Cheng YJ et al., Heart rate recovery following maximal exercise testing as a predictor of cardiovascular disease and all-cause mortality in men with diabetes. Diabetes Care (2003), 26, 2052–2057

[20] Chesler E, King RA, Edwards JE, The myxomatous mitral valve and sudden death. Circulation (1983), 67, 632–639

[21] Colt E, Coronary-artery disease in marathon runners. N Engl J Med (1980), 302, 57

[22] Cooper KH (1986) Bewegungstraining ohne Angst. BLV Verlagsgesellschaft, München, Wien, Zürich
[23] Coplan NL, Gleim GW, Nicholas JA, Principles of exercise prescription for patients with coronary artery disease. Am Heart J (1986), 112 (1), 145–149
[24] Corrado D et al., Screening for hypertrophic cardiomyopathy in young athletes. N Engl J Med (1998), 339 (6), 364–369
[25] Corrado D et al., Sudden death in young competitive athletes: clinicopathologic correlations in 22 cases. Am J Med (1990), 89, 588–596
[26] Currens J, White PD, Half a century of running. N Engl J Med (1961), 265, 988–993
[27] Dale G et al., Beta-endorphin: a factor in „fun run" collapse? Brit med J (1987), 294, 1004
[28] Daliento L et al.: Arrhythmogenic right ventricular cardiomyopathy in young versus adult patients: similarities and differences. J Am Coll Cardiol (1995), 25, 655–664
[29] Dawson E et al., Does the human heart fatigue subsequent to prolonged exercise? Sports Med (2003), 33 (5), 365–380
[30] De Busk RF et al., Exercise training soon after myocardial infarction. Am J Cardiol 1979, 44 (7), 1223–1229
[31] Delius W, Sport und Herzkrankheit (Editorial). Münch Med Wschr (1991), 133, 365
[32] DiMarco JP, Implantable cardioverter-defibrillators. N Engl J Med (2003), 349, 1836–1847
[33] Dimsdale JE et al., Postexercise peril. Plasma catecholamines and exercise. JAMA (1984), 251, 630–632
[34] Douglas PS et al., Cardiac fatigue after prolonged exercise. Circulation (1987), 76, 1206–1213
[35] Dressendorfer R, Oxygen requirements of postcoronary and competitive marathon runners during road running. J Sports Med (1979), 19, 15
[36] Dressendorfer R et al., Metabolic adjustments to marathon running in coronary patients. Ann NY Acad Sci (1977), 301, 466–483
[37] Dzau VJ, Sacks FM, Regulation of lipoprotein metabolism by adrenergic mechanisms. J Cardiovasc Pharmacol (1987), 10, 2–6
[38] Ector H et al., Bradycardia, ventricular pauses syncope and sports. Lancet (1984), II, 591–594
[39] Ehsani AA et al., Cardiac effects of prolonged and intense exercise training in patients with coronary artery disease. Am J Cardiol (1982), 50, 246–254
[40] Elliot PM et al., Relation between severity of left-ventricular hypertrophy and prognosis in patients with hypertrophic cardiomyopathy. Lancet (2001), 357 (9254), 420–424
[41] Elliot PM et al., Sudden death in hypertrophic cardiomyopathy: identification of high risk patients. J Am Coll Cardiol (2000), 36 (7), 2212–2218
[42] ExTraMATCH Collaborative, Exercise training meta-analysis of trials in patients with chronic heart failure (ExTraMATCH). Brit med J (2004), 328, 189–192
[43] Franz IW, Adams-Stokes-Äquivalente bei einem Alterssportler mit Überleitungsstörungen im Ruhe-EKG und unauffälligem Ergo-EKG. Dtsch Z Sportmed (1979), 30, 334–337
[44] Gaither NS et al., Anomalous origin and course of coronary arteries in adults: identification and improved imaging utilizing transesophageal echocardiography. Am Heart J (1991), 122, 69–75
[45] Giri S et al., Clinical and angiographic characteristics of exertion-related acute myocardial infarction. JAMA (1999), 282 (18), 1731–1736
[46] Grady TA et al., Prognostic significance of exercise-induced left bundle-branch block. JAMA (1998), 279 (2), 153–156
[47] Green LH, Cohen LS, Kurland G, Fatal myocardial infarction in marathon racing. Ann Intern Med (1976), 84 (6), 704–706
[48] Gottheiner V, Long-range strenuous sports training for cardiac reconditioning and rehabilitation. Am J Cardiol (1968), 22 (3), 426–435
[49] Gulati M et al., Exercise capacity and the risk of death in women: the St James Women Take Heart Project. Circulation (2003), 108 (13), 1554–1559
[50] Haskell WL et al., Factors influencing estimated oxygen uptake during exercise testing soon after myocardial infarction. Am J Cardiol (1982), 50 (2), 299–304
[51] Heldal M, Sire S, Effects of intensive exercise training on lipid levels in high risk post-MI patients. Eur Heart J (1994), 15, 1362–1367
[52] Hickey AJ, MacMahon SW, Wilcken DEL, Mitral valve prolapse and bacterial endo-

carditis. When is antibiotic prophylaxis necessary? Am Heart J (1985), 109, 431
[53] Hickson RC, Bomze HA, Holloszy JO, Linear increase in aerobic power induced by strenuous program of endurance exercise. J Appl Physiol (1977), 42, 372–376
[54] Hipp A, Heitkamp HC, Zum Überschreiten und zur Wertigkeit der symptomlimitierten Herzfrequenz während der Herzgruppentherapie und im Alltag. Herz/Kreislauf (1997), 29 (1), 26–30
[55] Holtzhausen LM, Noakes TD, The prevalence and significance of post-exercise (postural) hypotension in ultramarathonrunners. Med Sci Sports Exerc (1995), 27 (12), 1595–1601
[56] Hull SS Jr et al., Exercise training confers anticipatory protection from sudden death during acute myocardial ischemia. Circulation (1994), 89, 548–552
[57] Iscandar EG, Thompson PD, Exercise-related sudden death due to un unusual coronary artery anomaly. Med Sci Sports Exerc (2004), 36 (2), 180–182
[58] James TN, Froggart P, Marshall TK, Sudden death in young athletes. Ann Intern Med (1967), 67 (5), 1013–1021
[59] Jeresaty RM, Sudden death in the mitral valve prolapse-click syndrome. Am J Cardiol (1976), 37, 317–318
[60] Jeresaty RM, Mitral valve prolapse: definition and implications in athletes. J Am Coll Cardiol (1986), 7 (1), 231–236
[61] Jouven X et al., Long-term outcome in asymptomatic men with exercise-induced premature ventricular depolarisations. N Engl J Med (2000), 343, 826–833
[62] Jureidini SB et al., Transthoracic two. dimensional and color flow echocardiographic diagnosis of aberrant left coronary artery. Am Heart J (1994), 127, 438–440
[63] Karjalainen J et al., Lone atrial fibrillation in vigorously exercising middle aged men: case control study. Brit med J (1998), 316, 1784–1785
[64] Katus HA et al., Development and in vitro characterization of a new immunoassay of cardiac troponin T. Clin Chem (1992), 38, 386–393
[65] Kavanagh T al., Intensive exercise in coronary rehabilitation. Med Sci Sports (1973), 5, 34–39
[66] Kavanagh T et al., Marathon running after myocardial infarction. JAMA (1974), 229, 1602–1605
[67] Kennedy HL et al., Long-term follow-up of asymptomatic healthy subjects with frequent and comple ventricular ectopy. N Engl J Med (1985), 312 (4), 193–197
[68] Kew MC et al., The heart in heat stroke. Am Heart J (1969), 77, 324–335
[69] Kimbiris D et al., Myocardial infarktion in patients with normal patent coronary arteries as visualized by cinearteriography. Am J Cardiol (1972), 29, 724–728
[70] Kindermann W, Schramm M, Keul J, Aerobic performance diagnostics with different experimental settings. Int J Sports Med (1980), 31, 225–230
[71] Kleinmann D, EKG-Veränderungen beim Sportler und ihre Wertigkeit. Z Allg Med (1981), 57, 1384–1402
[72] Kleinmann D, Fahrradergometrie in der Praxis – symptomlimitierte maximale Belastung – Methodik, Normalwerte, Auswertung, Risiko. Z Allg Med (1983), 59, 617–627
[73] Kleinmann D, Der plötzliche Herztod beim Laufen. Fortschr Med (1987), 105, 621–624
[74] Kleinmann D, Trainingspulsmessung, eine kritische Betrachtung. Z Allg Med (1987), 63, 883–886
[75] Kleinmann D, Spektakuläre Laufleistungen von Herzkranken. Münch Med Wschr (1991), 133, 376–380
[76] Kleinmann D, Trainingspulsangabe – sinnvoll oder unsinnig? Fortschr Med (1992), 110, 383–386
[77] Kleinmann D, Die Tücken des WPW-Syndroms und Sport. Med Welt (1994), 45, 32–37
[78] Kleinmann D (1996) Laufen, sportmedizinische Grundlagen, Trainingslehre und Risikoprophylaxe. Schattauer, Stuttgart
[79] Kleinmann D, Totaler AV-Block durch Ausdauertraining möglich? Med Welt (1997), 48, 497–500
[80] Kligfield P et al., Arrhythmias and sudden death in mitral valve prolapse. Am Heart J (1987), 113, 1298–1307
[81] Knochel JP et al., The renal cardiovascular hematologic and serum electrolyte abnormalities of heat stroke. Am J Med (1961), 30, 299–309
[82] Koplan JP et al., An epidemiologic study of the benefits and risk of running. JAMA [1982], 248, 3118–3121
[83] Koskinen P et al., Alcohol and new onset atrial fibrillation: a case-control study of a current series. Br Heart (1987), 57, 468–473

[84] Lehmann M, Keul J, Wybitul K, Einfluss einer stufenweisen Laufband- und Fahrradergometrie auf die Plasmakatecholamine, energiereichen Substrate, aerobe und anaerobe Kapazität. Klin Wschr (1981), 59, 554
[85] Lemery R et al., Nonischemic ventricular tachycardia. Clinical course and long-term follow up in patients without clinically overt heart disease. Circulation (1989), 79 (5), 990–999
[86] Lethonen A, Viikari J, Letter. N Engl J Med (1980), 302, 57
[87] Levine R et al., Three-dimensional echocardiographic reconstruction of the mitral valve with implications for the diagnosis of mitral valve prolapse. Circulation (1989), 80, 589–598
[88] Liberthson RR, Sudden death from cardiac causes in children and young adults. N Engl J Med (1996), 334, 1039–1044
[89] Lijnen P, Biochemical mechanisms involved in the betablocker induced changes in serum lipoproteins. Am Heart J (1992), 124, 549–556
[90] MacDougall JD et al., Aterial blood pressure response to heavy resistance exercise. J Appl Physiol (1985), 58 (3), 785–790
[91] MacMahon SW et al., Mitral valve prolapse and infective endocarditis. Am Heart J [1987],113, 1291
[92] Mair J et al., Serum cardiac troponin T after extraordinary endurance exercise (letter). Lancet (1992), 340, 1048
[93] Maisch B, Prognostische Determinanten bei dilatativer Kardiomyopathie. Herz/Kreislauf (1989), 21, 304–311
[94] Mark AR et al., Leaflet thickening increase the risk of endocarditis in patients with mitral valve prolapse. J Am Coll Cardiol (1988), 11, 1261
[95] Marks AR et al., Identification of high-risk and low-risk subgroups of patients with mitral valve prolapse. N Engl J Med (1989), 320, 1031–1036
[96] Maron BJ, Cardiovascular risks to young persons on the athletic field. Ann Int Med (1998), 129, 379–386
[97] Maron BJ, Mitchell JH, 26th Bethesda Conference. Recommendations for determining eligibility for competition in athletes with cardiovascular abnormalities. J Am Coll Cardiol (1994), 24, 845–899
[98] Maron BJ, Poliac LC, Mathenge R, Hypertrophic cardiomyopathy as an important cause of sudden cardiac death on the athletic field in African-American athletes (Abstract), J Am Coll Cardiol (1997), 29 (Suppl A), A 462
[99] Maron BJ, Poliac LC, Roberts WO, Risk for sudden cardiac death associated with marathon running. J Am Coll Cardiol (1996), 28, 428–431
[100] Maron BJ et al., Sudden death in hypertrophic cardiomyopathy: a profile of 78 patients. Circulation (1982), 65, 1388–1394
[101] Maron BJ et al., Sudden death in competitive athletes. Clinical, demographic, and pathologic profiles. JAMA (1996), 276, 199–204
[102] Maron BJ, Stead D, Aeppli D, Prevalence of sudden cardiac death during competitive sports activities in interscholastic athletes in Minnesota (Abstract). Circulation (1996), 94, I –88
[103] Maron BJ et al., Cardiovascular preparticipation screening of competitive athletes. A statement for health professionals from the Sudden Death Committee (clinical cardiology) and Congenital Cardiac Defects Committee (cardiovascular disease in the young), American Heart Association. Circulation (1996), 94, 850–856
[104] Marti B et al., Plötzliche Todesfälle in Schweizer Volksläufen 1978–1987: eine epidemiologisch-pathologische Studie. Schweiz Med Wschr (1989), 119, 473–482
[105] McKechnie JK et al., Acute pulmonary oedema in two athletes during a 90-km running race. S Afr Med J (1979), 56, 261–265
[106] Melcher GW, Walcott WW, Myocardial changes following shock. Am J Physiol (1951), 164, 832–836
[107] Metz E, Herzschädigung durch Hitzschlag im Elektrokardiogramm. Klin Wschr (1940), 19, 247–250
[108] Meyers J et al., Exercise capacity and mortality among men referred for exercise testing. N Engl J Med (2002), 346, 793–801
[109] Miller NH et al., Home versus group exercise training for increasing functional capacity after myocardial infarction. Circulation (1984), 70, 645–649
[110] Mitchell JH, Maron BJ, Epstein SE, 16th Bethesda Conference: Cardiovascular anormalities in the athlete: Recommendation regarding eligibility for competition. October 3–5 1984. J Am Coll Cardiol (1985), 6 (6), 1186-1232

[111] Mittleman MA et al., Triggering of acute myocardial infarction by heavy physical exertion. Protection against triggering by regular exertion. Determinants of Myocardial Infarction Onset Study Investigators. N Engl J Med (1993), 329 (23), 1677–1683
[112] Morales AR, Romanelli R, Boucek RJ, The mural left anterior descending coronary artery, strenuous exercise and sudden death. Circulation (1980), 62, 230
[113] Neumayr G et al., Asymptomatischer Herzmuskelschaden durch extreme Ausdauerbelastung? Dtsch Z Sportmed (2001), 52 (9), 253–257
[114] Niemelä KO et al., Evidence of impaired left ventricular performance after an uninterrupted competitive 24 hour run. Circulation (1984), 70, 350–356
[115] Nishimura RA et al., Echocardiographically documented mitral valve prolapse. Longterm follow-up of 237 patients. N Engl J Med (1985), 313, 1305
[116] Noakes TD et al., Coronary heart disease in marathon runners. Ann NY Acad Sci (1977), 301, 593–619
[117] Noakes TD, Heart disease in marathon runners: a review. Med Sci Sports Exerc (1987), 10, 187–194
[118] O'Connor JE et al., An overview of randomized trials of rehabilitation with exercise after myocardial infarction. Circulation (1989), 80 (2), 234–244
[119] O'Donnell TF, Clewes GHA, The circulatory abnormalities of heat stroke. N Engl J Med (1972), 287, 734–737
[120] Ohba H et al., Effects of prolonged exercise on plasma levels of atrial natriuretic peptide and brain natriuretic peptide in healthy men. Am Heart J (2001), 141 (5), 751–758
[121] Parisi A et al., Complex ventricular arrhythmia induced by overuse of potassium supplementation in a young male football player. J Sports Med Phys Fitness (2002), 42 (2), 214–216
[122] Pelliccia A et al., The upper limit of physiologic cardiac hypertrophy in highly trained elite athletes. N Engl J Med (1991), 324, 295–301
[123] Pelliccia A et al., Physiologic left ventricular cavity dilatation in elite athletes. Ann Intern Med (1999), 130 (1), 23–31
[124] Pelliccia A et al., Clinical significance of abnormal electrocardiographic patterns in trained athletes. Circulation (2000), 102 (3), 278–284
[125] Peronnet F et al., Plasma norepinephrine response to exercise before and after training in humans. J Appl Physiol (1981), 51, 812–815
[126] Perrault H et al., Echocardiographic assessment of ventricular performance before and after marathon running. Am Heart J (1986), 112, 1026
[127] Phelps SE, Left coronary artery anomaly: an often unsuspected cause of sudden death in the military athlete. Military Medicine (2000), 165, 157–159
[128] Pigozzi F et al., Vigorous exercise training is not associated with prevalence of ventricular arrhythmias in elderly athletes. J Sports Med Phys Fitness (2004), 44 (1), 92–97
[129] Pocock WA et al., Sudden death in primary mitral valve prolapse. Am Heart J (1984), 107, 378–382
[130] Rampp T, 30 Jahre Mitralklappenprolaps – was ist geblieben? Fortschr Med (1995), 113 (17), 257–262
[131] Raschka C et al., Der plötzliche Herztod beim Langstreckenlaufen. Herz/Kreisl (1995), 27, 94–97
[132] Rasmussen V, Haunso S, Skaden K, Cerebral attacks due to excessive vagal tone in heavily trained persons. Acta Med Scand (1978), 204, 401–405
[133] Ratliff NB et al., Cardiac arrest in a young marathon runner. Lancet (2002), 360 (9332), 542
[134] Rifai N et al., Cardiac troponin T and I, electocardiographic wall motion analyses, and ejection fractions in athletes participating in the Hawai Ironman Triathlon. Am J Cardiol (1999), 83, 1085–1089
[135] Rost R, Marathonlauf bei Vorhofflimmern? Sportmed aktuell (1986), 1, 4
[136] Rost R, Als Herzpatient auf Alpinski? Der alpine Skilauf für Herzpatienten rutscht aus der Tabuzone. Herz, Sport u. Gesundheit (1987), 5, 30
[137] Saggin L et al., Cardiac troponin T in developing, regenerating and denervated rat skeletal muscle. Development (1990), 110, 547–554
[138] Savage DD et al., Mitral valve prolapse in the general population. 1. Epidemiologic features: The Framingham Study. Am Heart J (1983), 106, 571–576

[139] Sakurai T, Kawai C, Sudden death in idiopathic Cardiomyopathy. Circulation (1983), 47, 581–585

[140] Savage DD et al., Mitral valve prolapse in the general population. 3. Dysrhythmias. The Framingham Study. Am Heart J (1983), 106, 582–586

[141] Scharhag J et al., Glück gehabt! Kasuistik eines 55-jährigen Marathonläufers mit koronarer Hauptstamm- und RIVA-Stenose. Dtsch Z Sportmed (2003), 54 (4), 118–121

[142] Scharhag J et al., Sind kardiale Troponin-Anstiege nach Ausdauerbelastungen gleichbedeutend mit Herzschäden? Ergebnisse von Troponin-positiven Marathonläufern. Dtsch Z Sportmed (2003), 54 (Suppl.), S 50

[143] Schnee MA, Bucal AA, Fatal embolism in mitral valve prolapse. Chest (1983), 83, 285–287

[144] Schrier RW et al., Renal, metabolic and circulatory responses to heat and exercise. Ann Intern Med (1970), 73, 213–223

[145] Schuchert A et al., Plötzlicher Herztod eines Marathonläufers mit minimal ausgeprägter hypertropher Kardiomyopathie und Parvovirus B 19 Infektion. Dtsch Z Sportmed (2004), 55 (3), 75–78

[146] Schuchert A et al., Plötzlicher Herztod eines Langstreckenläufers beim Marathonlauf. Z Kardiol (1989), 78, 276–280

[147] Shapira Y et al., Exercise-induced syncope and Holter-documented asystole in an endurance runner with moderate aortic stenosis. Clin Cardiol (1996), 19 (1), 71–73

[148] Shappel SD et al., Sudden death and the familial occurrence of mid-systolic click, late-systolic murmer syndrome. Circulation (1973), 48, 1128–1134

[149] Shave R et al., Altered cardiac function and minimal cardiac damage during prolonged exercise. Med Sci Sports Exerc (2004), 36 (7), 1098–1103

[150] Sherman WM, Carbohydrate, muscle glycogen, and improved performance. Physician Sports Med (1987), 15, 157–164

[151] Sherrid MV et al., Onset during exercise of spontaneous coronary artery dissection and sudden death. Chest (1995), 108, 284–287

[152] Siscovick DS et al., The incidence of primary cardiac arrest during vigorous exercise. N Engl J Med (1984), 311, 874–877

[153] Stevens R, Hanson P, Comparison of supervised and unsupervised exercise training after coronary bypass surgery. Am J Cardiol (1984), 53, 1524–1528

[154] Taggert P, Parkinson P, Carruthers M, Cardiac responses to thermal, physical and emotional stress. Brit med J (1972), 3, 71–76

[155] Thomas AC et al., Community Study of cause of „natural" sudden death. Brit med J (1988), 297, 1453–1456

[156] Thompson PD, The benefits and risks of exercise training of patients with chronic coronary artery disease. JAMA (1988), 259 (19), 1537–1540

[157] Thompson PD et al., Incidence of death during jogging in Rhode Island from 1975 through 1980. JAMA (1982), 247, 2535–2538

[158] Thompson PD et al., Death during jogging or running. A study of 18 cases. JAMA (1979), 242 (12), 1265–1267

[159] Todd IC et al., Cardiac rehabilitation following myocardial infarction. A practical approach. Sports Med (1992), 14 (4), 243–259

[160] Van Camp SP et al., Nontraumatic sports death in high school and college athletes. Med Sci Sports Exerc (1995), 27, 641–647

[161] Vanhees L, Amery A, Influence of beta-adrenergic blockade on the hemodynamic effects of physical training in patients with ischemic heart disease. Am Heart J (1984), 108, 270–275

[162] Vuori I, Mäkäräinen M, Jääskiläinen M, Sudden death and physical activity. Cardiology (1978), 63, 287

[163] Wehr M, Busse M, Hager W, Repetitive monomorphe idiopathische ventrikuläre Tachykardie – atypische Manifestation einer modulierten Parasystolie? Herzkreislauf (1990), 22

[164] Wilcken DE, Hickey AJ, Lifetime risk for patients with mitral valve prolapse of developing severe valve regurgitation requiring surgery. Circulation (1988), 78, 10–14

[165] Williams CC, Bernhardt DT, Syncope in athletes. Sports Med (1995), 19 (3), 223–234

[166] Willich SN et al., Sudden cardiac death: support for a role of triggering in causation. Circulation (1993), 87, 1442–1450

[167] Winkle RA et al., Life-threatening arrhythmias in the mitral valve prolapse syndrome. Am J Med (1976), 60, 961–967

[168] Wolf PA, Sila CA, Cerebral ischemia with mitral valve prolapse. Am Heart J (1987), 113, 1308–1315

[169] Zeilberger K, Riedel H, Jeschke D, Alkoholexzeß und Herzrhythmusstörungen bei gesunden Sportlern. Dtsch Z Sportmed (1990), 41, 416–418

[170] Zeilberger K, Schmitt C, Jeschke D, Fallstudie: Paroxysmale Tachykardie nach körperlicher Belastung. Dtsch Z Sportmed (2001), 52 (10), 289–291

[171] Zellweger MJ et al., Elevated troponin levels in the absence of coronary artery disease after supraventricular tachicardia. Swiss Med Wkly (2003), 133, 439–441

[172] Zuppiroli A et al., Arrhythmias in mitral valve prolapse: Relation to anterior mitral leaflet thickening, clinical variables, and color Doppler echocardiographic parameters. Am Heart J (1994), 128, 919–927

# 15 Warum ist Laufen dennoch so gesund?

„Die Erfahrung lehrt, dass diejenigen Menschen am ältesten geworden sind, welche anhaltende und starke Bewegung, und zwar in freier Luft, hatten", so schrieb bereits Ende des 18. Jahrhunderts v. Goethes Leibarzt Ch.W. Hufeland in seinem Buch „Die Kunst, das menschliche Leben zu verlängern". Vor ein paar Jahren kommentierte Bruce Dan, einer der Herausgeber der international anerkannten medizinischen Fachzeitschrift JAMA (Journal of the American Medical Association): „Die tatsächliche Entdeckung ist die, dass wir jetzt beweisen können, dass eine große Anzahl von Amerikanern stirbt, weil sie zu viel auf ihren Hintern sitzt." Dies gilt für alle hoch entwickelten Länder, wo uns die Maschinen die Muskelarbeit abgenommen haben und nur noch kleine Muskelgruppen, z.B. in den Fingern, zur Bedienung dieser Maschinen notwendig sind. Zu wenig, um einen effektiven Reiz auf das **Herz-Kreislauf-System**, die **Lungenfunktion** und den **Stoffwechsel** auszuüben.

Das Anpassungsvermögen an die verschiedenen Belastungen im Leben lässt bei Bewegungsmangel nach, weil die Regulationsfähigkeit des **vegetativen Nervensystems**, der **Hormonsysteme** und des **Stoffwechsels** gestört ist. Aber gerade diese regulativen Fähigkeiten sind heutzutage besonders wichtig, da eine Vielzahl von Reizen, wie zum Beispiel Telefon, Lichtsignale, akustische Zeichen usw., über die Sinnesorgane auf unser Nervensystem einwirken, uns häufig sogar gleichzeitig und schnell eine Entscheidung abverlangen. Der Körper befindet sich ständig in einer Art Alarmstellung. Subjektiv wird das meist als Anstrengung, modern ausgedrückt, als Stress empfunden. Die Stresstoleranz ist bei Trainingsmangel vermindert.

## 15.1 Metabolisches Syndrom = „Das tödliche Quartett"

Ein häufiges Problem bei Bewegungsmangel ist das so genannte metabolische Syndrom, das auch „tödliches Quartett" wegen der möglichen tödlichen Folgen wie Herzinfarkt oder Schlaganfall genannt wird (s. Tab. 15.1).

> Unter diesem Syndrom versteht man ein vermindertes Ansprechen der Zellen auf Insulin mit nachfolgend erhöhtem Insulinspiegel (Hyperinsulinämie), eine Fettstoffwechselstörung (Dyslipoproteinämie) mit einer androiden Fettverteilung (Bauchfett), oft ein stammbetontes Übergewicht (Adipositas) sowie einen Bluthochdruck.

Ausgangspunkt des metabolischen Syndroms scheint die Insulinresistenz bei vermindertem Ansprechen des Gewebes (Skelettmuskulatur, Leber) mit kompensatorisch vermehrter Insulinausschüttung aus den Langerhans-Zellen der Bauchspeicheldrüse zu sein. Meist liegt eine Veranlagung zur Insulinresistenz vor, die durch Bewegungsmangel und Übergewicht verstärkt wird.

### 15.1.1 Veränderung der Muskelfasertypen

Als Ursache der **Insulinresistenz** nimmt man eine Störung der Insulinwirkung am Skelett-

**Tab. 15.1:** Symptome und Folgen des metabolischen Syndroms

| Symptom | Folgen |
| --- | --- |
| **Insulinresistenz mit Hyperinsulinämie** (erhöhtes Insulin im Blut bei vermindertem Ansprechen des Muskelgewebes auf Insulin) | • Neutralfett, VLDL-Cholesterin steigen an; HDL-Cholesterin sinkt: Arteriosklerose: Herzinfarkt, Schlaganfall, arterielle Verschlusskrankheit<br>• Sympathische Aktivität („Stresshormone") und Natriumrückresorption in den Nieren steigen: Bluthochdruck, Zuckerkrankheit |
| **Dyslipoproteinämie** (Fettstoffwechselstörung) | • Förderung der Arteriosklerose durch niedriges HDL- und hohes VLDL- Cholesterin sowie Neutralfetterhöhung |
| **Androide Fettverteilung** (Bauchfett): Taillenumfang bei Männern über 102 cm, bei Frauen über 88 cm | • Adipositas (Fettsucht), Risiko einer koronaren Herzkrankheit |
| **Hypertonie** (Bluthochdruck) | • Arteriosklerotische Gefäßveränderungen (Durchblutungsstörungen im Gehirn, am Herzen, an den Nieren, Beinen, Augen) |

muskel an [38, 39]. Von diesem Defekt scheint vor allem auch der insulinvermittelte Glykogenaufbau über das Enzym Glykogensyntase betroffen zu sein [36], aber auch das Glukosetransportsystem.

Da Insulin in erster Linie an der quergestreiften Muskulatur wirkt, ist eine veränderte Zusammensetzung der Muskelfasertypen von Interesse. Eine solche Veränderung wurde bei normalgewichtigen Personen mit familiärem Vorkommen von Bluthochdruck und/oder Diabetes Typ 2 gefunden. Lilloja und Mitarbeiter [76] registrierten bei diesem Personenkreis eine Verminderung der oxidativ arbeitenden gut kapillarisierten roten ST-Skelettmuskelfasern (ST = slow twitch = engl.: langsam zucken) bei einem Überwiegen der glykolytisch mit Laktatbildung arbeitenden, schlechter kapillarisierten weißen FT-Muskelfasern (FT = fast twitch = schnell zucken). Diese Situation ist mit einer verminderten Insulinwirkung verbunden, wie sie bei den untersuchten Normalgewichtigen mit normalem Blutdruck nachgewiesen wurde, wenn deren Eltern an Bluthochdruck erkrankt waren.

Auch Wade und Mitarbeiter [114] konnten durch feingewebliche Untersuchungen zeigen, dass umso weniger langsame rote Muskelfasern gefunden wurden, je größer der Fettanteil an der gesamten Körpermasse war. Diese langsamen Muskelfasern haben bekanntlich viele Mitochondrien („Kraftwerke der Zellen"), wobei die Energie vorwiegend durch die Verbrennung (Betaoxidation) von Fettsäuren (Fettabbau) gewonnen wird. Die schnellen FT-Fasern, auch Typ-II-Fasern genannt, haben weniger Mitochondrien. Die Energiegewinnung erfolgt vorwiegend über die Gykolyse.

Die Menschen mit einem hohen Anteil langsamer ST-Muskelfasern, auch Typ-I-Fasern genannt, scheinen schon bei mittleren körperlichen Anstrengungen reichlich Körperfett zu verbrennen. Aufgrund der Faserverteilung halten es Wade und Mitarbeiter [114] für möglich, dass mindestens 40% des Fettgewebeanteils durch die Variabilität der Muskelfasertypen bestimmt werden. Bis zu einem gewissen Grad kann durch ein vermehrtes aerobes Ausdauertraining der Anteil der langsamen ST-Fasern auf Kosten der schnellen FT- bzw. der „Intermediärfasern" (zwischen schnell und langsam) erhöht werden. Im Prinzip gilt jedoch weiter: „Ein Sprinter (viel schnelle FT-Fasern, weniger langsame ST-Fasern) wird geboren und nicht gemacht", das heißt, die Erbmasse ist in erster Linie von

Bedeutung, aber durch entsprechendes gezieltes Training doch etwas beeinflussbar.

Die **Muskelfaserzusammensetzung** scheint somit beim metabolischen Syndrom eine wichtige Rolle zu spielen. Daneben beeinflussen die erhöhten Insulinspiegel den Natriumstoffwechsel (vermehrte Natriumrückresorption in den Nieren mit nachfolgenden Wassereinlagerungen) und verstärken die Aktivität des sympathischen Nervensystems. Dies fördert die Entwicklung eines Bluthochdrucks. Da gleichzeitig bei erhöhtem Insulinspiegel die Triglyzeride (Neutralfett) und das VLDL-Cholesterin ansteigen sowie das HDL-Cholesterin abfällt, werden arteriosklerotische Gefäßveränderungen provoziert. Über eine vermehrte Wucherung von glatten Muskelzellen und eine Steigerung der Fett- und Bindegewebsbildung wirkt Insulin direkt an der Gefäßwand zusätzlich arteriosklerotisch [111]. Die Folge sind Gefäßengstellen z.B. im Bereich des Halses/Kopfes (Schlaganfallrisiko), des Herzens (Herzinfarktgefahr), der Beine (AVK) usw.

### 15.1.2 Insulinresistenz durch Ausdauertraining beeinflussbar

Die verminderte Insulinempfindlichkeit des Gewebes kann offensichtlich jahrelang durch eine vermehrte Insulinabgabe aus der Bauchspeicheldrüse vom Patienten unbemerkt kompensiert werden, bis es schließlich zur Erschöpfung dieser Zellen mit einer manifesten Zuckerkrankheit kommt. Bereits vor Ausbruch des Diabetes mellitus schädigt der erhöhte Insulinspiegel die Gefäße mit der Gefahr, einen Herzinfarkt oder Schlaganfall zu erleiden (s. weiter unten).

Bereits 1973 konnte ich in meiner Doktorarbeit an 14 gesunden Leichtathleten zeigen, dass nach einem ausdauerbetonten Leichtathletiktraining von 6 Monaten Dauer die Insulinempfindlichkeit des Gewebes zunahm, erkennbar an einem verstärkten Blutglucose- („Blutzucker"-)Abfall nach (intravenöser) Gabe von 0,1 Einheiten Insulin pro Kilogramm Körpergewicht) (s. Kap. 7). Mittlerweile konnte dies durch gezielte Studien bestätigt werden [47, 83].

> Somit erscheint ein Ausdauertraining in der Tat geradezu die Therapie der Wahl bei einem metabolischen Syndrom zu sein. Neben der günstigen Beeinflussung der Insulinresistenz sind die trainingsbedingte Gewichtsabnahme, die Normalisierung der Triglyzeride, die Erhöhung des HDL-Cholesterins, die Verminderung des sympathischen Antriebs in Richtung Vagotonie (Abnahme von Adrenalin und Noradrenalin mit Senkung der Herzfrequenz) und damit Blutdrucksenkung, gefördert durch den erhöhten Natriumverlust über den Schweiß, von besonderer Bedeutung in der ursächlichen Behandlung und Vorbeugung [67] des metabolischen Syndroms.

## 15.2 Cholesterin und Arteriosklerose

Mittlerweile hat es sich allgemein herumgesprochen, dass ein erhöhtes Cholesterin eine Arteriosklerose (Atherosklerose) fördert, vor allem, wenn eine genetische Veranlagung vorliegt. Zum besseren Verständnis soll zunächst auf die Untergruppen der Fette eingegangen werden. So wird unter dem Begriff Lipoproteine die Transportform für die Fette zusammengefasst, die entweder von der Zelle selbst produziert oder von außen über die Ernährung zugeführt werden. Sie bestehen aus Cholesterin, Triglyzeriden (Neutralfett), Phospholipiden und Eiweiß. Die Eiweißbindung macht die Fette erst wasserlöslich und damit transportfähig.

Die Lipoproteine (s. Tab. 15.2), werden aufgrund ihres spezifischen Gewichtes in 4 Klassen unterteilt:

**Tab. 15.2:** Einteilung der Lipoproteine (Transportform der Fette im Blut)

| | |
|---|---|
| **Chylomikronen** | 85–90% aus Triglyzeriden bestehend, daneben aus Cholesterin, Phosphatiden und etwa 1% Protein, sehr geringe Dichte; werden nach Nahrungsaufnahme in der Darmschleimhaut gebildet; geben Triglyzeride und freie Fettsäuren in den Kapillargefäßen an die Gewebe ab |
| **VLDL** | Englische Abkürzung für „very low density lipoprotein" (Fette sehr niedriger Dichte), besonders triglyzeridreich, entsteht in der Dünndarmschleimhaut und der Leber |
| **LDL** | Englische Abkürzung für „low density lipoprotein" (Fette niedriger Dichte), entsteht enzymatisch (Lipoproteinlipase) aus VLDL, enthält etwa 80% Cholesterin, Eiweißkomponente: Apolipoprotein B |
| **HDL** | Englische Abkürzung für „high density lipoprotein" (Fette hoher Dichte), hoher Eiweißanteil (vor allem Apolipoprotein A I u. A II): entsteht in Darmschleimhaut und Leber |

- Chylomikronen
- VLDL (Very Low Density Lipoprotein)
- LDL (Low Density Lipoprotein)
- HDL (High Density Lipoprotein)

Eine Unterteilung der Fette ist deshalb so wichtig, weil das HDL-Cholesterin offensichtlich antiatherogen, also gegen eine „Arterienverkalkung" wirkt. Es wird deshalb von den Patienten inzwischen als „das gute Cholesterin" bezeichnet. Auf weitere Unterteilungen, wie HDL 2 und das dichtere HDL 3, soll hier nicht eingegangen werden, ebenso wenig auf die Beeinflussung durch andere Faktoren wie Rauchen und Alkohol.

Die Eiweißkomponente der Lipoproteine wird **Apolipoprotein** genannt und ebenfalls weiter unterteilt. Hier hat vor allem das Apolipoprotein A an Bedeutung gewonnen. Es ist das Trägereiweiß des **HDL-Cholesterins**. Demnach bedeutet ein hoher Anteil an Apolipoprotein A ein geringeres Herzinfarktrisiko. Dagegen ist ein hohes **LDL-Cholesterin** mit dem Trägereiweiß Apolipoprotein B als prognostisch ungünstig zu werten. Das LDL-Cholesterin wird daher für Laien verständlich als „schlechtes" bzw. „liederliches" Cholesterin bezeichnet, das die Arterienverkalkung fördert. Es gehört zu den **Herz-Kreislauf-Risikofaktoren** (s. Tab. 15.3).

**Tab. 15.3:** Durch Laufen beeinflussbare etablierte Risikofaktoren für arteriosklerotische Herz-Kreislauf-Erkrankungen

| | | |
|---|---|---|
| **Gesamt-Cholesterin** | Normwert: | Unter 200 mg/dl (5,0 mmol/l), Unter 160 mg/dl (4,0 mmol/l) bei Vorliegen einer koronaren Herzkrankheit |
| **LDL-Cholesterin** | Normwert: | Unter 160 mg/dl (4,0 mmol/l) bei Gesunden ohne Risikofaktoren Unter 130 mg/dl (3,5 mmol/l) mit zusätzlichem Risikofaktor (z.B. Bluthochdruck, Diabetes) Unter 100 mg/dl (2,5 mmol/l), wenn bereits eine koronare Herzkrankheit vorliegt |
| **HDL-Cholesterin** | Normwert: | Höher als 40 mg/dl (1 mmol/l) |
| **Triglyzeride (Neutralfett)** | Normwert: | Unter 150 mg/dl (1,7 mmol/l) |
| **Bluthochdruck** | Normwert: | Unter 140/90 mmHg |
| **Diabetes mellitus** | | |
| **Rauchen** | | Lauftraining erleichtert den Verzicht auf Zigaretten |

Das wichtige biologische Steuerungsprinzip, nämlich die Konstanzerhaltung des inneren Milieus, scheint hinsichtlich des Cholesterin-Gleichgewichts bei vielen Menschen nicht erreicht zu werden, weshalb die Atherosklerose zu einem der wichtigsten medizinischen Probleme der westlichen Welt wurde. Die Tatsache, dass die Cholesterin-Speicher in bestimmten Körpergeweben nur sehr langsam zunehmen, deutet darauf hin, dass bei den meisten Menschen nahezu ein Gleichgewicht besteht. Hätten wir nun nicht aufgrund des medizinischen Fortschritts eine höhere Lebenserwartung, so wäre das geringe Cholesterin-Ungleichgewicht nicht zu einem wesentlichen klinischen Problem geworden.

Jede normale Zelle mit einem Zellkern kann Cholesterin entweder selbst aufbauen oder aus der cholesterinhaltigen Flüssigkeit ihrer Umgebung aufnehmen. Nun gibt es Gewebe, die einer ständigen Erneuerung unterliegen, wie zum Beispiel die roten Blutkörperchen, die eine Lebensdauer von etwa 120 Tagen haben. Sie enthalten, wie auch die anderen Zellen, Cholesterin in der Zellmembran. Geht das rote Blutkörperchen nun nach 120 Tagen zugrunde, so fällt Cholesterin an.

Die wichtigste Energiequelle für die Zelle sind die Triglyzeride (Neutralfett). Insgesamt sollte die Fettsynthese (Chylomikronen, VLDL-Cholesterin, Triglyzeride) nicht höher sein als die verbrauchte und über die Galle ausgeschiedene, nicht wieder resorbierte Menge an Cholesterin und Gallensäuren, sodass eine ausgeglichene Bilanz vorliegt.

> Sollte also vermehrt über die Nahrung Cholesterin aufgenommen werden, so müsste dies ausgeglichen werden, indem es von der Zelle selbst vermindert gebildet wird (Leber) oder aber vermehrt mit der Galle ohne vollständige Rückresorption ausgeschieden wird. Diese Ausgewogenheit liegt aber oft nicht vor.

### 15.2.1 Mechanismus der Atherogenese

Um die schützende Wirkung einer ausdauernden Muskelarbeit auf eine vorzeitige Arterienverkalkung besser zu verstehen, soll der Mechanismus der Atherogenese unter Berücksichtigung der Lipoprotein-Unterklassen kurz geschildert werden: Die LDL-Lipoproteine transportieren das Cholesterin aus der Leber in die Körperregionen, um es dann in der Arterienwand („Intima") abzulagern. Dagegen können die HDL-Partikel das abgelagerte Cholesterin wieder zur Leber zurückführen. Es wird nun angenommen, dass besonders kleine LDL-Partikel im Vergleich zu großen LDL-Teilchen besser in die Arterienwand eindringen, während kleine HDL-Partikel (HDL 3) das Cholesterin wieder aufnehmen und als nun größere HDL-2-Partikel wieder zur Leber gelangen.

Eine atherogene Gefährdung liegt demnach vor, wenn das LDL-Cholesterin, besonders die kleinen LDL-Partikel, erhöht und das HDL-Cholesterin, vor allem die HDL-2-Partikel, erniedrigt sind [4]. Des Weiteren spielen die Triglyzeride als atherogener Faktor eine Rolle [16]. Sie begünstigen die Entstehung kleiner LDL-Teilchen [9] und greifen zusätzlich in die Fibrinolyse ein, indem sie die Auflösung von Fibrin-Gerinnseln verhindern (durch Hemmung des Plasminogen-Aktivator-Inhibitors).

Bei einem Lauftraining werden nun durch den erhöhten Energieverbrauch vermehrt Triglyzeride und freie Fettsäuren abgebaut, und zwar aus den Triglyzeridspeichern der arbeitenden Muskulatur und des Fettgewebes sowie aus dem Vorkommen der bereits frei im Blut zirkulierenden Triglyzeride und freien Fettsäuren. Um genügend freie Fettsäuren zur Energiegewinnung bereitzustellen, wird die Aktivität der Lipoproteinlipase gesteigert, ein Enzym, das die Triglyzeride spaltet und auch die triglyzeridreichen, im Blut zirkulierenden Chylomikronen und VLDL abbaut [55]. Bei muskulärer Arbeit sind daher die Triglyzeridspiegel sowie die Triglyzerid transportierenden Lipoproteine (Chylomikronen, VLDL) erniedrigt. Besonders ausgeprägte Effekte sieht man nach einem Marathonlauf [2, 96]. Auch wir konnten **bei Marathontraining auffallend niedrige Triglyzerid- und VLDL-Werte** feststellen, je höher der wöchentliche Laufumfang, desto niedriger die Fettwerte bei relativ hohem HDL als „physiologischem Schutzfaktor" gegen Arteriosklerose.

Dies lässt sich leicht nachvollziehen: Durch Muskelarbeit werden die Chylomikronen und Triglyzeride vermehrt abgebaut, die HDL-Partikel steigen an, insbesondere die HDL-2-Fraktion, da, wie erwähnt, die durch Training erhöhte Lipoproteinlipase als Enzym nicht nur die Fette abbaut, sondern auch die Umwandlung von HDL 3 zu HDL 2 fördert.

> Hinsichtlich der antiatherogenen Wirkung des Ausdauertrainings ist von Bedeutung, dass Trainierte mit erhöhtem Blutcholesterinspiegel im Vergleich zu Untrainierten bei gleichem Gesamt-LDL-Spiegel weniger kleine LDL und dafür mehr mittelgroße LDL haben [40], somit weniger arteriosklerosegefährdet sind.

Nicht nur unter körperlichem, sondern auch unter **psychischem Stress** wird der Fettabbau (Lipolyse) durch die vermehrte Ausschüttung der Katecholamine Adrenalin und Noradrenalin („Stresshormon*e*") gesteigert. Die dadurch anfallenden freien Fettsäuren können bei fehlender muskulärer Aktivität nicht vollständig zu Energiegewinnung „verbrannt" werden. Die bei psychischem Stress anfallenden freien Fettsäuren stimulieren vielmehr vorwiegend die Synthese triglyzeridreicher VLDL, aus denen schließlich im Blut das LDL-Cholesterin entsteht [22]. Darüber hinaus aktiviert Noradrenalin die HMG-CoA-Reduktase, das Schlüsselenzym in der Cholesterinbiosynthese mit Cholesterinanstieg im Blut [30].

> Ein vermehrter Abbau von Triglyzeriden und Chylomikronen, ein verringertes LDL-Cholesterin (insbesondere die stark atherogenen kleinen LDL-Partikel), eine Erhöhung der HDL-Werte, eine herabgesetzte Katecholaminausschüttung bei trainingsbedingter vagotoner Reaktionslage und eine Normalisierung der Fibrinolyse lassen daher ein Ausdauertraining geradezu als ideales Mittel gegen vorzeitige Arteriosklerose erscheinen.

Nicht nur der verstärkte LDL-Abbau und der aktivierte Rücktransport des in der Gefäßwand abgelagerten Cholesterins zur Leber über die HDL-Partikel (Reverser Cholesterintransport), sondern auch Ernährungsfaktoren, wie sie bei Ausdauersportlern üblich sind (geringer Fettanteil in der Ernährung, vermehrt komplexe Kohlenhydrate und Ballaststoffe), wirken sich günstig aus. Hinzu kommt, dass Ausdauersportler weniger rauchen, was ebenfalls mit einer HDL-Verbesserung einhergeht [26].

Zu beachten ist, dass die **Fettzellen** (Adipozyten) selbst eine endokrine Funktion haben. Beim metabolischen Syndrom ist diese mit der Größenzunahme („Fettüberladung") der Fettzellen gestört. Sie verlieren ihre metabolische und regulatorische Eigenschaft mit dem Unvermögen, weitere Fettsäuren in den Adipozyten speichern zu können. So resultiert daraus ein Anstieg der Triglyzeride im Blut bei Insulinresistenz und Speicherung des Fettes außerhalb des Fettgewebes wie vor allem in Muskulatur, Leber und Bauchspeicheldrüse. Eine Abnahme der Fettmasse durch Ausdauertraining und/oder Reduktionskost verbessert die Funktion der Fettzellen und damit auch die Gesamtstoffwechsellage beim metabolischen Syndrom.

## 15.2.2 Cholesterin in Beziehung zu Intensität und Dauer des Lauftrainings

Es besteht eine signifikante Beziehung zwischen HDL-Cholesterin und maximaler Sauerstoffaufnahme, die darauf hinweist, dass mit Zunahme der körperlichen Leistungsfähigkeit das HDL-Cholesterin ansteigt [10, 99]. Die maximale Sauerstoffaufnahme stellt ein Maß der Leistungsfähigkeit des Herz-Kreislauf-Systems, der Lungenfunktion und des Energiestoffwechsels dar, somit ein Maß für den Trainingszustand. Eine optimale Steigerung der maximalen Sauerstoffaufnahme erzielt man, wenn genügend lange (aerob) mit zusätzlichen intensiven (hohes Tempo, anaerob) Phasen trainiert wird [zusammenfass. Darstellung in 60]. Selbst innerhalb einer Gruppe von Marathonläufern war der prozentuale Anstieg des HDL-Cholesterin nach akuter Laufbelastung in der Gruppe mit der kürzesten Laufzeit größer im Vergleich zur Gruppe mit der längsten Laufzeit [59]. Besonders ausgeprägt war mit abnehmender Marathon-Laufzeit, also mit besserem Trainingszustand, die positive Wirkung auf das Blutdruckverhalten.

Niesten-Dietrich und Mitrbeiter [85] fanden durch ein Ausdauertraining (Gehen bzw. Laufen) eine Reduzierung des Gesamt-Cholesterins um 8% und des LDL-Cholesterins um 12%. Dabei wurde 9 Wochen lang jeweils 3-mal 60–90 Minuten pro Woche trainiert. Die eine Gruppe ging mit einer Geschwindigkeit von 6–7 km/h, die andere lief zunächst 7, später 10 km/h. Eine HDL-Cholesterinerhöhung (10%) fand sich jedoch nur in der Laufgruppe, nicht in der Gehgruppe!

Ähnliche HDL-Erhöhungen durch ein Lauftraining fanden auch andere Autoren [91, 103, 113]. Bei längeren Trainingszeiträumen von 12–20 Wochen [5, 109, 112] oder 6–8 Monaten [61] wurden noch deutlichere HDL-Cholesterinerhöhungen beobachtet, wobei erwartungsgemäß die am intensivsten Trainierenden mit über 32 km/Woche bei 65–80% der maximalen Sauerstoffaufnahme die besten Ergebnisse zeigten.

Was das Gehtraining betrifft, so scheint auch die **Dauer des Trainings** eine entscheidende Rolle zu spielen. Während Niesten-Dietrich und Mitarbeiter [85] sowie Weltman und Mitarbeiter [117] bei einem 9- bzw. 10-wöchigen Training keinen Cholesterinanstieg fanden, konnten andere Autoren [48, 75, 108] bei Trainingszeiträumen zwischen 16–22 Wochen HDL-Anstiege zwischen 2,4 und 15,6% registrieren.

Christie und Mitarbeiter [17] fanden erst eine HDL-Cholesterinerhöhung, wenn wenigstens 56 km/Woche gelaufen wurde, sodass die Untersucher schlussfolgerten, Jogger müssten förmlich „um ihr Leben laufen", um einen kardioprotektiven [34] Erfolg zu erzielen. Auch in einer anderen Untersuchung konnten Heitkamp und Mitarbeiter [50] zeigen, dass Risikofaktoren (Fettstoffwechselstörung, Bluthochdruck, Harnsäure, Glucoseintoleranz, Rauchen) durch ein mehrjähriges Lauftraining von 1- bis 2-mal pro Woche nur wenig beeinflusst wurden. Dagegen zeigten sich bei 4- und mehrmaligem Lauftraining pro Woche deutliche Effekte. Wahrscheinlich spielen hinsichtlich der unterschiedlichen Höhe des trainingsbedingten HDL-Anstiegs **auch Erbfaktoren** eine Rolle [42].

Während Lokey und Tran [77] sowie Perry und Mitarbeiter [92] bei **Frauen vor der Menopause** durch ein Training keinen Effekt auf den HDL-Spiegel fanden, so konnte Williams [119] in einer Studie mit 1.837 Langstreckenläuferinnen einen signifikanten HDL-Anstieg mit zunehmendem Laufumfang (gelaufene Kilometer pro Woche) zeigen. Ähnlich wie bei Männern lag die HDL-Konzentration durchschnittlich um 0,133 mg/dl bei jedem zusätzlich pro Woche gelaufenem Kilometer höher. Bei Frauen, die weniger als 48 km wöchentlich liefen, lag der mittlere HDL-Spiegel bei jeder Laufumfangssteigerung um 16 km/Woche statistisch signifikant höher. Frauen, die über 64 km/Woche liefen, hatten signifikant höhere HDL-Konzentrationen als Frauen mit einem wöchentlichen Laufumfang von unter 48 km. Die HDL-Spiegel lagen bei ihnen auch häufiger über 100 mg/dl (2,6 mmol/l). Ob vor der Menopause ohne Einnahme von Kontrazeptiva oder nach der Menopause mit oder ohne Östrogenbehandlung, die HDL-Konzentrationen stiegen bei allen Frauen mit zunehmenden Laufkilometern an, und damit sank auch das Herzinfarkt- oder Schlaganfallrisiko!

Bei **Frauen nach der Menopause** registrierten auch Lokey und Tran [77] HDL-Unterschiede zwischen Aktiven und Inaktiven (positive Trainingsauswirkung). Allerdings beobachteten Douglas und Mitarbeiter [24] durch Östrogen-Gabe nach der Menopause eine Blockierung des trainingsbedingten HDL-Anstiegs. Die Östrogenbehandlumg bei klimakterischen Beschwerden sollte wegen des darunter vermehrten Brustkrebsvorkommens ohnehin nur kurze Zeit durchgeführt werden [81]. Auch die bei Progesteron-Gabe provozierte HDL-Senkung kann durch Ausdauertraining wohl nicht rückgängig gemacht werden [122]. Doch scheint die Thrombose- bzw. Emboliegefahr unter Kontrazeptiva durch Ausdauertraining herabgesetzt zu sein [94]. Wie dem auch sei, es darf nie nur eine Komponente des Ausdauertrainings berücksichtigt werden, sondern auch die übrigen, wie Beeinflussung der Insulinresistenz, des Blutdrucks, des Übergewichts, Lebensqualität usw. (s. Tab. 15.4).

Tab. 15.4: Auswirkungen eines regelmäßigen Lauftrainings auf den Organismus

| Auswirkungen regelmäßigen Lauftrainings |
|---|
| Vagotonie mit Senkung der Herzfrequenz, Zunahme des Schlagvolumens und Senkung des Blutdrucks in Ruhe und unter Belastung |
| Katecholaminreaktion (Adrenalin, Noradrenalin) unter körperlichem und psychischem Stress vermindert (Stresstoleranz erhöht) |
| Diastolendauer verlängert (erleichterte Herzdurchblutung) |
| Muskelstoffwechsel verbessert: Mitochondrienzahl („Kraftwerke der Zelle"), oxidative Enzyme, Glykogenspeicher, Myoglobin und arteriovenöse Sauerstoffdifferenz erhöht |
| Rote Blutkörperchen und Blutvolumen vermehrt |
| Aggregationstendenz (Zusammenlagerung) der roten Butkörperchen und Blutplättchen sowie Vollblutviskosität vermindert (verbesserte Fließeigenschaft des Blutes, geringere Thrombosegefahr) |
| Fibrinolytische Aktivität erhöht (abhängig von der Belastungsintensität), dadurch geringere Thrombosegefahr |
| Verbesserte Endothelfunktion der Gefäßwand, verbesserte Muskelkapillarisierung |
| HDL-Cholesterin steigt, LDL-Cholesterin und Neutralfett sinken |
| Glucosetoleranz und Insulinempfindlichkeit des Gewebes (Muskel, Leber) steigen |
| Günstige Beeinflussung der Arteriosklerose fördernden Entzündungsmarker (CrP) |
| Verbesserte Koordination und allgemeine körperliche (hohe maximale Sauerstoffaufnahme) und psychische (weniger depressiv) Leistungsfähigkeit |
| Immunabwehr durch moderates Training gestärkt, durch anhaltend hochintensive Belastung geschwächt |

## 15.3 Adipositas (Fettsucht)

„Lieber fit als fett" oder „running for health and beauty" (Laufen für Gesundheit und Schönheit) sind Werbeslogans unserer Zeit, die bereits darauf hinweisen, dass man mit einer „Schlankheitskur" alleine keine optimale Körperfigur, erst recht keine Fitness, erreichen kann. Doch wann liegt eine Adipositas vor?

Von Adipositas spricht man, wenn das Körpergewicht 20% über dem Normalgewicht liegt, das in der Regel nach der Formel Körpergröße in cm – 100 = Körpergewicht in kg (**Brocaformel**) berechnet wird. Eine andere übliche Angabe ist der

$$\text{Body-Mass-Index} = \frac{\text{Körpergewicht in kg}}{\text{Körpergröße in m}^2}$$

Adipös ist, wer einen Body-Mass-Index von über 30 kg/m² hat. Übergewichtig ist man bereits mit einem Body-Mass-Index von über 25 kg/m², wobei nicht differenziert ist, ob das Übergewicht durch ausgeprägte Muskeln (Bodybuilding) oder vermehrten Fettansatz bedingt ist. Auch die Fettverteilung spielt eine Rolle (s. Abb. 15.1). Man spricht von einem **androiden** und von einem **gynoiden Typ** der Adipositas.

> Das Herzinfarktrisiko ist nur bei dem androiden Typ mit Fettablagerung im Bauchbereich erhöht, nicht jedoch beim gynoiden Typ mit der weiblichen rundum Fettverteilung bei symmetrischen Unterhautfettpolstern bzw. mit Reithosenspeck im Bereich der Hüften und Oberschenkel.

Grundsätzlich ist bei der Fettsucht von einer Bilanzstörung auszugehen. Wenn mehr Kalorien durch Essen aufgenommen als verbraucht werden, ist eine Gewichtszunahme die Folge. Die Adipositas ist meist durch eine vermehrte Kalorienzufuhr infolge eines gesteigerten Essbedürfnisses und verminderten

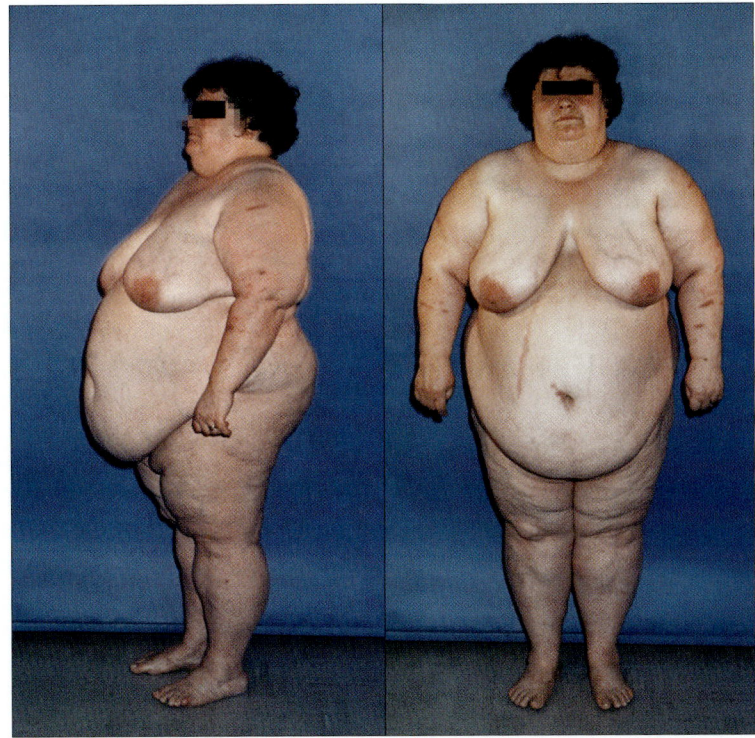

**Abb. 15.1:** Extrem adipöse Patientin (155 cm Größe, 155 kg Gewicht) mit einem metabolischen Syndrom. Ohne zusätzliches, möglichst tägliches Gehtraining mit muskelkräftigenden Übungen wird sich kein anhaltender therapeutischer Erfolg einstellen.

Bewegungsdranges, aber auch genetisch verursacht. Nur äußerst selten (weniger als 5%) liegt eine organische Erkrankung vor, beispielsweise eine Überfunktion der Nebennierenrinde (M. Cushing). Umweltfaktoren können das vererbte Fettsuchtrisiko jedoch entscheidend beeinflussen. In den Kriegsjahren und danach, als es wenig zu essen gab, aber viel Muskelarbeit im täglichen Leben erforderlich war, gab es viel weniger Übergewichtige, weniger Herzinfarkte, weniger Bluthochdruckkranke, weniger Diabetiker.

Liegt nun aufgrund einer **Bilanzstörung**, das heißt, es wurden mehr Kalorien aufgenommen als verbraucht, eine Adipositas vor, so sinkt schon aufgrund des nun dickeren Unterhautfettgewebes der Kalorienverbrauch durch geringere Wärmeabstrahlung. Das Unterhautfettgewebe schützt wie ein dickes Fell vor Wärmeverlust. Dagegen ist bei dünnem Unterhautfettgewebe die Wärmeabstrahlung deutlich größer, und damit auch der Kalorienverbrauch. Sehr schlanke Personen frieren daher auch leichter, müssen also viel essen, um ihre 37 °C Körpertemperatur zu halten, während der Adipöse bei geringerer Kalorienzufuhr sogar noch zunehmen kann.

> Die Abnahme des Grundumsatzes unter Reduktionskost ist wahrscheinlich durch eine Verminderung der fettfreien Masse, z.B. Muskulatur, bedingt [95]. Wird zu einer Reduktionskost ein Ausdauertraining absolviert, so kann man dem Dilemma einer Stagnation der Gewichtsabnahme durch verminderten Grundumsatz vorbeugen.

So wurden 10 Frauen, die sich einer 6-wöchigen Reduktionskost unterzogen, untersucht [23]. In dieser Zeit wurde der Ruheumsatz gemessen. Bei gleich bleibender Diät mussten sich dann die Frauen zusätzlich einem 2-stündigen Trainingsprogramm im Labor unterziehen. Man bat sie, weitere 2 Stunden zu laufen oder mit dem Rad zu fahren. In der ersten bewegungsarmen Phase verringerte sich der Ruheumsatz beträchtlich, sodass die Frauen weniger abnahmen. In der zweiten Phase mit dem regelmäßigem Ausdauertraining wurde der Ruheumsatz, wie er vor Diätbeginn vorlag, wieder erreicht. Ein weiterer stetiger Gewichtsverlust konnte darauf hin registriert werden.

Stern und Mitarbeiter [110] konnten im Tierversuch mit Ratten bei eingeschränkter Ernährung ebenfalls nachweisen, dass mit Beginn einer vermehrten Muskelbelastung der Grundumsatz wieder das gleiche Niveau erreichte wie vor der Diät. Dies könnte mit der trainingsbedingten Erhaltung der fettfreien Masse (Muskulatur als stoffwechselaktivstes Gewebe) oder mit einer Begrenzung des Abfalls des Trijodthyronins (T3), der in der Regel mit einem Gewichtsverlust verbunden ist, erklärt werden.

Es scheint jedoch so zu sein, dass bei gleich bleibendem Gewicht trotz Trainings der erhöhte Kalorienverbrauch durch einen vermehrten Fettabbau unter gleichzeitigem weitgehenden Erhalt der fettfreien Masse gewährleistet ist [52]. Man braucht also nicht enttäuscht zu sein, wenn man nach Umstellung der Ernährung trotz gleichzeitigem Ausdauertraining nur sehr langsam an Gewicht abnimmt, da auch die Muskulatur trainingsbedingt gekräftigt wird, sodass der vermehrte Fettabbau nicht voll auf das Gewicht durchschlägt. Da jedoch die Muskulatur das größte, sehr stoffwechselaktive Organ ist, wird dadurch die Verbrennung von Kalorien zunehmen! Das gleichzeitige Training im Rahmen einer Reduktionskost verhindert somit den nicht wünschenswerten erheblichen Eiweißverlust, der ohne Training 35–40% des Gewichtsverlustes betragen kann [88].

Was das Übergewicht betrifft, so konnten Irwin und Mitarbeiter [56] an Frauen nach der Menopause im Alter zwischen 50 und 75 Jahren eine Abnahme des Körpergewichts, des Taillen- und des Hüftumfangs nach 1 Jahr Training (3,5 Tage/Woche, Walking, Radfahren,

Fitness-Studio) registrieren, wobei das (subkutane) Bauchfett um durchschnittlich 28,8 g/cm$^2$ gegenüber den Kontrollen niedriger lag. Auch hier galt: Je mehr Sport getrieben wurde, desto größer war die Körperfettabnahme.

Slentz und Mitarbeiter [107] machten anhand einer Studie deutlich, dass der Erfolg einer Gewichtsabnahme proportional vom Aktivitätspensum abhängt. Sie teilten 120 inaktive übergewichtige (Body-Mass-Index: 25–35 kg/m$^2$) Frauen und Männer im Alter zwischen 40 und 65 Jahren mit einer geringen bis mäßiggradigen Fettstoffwechselstörung in 4 Gruppen ein. Die eine Gruppe joggte nach 3-monatigem Aufbautraining wöchentlich 32 km ein halbes Jahr lang. Die zweite Gruppe joggte im selben Zeitraum wöchentlich lediglich 19,2 km, die dritte wanderte dieselbe Strecke. Die vierte Gruppe blieb zur Kontrolle ohne Training. Die Ernährung änderte sich in allen Gruppen nicht.

Nach 9 Monaten hatten die 32-km-Läufer 3,5% ihres Körpergewichts verloren, die 19,2-km-Läufer und -wanderer jeweils etwa 1%. Die inaktive Kontrollgruppe hatte im selben Zeitraum mehr als 1% zugenommen. Der Körperfettanteil verringerte sich bei den Langstreckenläufern um 4,9%, bei den Wanderern durchschnittlich um 2%, während er bei den Inaktiven um 0,5% zunahm.

> Die Dauer und Intensität der Belastung spielen hinsichtlich der Gewichtsabnahme die größte Rolle. Es wird vielfach ein langsames Lauftempo empfohlen, um die **Fettverbrennung** zur Gewichtsabnahme anzukurbeln. Entscheidend ist jedoch nicht die Laufgeschwindigkeit (aerobe Fettverbrennung oder anaerobe Energiegewinnung mit Laktatanstieg), um an Körpergewicht abzunehmen, sondern der gesamte Kalorienverbrauch, gleichgültig ob aerob oder anaerob.

Wer also schnell läuft, der braucht auch weniger Zeit zur Gewichtsabnahme aufzuwenden. So zeigten Lee und Mitarbeiter [71], dass wohl der respiratorische Quotient RQ bei intensiver Belastung höher ist als bei lang andauernder geringerer Intensität. Nach der intensiveren Belastung lag jedoch der RQ niedriger als bei der wenig intensiven Belastung (langsames Tempo), was für einen vermehrten Fettstoffwechsel **nach** der intensiven Muskelarbeit spricht (RQ = Kohlendioxidabgabe/Sauerstoffaufnahme über die Lunge; bei reinem Kohlenhydratstoffwechsel würde der RQ theoretisch bei 1 liegen, bei reiner Fettverbrennung bei 0,7).

> Die Fettverbrennung nach (!) hochintensiver Belastung wird meist nicht beachtet. Die Autoren weisen deshalb darauf hin, dass man keinesfalls die Bedeutung intensiver Belastungen für eine Gewichtsabnahme unterschätzen dürfe.

Wird nur eine kalorienreduzierte Kost ohne Ausdauertraining eingehalten, so verringert sich der Grundumsatz. Der Organismus ist auf „Sparflamme" eingestellt, das heißt, wird wieder etwas mehr gegessen, so steigt das Körpergewicht überschießend bei verringertem Grundumsatz und Abnahme der Muskulatur an. Erst bei gleichzeitigem Ausdauertraining (Erhaltung der Muskulatur) erhöht sich wieder der Grundumsatz und damit der Kalorienverbrauch. Dabei ist bei stark Übergewichtigen das Walking oder Radfahren zu bevorzugen, wobei Letzteres aufgrund des geringeren Kalorienverbrauchs (Gewicht wird vom Sattel getragen, bergab keine Muskelarbeit nötig) zeitaufwändiger ist, um denselben Effekt hinsichtlich Gewichtsabnahme zu erzielen. Beispiel: Um 120 kcal zu verbrennen, muss ein 70 kg schwerer Mann 4,8 km Rad fahren oder 2,4 km spazieren gehen oder aber 1,6 km laufen.

Schnelligkeit trägt nur unwesentlich zum Kalorienverbrauch bei. So verbraucht ein 54 kg schwerer Mann, der 3,4 km in 8 Minuten zurücklegt, 125 Kalorien. Wenn er dieselbe

Strecke in 16 Minuten absolviert, 112 Kalorien. Dagegen verbraucht ein 100 kg schwerer Mann für diese Strecke in 8 Minuten 225 Kalorien, in 16 Minuten 202 Kalorien. Der Verbrauch von 125 bzw. 225 Kalorien erscheint wenig, wenn man berücksichtigt, dass etwa 7.000 Kalorien nötig sind, um 1 kg Fettgewebe zu verlieren. Jedoch bedeutet ein zusätzlicher Verbrauch von 100 Kalorien durch körperliche Belastung einen Gewichtsverlust von rund 5 kg pro Jahr!

## 15.4 Bedeutung der Endothelfunktion für die Gefäße

Das Endothel stellt die innerste Zellschicht der Gefäßwand dar. Eine sehr glatte Innenauskleidung, solange das Endothel intakt ist. Es soll dem strömenden Blut möglichst wenig Reibungsfläche bieten. Das Endothel liegt also zwischen dem strömenden Blut und der glatten Gefäßmuskulatur, zu der eine Verbindung über das Gas **NO** (Stickstoffmonoxid) besteht. Summiert man das Endothel über das gesamte Gefäßsystem, so errechnet sich ein Gewicht von etwa 1,2 kg. Um abgestorbene Zellen zu ersetzen, laufen auch im gesunden Endothel langsame Reparaturprozesse ab, sodass das gesamte Endothel etwa einmal im Leben ausgetauscht wird. Bei einer Verletzung wird dieser Vorgang beschleunigt. Die verletzte Endotheloberfläche reagiert sofort mit den Blutplättchen, die sich zur Blutstillung zusammenlagern. Das Gleiche ist zu beobachten, wenn arteriosklerotische Gefäßwandauflagerungen, so genannte Plaques, aufbrechen. Durch die sofortige Reaktionen der Blutplättchen, Fibrinbildung usw. kann sich dann ein Pfropf bilden, der das Gefäß verstopft und beispielsweise zum Herzinfarkt führt.

> Erst in den letzten Jahren ist zunehmend erkannt worden, dass das Endothel endokrin ein hochaktives Organ ist. Es reguliert durch Freisetzung von NO die Gefäßspannung, die Wucherung glatter Muskelzellen in der Gefäßwand, die Zusammenlagerung der Blutplättchen usw. (s. Tab. 15.5).

Durch verschiedene Experimente konnte Prof. Louis Ignarro, Los Angeles, die Bedeutung der NO-Bildung bei der Endothelfunktion darstellen, weshalb er 1998 den Nobelpreis für Medizin erhielt.

Das NO bildet die intakte Endothelzelle aus der Aminosäure L-Arginin unter Mitwirkung des Enzyms NO-Synthase (eNOS). Die NO-Synthese wird vor allem durch den Blutstrom selbst stimuliert. Dadurch wird der Gefäßdurchmesser dem Blutfluss angepasst. Normalerweise besteht auch ein Gleichgewicht zwischen der NO-Bildung und dem oxidativen Stress (Entstehung von Sauerstoffradikalen). Wird im Endothel der Gefäßwand genügend Stickstoffmonoxid (NO) über das Enzym eNOS (endotheliale Stickstoffmonoxid-Synthase) produziert, bleibt das Gefäß weit. Herz-Kreislauf-Risikofaktoren (s. Tab. 15.3) mit nachfolgenden atherosklerotischen Gefäßwandveränderungen stören die Balance.

Eine derartige Fehlfunktion des Endothels („endotheliale Dysfunktion") findet man frühzeitig bei Patienten mit Bluthochdruck, koronarer Herzkrankheit, peripherer arterieller Verschlusskrankheit („Schaufens-

**Tab. 15.5:** Wirkungen von NO (Stickstoffmonoxid)

| Weitstellung der Gefäße (Vasodilatation) |
|---|
| **Antiatherosklerotisch durch Hemmung der:** |
| • Zusammenlagerung der Blutplättchen (Thrombozytenaggregation) |
| • Wucherung (Proliferation) glatter Gefäßmuskelzellen |
| • Monozytenadhäsion |
| • LDL-Oxidation |
| • Freisetzung von Sauerstoffradikalen |

terkrankheit"), Niereninsuffizienz und Zuckerkrankheit. Die Endotheldysfunktion zeigt sich an einem zunehmenden NO-Mangel mit Engstellung der Gefäße, Wucherung der glatten Gefäßmuskelzellen und Zusammenlagerung der Blutplättchen.

Vor allem im Bereich der Herzkranzgefäße hat sich zur Beurteilung der Endotheldysfunktion die Gabe von Acetylcholin direkt in die Arterie bewährt. Intaktes Endothel reagiert mit Gefäßweitstellung, defektes mit Engstellung (Vasokonstriktion).

Dieser Test hat auch prognostische Bedeutung. So registrierten Schächinger und Mitarbeiter [98] 8 Jahre nach einer solchen Infusion in die Herzkranzarterie bei den Personen, die mit Gefäßengstellung reagierten, mehr Ereignisse wie Herztod, Herzinfarkt, Bypassoperation, Schlaganfall usw. als bei denen mit einem normalen Testergebnis (Gefäßweitstellung). Perticone und Mitarbeiter [93] konnten dies bei Hochdruckkranken auch durch Gabe von Acetylcholin in die Armarterie (A. brachialis) bestätigen.

Natürlich wirkt sich NO auch gefäßerweiternd auf den Penis bei der Erektion aus, weshalb Nobelpreisträger Prof. Ignarro in der Laienpresse Sex-Schlagzeilen machte, worüber allerdings seine italienische Mutter schockiert gewesen sei, wie er in einem Vortrag im Rahmen einer Tagung der Hochdruckliga im November 2003 in Bonn schmunzelnd erwähnte. Einige Männer mit Potenzproblemen hätten nach den Aufsehen erregenden Veröffentlichungen sogar Gasflaschen mit NO bei ihm bestellen wollen …

**Einfluss von Ausdauertraining auf die Endothelfunktion**

**Fallbeispiel**
Aufsehen bzw. Trauer bei den Läufern erregte 1958 auch der Tod von Clarence DeMar, der 7-mal den Boston-Marathon gewann und weiterhin in den nachfolgenden Jahrzehnten regelmäßig an diesem Traditionslauf teilnahm, auch als er nach seinem 67. Geburtstag erfuhr, dass er an einem inoperablen Enddarmkrebs erkrankt war. Nachdem er einen künstlichen Darmausgang erhalten hatte, absolvierte er nochmals (zum insgesamt 34. Mal!) erfolgreich den Boston-Marathon, bevor er mit 70 Jahren am Krebs verstarb.
Currens und White [20] beschrieben 1961 in der renommierten medizinischen Fachzeitschrift The New England Journal of Medicine aufgrund einer Autopsie die Herzkranzarterien von Clarence DeMar als 2- bis 3-mal so weit wie die Gefäßdurchmesser bei Normalpersonen. Langstreckenlauf über Jahrzehnte hinweg, davon ein Großteil im Hochleistungsniveau der Weltklasse, wird schwerlich nachzueifern sein. Man ging seinerzeit sogar von einer marathontrainingsbedingten „Immunität gegen Atherosklerose" [7] aus, der mit rund 50% häufigsten Todesursache in der westlichen Welt in Form des Herzinfarktes oder Schlaganfalls.

**Fallbeispiel**
Als Gegenbeispiel soll der legendäre finnische Langstreckenläufer Paavo Nurmi angeführt werden. Er hatte bei 3 Olympischen Spielen insgesamt 9 Gold- und 3 Silbermedaillen gewonnen. Obwohl er sich als erfolgreicher Geschäftsmann auch in späteren Jahren körperlich fit hielt, gesund lebte, keine der oben erwähnten Risikofaktoren hatte, erlitt er mit 60 Jahren dennoch einen Herzinfarkt und 10 Jahre später einen Schlaganfall. Beide Ereignisse wurden überlebt. Als reicher Mann beschloss Nurmi, einen Großteil seines Geldes der Herz-Kreislauf-Forschung zu stiften!

Marathontraining ist kein absoluter Schutz gegen Arteriosklerose mit Herzinfarkt, Schlaganfall usw. Doch vermindert ein Langstreckentraining das Risiko, an einer arteriosklerotischen Erkrankung zu sterben (s. weiter unten). Ein Lauftraining fördert nicht nur einen gesunden Lebensstil, sondern beeinflusst auch die Risikofaktoren selbst, wie bereits im Abschnitt über das metabolische Syndrom beschrieben.

Was nun das Gefäßlumen der Herzkranzarterien von Langstrecklern betrifft, so fanden 1993 Haskell und Mitarbeiter [49] bei 11 Läufern im Alter zwischen 39 und 66 Jahren und einer durchschnittlichen Laufleistung von 64 km pro Woche normal weite Querschnitte. Doch nach Gabe von Nitroglyzerin nahm der Gefäßquerschnitt im Vergleich zu untrainierten Gesunden um mehr als das Doppelte zu.

8 Kardiologen, Durchschnittsalter 36 ± 5 Jahre, unterzogen sich einem über 5-monatigen Ausdauertraining und ließen sich freiwillig mit intrakoronarer Doppler-Ultraschallmessung einschließlich Herzkatheteruntersuchung testen. Windecker und Mitarbeiter [120] fanden trainingsbedingt eine Zunahme der maximalen Sauerstoffaufnahme als Bruttokriterium für die Herz-Kreislauf-Funktion, die Lungenfunktion und den Stoffwechsel sowie auch eine signifikante Zunahme der Koronararterienweite nach Nitroglyzeringabe im Vergleich zur Reaktion vor dem Training.

Nach den bahnbrechenden Forschungen von Nobelpreisträger Prof. Louis Ignarro ist durchaus die durch Ausdauertraining beobachtete verbesserte Flexibilität der Gefäßwand mit besonders ausgeprägter Weitstellung des Lumens mit einer vermehrten NO-Produktion bei verbesserter Endothelfunktion zu erklären. Zu beachten ist, dass Ausdauertraining nicht nur die Endothelfunktion in den Gefäßen der arbeitenden Muskulatur verbessert, sondern auch andernorts, wie beispielsweise in den Herzkranzarterien bei Koronarkranken [115].

Sehr intensiv hat sich die Arbeitsgruppe um Prof. R. Hambrecht vom Herzzentrum Leipzig mit der Auswirkung eines körperlichen Trainings auf die Endothelfunktion bei koronarer Herzkrankheit (KHK) und bei Herzinsuffizienz beschäftigt [31, 43, 46]. Bereits nach 4 Wochen Training zeigte sich bei Patienten mit KHK ohne Risikofaktoren wie Bluthochdruck oder Cholesterinerhöhung nach Acetylcholingabe eine geringere Gefäßengstellung gegenüber dem Ausgangswert und einer nicht trainierenden Kontrollgruppe [46].

Bei Übergewichtigen mit und ohne Insulinresistenz sowie bei Diabetikern lässt sich die beeinträchtigte Endothelfunktion durch Lebensstiländerung (Gewichtsabnahme, Training) erwartungsgemäß ebenfalls verbessern [28, 47, 104]. Die verbesserte Endothelfunktion ist unabhängig von einem positiven Einfluss des Trainings auf die Herz-Kreislauf-Risikofaktoren [35]. Bereits nach wenigen Trainingswochen ist eine Wirkung auf die Endothelfunktion nachzuweisen, die sich nach Trainingspause allerdings auch wieder schnell verschlechtert. Beispielsweise untersuchten Fuchsjager-Mayrl und Mitarbeiter [28] Typ-1-Diabetiker (insulinpflichtig) mit hohem Arteriosklerose-Risiko nach 2 und 4 Trainingsmonaten sowie nach 8 Monaten Trainingspause. Die zunächst festgestellte signifikante trainingsbedingte Gefäßerweiterung (A. brachialis) war nach der Trainingspause nicht mehr zu registrieren.

Schon 1984 fanden Diehm und Mitarbeiter nach 3-monatiger Trainingseinstellung die günstigen trainingsbedingten Fließeigenschaften des Blutes bei Patienten mit Durchblutungsstörungen an den Beinen (periphere arterielle Verschlusskrankheit) nicht mehr (s. Kap. 6). Es lag bei Trainingsmangel wieder die schlechte Ausgangslage vor. Auch hier zeigt sich erneut, dass ein **lebenslanges Ausdauertraining** notwendig ist, um vorzeitige Alterungsprozesse mit Funktionseinschränkung der Organe zu vermeiden.

## 15.4 Bedeutung der Endothelfunktion für die Gefäße

Noch bis vor wenigen Jahren galten die Gabe von Betablockern und ein körperliches Training bei **chronischer Herzinsuffizienz** als kontraindiziert, bis in letzter Zeit aufgrund von Studienergebnissen ein Umdenken erfolgte. Bei der Herzinsuffizienz sind besonders eine hohe sympathische Aktivität mit eng gestellten Gefäßen und Pulserhöhung neben einer Endotheldysfunktion auffällig. Durch ein dosiertes tägliches Ausdauertraining konnten auch bei diesen Patienten eine verbesserte Endothelfunktion mit Gefäßweitstellung, eine höhere maximale Sauerstoffaufnahme und auch subjektiv eine bessere körperliche Belastbarkeit erreicht werden [43].

In einer Analyse von 9 randomisierten, kontrollierten Studien, in denen Patienten mit einer chronischen Herzinsuffizienz (Auswurffraktion im Mittel 27%) ein mindestens 8-wöchiges Training (strammes Gehen, Radfahren) durchführten, wurde eine Abnahme der Sterblichkeit um 35% festgestellt [27]. Auch Krankenhausaufnahmen waren seltener. Männer und Frauen aller Altersklassen mit chronischer Herzinsuffizienz unterschiedlicher Ursache können demnach ihr Leben durch ein dosiertes Ausdauertraining verlängern. Die Autoren empfehlen, sich mindestens an 2–4 Tagen der Woche mit 50–80% der maximalen Leistungsfähigkeit jeweils 30–60 Minuten zu belasten.

Eine andere Meta-Analyse kommt zu dem Ergebnis, dass sowohl ein intensives als auch moderates Training das **Schlaganfallrisiko** um etwa ein Viertel herabsetzen kann [70]. Kurl und Mitarbeiter [66] fanden auch hinsichtlich des Schlaganfallrisikos eine Verminderung abhängig vom Fitnessgrad, gemessen anhand der maximalen Sauerstoffaufnahme im Ergometertest. Eine Erklärung dafür könnte das Ergebnis eines interessanten Experiments von Endres und Mitarbeiter [25] an 3 Gruppen von Labormäusen darstellen. Eine Gruppe musste auf einem motorisierten Laufband 12 m/min 30 Minuten lang, also 360 m jeweils an 5 Tagen pro Woche über einen Zeitraum von 3 Wochen laufen. Die Mäuse der zweiten Gruppe befanden sich einzeln in Käfigen mit einem Laufrad, das mit einem Zähler versehen war. Diese Tiere liefen spontan vorwiegend nachts und kamen dabei durchschnittlich auf 4,3 km täglich. Die dritte Gruppe von Mäusen wurde unter üblichen Bedingungen in Käfigen ohne Laufband gehalten. Nach 3 Wochen wurde bei allen Mäusen in Narkose durch einstündige Unterbindung (Nylonfaden) einer Hirnarterie (A. cerebri media sin.) ein Schlaganfall ausgelöst. Die Auswertung ergab bei beiden Trainingsgruppen ein um ein Drittel kleineres Schlaganfallvolumen mit geringeren neurologischen Ausfallserscheinungen im Vergleich zur Kontrollgruppe. Als Grund für das bessere Ergebnis der trainierten Mäuse fanden die Autoren eine gesteigerte Aktivität der endothelialen NO-Synthase mit gesteigerter Gefäßweitstellung durch Acetylcholingabe.

> Auch hier zeigt sich wieder die Bedeutung des Endothels mit der prognostisch wichtigen NO-Bildung, positiv beeinflussbar durch ein Ausdauertraining! Selbst wenn schon Gefäßwandveränderungen an der Halsschlagader vorliegen, so ist das Fortschreiten der Arteriosklerose bei gutem Trainingszustand („Fitness"), gemessen durch einen maximalen Fahrradergometertest mit gleichzeitiger maximaler Sauerstoffaufnahme, verzögert [68].

Lange bekannt ist die verbesserte Hirndurchblutung während des Laufens [51, 53, 57].

### „Dem Infarkt und dem Kardiologen davonlaufen, joggen statt stenten"

So wurde ein Bericht vom Kongress der American Heart Association in Chicago im November 2002 in der Münchner Medizinischen Wochenschrift Nr. 49/2002 überschrieben. Die darin zitierte Studie aus dem

Herzzentrum Leipzig [45] legt nahe, dass bei stabiler KHK konservative Maßnahmen, vor allem Ausdauertraining, in ihrer Auswirkung bisher unterschätzt wurden. 101 Patienten mit stabiler koronarer Herzkrankheit wurden aufgeteilt. Die eine Hälfte erhielt neben Medikamenten eine Ballonerweiterung (PTCA = perkutane transluminale koronare Angioplastik)) der relevanten Gefäßengstellen mit zusätzlicher Stent-Versorgung. Die andere Hälfte blieb ohne Ballonerweiterung, unterzog sich allerdings einem intensiven Training über einen Zeitraum von einem Jahr. In den ersten 2 Wochen wurde unter EKG-Kontrolle täglich jeweils 10 Minuten auf dem Fahrradergometer stationär trainiert, danach zu Hause an mindestens 6 Tagen pro Woche jeweils 20 Minuten mit 70% der maximalen Pulsfrequenz.

Nach einem Jahr zeigten beide Gruppen eine deutlich verbesserte Belastbarkeit. Die mit Stent versorgten, nicht trainierenden Patienten hatten jedoch signifikant mehr Komplikationen wie zunehmende Herzschmerzen mit stationärer Aufnahme, 15% Restenose-Rate der Stents, Herzinfarkt oder notwendige Bypassoperation.

Eindrucksvoll war auch der **Kostenvergleich**: 7.000,– EUR bei den Stentbehandelten, 3.700,– EUR in der Trainingsgruppe pro Jahr! Die Kosten in der Trainingsgruppe wären im Vergleich noch niedriger ausgefallen, wenn nicht anfangs aus Sicherheitsgründen stationär trainiert worden wäre.

Darüber hinaus ist zu berücksichtigen, dass die Ballonerweiterung mit Stent-Versorgung wie auch die Bypassoperation lediglich eine Reparatur darstellen, ohne den ursächlichen arteriosklerotischen Prozess zu verzögern. Hier wirken ein regelmäßiges Ausdauertraining, eine cholesterinarme Kost, gegebenenfalls bestimmte cholesterinsenkende (Statine) und blutdrucksenkende Medikamente. Doch gibt es kein Medikament, das so preiswert ist wie Ausdauertraining und gleichzeitig über derartig viele Wirkprinzipien das Herz-Kreislauf-System, vor allem bei bereits vorliegenden arteriosklerotischen Erkrankungen, positiv beeinflusst:

- Hemmende Auswirkung auf ein Fortschreiten der Arteriosklerose über eine Verbesserung im Insulin- und Fettstoffwechsel, verbesserte Endothelfunktion mit gesteigerter Durchblutung (s.o.), teilweise Rückbildung der Gefäßengstellen [44, 62, 86, 87]
- Geringere Verschlussrate durch Training nach Bypassoperation [84]; Risiko einer erneuten Gefäßeinengung nach Ballonerweiterung (PTCA) bei einem HDL-Spiegel unter 40 mg/dl 4-fach höher (HDL steigt durch Ausdauertraining)
- Trainingsbedingt verminderte Zusammenlagerung der Blutplättchen [19, 106, 116] und erhöhte fibrinolytische Aktivität [121, 123] mit verminderter Thrombosegefahr
- Der Umgehungskreislauf über Kollateralgefäße wird bei Gefäßengen bzw. Gefäßverschlüssen durch Ausdauertraining gefördert, wobei die Kollateralgefäße beim Menschen schon vorgebildet sind und etwa 3 Monate zur Entwicklung (Eröffnung) brauchen [118].
- Ausdauertraining setzt den sympathischen Antrieb herab, damit Puls- und Blutdrucksenkung sowie Dämpfung der Thrombozytenaggregation [74]; verbesserte Stresstoleranz
- Günstige Beeinflussung der Arteriosklerose fördernden Entzündungsmarker [1, 18, 29, 125]

Die Entzündungsmarker wie C-reaktives Protein (s. Abb. 15.2), Fibrinogen usw. scheinen bei einer Erhöhung einen Herz-Kreislauf-Risikofaktor neben den „klassischen" Risikofaktoren (s. Tab. 15.3) darzustellen und durch Ausdauersport ebenfalls günstig zu beeinflussen zu sein [1, 18, 29, 125]. Unklar bleibt, ob diese Entzündungsfaktoren eigenständig für ein Fortschreiten der Arteriosklе-

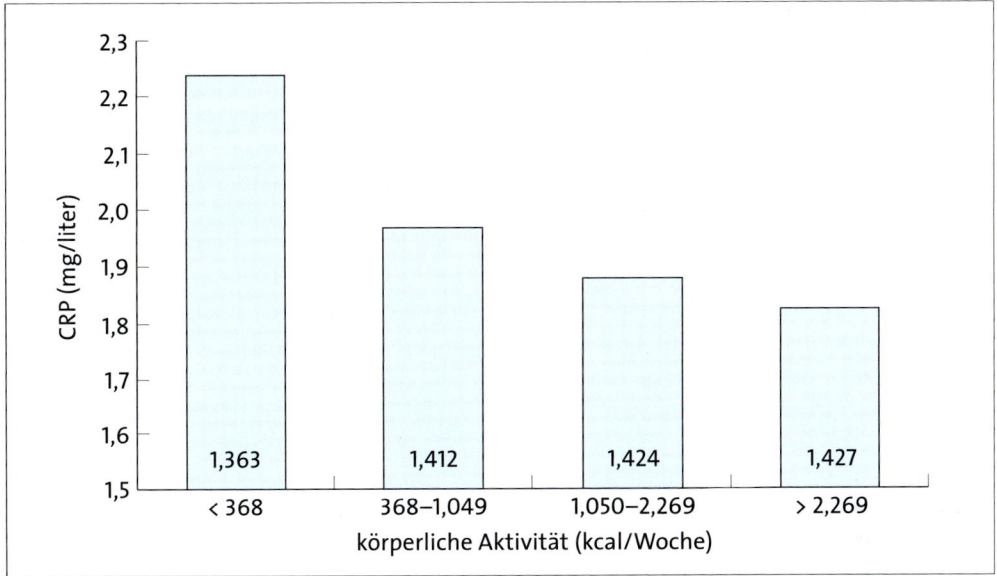

**Abb. 15.2:** Der Entzündungsmarker CrP als Hinweis für einen arteriosklerotischen Prozess liegt um so niedriger, je mehr Kilokalorien durch körperliche Aktivität verbraucht werden, [nach 29].

rose verantwortlich sind, oder lediglich den aktiven Prozess des atherogenen Fortschreitens in der Gefäßwand widerspiegeln.

## 15.5 Lebenserwartung und Ausdauertraining

„Survival of the fittest – more evidence" (Überleben der Leistungsfähigsten – mehr Beweis), so überschrieb G.J. Balady [6] sein Editorial zu der viel beachteten Untersuchung von Myers und Mitarbeitern [80] über den prognostischen Faktor des Fitnessgrades. Das Forscherteam von der Stanford-Universität (Palo Alto/Kalifornien) hatte 6.213 Männer im Durchschnittsalter von 59 Jahren, die in ihre kardiologische Klinik zum Fahrradergometertest gekommen waren, in 2 Gruppen unterteilt: diejenigen mit krankhaftem Testergebnis bzw. Herz-Kreislauf-Vorerkrankung (3.679 Teilnehmer) sowie solche mit normalem Test und gesundem Herzen (2.534 Personen). Endpunkt der Untersuchung war die Gesamtsterblichkeit in einem Beobachtungszeitraum von durchschnittlich 6,2 Jahren (s. Abb. 15.3).

In diesen 6 Jahren starben 1.258 überwiegend ältere Personen, entsprechend einer jährlichen Sterblichkeitsrate von 2,6%. Abgesehen vom Alter erwies sich die maximale körperliche Leistungsfähigkeit hinsichtlich des Sterblichkeitsrisikos als bedeutendster prognostischer Faktor in beiden Gruppen, ob herzkrank oder nicht. Damit war die Fitness, was die Abschätzung des Sterblichkeitsrisikos betrifft, aussagekräftiger als die klassischen Risikofaktoren Bluthochdruck, Zuckerkrankheit und Zigarettenrauchen. So war das Sterblichkeitsrisiko beispielsweise bei einem ergometrisch hoch belastbaren durchtrainierten Bluthochdruckkranken nur halb so groß wie bei einem untrainierten mit geringer Leistung im Ergometertest.

Eine Untersuchung einschließlich Belastungs-EKG (maximal bis zur Erschöpfung) an 5.721 beschwerdefreien Frauen im Durchschnittsalter von 52 Jahren (± 11 Jahre) bestätigte nach einer 8-jährigen Beobachtungszeit das bei Männern gewonnene Resultat:

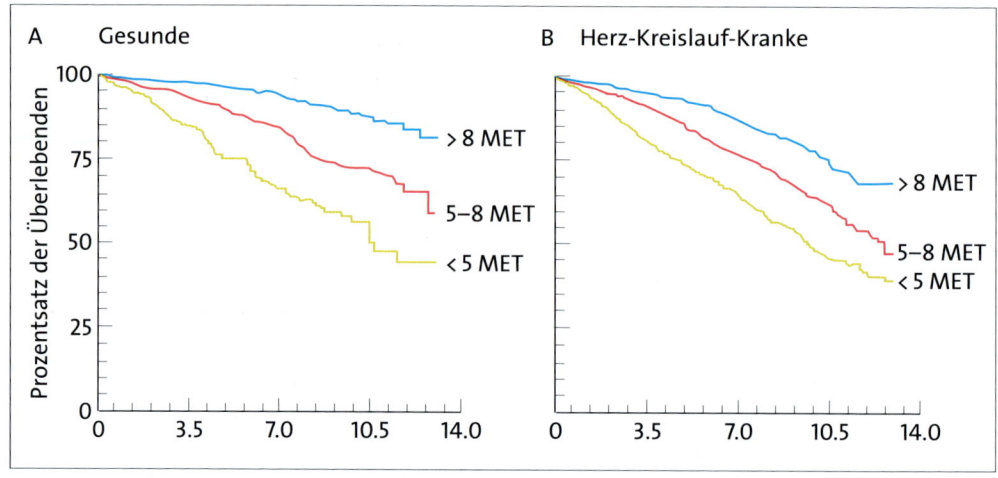

**Abb. 15.3:** Für Gesunde (linke Abbildung) wie auch für Herz-Kreislauf-Kranke (rechts) gilt: Je höher die Belastbarkeit (gemessen in MET, metabolische Einheiten) beim Laufbandtest, desto geringer ist der Prozentsatz der Todesfälle in den nachfolgenden Jahren (desto höher die Anzahl der Überlebenden). „Survival of the fittest", die Fittesten überleben länger [nach 80].

Auch Frauen mit der geringsten Belastbarkeit im Ergometertest haben das höchste Sterberisiko [37].

Bei jungen Erwachsenen, Frauen und Männer im Alter zwischen 18 und 30 Jahren, die 1985/86, 1992/93 sowie 2000/2001 jeweils auf dem Laufband getestet wurden, fanden Carnethon und Mitarbeiter [15] in der 15-jährigen Studienperiode eine 3- bis 6-fach häufigere Entwicklung eines Diabetes, eines Bluthochdrucks und eines metabolischen Syndroms bei denen mit dem niedrigsten Fitnessgrad im Gegensatz zu denen mit der besten Fitness. Es hat sich auch in einer anderen Sudie [78] gezeigt: Je höher die Intensität und je länger die Belastungsdauer, desto größer ist die Risikoherabsetzung

In älteren Studien wird häufig lediglich die körperliche Aktivität mit der Inaktivität verglichen, wobei das Risiko für eine Herz-Kreislauf-Erkrankung dann für den Inaktiven weniger dramatisch erhöht erscheint. Blair und Mitarbeiter [12] kritisieren mit Recht einen solchen Vergleich wegen mangelnder Objektivität und geringerer Zuverlässigkeit als die Bestimmung des Fitnessgrades über eine maximale Ergometerbelastung. In der prospektiven Studie von Blair und Mitarbeitern [12] zeigte sich beispielsweise, dass das Sterblichkeitsrisiko um 44% sank, wenn die bei der maximalen Laufbandbelastung als „unfit" eingestuften Männer sich bis zur Kontrolluntersuchung nach rund 5 Jahren „fit" trainierten. Dabei bedeutete jede Minute, die sie bei dem zweiten Maximaltest auf dem Laufband länger durchhielten, eine Abnahme des Sterblichkeitsrisikos um 7,9%. Eine Herabsetzung der Sterblichkeit im Beobachtungszeitraum fand sich sowohl für Gesunde als auch für Kranke.

### 15.5.1 Bewiesen: Langläufer leben länger!

Lange Zeit wurde eine hohe Lebenserwartung nur auf eine **günstige Erbanlage** zurückgeführt. Das Motto der Ausdauersportler „Langläufer leben länger" wurde wegen fehlender Beweise angezweifelt. Die begeisterten Langstreckler fügten kurzerhand zu den 3 „L" für „Langläufer leben länger" noch ein viertes „L" für „lustig" hinzu. Langläufer leben länger lustig, sind im Alter noch leistungsfähig, weniger depressiv, haben weniger „Bewegungsmangelkrankheiten" und mittlerweile doch nachgewiesen eine höhere Lebenserwartung.

Zur Frage der Erbanlage ist eine Studie an finnischen Zwillingen mit einer Beobachtungszeit von 17 Jahren veröffentlicht worden [65]. Danach wurde das Sterberisiko bei den regelmäßig körperlich aktiven Zwillingen um 24% gesenkt. Selbst bei den gelegentlich aktiven Zwillingspartnern war das Sterblichkeitsrisiko noch um 20% herabgesetzt (s. Abb. 15.4). Somit bewirkt **regelmäßige körperliche Aktivität** trotz einer genetischen Komponente der Langlebigkeit eine **Risikoreduktion**.

**Erbfaktoren** konnten für die verminderte Sterblichkeit durch Training bei der oben zitierten Studie von Blair und Mitarbeitern [12] nicht verantwortlich gemacht werden, zumal diejenigen Männer, die bei der Erstuntersuchung unfit, bei der Nachuntersuchung 5 Jahre später jedoch trainingsbedingt fit waren, wie erwähnt, ein um 44% niedrigeres Sterberisiko hatten als diejenigen, die weiterhin bei Trainingsmangel unfit blieben. Auch in einer anderen Untersuchung konnte die Arbeitsgruppe um Blair [13] trotz des Vorkommens einer koronaren Herzkrankheit mit und ohne Herzinfarkt bei Frauen und Männern mit zunehmendem Fitnessgrad eine Abnahme der Todesfallrate feststellen.

Paffenbarger und Mitarbeiter [89] konnten bei ihrer Untersuchung an 16.936 ehemaligen Studenten der Havard-Universität in Boston ebenfalls keinen Einfluss der Erbmasse auf den bewegungsbedingten Rückgang des Sterblichkeitsrisikos registrieren. So reduzierte sich die Todesrate unter jenen Aktiven, deren Eltern vor Erreichen des 65. Lebensjahres starben, um 25%. Als Hauptfeinde eines langen Lebens erwiesen sich erhöhter Blutdruck, Zigarettenrauchen und sitzende Lebensweise. Doch sank die Sterblichkeit auch bei Rauchern (um 30%), wenn sie durch schnelles Gehen von 32 km pro Woche 2.000 kcal. verbrauchten. Personen mit hoher Fitness haben trotz Rauchens oder trotz eines erhöhten Blutdrucks oder Choles-

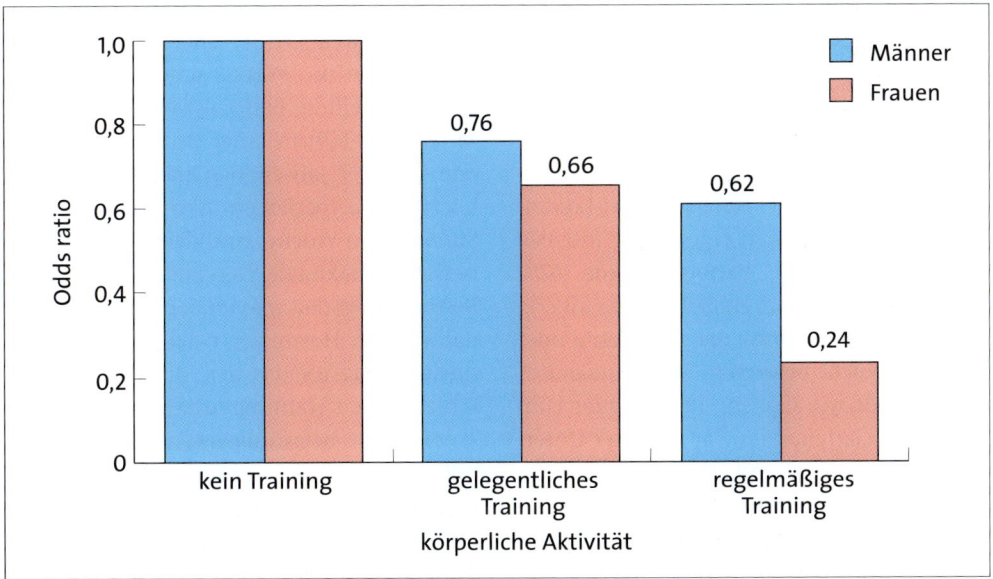

**Abb. 15.4:** Bei den untersuchten 286 männlichen und 148 weiblichen Zwillingspaaren im Alter zwischen 25 und 64 Jahren zeigt sich im Beobachtungszeitraum von 1977 bis 1994, dass die Wahrscheinlichkeit (Odds ratio), frühzeitig zu sterben, mit der Häufigkeit körperlicher Aktivität auch unter Berücksichtigung von Rauchen, Alkohol und beruflicher Tätigkeit abnimmt [nach 65].

terins ein geringeres Sterberisiko als Personen ohne diese Risikofaktoren, aber mit einem niedrigen Fitnessgrad im Belastungstest, wie die Arbeitsgruppe um Blair [11] 1996 in der renommierten Fachzeitschrift JAMA veröffentlichte.

> Diese Ergebnisse bestätigen erneut den positiven Effekt eines Ausdauertrainings auf die Lebenserwartung auch bei bereits vorliegenden Herz-Kreislauf-Risiken. Wer noch nicht fit ist, hat also gute Chancen, seine Lebenserwartung durch ein fast tägliches Ausdauertraining zu verbessern.

### 15.5.2 Welches Lauftraining ist hinsichtlich der Lebenserwartung anzuraten?

„Welches Niveau an körperlicher Aktivität schützt gegen vorzeitigen Herz-Kreislauf-Tod?", so titulieren Yu und Mitarbeiter [124] eine 2003 in der kardiologischen Fachzeitschrift Heart veröffentlichte Studie an 1.975 Männern im Alter zwischen 49 und 64 Jahren, die zu Studienbeginn noch keine koronare Herzkrankheit bzw. keinen Herzinfarkt aufwiesen. Im Beobachtungszeitraum von 11 Jahren starben 13% der Männer, rund 3 Viertel davon an einer Herz-Kreislauf-Erkrankung. Männer, die sich regelmäßig intensiv sportlich betätigten, hatten ein um 62% niedrigeres Risiko, an einer Herzerkrankung zu sterben, als Männer, die sich wenig oder überhaupt nicht bewegten. Eine „moderate" Muskelarbeit wie Golfen, Tanzen oder Umgraben bei Gartenarbeit war in dieser Untersuchung unzureichend im Gegensatz zu Treppensteigen, Schwimmen und Jogging.

Auch Lee und Mitarbeiter [73] kritisieren die bisherige Empfehlung, sich fast täglich mindestens 30 Minuten „moderat" mit 3 METs („metabolic equivalents") oder mehr zu bewegen, wobei etwa 1.000 kcal/Woche verbraucht werden. (Die in den USA häufig verwendete Einheit 1 MET = 3,5 ml Sauerstoffaufnahme pro kg Körpergewicht und Minute entspricht der Sauerstoffaufnahme im Sitzen. 4–6 METs entsprechen etwa einer moderaten Belastung von 75–100 Watt. 6 METs werden beim Schwimmen und langsamen Radfahren, etwa 10 METs beim Jogging tempoabhängig benötigt.) Nach der Untersuchung von Lee und Mitarbeitern [73] an 7.337 Männern im Durchschnittsalter von 66 Jahren bei einem Beobachtungszeitraum von 7 Jahren ist nicht eine bestimmte MET-Zahl, sondern das Anstrengungsempfinden (Borg-Skala) während der körperlichen Belastung entscheidender hinsichtlich der Entwicklung einer koronaren Herzkrankheit. Diese trat in der Untersuchung bei einem als „etwas stark" und „stark" eingestuftem Belastungsempfinden weniger häufig auf als bei einem „moderaten" Belastungsprogramm, das allerdings immer noch effektiv war.

In Bezug auf die Belastungsintensität mit der Aussicht auf Langlebigkeit scheinen 6 oder mehr METs nach Lee und Mitarbeitern [72] besonders effektiv zu sein. 6 metabolische Einheiten (METs) über die Dauer von 2,5 Stunden pro Woche scheinen zu genügen. So stellten beispielsweise Lakka und Mitarbeiter [69] in einer Beobachtungsperiode von 4,9 Jahren bei Männern mit der höchsten körperlichen Aktivität (über 2,2 Stunden pro Woche) und dem höchsten Fitnessgrad (maximale Ergometerbelastung mit Bestimmung der maximalen Sauerstoffaufnahme) ein Herzinfarktrisiko fest, das 69% niedriger lag als das der Männer mit dem schlechtesten Trainingszustand.

Höhere Belastungsintensität bedeutet höheres Herzinfarktrisiko, sollte man meinen. Mittleman und Mitarbeiter [82] registrierten wohl mehr Herzinfarkte bei bzw. innerhalb 1 Stunde nach körperlichen Aktivitäten mit 6 oder mehr METs, also durch einen Energieverbrauch, der dem 6fachen des Grundumsatzes entspricht und mit

Schwitzen einhergeht. Doch lag die erhöhte Herzinfarktrate nur bei denen vor, die diese körperliche Belastung nicht gewohnt waren. Giri und Mitarbeiter [32] bestätigten diese Beobachtung vor allem bei inaktiven Personen mit vielen Risikofaktoren. Wird einmal wöchentlich eine derartige Muskelbetätigung (6 METs oder mehr) durchgeführt, so sinkt die Herzinfarktrate bereits dramatisch und ist bei einer Belastungshäufigkeit von über 4-mal pro Woche am niedrigsten [82]. Auch der plötzliche Herztod war in einer prospektiven Studie von Albert und Mitarbeiter [3] bei einer Beobachtungszeit von 12 Jahren seltener, wenn die körperliche Anstrengung gewohnt war (s. Kap. 14.2).

Das Team um Blair [14] aus dem Cooper-Institut in Dallas kommentiert im American Journal of Clinical Nutrition die Entwicklung der Trainingsempfehlungen und fragt in der Artikelüberschrift „How much is enough?" (Wie viel ist genug?). Die Expertengruppe um Blair meint ebenfalls, dass die bisherige Empfehlung von täglich 30 Minuten körperlicher Aktivität mit moderater Intensität für einige Personen nicht ausreichend sein könnte, um einer ungesunden Gewichtszunahme vorzubeugen. Allgemein würden Personen, die sich mehr als 30 Minuten täglich körperlich betätigen, wahrscheinlich zusätzliche gesundheitliche Vorteile erzielen.

> Neben einem Ausdauertraining sollte man mindestens 2-mal wöchentlich muskelkräftigende Übungen und Dehnungsübungen durchführen, um neben der Ausdauer auch die Muskelkraft und die Beweglichkeit (Gelenkigkeit) zu verbessern bzw. zu erhalten und die Lebensqualität zu fördern.

**„Jeder zweite Jogger riskiert Kopf und Kragen"**
Diese Schlussfolgerung zog ein Medizinjournalist in einer großformatigen Schlagzeile in Medical Tribune am 07.11.2003. Jeder zweite Jogger würde in einem „kritischen Laktat-Bereich" trainieren, wie eine Untersuchung der Sporthochschule Köln ergeben hätte, die der AOK-Bundesverband initiiert hat. Danach hatten 48% nach dem Trainingslauf einen Laktatspiegel von weniger als 2 mmol/l, was als „normal" bezeichnet wurde, 24% wurden zwischen 2 und 4 mmol/l als „grenzwertig" und 28% mit über 4,1 mmol/l als „erhöht" eingestuft! Dieses harmlose und erwartete Ergebnis produzierte, abgeschwächt auch in anderen Zeitungen und Zeitschriften, durch tendenziöse Auslegung bei einer gezielten Pressekonferenz eine derartig dramatische Schlagzeile in riesigen Lettern! Nicht veröffentlicht wurde mein Leserbrief, in dem ich unter anderem darauf hinwies, dass dieser Artikel wieder einmal die **3 Hauptgefahren des Joggers** demonstriert:
- Hund
- Verkehr
- Presse (zumindest psychologisch, falls manche Läufer derartige Horrorgeschichten ernst nehmen, was bei Informierten glücklicherweise nicht der Fall ist.)

> Laktatspiegel unter 2 mmol/l sind bei sehr langsamen Regenerationsläufen üblich und sind weniger trainingseffektiv als Spiegel zwischen 2 und 4 mmol/l (noch im aeroben Bereich!), die geradezu ideal sind, um einen hohen Fitnessgrad zu erzielen, der den zitierten Studien entsprechend die beste Prognose hinsichtlich Herz-Kreislauf-Krankheiten und Lebenserwartung hat. Eine weitere Steigerung des Fitnessgrades ist durch gelegentliche anaerobe Läufe, z.B. Tempoläufe in Intervallform, „Fartlek", Berganläufe, zu erreichen, wobei die Laktatspiegel vorübergehend in den anaeroben Bereich von über 4 mmol/l schnellen (s. Abb. 15.5) [zusammenfass. Darstellung in 60].

Nicht dramatisch, sondern gewollt, um aus dem „Trainingsschlappschritt" herauszu-

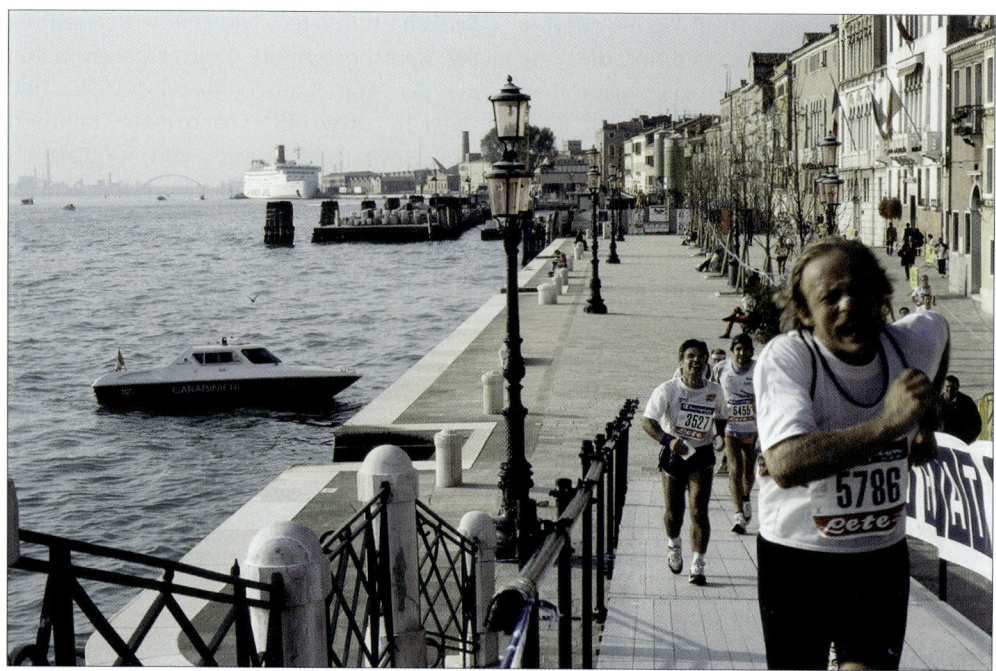

**Abb. 15.5:** Kurze Anstiege, wie hier an den Brücken des Venedig-Marathons, lassen den Laktatspiegel vorübergehend hochschnellen – für Gesunde ungefährlich, jedoch unangenehm, wenn vorher nicht zusätzlich anaerob (Tempo- und Bergläufe) trainiert wurde, erkennbar am Gesichtsausdruck der Läufer.

kommen, aber unnötig, wenn man lediglich gesundheitliche Aspekte beim Lauftraining verfolgt. Im Übrigen kann bereits bei einem 100-m-Sprint der Laktatspiegel auf 8–10 mmol/l bei vollen Glykogenspeichern hochschnellen. Die Halbwertszeit von Laktat beträgt durchschnittlich rund 10–15 Minuten, das heißt, nach 15 Minuten Ruhe bzw. sehr langsamem „Auslaufen" ist er auf die Hälfte des Ausgangswertes abgefallen, z.B. von 6 mmol/l Ausgangswert nach einem Endspurt auf 3 mmol/l etwa 15 Minuten nach dem Zieleinlauf. Der Laktatspiegel erreicht also relativ schnell wieder den Ruhewert und ist nicht, wie viele Läufer meinen, am nächsten Tag nach der Anstrengung noch erhöht!

**Spitzenport und Lebenserwartung**

Spitzensport mit teil- und phasenweise massiv erhöhten Laktatspiegeln, 400- und 800-m-Läufen bis 24 mmol/l (!), wirkt sich nicht ungünstig auf die Lebenserwartung aus. Im Gegenteil, Schnohr [100] stellte bei männlichen Athleten und Karvonen und Mitarbeiter [58] bei Skilangläufern eine erhöhte Lebenserwartung fest. Nach Sarna und Mitarbeitern [97] betätigten sich über 60% früherer Topathleten auch später sportlich in der Freizeit oder im Wettkampf.

Kujala und Mitarbeiter [64] werteten Krankenhausaufenthalte zwischen 1970 und 1990 von insgesamt 2.049 männlichen Athleten aus, die Finnland zwischen 1920 und 1965 bei internationalen Wettkämpfen vertreten hatten, und verglichen diese mit einer altersentsprechenden Kontrollgruppe, die zum Zeitpunkt ihrer Musterung im Alter von 20 Jahren als gesund eingestuft wurde. Dem gegenüber hatten die Ausdauersportler 29% weniger Krankenhaustage, Kraftsportler 5% weniger und bei gemischter sportlicher Betätigung 14% weniger Krankenhaustage. Auffallend war, dass die Ausdauersportler bei der

Krankenhausaufnahme durchschnittlich älter waren. Man könnte daraus schließen, dass bei Ausdauertraining ein längeres Leben ohne Krankenhausaufenthalt möglich ist. Auch während des letzten Lebensjahres der Ausdauersportler war weniger häufig ein Krankenhausaufenthalt erforderlich als bei den inaktiven Kontrollpersonen. Es scheint also etwas dran zu sein: **Ausdauersportler sterben gesünder!** Dabei ist anzumerken, dass die Ausdauersportler im Vergleich zur Kontrollgruppe ein um 70% niedrigeres Risiko hatten, eine koronare Herzkrankheit zu entwickeln. Wegen einer Krebserkrankung mussten die Sportler nur halb so oft ins Krankenhaus wie die Inaktiven.

Bei den Elitesportlern stellten Kujala und Mitarbeiter [63] neben einer seltener aufgetretenen koronaren Herzkrankheit auch eine geringere Häufigkeit von Diabetes und Bluthochdruck fest. Mengelkoch und Mitarbeiter [79] untersuchten nach einer insgesamt 20-jährigen Beobachtungsperiode 15 Läufer und 6 Wettkampfgeher, die alle bei regionalen, nationalen und internationalen Wettkämpfen wenigstens Platz 1–3 erreichten. Das Alter bei der letzten Untersuchung lag zwischen 60 und 92 Jahren. Die Athleten blieben ständig im Training, sodass erwartungsgemäß auch die Herz-Kreislauf-Risikofaktoren über die Jahre hinweg niedrig blieben.

**Durchhalten**

Durchhalten ist entscheidend, was auch die Forschungsgruppe um Schnohr [101] feststellte. Sie untersuchte in der prospektiven Kopenhagen-Herzstudie eine Untergruppe von 4.658 Männern im Alter zwischen 20 und 79 Jahren, die noch keinen Herzinfarkt durchgemacht hatten, zwischen 1976 und 1978 sowie zwischen 1981 und 1983. Danach wurde sie weiter bis 1998 beobachtet. Bei der Erstuntersuchung gaben 217 Männer an, regelmäßig zu joggen, 5 Jahre später nur noch 96. Zwischen den Terminen fingen 106 Männer mit dem Joggen an, sodass über die Jahre hinweg die Gesamtzahl der Läufer etwa konstant blieb. Eine signifikante Herabsetzung des Sterberisikos im Beobachtungszeitraum um 63% gegenüber den Nichtläufern fand sich aber nur in der Gruppe, die sich bei beiden Untersuchungsterminen weiterhin zum regelmäßigen Joggen bekannten.

In einer experimentellen Untersuchung [102] an körperlich bislang inaktiven Männern im Alter zwischen 53 und 76 Jahren ohne wesentliche Vorerkrankung konnte gezeigt werden, dass durch ein Laufbandtraining 3-mal wöchentlich 30–45 Minuten nach vorangegangener 10-minütiger Aufwärmgymnastik über einen Zeitraum von 24–32 Wochen neben einer Verbesserung der maximalen Sauerstoffaufnahme eine Verbesserung bestimmter Herzwerte wie z.B. Ejektionsfraktion (Auswurfleistung der linken Herzkammer) zu erzielen sind. Zum Vergleich dienten gleichaltrige Läufer, die monatlich zwischen 50 und 250 Meilen (80–400 km) zurücklegten und im Gegensatz zu den bisher Inaktiven jetzt ihr Training für 12 Wochen einstellten. Die bei der Ausgangsuntersuchung gemessenen, trainingsbedingt überdurchschnittlichen Werte fielen fast auf das Niveau inaktiver Personen. Die Verbesserung durch Lauftraining der ehemals Inaktiven lag in ähnlicher Größenordnung wie die Verschlechterung der Seniorenläufer nach Einstellen ihres Trainings.

Das Ergebnis ist tröstlich für diejenigen, die sich erst im Seniorenalter zu einem Lauftraining entschließen, muss aber nachdenklich stimmen, wenn man eine Trainingspause in Erwägung zieht.

## 15.6 Schlussfolgerung

In der international anerkannten englischsprachigen Fachliteratur wird mittlerweile von einer „compelling evidence", von einer zwingenden Beweislage gesprochen, dass viele in der Wohlstandsgesellschaft frühzeitig wegen eines Bewegungsmangels sterben. Wie anhand der zahlreichen, oben beispielhaft angeführten Studien zu ersehen ist, sind die Wirkmechanismen einer trainingsbedingten Lebensverlängerung auch erklärbar, Verbesserung der Endothelfunktion, des Fettstoffechsels, der Insulinwirkung usw.

> Um eine optimale **Trainingsempfehlung** zu geben, muss aufgrund der Studienlage nicht nur der Kalorienverbrauch durch Muskelarbeit berücksichtigt werden, sondern auch eine gewisse Belastungsintensität zur Steigerung bzw. Erhaltung eines relativ hohen Fitnessgrades angestrebt werden.

Läufer, ob gesund oder krank, mit nicht eingehaltenem Laufverbot vom Arzt haben die „wohltuende Strapaze" (Van Aaken) schon immer auch ohne den wissenschaftlichen Nachweis geschätzt. Seit der überzeugenden und für Läufer sehr erfreulichen Veröffentlichung der Arbeitsgruppe um Paffenbarger 1986 [89], hatte ich meinen Patienten einen wöchentlichen Verbrauch von mindestens 2.000 kcal durch Walking oder Jogging empfohlen. Entsprechend der Studie an ehemaligen Harvard-Studenten würden 2.000 kcal etwa nach einer Wegstrecke von 30 km/Woche verbrannt (ohne Berücksichtigung von Körpergewicht, Geschwindigkeit, Gegenwind, Bergstrecke usw.), beispielsweise täglich 5 km Jogging oder Walking (1 Tag Pause pro Woche) (s. Tab. 15.6 und 15.7).

„Von Null auf 42" (in 12 Monaten zum New-York-Marathon) hieß ein TV-Projekt. „Unser Projekt ist die Dokumentation einer dramatischen körperlichen und mentalen Veränderung", war auf der Webseite des SWR zu lesen. „In dieser kurzen Zeit vom Stubenhocker zum Marathonläufer?", hat sich so mancher Langstreckler mit langjähriger Erfahrung gefragt, als er die 3-teilige Fernsehsendung, vor allem mit den auftretenden orthopädischen Problemen, sah.

Muss man überhaupt einen Marathon gelaufen sein? Der Lauf selbst ist zumindest aus orthopädischer Sicht bei Grenzbelastung bzw. Überlastung des Bewegungsapparates nicht gesund, unter Hitzebedingungen und individuellen Fehlern (zu hohes Tempo, ungenügende Flüssigkeitszufuhr, Laufen mit Infekt usw.) auch aus internistischer Sicht ungesund. Das langsam aufgebaute Training zum Marathon erfüllt dagegen alle positiven Aspekte der oben zitierten Studien. Zusätzlich kommen noch **Erlebniswerte**, die mit keiner naturwissenschaftlichen Methode zu erfassen sind. Doch ist nicht jeder für den Marathon geeignet. So hatten Hootman und Mitarbeiter [54] bei 4.034 männlichen und 967 weiblichen Sporttreibenden festgestellt, dass das Verletzungsrisiko mit zunehmender Dauer der körperlichen Aktivität und mit zunehmendem kardiorespiratorischen (Herz- und Lungenfunktion betreffend) Fitnessgrad ansteigt. Die Autoren plädieren für Walking, da hier ein geringeres Verletzungsrisiko als beim Laufen besteht. Aus internistischer Sicht ist allerdings einzuwenden, dass der erreichbare Fitnessgrad als wichtiger Parameter hinsichtlich der positiven Beeinflussung von Herz-Kreislauf-Risikofaktoren durch Lauftraining höher und mit weniger Zeitaufwand erzielbar ist.

> Auch was das Risiko von nicht orthopädischen Laufproblemen, vor allem lebensbedrohlichen, betrifft, so liegen, wie im Buch geschildert, häufig individuelle Fehler vor. Aufklärung und eine qualifizierte ärztliche Untersuchung einschließlich maximaler (!) symptomlimitierter Ergometrie (Belastungs-EKG) und möglichst auch Echokardiographie sind wichtiger als Pulsmessung und Laktatbestimmung!

## 15.6 Schlussfolgerung

Um auch aus gesundheitspolitischer Sicht mehr bequeme, vielleicht auch schon kranke Zeitgenossen zu mehr ausdauernder Muskelarbeit überzeugender zu **motivieren**, sollten Ärzte mit gutem Beispiel vorangehen. Dass auch Ärzte von einem Lauftraining profitieren, soll abschließend anhand einer Studie von Darga und Mitarbeitern [21] demonstriert werden: 4.112 Mitgliedern der American Medical Joggers Association, vergleichbar dem deutschen Verband langlaufender Ärzte und Apotheker, wurde ein Fragebogen zugesandt. 1.269 Ärzte antworteten. Als Vergleichsgruppe dienten 683 nicht laufende Ärzte, die von den 5.000 angeschriebenen der American Medical Association antworteten. Die beiden Arztgruppen waren ähnlich hinsichtlich Alter und sozialer Stellung. Bei den laufenden Ärzten handelte es sich in 80% um Marathonläufer, „die fest an die Vorteile der intensiven körperlichen Bewegung glauben" [21].

Das Ergebnis ist nicht überraschend: Die laufenden Ärzte hatten durchschnittlich 6 kg weniger Körpergewicht, einen niedrigeren Blutdruck, brauchten weniger Medikamente, hatten geringere Cholesterinspiegel, weniger Angina pectoris, rauchten nur in 2% gelegentlich, bei den nicht laufenden Ärzten 14%.

Aber auch ohne die eindrucksvollen Messergebnisse der vielen Studien würde wohl kaum ein geübter Läufer freiwillig auf sein Training verzichten, da er damit auch ein Stück Lebensqualität verlieren würde.

**Tab. 15.6:** Trainingsempfehlung (Walking, Jogging) nach gesundheitlichen Aspekten

| Trainingsempfehlungen |
| --- |
| 30 km pro Woche oder mehr als Jogging oder Walking (Bergwandern) mit Schweißausbruch (etwa 120 Schritte pro Minute beim Walking), verteilt auf 3–7 Trainingseinheiten (Tage) pro Woche |
| Mindestens 2-mal wöchentlich muskelkräftigende Übungen und Dehnungsübungen |
| Teilnahme an Volksläufen (-wanderungen) bis hin zum Massenphänomen Marathon bringen Abwechslung, Erfolgserlebnisse und motivieren zu einem regelmäßigeren und gezielten Training (für Marathon mindestens 50 Laufkilometer pro Woche) |
| (Bei Verletzung Aquajogging, Radfahren) |

**Tab. 15.7:** Durchschnittlicher Kalorienverbrauch (kcal) pro halbe Stunde (grobe Richtwerte ohne Berücksichtigung von Wetterbedingungen, Bergstrecken, Bodenbeschaffenheit, Technik usw.; die für 80 und 90 kg schwere Läufer errechneten Werte bei 20 km/h sind theoretisch, da ein solches Tempo nur von schlanken Trainierten gehalten wird)

| Art der körperlichen Belastung | Körpergewicht | | | |
| --- | --- | --- | --- | --- |
| | 60 kg | 70 kg | 80 kg | 90 kg |
| Walking | 200 | 230 | 260 | 300 kcal |
| Laufen<br>1 km in 5 min<br>1 km in 3 min | 370<br>520 | 430<br>600 | 500<br>(590) | 560<br>(780) kcal |
| Radfahren<br>15 km/h<br>25 km/h | 180<br>300 | 210<br>360 | 240<br>410 | 270 kcal<br>460 kcal |

## Literatur

[1] Abramson JL, Vaccarino V, Relationship between physical activity and inflammation among apparently healthy middle-aged and older US adults. Arch Intern Med (2002), 162 (11), 1286–1292

[2] Adner M, Castelli WP, Elevated high-density lipoprotein levels in marathon runners. JAMA (1980), 243, 534–536

[3] Albert CM et al., Triggering of sudden death from cardiac causes by vigorous exertion. N Engl J Med (2000), 343, 1355–1361

[4] Austin MA et al., Atherogenic lipoprotein Phenotype: A proposed genetic marker for coronary heart disease risk. Circulation (1990), 82, 495–506

[5] Baker TT et al., Alterations in lipid and protein profiles of plasma lipoproteins in middle-aged men consequent to anaerobic exercise program. Metabolism (1986), 35, 1037–1043

[6] Balady GJ, Survival of the fittest – more evidence. N Engl J Med (2002), 346, 852–854

[7] Bassler T, Marathon running and immunity to atherosclerosis. Ann Ny Acad Sci (1977), 301, 579–592

[8] Beaty TH, Neel JV, Fajans SS, Identifying risk factors for diabetes in first degree Relatives of non-insulin dependent diabetic patients. Am J Epidemiol (1982), 115, 380–397

[9] Berg A et al., Einfluss und Wirkweise der körperlichen Aktivität auf den Lipid- und Lipoproteinstoffwechsel. Dtsch Z Sportmed (1991), 42, 224–231

[10] Berg A, Keul J, Influence of maximum aerobic capacity and relative body weight on the lipoprotein profile of athletes. Atherosklerosis (1985), 55, 225

[11] Blair SN et al., Influences of cardiorespiratory fitness and other precursors on cardiovascular disease and all-cause mortality in men and women. JAMA (1996), 276 (3), 205–210

[12] Blair SN et al., Changes in physical fitnee and all-cause mortality. A prospective study of healthy and unhealthy men. JAMA (1995), 273 (14), 1093–1098

[13] Blair SN et al., Physical fitness and all-cause mortality: a prospective study of healthy men and women. JAMA (1989), 262, 2395–2401

[14] Blair SN, LaMonte MJ, Nichaman MZ, The evolution of physical activity recommendations: how much is enough? Am J Clin Nutrition (2004), 79 (5), S 913–920

[15] Carnethon MR et al., Cardiorespiratory fitness in young adulthood and the development of cardiovascular disease risk faktors. JAMA (2003), 290, 3092–3100

[16] Castelli WP, The triglyceride issue: view from Framingham. Am Heart J (1986), 112, 432–437

[17] Christie RJ, Bloore HG, Logan RL, High density lipoprotein (HDL) cholesterol in middle-aged joggers. N Z Med (1980), 91, 39

[18] Church TS et al., Associations between cardiorespiratory fitness and c-reactive protein in men. Arterioscler Thromb Vasc Biol (2002), 22, 1869–1876

[19] Crook MA, Reduced platelet aggregation in long-distance runners. Lancet I (1989), (8651), 1398–399

[20] Currens J, White PD, Half a century of running. N Engl J Med (1961), 265, 988–993

[21] Darga LL et al., Endurance training in middle-aged male physicians. The Physician and Sportsmedicine (1989), 17 (7), 85–101

[22] Dimsdale JE, Herd JA, Variability of plasma lipids in response to emotional arousel. Psychosom Med (1982), 44, 413–430

[23] Donahue C, New Scientist (1985), (10.1.1985)

[24] Douglas PS et al., Exercise and atherosclerotic heart disease in women. Med Sci Sports (1992), 24, 266–276

[25] Endres M et al., Mechanisms of stroke protection by physical activity. Ann Neurol (2003), 54, 582–590

[26] Enger S et al., High density lipoproteins (HDL) and physical activity: the influence of physical exercise, age and smoking on HDL-Cholesterol and the HDL-/total cholesterol ratio. Scand J Clin Lab Invest (1977), 37, 251–255

[27] ExTraMATCH Collaborative: Exercise training meta-analysis of trials in patients with chronic heart failure (ExTraMATCH). Brit med J (2004), 328, 189–192

[28] Fuchsjager-Mayrl G et al., Exercise training improves vascular endothelial function in patients with type 1 diabetes. Diabetes Care (2002), 25 (10), 1795–1801

[29] Geffken, DF, Cushman M, Burke GL et al.: Association between physical activity and

markers of inflammation in a healthy elderly population. Am J Epidemiol (2001), 153, 242–250
[30] George R, Ramasarma T, Nature of the stimulation of biogenesis of cholesterol in the liver by noradrenaline. Biochem J (1977), 162, 493–499
[31] Gielen S, Schuler G, Hambrecht R, Exercise training in coronary artery disease and coronary vasomotion. Circulation (2001), 103 (1), E 1–6
[32] Giri S et al., Clinical and angiographic characteristics of exertion-related acute myocardial infarction. JAMA (1999), 282 (18), 1731–1736
[33] Goodyear LJ et al., Immediate and delate effects of marathon running of lipids and Lipoproteins in women. Med Sci Sports (1990), 22, 588–592
[34] Gordon T et al., High density lipoprotein as a prodective factor against coronary heart disease. The Framingham Study. Am J Med (1977), 62, 707–713
[35] Green DJ et al., Exercise-induced improvement in endothelial Dysfunction is not mediated by changes in CV risk factors: pooled analysis of diverse patient populations. Am J Physiol Heart Circ Physiol (2003), 285, H 2679–2687
[36] Groop LC et al., Association between polymorphism of human sceletal muscle glycogen synthase gene and glucose storage in man. Diabetologia (1991), 34, A 71
[37] Gulati M et al., Exercise capacity and the risk of desk in women. The St James women take heart project. Circulation (2003), 108, 1554–1559
[38] Häring HU, The insulin receptor: Signalling mechanism and contribution to the pathogenesis of insulin resistance. Diabetologia (1991), 34, 848–861
[39] Häring HU, Mehnert H, Pathogenesis of type-II-diabetes mellitus. Diabetologia (1993), 36, 176–182
[40] Halle M et al., Verteilung LDL-Subfraktionen bei trainierten und untrainierten Hypercholesterinämikern. Z Kardiol (1990), 79, 53
[41] Halle M, Berg A, Hasenfuss G, Sekundärprävention der koronaren Herzerkrankung: Körperliches Training als Therapiepfeiler. Dtsch Ärztebl (2003), 100, A 2650–2656
[42] Halverstadt A et al., High-density lipoprotein-cholesterol, its subfractions, and responses to exercise training are dependent on endothelial lipase genotype. Metabolism (2003), 52, 1501–1511
[43] Hambrecht R et al., Regular physical exercise corrects Endothelial dysfunction and improves exercise capacity in patients with chronic heart failure. Circulation (1998), 98 (24), 2709–2715
[44] Hambrecht R et al., Various intensities of leisure time physical activities with coronary artery disease: effects of cardiorespiratory fitness and progression of coronary atherosclerotic lesions. J Am Coll Cardiol (1993), 22, 468–477
[45] Hambrecht R et al., Percutaneous coronary angioplasty compared with exercise training in patients with stable coronary artery disease: a randomized trial. Circulation (2004), 109 (11), 1371–1378
[46] Hambrecht R et al., Effect of exercise on coronary endothelial function in patients with coronary artery disease. N Engl J Med (2000), 342, 454–460
[47] Hamdy O et al., Lifestyle modification improves endothelial function in obese subjects with the insulin resistance syndrome. Diabetes Care (2003), 26 (7), 2119–2125
[48] Hardman AE et al., Brisk walking and plasma high density lipoprotein cholesterol concentration in previously sedentary women. Brit med J (1989), 299, 1204–1205
[49] Haskell WL et al., Coronary artery size and dilating capacity in ultradistance runners. Circulation (1993), 87 (4), 1076–1082
[50] Heitkamp HC et al. (1984) Auswirkungen eines mehrjährigen Lauftrainings auf Risikofaktoren der koronaren Herzkrankheit. In: Jeschke D, Stellenwert der Sportmedizin in Medizin und Sportwissenschaft. Springer, Berlin, Heidelberg, New York, Tokyo
[51] Herholz K et al., Regional cerebral blood flow in man in rest and during exercise. J Neurol (1987), 234, 9
[52] Hill JO et al., Effects of exercise and food restriction on body composition and metabolic rate in obese women. Am J Clin Nutr (1987), 46, 622–630
[53] Hollmann W et al., Über neue Aspekte von Gehirn, Muskelarbeit, Sport und Psyche. Dtsch Z Sportmed (1993), 44 (10), 478–490
[54] Hootman JM et al., Association among physical activity level, cariorespiratory fitness, and risk of musculosceletal injury. Am J Epidemiol (2001), 154 (3), 251–258

[55] Huttunen JK et al., Effect of moderate physical exercise on serum high-density lipoproteins. Circulation (1979), 60, 1200–1229

[56] Irwin ML et al., Effect of exercise on total and intra-abdominal body fat in postmenopausal women: a randomized controlled trial. JAMA (2003), 289 (3), 323–330

[57] Jorgensen LG et al., Middle cerebral artery flow velocity and blood flow during exercise and muscle ischemia in humans. J Appl Physiol (1992), 72 (3), 1123–1132

[58] Karvonen MJ et al., Longevity of endurance skiers. Med Sci Sports (1974), 6, 49–51

[59] Ketelhut K, Ketelhut RG, Der Einfluß von Trainingsquantität und Leistungsfähigkeit auf kardiovaskuläre Risikofaktoren bei Marathonläufern. Perfusion (1992), 6, 180–183

[60] Kleinmann D (1996) Laufen – sportmedizinische Grundlagen, Trainingslehre und Risikoprophylaxe. Schattauer, Stuttgart

[61] Kraus WE et al., Effects of the amount and intensity of exercise on plasma lipoproteins. N Engl J Med (2002), 347 (10), 1483–1492

[62] Krayenbühl HP, Ist eine Regression der Koronarsklerose möglich? Schweiz Rundschau Med (Praxis) (1993), 82 (47), 1348–1353

[63] Kujala UM et al., Prevalence of diabetes, hypertension, and ischemic heart disease in former elite athletes. Metabolism (1994), 43, 1255–1260

[64] Kujala UM et al., Hospital care in later life among former world-class finnish athletes. JAMA (1996), 276 (3), 216–220

[65] Kujala UM et al., Relationship of leisure-time physical activity and mortality. The finnish twin cohort. JAMA (1998), 279, 440–444

[66] Kurl S et al., Cardiorespiratory fitness and the risk for stroke in men. Arch Intern Med (2003), 163, 1682–1688

[67] Lakka TA et al., Sedentary lifestyle, poor cardiorespiratory fitness, and the metabolic syndrome. Med Sci Sports Exerc (2003), 35 (8), 1279–1286

[68] Lakka TA et al., Cardiorespiratory fitness and the progression of carotid atherosclerosis in middle-aged men. Ann Intern Med (2001), 134 (1), 12–20

[69] Lakka TA et al., Relation of leisure-time physical activity and cardiorespiratory fitness to the risk of acute myocardial infarction. N Engl J Med (1994), 330 (22), 1549–1554

[70] Lee CD, Folsom AR, Bralin SN, Physical activity and stroke risk. A meta-analysis. Stroke (2003), 34, 2475–2482

[71] Lee YS, Ha MS, Lee YJ, The effect of various intensities and durations of exercise with and without glucose in milk ingestion on postexercise oxygen consumption. J Sports Med Phys Fitness (1999), 39, 341–347

[72] Lee IM, Hsieh CC, Paffenbarger RS Jr, Exercise intensity and longevity in men. The Harvard Alumni Health Study. JAMA (1995), 273 (15), 1179–1184

[73] Lee IM et al., Relative intensity of physical activity and risk of coronary heart disease. Circulation (2003), 107 (8), 1110–1116

[74] Lehmann M et al., Zur induzierten Plättchenaggregation bei Patienten mit koronarer Herzkrankheit sowie trainierten und untrainierten Kontrollpersonen. Z Kardiol (1985), 74, 611

[75] Leon AS et al., Effects of a vigorous walking program on body composition, and carbohydrate and lipid metabolism of obese young men. Am J Clin Nutr (1979), 33, 1776–1786

[76] Lilloja S et al., Sceletal muscle capillary density and fiber type are possible determinants of in vivo insulin resistance in man. J Clin Invest (1989), 80, 415–424

[77] Lokey EA, Tran ZV, Effect of exercise training on serum lipid and lipoprotein concentrations in women: a metaanalysis. Int J Sport Med (1989), 10, 424–429

[78] Lynch J et al., Moderately intense physical activities and high levels of cardiorespiratory fitness reduce the risk of non-insulin-dependent diabetes mellitus in middle-aged men. Arch Intern Med (1996), 156 (12), 1307–1314

[79] Mengelkoch LJ et al., Effects of age, physical training, and physical fitness on coronary heart disease risk factors in older track athletes at twenty-year follow-up. J Am Geriatr Soc (1997), 45, 1446–1453

[80] Myers J et al., Exercise capacity and mortality among men referred for exercise testing. N Engl J Med (2002), 346, 793–801

[81] Million Women Study Collaborators, Breast cancer and hormone-replacement therapy in the million women study. Lancet (2003), 362, 419–427

[82] Mittleman MA et al., Triggering of acute myocardial infarction by heavy physical

exertion. Protection against triggering by regular exertion. Determinants of Myocardial Infarction Onset Study Investigators. N Engl J Med (1993), 329 (23), 1677–1683
[83] Mourier A et al., Mobilization of visceral adipose tissue related to the improvement in insulin sensitivity in response to physical training in NIDDM. Effects of branched-chain amino acid supplements. Diabetes Care (1997), 20 (3), 385–391
[84] Nakai Y et al., Effects of physical exercise training on cardiac function and graft patency after coronary artery bypass grafting. J Thorac Cardiovasc Surg (1987), 93, 65–72
[85] Niesten-Dietrich U et al., Wirkungen eines Geh-, Lauf- und Krafttrainings auf Leistungsfähigkeit und Fettstoffwechselparameter. Dtsch Z Sportmed (1994), 45,: 18–20
[86] Ornish D et al., Can lifestyle changes reverse coronary heart disease? The Lifestyle Heart Trial. Lancet (1990), 336, 129–133
[87] Ornish D et al., Intensive lifestyle changes for reversal of coronary heart disease. JAMA (1998), 280, 2001–2007
[88] Oscai LB, Holloszy JO, Effect of weight changes produced by exercise, food restriction or overeating on body composition. J Clin Invest (1969), 48, 2124
[89] Paffenbarger RS et al., Physical activity, all-cause mortality, and longevity of college alumni. N Engl J Med (1986), 314, 605
[90] Pan XR et al., Effects of diet and exercise in preventing NIDDM in people with impaired glucose tolerance. The Da Qing IGT and Diabetes Study. Diabetes Care (1997), 20 (4), 537–544
[91] Peltonen P et al., Changes in serum lipids, lipoproteins and heparin releasable lipolytic enzymes during moderate physical training in men. Metabolism (1981), 30, 519–526
[92] Perry AC et al., Plasma lipid levels in active and sedentary premenopausal females. Int J Sports Med (1992), 13, 210–215
[93] Perticone F et al., Prognostic significance of endothelial dysfunction in hypertensive patients. Circulation (2001), 104 (2), 191–196
[94] Pizzo PA, Moderate exercise may reduced embolism risk tied to OC use. International Medicine News (1981), 14 (8), 5
[95] Ravussin E et al., Energy expenditure before and during energy restriction in obese patients. J Cin Nutr (1985), 41, 753–759
[96] Sady SP et al., Prolonged exercise augments plasma triglyceride clearence. JAMA (1986), 256 (18), 2552–2555
[97] Sarna S et al., Increased life expectancy of world class male athletes. Med Sci Sports Exerc (1993), 25, 237–244
[98] Schächinger V, Britten MB, Zeiher AM, Prognostic impact of coronary vasodilator dysfunction on adverse long-term outcome of coronary heart disease. Circulation (2000), 101 (16), 1899–1906
[99] Schnabel A, Kindermann W, Veränderungen von Lipiden und Lipoproteinen im Serum nach Körperarbeit unterschiedlicher Dauer. Dtsch Z Sportmed (1982), 33, 281
[100] Schnohr P, Longevity and causes of death in male athletic champions. Lancet (1971), 21, 1364–1366
[101] Schnohr P, Parner J, Lange P, Mortality in joggers: population based study of 4658 men. Brit med J (2000), 321, 602–603
[102] Schulman SP et al., Continuum of cardiovascular performance across a broad range of fitness levels in healthy older men. Circulation (1996), 94 (3), 359–367
[103] Schwartz RS, Effects of exercise training on high density lipoproteins and apolipoproteins A-1 in old and young men. Metabolism (1988), 37, 128–133
[104] Sciacqua A et al., Weight loss in combination with physical activity improves endothelial dysfunction in human obesity. Diabetes Care (2003), 26 (6), 1673–1678
[105] Shah PK, Amin J, Low high density level is associated with increased restenosis rate after coronary angioplasty. Circulation (1992), 85, 1279–1285
[106] Sinzinger H, Virgolint I, Fitscha P, Reduced platelet aggregation in long distance runners. Lancet (1989), (I), 1399
[107] Slentz et al., Effects of the amount of exercise on body weight, body composition, and measures of central obesity. Arch Intern Med (2004), 164 (1), 31–39
[108] Sopko G et al., The effects of exercise and weight loss on plasma lipids in young obese men. Metabolism (1985), 34, 227–236
[109] Stein RA et al., Effects of different exercise training intensities on lipoprotein cholesterol fractions in healthy middle-aged men. Am Heart J (1990), 119, 277–283
[110] Stern JS et al., Effect of caloric restriction and exercise on basal metabolism and thyroid hormone. Nutr Med (1980), 1, 361

[111] Stout RW, Insulin and atheroma – an update. Lancet (1987), (I), 1077–1079

[112] Sutherland WHF, Woodhouse SP, Physical activity and plasma lipoprotein lipid concentrations in men. Atherosclerosis (1980), 37, 285–292

[113] Thompson PD et al., Modest changes in high-density lipoprotein Concentration and metabolism with prolonged exercise training. Circulation (1988), 78, 25–34

[114] Wade AJ et al., Muscle fiber type and aetiology of obesity. Lancet (1990), 335, 805–808

[115] Walsh JH et al., Exercise training improves conduit vessel function in patients with coronary artery disease. J Appl Physiol (2003), 95 (1), 20–25

[116] Watts EJ, Weir P, Reduced platelet aggregation in long distance runners. Lancet (1989), I, 1013

[117] Weltman A, Matter S, Stamford BA, Caloric restriction and/or mild exercise: effects on serum lipids and body composition. Am J Clin Nutr (1980), 33, 1002–1009

[118] Werner G, Pathophysiologie des Kollateralkreislaufs. Cardiovascularia (2004), (1), 25–26

[119] Williams PT, High-density lipoprotein cholesterol and other risk factors for coronary Heart disease in female runners. N Engl J Med (1996), 334 (20), 1298–1303

[120] Windecker S et al., Effect of endurance training on coronary artery size and function in healthy men: an invasive followup study. Am J Physiol Heart Circ Physiol (2002), 282 (6), H 2216–2223

[121] Womack C, Nagelkirk P, Coughlin A, Exercise-induced changes in coagulation and fibrinolysis in healthy populations and patients with cardiovascular disease. Sports Med (2003), 33 (11), 795–807

[122] Wynne TP et al., Effect of a controlled exercise program on serum lipoprotein levels in women on oral contraceptives. Metabolism (1980), 29, 1267–1271

[123] Yarnell JWG et al., Lifestyle and hemostatic risk factors for IHD: the Caerphilly study. Arterioscler Thromb Vasc Biol (2000), 20, 271–279

[124] Yu S et al., What level of physical activity protects against premature cardiovascular death? The Caerphilly study. Heart (2003), 89 (5), 502–506

[125] Ziccardi P et al., Reduction of inflammatory cytokine concentrations and improvement of endothelial functions in obese women after weight loss over one year. Circulation (2002), 105, 804–809

# Glossar

**ACTH**: Adrenocorticotropes Hormon, wird im Vorderlappen der Hirnanhangsdrüse (Hypophyse) gebildet und regt die Nebennierenrinde an, z.B. Ausschüttung von Cortisol.

**Aerob-anaerobe Schwelle**: die höchst mögliche Belastung (Geschwindigkeit), bei der noch ein Gleichgewicht zwischen Laktatbildung und -elimination besteht. Der zur Verfügung stehende Sauerstoff reicht gerade noch aus (aerober Stoffwechsel), um eine Übersäuerung (anaerober Stoffwechsel mit Laktazidose) zu verhindern.

**Amenorrhoe**: Ausbleiben der Regelblutung (Menstruation)

**Anabol**: Aufbauend, z.B. Muskel aufbauend

**Anämie**: Blutarmut

**Anaphylaktisch**: Lebensbedrohliche allergische Allgemeinreaktion des Organismus mit Schockzustand

**Angina pectoris**: Herzschmerzen, Engegefühl in der Brust bei Durchblutungsstörung des Herzens

**Antigen**: Substanz, die vom Körper als fremd erkannt wird und als Immunantwort (Abwehrreaktion) die Bildung von Antikörpern auslöst.

**Antikoagulanzien-Behandlung**: Behandlung mit gerinnungshemmenden Medikamenten

**Antikörper**: Von B-Lymphozyten und Plasmazellen gegen bestimmte, als körperfremd erkannte Stoffe (Antigene) gerichtete Substanzen (Abwehrstoffe)

**Arthritis**: Gelenkentzündung

**Arthrose**: Verschleißerscheinung am Gelenk

**Aszites**: Flüssigkeitsansammlung im Bauch

**AV-Block**: An der Übergangsstelle zwischen Vorhof und Herzkammer (atrioventrikulär = av) wird die üblicherweise vom Sinusknoten (im rechten Vorhof gelegen) ausgehende elektrische Erregung mehr oder weniger blockiert (1.–3. Grades). Im Falle eines AV-Blocks 3. Grades („totaler AV-Block") ist meist ein Herzschrittmacher notwendig.

**AVK**: (Periphere) arterielle Verschlusskrankheit, „Schaufensterkrankheit" = Durchblutungsstörung der Beine

**Body-Mass-Index**: Quotient aus Körpergewicht in kg geteilt durch Körpergröße in Metern im Quadrat

**Bradykardie**: Langsamer Herzschlag

**Brugada-Syndrom**: Genetisch bedingte Herzerkrankung, die durch plötzliche Herztodesfälle aufgrund von Kammerflimmern charakterisiert ist. Typischerweise zeigt sich im Ruhe-EKG ein rechtsschenkelblockartiger Kammerkomplex mit ST-Streckenhebung von mindestens 0,2 mV in den Brustwandableitungen V1 bis V3; im Gegensatz zum Rechtsschenkelblock keine S-Zacke in V6; PQ kann verlängert sein.

**CK**: Kreatinkinase, Muskelenzym

**Coecum mobile**: Extrem beweglicher Blinddarm

**Dehydration**: Wasserverlust, „Austrocknung" des Körpers

**Diabetes mellitus**: Zuckerkrankheit

**Dissektion**: Einriss der Gefäßwand

**Diuretikum**: Wassertreibendes Medikament

**Echokardiographie**: Ultraschalluntersuchung des Herzens

**Enzephalopathie**: Hirnkrankheit

**Endokrin:** In den Blutkreislauf Stoffe (z.B. Hormone) absondernd

**Enzym (Ferment):** Für den Stoffwechsel unentbehrlicher Eiweißkörper, der bestimmte biochemische Vorgänge beschleunigt.

**Erythropoietin (EPO):** In der Niere gebildeter Stoff (Eiweiß), der die Blutbildung anregt.

**Erythrozyturie:** Ausscheidung von roten Blutkörperchen im Urin

**Fazialisparese:** Lähmung des Gesichtsnerves

**Glomeruläre Filtration:** Harnbildung

**Glukoneogenese:** Traubenzuckerneubildung z.B. aus Aminosäuren (Eiweißabbau), Laktat; wird gehemmt durch Insulin, gefördert durch Adrenalin, Cortisol, Glukagon.

**Glykolyse:** Abbau von Traubenzucker (Glucose); wenn genügend Sauerstoff zur Verfügung steht (aerob, langsames Lauftempo) vollständiger Abbau mit maximaler Energiegewinnung bis Wasser und Kohlendioxid (wird abgeatmet); bei hohem Lauftempo mit unzureichendem Sauerstoffangebot für die Muskelzelle (anaerob) Abbau nur bis Laktat („Milchsäure"), einhergehend mit einem Energieverlust und Übersäuerung (Laktazidose)

**Hämatokrit:** Der Hämatokritwert gibt den prozentualen Anteil der Blutzellen, in der Hauptsache der roten Blutkörperchen (Erythrozyten), zur Gesamtflüssigkeitsmenge (Blutmenge) an. Das heißt, ein hoher Hämatokritwert weist auf viele rote Blutkörperchen hin. Das Blut ist also dickflüssiger. Erhöhte Hämatokritwerte kann man bei Krankheiten finden, die mit einer Sauerstoffmangelsituation einhergehen, beispielsweise schwere Lungen- oder Herzkrankheiten. Auch eine krankhaft vermehrte Blutbildung selbst, zum Beispiel Polycythaemia vera oder ein erhöhter, nicht ausreichend ersetzter Wasserverlust (Durchfall, Langstreckenlauf unter Hitzebedingungen) können das Blut derartig eindicken, dass erhöhte Hämatokritwerte messbar sind, ebenso durch Gabe von Erythropoietin (EPO).

**Hämaturie:** Blut im Urin

**Hämoglobin:** Blutfarbstoff in den roten Blutkörperchen, der den Sauerstoff transportiert.

**Hämoglobinurie:** Blutfarbstoff Hämoglobin im Urin

**Hämolyse:** Zerfall der roten Blutkörperchen

**Herzinsuffizienz:** Herzmuskelschwäche

**Hiatusgleithernie:** Zwerchfellbruch

**Hypernatriämie:** Zuviel Natrium im Blut

**Hypertonie:** Bluthochdruck

**Hyperventilation:** Erhöhte Atemfrequenz

**Hypoglykämie:** Unterzuckerung

**Hyponatriämie:** Zu wenig Natrium im Blut

**Kammerflimmern:** „Vibrierende" Bewegungen der Herzkammern aufgrund kreisender elektrischer Erregungen (Flimmerwellen im EKG), z.B. nach Herzinfarkt mit Sauerstoffmangel. Dadurch kann kein Blut zu den Organen gepumpt werden. Der Verlauf ist tödlich, wenn das Kammerflimmern nicht unterbrochen wird, z.B. durch Elektroschock. Das Kammerflimmern ist nicht zu verwechseln mit dem häufigen und nicht tödlichen Vorhofflimmern.

**Kammertachykardie:** Von der Herzkammer ausgehendes „Herzrasen"

**Katabol:** Stoffwechselmäßig abbauend (Gegenteil von anabol)

**Kardial:** Herz betreffend

**Kardiomyopathie:** Herzmuskelkrankheit, hypertrophe K. = verdickte Muskulatur der Herzkammer, dilatative K. = erweiterte Herzkammern mit eingeschränkter Pumpfunktion

**Katecholamine:** „Stresshormone" Adrenalin und Noradrenalin

**Kolonflexur:** Biegung bzw. Knick des Dickdarms

**Kontrazeptiva:** Antibaby-Pille

**Koronare Herzkrankheit:** Herzkranzgefäßverengung mit oder ohne Herzinfarkt

**Langes QT-Syndrom:** Die QT-Strecke im Ekg ist verlängert. Familiäre Häufung von Synkopen und plötzlichem Herztod bei Kammertachykardien und Kammerflimmern. Bei einer QT-Streckenverlängerung mit angeborener Schwerhörigkeit bzw. Taub(stumm)heit spricht man auch von einem Jervell-Lange-Nelsen-Syndrom, ohne begleitende Schwerhörigkeit auch von einem Romano-Ward-Syndrom.

**Leukozytose:** erhöhte Zahl der weißen Blutkörperchen

**Linksschenkelblock:** Die Leitungsbahn zur linken Herzkammer ist blockiert, sodass diese Kammer über den Umweg der Leitungsbahn zur rechten Herzkammer etwas verzögert erregt wird, was zu einer typischen EKG-Veränderung führt.

**Lysetherapie:** Auflösung von Gerinnseln

**Metabolisch:** Stoffwechsel betreffend

**Mitochondrien:** „Kraftwerke" der Zellen, wo der Energiestoffwechsel abläuft

**Myoglobin:** Sauerstoff speicherndes Eiweiß im Muskel („Sauerstoffspeicher" des Muskels)

**Myoglobinurie:** Myoglobinausscheidung im Urin

**Myopathie:** Muskelkrankheit

**Niereninsuffizienz:** Eingeschränkte Nierenfunktion (Nierenversagen)

**Oligomenorrhoe:** Störung der Menstruation (Regelblutung) mit zu langen Abständen zwischen den Regelblutungen

**Ödeme:** Schwellungen

**Orthostatisch:** Aufrechte Körperhaltung betreffend. Bei Blutdruckabfall infolge dieser Haltung mit Kollapsgefahr: Orthostase-Syndrom

**Parasympathisch:** Dem über den Vagusnerv laufenden vegetativen Nervensystem entsprechend, wirkt dem Sympathikus („Stressnerv") entgegen.

**Periostal:** Knochenhaut betreffend

**Placebo:** Wirkstofffreies „Scheinmedikament"

**Plaqueruptur:** Einriss einer arteriosklerotischen Gefäßwandauflagerung

**Protein:** Eiweiß

**Proteinurie:** Eiweißausscheidung im Urin

**Pyruvat:** Brenztraubensäure, bei Anstrengung mit Sauerstoffmangel entsteht daraus Laktat („Milchsäure").

**Rechtsschenkelblock:** Die Leitungsbahn zur rechten Herzkammer ist blockiert, sodass diese Kammer über den Umweg der Leitungsbahn zur linken Herzkammer etwas verzögert erregt wird, was zu einer typischen EKG-Veränderung führt.

**Reflux:** Rückfluss

**Respiratorisch:** Die Atemwege betreffend

**Restenose:** Wiedereinengung

**Retikulozyten:** Junge rote Blutkörperchen

**Rhabdomyolyse:** Muskelfaserzerfall

**RIVA:** Ast der linken Herzkranzarterie

**Sauerstoffradikale:** Sehr reaktionsfähige Sauerstoffatome

**Sick-sinus-Syndrom:** „Kranker Sinusknoten", Art einer Herzrhythmusstörung, die vom Sinusknoten ausgeht.

**Sinusknoten:** Liegt im rechten Herzvorhof. Hier entsteht die elektrische Erregung, die zu einem regelmäßigen Herzschlag führt.

**Stenose:** Einengung

**Stent:** Gefäßstütze; „Gitter", das die Gefäßwand auseinander drückt.

**Supraventrikuläre Tachykardie:** „Herzrasen", dessen Ursprung über der Herzkammer liegt.

**Sympathikus:** Dem Parasympathikus entgegenwirkender Teil des vegetativen Nervensystems. Bei Erregung steigen Adrenalin und Noradrenalin („Stresshormone") an: Blut- und Pulserhöhung, Blutzuckeranstieg, Erweiterung der Bronchien, verminderte Magen-Darmmotorik.

**Tachykardie:** Schnelle Herzschlagfolge („Herzrasen")

**Thromboembolisch:** Fortgeschwemmtes Gerinnsel in Gefäßen, dadurch akuter Gefäßverschluss durch Blutpfropf

**Thrombophilie:** Thromboseneigung

**Thrombose:** Gerinnselbildung („Blutpfropf" im Gefäß)

**Thrombozytenaggregation:** Zusammenlagerung der Blutplättchen

**Tremor:** Zittern

**TSH:** Thyreoidea (Schilddrüse) stimulierendes Hormon, das im Vorderlappen der Hirnanhangsdrüse (Hypophyse) gebildet wird.

**Vagotonus:** Überwiegen des parasympathischen Nervensystems mit niedrigem Blutdruck, niedrigem Puls, vermehrter Magen-Darm-Tätigkeit mit Magensäurebildung und Speichelsekretion sowie mit eng gestellten Bronchien

**Vasokonstriktion:** Gefäßengstellung

**VES:** (Ventrikuläre Extrasystole), von der Herzkammer ausgehender Extraschlag („Herzstolpern")

**Vorhofflimmern:** Herzrhythmusstörung, die durch Flimmern (eine sehr hohe Frequenz von über 300/min) des Vorhofes charakterisiert ist, wobei in unregelmäßigen Abständen die Erregung zu den Herzkammern übergeleitet wird (Puls unregelmäßig). Der Vorhof wird nicht wie üblich regelmäßig vom Sinusknoten stimuliert, sondern es entstehen diffuse, nicht streng im Sinusknoten lokalisierte Erregungen im Vorhof. Dadurch ist die Kontraktionsfähigkeit des Vorhofes eingeschränkt mit der Gefahr der Gerinnselbildung.

**WPW-Syndrom:** Nach den Beschreibern Wolff, Parkinson und White benanntes Krankheitsbild, das angeboren ist und durch eine zusätzliche (schnelle) Leitung vom Vorhof zu Herzkammer charakterisiert ist und zu anfallsweisem „Herzrasen" führen kann.

**Zerebral:** Vom Gehirn ausgehend bzw. das Gehirn betreffend

# Stichwortverzeichnis

## A

ACE-Hemmer 133, 195
Achillessehne 14, 24f., 41
Achillessehnenbeschwerden 5
Achillodynie 5, 25
ACTH 162
activity based anorexia 85
Adipositas 186, 305, 313
Adrenalin 56, 125, 157f., 162, 209, 239, 257, 267, 271, 310
Adrenalinanstieg 113
Adrenalinausschüttung 278
Akrozyanose 112
Akute-Phase-Protein 155
Akute-Phase-Reaktion 161
Alkalose, respiratorische 190
Alkohol 41, 43, 57, 118, 133, 165, 200, 237
Amenorrhö 65f.
Anämie 154
Angina pectoris 255f., 264
Anorexia nervosa 83
Anstrengungsasthma 89
Anstrengungsinduzierte Urtikaria (Nesselsucht) 143
Antigen 160
Antikonzeptiva 121
Antikörper 160
Antioxidantien 164f.
Aortenklappe 241
Aortenklappenstenose 241, 248f.
Appetitlosigkeit 57, 187, 208, 216, 218
Arbeitshyperthermie 173
Arterienverkalkung 112, 308
Arterienverschluss 109
Arteriosklerose 17, 284, 307, 318
Arthrose 17, 19f., 37
Arthrose-Risiko 20
Asphalt 16
Asphaltboden 24
Asthma 92, 144, 278
Asthmabehandlung 104
Asthmaprobleme 37
Asystolie 233, 260

Atemnot 91, 115f., 144, 254, 271
Atemstillstand 203
Atemtechnik 94
Atherogenese 309
Aufstoßen 218
Aufwärmen 14, 173
Auslaufen 37
Außenmeniskusschaden 9
AV-Block 233
AV-Blockierungen 263
Azeton 128

## B

Ballenläufer 24
Bauchbeschwerden 226
Bauchfett 305
Bauchkrämpfe 178, 216, 223f.
Bauchschmerzen 219
Baumwollkleidung 199
Beinvenenthrombose 117
Belastungs-EKG 263, 266
Belastungsintensität 324
Benommenheit 178
Bergkrankheit 183
Betablocker 53, 122, 237, 239, 241, 243, 254, 270, 274, 276, 278, 319
Betaendorphinkonzentration 245
Bewegungsmangel 137, 305
Bewusstlosigkeit 143, 180, 204, 233, 255
Bewusstseinsstörungen 200
Bikarbonatausscheidung 188
Blähungen 216, 219
Blasen 147
Blut im Stuhl 224
Blutarmut 154
Blutbild 189
Blutcortisol 86
Blutdruck 263
Blutdruckabfall 267
Blutdruckanstieg 197, 274
Blutdruckverhalten 311
Bluthochdruck 54, 67, 112f., 133, 190, 195, 209, 238, 247, 305f., 316, 327

Blutkörperchen, rote 191, 210
Blutplättchen 122, 316
Blutverlust 226
Bodeneigenschaften 24
Body-Mass-Index 19, 84, 117, 166, 204, 313
Borreliose 25
Brechreiz 216
Bronchialasthma 90
Bronchialsystem, hyperreagibles 90
Brückenbildung 248, 255
Brugada-Syndrom 241, 268
Brustkrebs 165
Brustschmerzen 216
Brustwarze 147
Bussardangriffe 147
B-Zellsystem 160

## C

Calcium 65f.
Calciumantagonisten 185
Carnitinmangel 41
Chemiefasern 199
Chilaiditi-Syndrom 219
Cholesterin 307
Cholesterinerhöhung 112
Chondropathia patellae 10
Chylomikronen 308
Claudicatio 114, 121
$CO_2$ 36
COPD 184
Cortisol 65, 125, 158, 162
Cortisolausscheidung 57
C-reaktives Protein (CRP) 161, 320
Creatinkinase (CK) 37, 45, 47, 56, 122, 279

## D

Dämpfung 23
Darmblutungen 225
Darmdurchblutung 225
Darmmotorik 223
Defibrillation 243
Defibrillator (ICD) 251, 268, 277
Dehnen 44
Dehnübungen 44
Dehydration 172, 178, 197, 204, 209, 224
Depression 76
Deprimiertheit 75
Desorientiert 203
Desorientiertheit 204

Diabetes 306f., 327
– mellitus 54
Diabetes-Risiko 137
Diabetiker 126, 266
Dickdarmkrebs 165
Dissektion 281
Diuretika 41
Doping 104, 190
Dopingverdacht 191
Durchblutungsstörung 111, 264
Durchfall 39, 143, 180, 216, 219, 223f.
Dysfunktion, endotheliale 316
Dysplasie, arrhythmogene rechts-ventrikuläre 252

## E

Echinacin 162
Echokardiographie 242, 261f.
Economy-class-syndrome 114
Einklemmungssyndrom 109
Einsekundenkapazität 91
Einwärtsdrehen 23
Einwärtsknicken 10, 16, 24f.
Eisenmangel 52
Eisenmangelanämie 153
Eiweiß 279
Eiweißausscheidung 180, 195
Elektrolyt 174
Elektrolytstörungen 39, 41
Embolie 190
Emboliegefahr 234, 312
Embolierisiko 238
Encephalopathie 195
Endokarditis 242
Endoprothese 22
Endorphine 76, 173
Endothel 113, 316
Endothelfunktion 113, 257, 316
Endothelzellen 123
Endspurt 267
Energiegewinnung 125
Engegefühl 261
Entängstigung 295
Entzündung 12
Entzündungsreaktion 161f.
EPO-Doping 191
Erbanlage 323
Erbrechen 143, 180, 204, 216, 226
Erholungszeit 56
Erkältung 164
Ermüdung 197

Ermüdungsbruch 1f., 65
Erschöpfung 197
Erythropoese 154
Erythropoietin (EPO) 189, 191
Essstörung 80
Exercise Myopathie 41
exertional heatstroke 180

## F

Fallbeispiel 1f.
Fatigue-Syndrom 52
Fehlernährung 165
Fehlstellungen 23
Ferritinspiegel 154
Fersenauftritt 23
Fersenläufer 24
Fettabbau 278, 310, 314
Fettsäuren 306
  – freie 125
Fettstoffwechselstörung 41, 54, 113
Fettsucht 85
Fettverbrennung 315
Fettzellen 310
FEV1 91
Fibrate 41
Fibrinolyse 309
Fieber 173, 178
Fitness 247
Fitnessgrad 166, 198, 265f., 268, 294, 321f., 324f.
Fließeigenschaft 113, 154
Follikel stimulierendes Hormon (FSH) 63
Fresszellen 159f.
Frostblasen 147
FT-Muskelfasern 306

## G

Gallenwege 223
Gastrin 144
Gefäßendothel 122
Gefäßkrampf 112
Gefäßmissbildung 236
Gefäßpfropf 122
Gefäßwandverdickung 111
Gefäßweitstellung 113
Gehen 23
Gelbkörperphase 64
Gelenkbelastung 17, 23
Gelenke 19
Gelenkknorpel 18

Gerinnsel 117, 119
Gerinnselbildung 113
Gerinnungssystem 122
Geschwindigkeit 18
Geschwindigkeitsbarriere 51
Gewichtmachen 109, 181
Gewichtsabnahme 318
Gewichtsverlust 57
Gleichgewichtsreflexe 20
Gleichgewichtsübungen 21
Glucose 125
Glucose-Intoleranz 54
Glucoseneubildung 128
Glucosetoleranz 129
Glukagon 125
Glukoneogenese 210
Glykogen 49, 56, 126
Glykogenspeicher 50f., 56, 275
Granulozyten 159, 162
Grippeschutzimpfung 164
Grundumsatz 314

## H

Halsschlagaderwand 282
Hämatokitwert 191
Hämaturie 47
Hämoglobin 153
Hämoglobingehalt 189
Hämoglobinurie 47
Hämolyse 154f., 223, 245
Hämorphine 77, 245
Haptoglobin 154, 157
Harnsäure 210
Harnstoff 56, 210
HDL-Cholesterin 307f., 311
Herzdurchblutung 265
Herzfrequenz 270f.
Herzfrequenzmessung 189
Herzinfarkt 256, 258, 272, 278, 281, 285, 307, 324
Herzinfarktrate 325
Herzinsuffizienz 133, 280, 318f.
Herzjagen 238, 261, 279
Herzklappenfehler 241
Herzklopfen 240, 249
Herzkrankheit 238
Herzkranzgefäßanomalie 249
Herz-Kreislauf-Risikofaktoren 272
Herzminutenvolumen 189
Herzmuskelbrücke 255
Herzmuskelentzündung 164, 248f., 254

Herzmuskelermüdung 278
Herzmuskelkrankheit 249
Herzmuskelschaden 279
Herzmuskelschwäche 271
Herzmuskelverdickung 248
Herzrasen 245, 261
Herzrhythmusstörungen 127, 208, 233, 242, 245, 257, 260, 265
Herzschädigung 57
Herzschrittmacher 235
Herzstillstand 242, 244, 255, 258
Herzstolpern 239, 243
Herztodkandidaten 261
Herztodrisiko 251, 265
Hiatusgleithernie 216
High-Gefühl 77, 85
Hirndurchblutung 319
Hirnembolien 242
Hirnischämie 242
Histamin 90, 144
Hitze 175
Hitzeakklimatisationstraining 176
Hitzeakklimatisierte 174
Hitzeanpassung 173
Hitzebedingungen 258
Hitzeerschöpfung 178
Hitzekrämpfe 178
Hitzekrankheiten 178
Hitzeschäden 176, 178
Hitzetoleranz 178
Hitzschlag 178, 211, 258
Höhenanpassung 192
Höhenhirnödem 184
Höhenkrankheit 183
Höhenlungenödem 184
Höhentraining 190
Hormongabe 66
Hund 149
Hungern 86
Hyperhydration 207
Hyperhydrieren 208, 226
Hyperinsulinämie 128, 305
Hyperthermie 269
Hyperventilation 188, 233
Hypoglykämie 126
Hypokaliämie 127
Hyponatriämie 203
Hypothermie 139, 199
Hypoxie 188

# I

IDAA 135
Immunabwehr 53, 159
Immunfunktion 163
Immunglobulin 160
Immunglobulin-A 162
Immunsystem 160
Inaktivität 161
Infekt 260
Infektanfällig 161
Infektionsanfälligkeit 158
Infektneigung 57
Infektvorbeugung 162
Innenmeniskusschaden 9
Insulin 305
Insulinempfindlichkeit 137
Insulinkonzentration 51
Insulinresistenz 54, 128, 307
Insulinsensibilität 129
Interkontinentalflüge 117
Interleukin 2 160
Intervalltraining 58
Intima media 282

# J

Jogger-Syndrom 109
Juckreiz 144

# K

Kalium 126, 204, 239
Kälte 195
Kälteschäden 197
Kältetherapie 6
Kältezittern 174, 197, 200
Kaltschweißigkeit 178
Kaltstart 175
Kaltwasseranwendung 175
Kammerflimmern 45, 243f., 251f., 255, 257, 260f., 268, 276, 282
 – tödliches 239
Kammertachykardie 239, 251f., 257
Kardiomyopathie 248f., 251f., 260, 262, 280
 – dilatative 254
 – hypertrophe 248
Katecholamine 56, 162, 310
Katheterablation 237
Killerzellen, natürliche 162
Kinking 111
Klimakterium 66
Knickbildung 111

Knickfuß 15
Kniebeschwerden 8
Kniescheibe 10
Kniescheibenpol 9
Knochendichte 65f.
Knorpelschaden 10
Knorpelstoffwechsel 12
Kohlendioxid 36, 113
Kollaps 144, 232f., 242
Kollapszustände 231, 261
Kompartment-Syndrom 11
Komplikationen, thrombo-embolische 195
Kontrazeptiva 66, 117
Kopfschmerzen 178, 187, 204, 208
Koronaranomalie 254
Koronare Herzkrankheit (KHK) 127, 184, 239, 248f., 256, 262, 284, 316, 318, 327
Körpergewicht 24, 173f.
Körpertemperatur 77, 139, 173, 226, 290
Kortikoid 103
Krampfanfall 126, 198, 203
  – zerebraler 190, 195, 204
Krämpfe 180
Krebs 165, 224
Krebserkrankung 327
Kreislaufschock 180
Kreuzschmerzen 3
Kurzatmigkeit 280
Kurzzeit-Übertraining 58

## L

Laktat 49, 56, 188, 275
Laktatazidose 188
Laktatbestimmung 275
Laktatspiegel 56
Laktattest 50
Laktatwerte 40
Langes QT-Syndrom 241, 249, 268
Langstreckenflugreisende 117
Langzeit-Übertraining 58
Läuferdelir 181
Läuferknie 10
Läufertypen 72
Laufgeschwindigkeit 18, 50, 58
Laufstil 18, 23f., 52
Laufsucht 73
Lauftraining 324
LDL 308
Lebenserwartung 265, 277, 294, 321, 323f., 326
Lebensqualität 240, 254, 295

Lebensverlängerung 247, 254
Leberzelluntergänge 180
Leistungsabfall 57
Leistungsfähigkeit 48
Leistungsknick 91
Leukozytose 158
Linksschenkelblock 263, 265
Lipolyse 278, 310
Lipoproteine 308
Lipoproteinlipase 278, 309
Luftnot 91, 144, 255, 261
Luftschlucken 216
Luftverschmutzung 94
Lungenembolie 91
Lungenemboliefälle 118
Lungenfibrose 184
Lungenödem 280
Lyme-Arthritis 25
Lymphozyten 159, 162

## M

Magen-Darm-Beschwerden 37, 177
Magen-Darm-Probleme 215, 224
Magenkrämpfe 39
Magersucht 80
Magnesium 239, 241
Magnesiummangel 39, 208
Magnesiumverlust 208
Makrohämaturie 211
Makrophagen 159f.
Marathon 45, 67, 210, 255, 278f., 291
Marathonlauf 39, 43, 46, 73, 77, 157, 281
Marathonläufer 18, 236
Marathon-Manie 283
Marathonstrecke 68
Marathontraining 293, 296, 310
Marfan-Syndrom 249, 261
Marschhämoglobinurie 157, 211
Massage 43
Maximalfrequenz 272
Medikamenteneinfluss 53
Medikamenteneinnahme 178
Menarche 64
Menopause 66
Menses 154
Menstruationsstörungen 63
Metabolic equivalents (MET) 324
Mikrohämaturie 210
Milchsäure (Laktat) 36, 49, 55, 113
Mitochondrie 49, 164, 306
Mitralinsuffizienz 242, 245

Mitralklappenprolaps 248f.
Mitralklappenprolaps-Syndrom 242
Monozyten 159
Montelukast 103
Müdigkeit 204, 208
Muskelanstrengung, isometrische 34
Muskelarbeit 125
Muskelbelastung
   – exzentrische 35
   – konzentrische (isotonische) 34
Muskelbrücken 255
Muskelenzym 35f.
   – CK 41
Muskelerkrankungen 41
Muskelermüdung 52, 55
Muskelfasern 52
Muskelfasertypen 305
Muskelfaserzerfall 45
Muskelkater 16, 34, 44, 279
Muskelkrämpfe 39, 208
Muskellogen 11
Muskelprobleme 33
Muskelpumpe 120
Muskelschaden 36, 39
Muskelschmerzen 39, 46f., 211
Muskelschwäche 47
Muskelstoffwechsel 125
Muskelverletzung 44
Myoglobin 37, 46, 153, 180, 190, 211, 279
Myoglobinurie 42, 47, 211
Myokarditis 164, 249, 258f.
Myopathie 41, 45

## N

Nahrungsergänzungsstoffe 165
Nahrungsmittelallergie 143
Natrium 174, 204
Natriumstoffwechsel 307
Natürliche Killerzellen (NK-Zellen) 159
Nervensystem, sympathisches 56
Neutralfett 307
Nichtsteroidale Antirheumatika (NSAR) 37, 45, 209
Nierenanomalie 210
Nierendurchblutung 209
Nierenfunktionsstörung 209
Niereninsuffizienz 317
Nierenschädigung 178
Nierenversagen 12, 37, 41, 46, 180, 211
Nikotin 57, 165
Non-Responder 192

Noradrenalin 56, 158, 162, 239, 257, 267, 271, 310
Noradrenalinanstieg 113

## O

Ohnmacht 233
Oligomenorrhö 63
Open window 158, 162
Orthostatisch 231
Osteoporose 63, 66
Östradiolkonzentration 65
Östrogenspiegel 63
Oxidativer Stress 164
Ozon 93, 165

## P

Paradoxe Embolie 119
Patellarsehne 10
Patellaspitzen-Syndrom 9
Periodenblutung 63
Periodisierung 58
Phagozytose 162
Pheidippides 283
Plantarfasziitis 5
Plaqueruptur 257
Plaques 316
Plötzlicher Herztod 233, 242, 244f., 251, 260
Pollenallergie 143
Pollenallergiker 91
Präeklampsie 67
Progesteron 63
Pronation 24
Pronationsstellung 10
Prostatakarzinom 166
Proteinurie 210
Psyche 71, 75
Pulsmessung 271, 275
Pulsneurotiker 72, 269f.
Pulsrückgang 265
Pulsuhr 237, 269
Pyruvat 49

## Q

Quaddeln (Urtikaria) 144
Quadrizeps 12
Quadrizepsmuskel 11

## R

Radikale, freie  162, 164, 279
Rauchen  247
Raynaud-Symptomatik  112
Reaktion, anaphylaktische  144
Reanimation  259f.
Rechtsschenkelblock  263
Reduktionskost  314
Refraktärperiode  93, 102
Regeneration  56f., 175
Regenerationstraining  58
Reisethrombose  114
Rektaltemperatur  173, 178
Reproterol  103
Responder  192
Rhabdomyolyse  12, 41f., 45, 180, 209, 261, 279
Risikofaktoren  247, 263
Runner's knee  8
Run-through-Phänomen  102

## S

Salbutamol  103
Salztablette  39
Sandboden  16, 24
Sauerstoffaufnahme, maximale  290, 311
Sauerstoffmangel  187f., 257
Säurereflux  216, 218
Schienbeinkanten-Syndrom  6, 11, 47
Schlafstörungen  57, 187
Schlaganfall  119, 307
Schlaganfallrisiko  319
Schleimbeutelentzündung  8
Schmerztoleranz  77
Schuhwerk  14
Schwangerschaft  67
Schweiß  154, 174, 178, 205
Schweißverlust  226
Schwelle, anaerobe  48
Schwindel  187, 237
Schwindelgefühl  178, 231, 233, 240, 242, 261
Schwitzkuren  109
Sehne  5f.
Seitenstechen  216, 218f., 223, 228
Sexualleben  69
Shin splints  6
Sick-Sinus-Syndrom  234
Sodbrennen  216, 218
Sonnenbrand  147
Sonneneinstrahlung  176, 187
Sonnenstich  178

Späthypoglykämie  129
Speichereisen  155
Spermiendichte  69
Spitzenport  326
Sportherz  262f.
Sportleranämie  154
Sportproteinurie  210
Statine  41, 211
Sterberisiko  247
Sterblichkeit  266
Sterblichkeitsrisiko  266, 294, 321f.
Steroide  41
ST-Fasern  190
Stickstoffmonoxid (NO)  113, 185, 316
Stress  305, 310
– oxidativer  316
Stressfraktur  1f., 65
Stresshormone  257, 267
Stretching  37, 44
ST-Skelettmuskelfasern  306
Stumme Ischämie  127
Superkompensation  58
Supination  25
Sympathikotonus  240
Sympathikus  113
Sympathikuseinfluss  257
Syndrom, metabolisches  54, 128, 305, 310
Synkope  231, 242, 251, 261
Synoviitis  12

## T

Tachykardie, supraventrikuläre  238
Tempoläufe  58
Testosteronspiegel  68
Thrombophilie  120
Thrombose  121, 190, 258
– par effort  122
Thrombosegefahr  123, 312
Thromboserezidiv  120
Thromboserisiko  117f.
Thrombozytenaggregation  120
Todesfallrisiko  236
Toter Punkt  48
Tractus-iliotibialis-Syndrom  9
Training  192, 318
Trainingsanforderungen  290
Trainingsfehler  14
Trainingspause  38
Trainingsprinzipien  291
Trainingspuls  270f.
Trainingsschlappschritt  50, 270

Trainingssteuerung 189, 270f., 275
Trainingszustand 311
Traubenzucker 36, 56, 125
Tremor 208
Triglyzeride 307
Trijodthyronin 63, 314
Troponin 278, 282
Tunnelung 255
Typ-1-Diabetes 128
Typ-2-Diabetes 128, 136
Typ-I-Fasern 306
Typ-II-Fasern 306
T-Zellsystem 160

## U

Übelkeit 178, 187, 204, 208, 216, 226
Übergewicht 19, 305, 314
Übergewichtige 178, 318
Überlastung 22, 37, 39f.
Überlastungsschäden 9, 12, 15, 24
Überpronation 16, 24f.
Überpronierer 15
Übersäuerung (Azidose) 40
Übertraining 55
Übertrainingszustand 162, 210
Überwässerung 204
Übungen, atemgymnastische 97
Ultralangstreckenlauf 279
Umgehungskreislauf 264
Untergewicht 84
Unterkühlung 139, 197ff.
Unterzuckerung 200, 231
Unterzuckerungsgefahr 197
Unterzuckerungszeichen 139
Unwohlsein 204
Urin 46f., 210
Urinveränderungen 209
UV-Einstrahlung 165

## V

Verbrauchskoagulopathie 180
Verdauungstrakt 215
Verletzungshäufigkeit 44
Verletzungsrisiko 16
Verschleißerscheinungen 18
Verschlusskrankheit, periphere arterielle 316
Verwirrtheit 203f., 208
Verwirrung, schwere 180
Vitamin C 103, 162, 165
Vitamin D 66
Vitamin E 165
VLDL 308
VLDL-Cholesterin 307
Völlegefühl 216
Vorhofflimmern 234, 236
Vorkühlung 174

## W

Wachstumshormon 125, 162
Wachstumshormon (STH) 162
Walking 16
Wärmeabgabe 173
Wärmeregulation 173
Wärmeverlust 91
Warmlaufen 44, 175, 199
Warmmachen 14
Wasserintoxikation 178
Wasserverlust 91, 173f., 189, 197
Wenckebach-Periodik 234
Wiederbelebung 276, 282
Wiederbelebungsmaßnahmen 244
Wirbelsäulenbeschwerden 3
WPW-Syndrom 237f., 261

## Z

Zeckenstich 25
Zink 162
Zitronensäure 49
Zuckerkrankheit 113, 247, 317
Zytostatika 165

# Fitness beginnt im Kopf

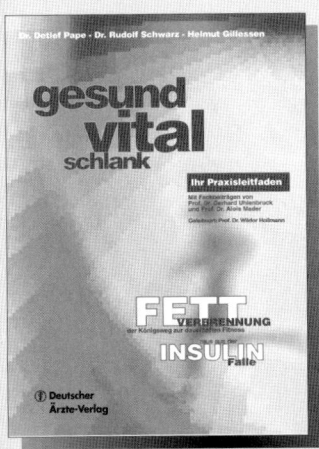

Dr. D. Pape, Dr. R. Schwarz, H. Gillessen
**Satt – Schlank – Gesund**
2003. 314 Seiten, 223 Abb. und 36 Tab.,
ISBN 3-7691-0432-3 broschiert € **19,95**

### Ernährung

„Ackerbauer" oder „Nomade"? Erkennen und ernähren Sie sich nach Ihrem persönlichen Stoffwechseltyp. Entgehen Sie so der übergewichtsverursachenden „Insulinfalle" und dem „tödlichen Quartett" (Übergewichtigkeit, Bluthochdruck, Fettstoffwechselstörungen, Übergewichtszuckerkrankheit) mit den möglichen Folgen: Schlaganfall, Herzinfarkt, Beinarterienverschlüsse.

Erfahren Sie alles über eine gesunde Ernährung und wie Sie mit der richtigen Nährstoffzusammenstellung nach der „Energiepyramide" durch Sattessen überflüssige Pfunde loswerden und Ihr Immunsystem stärken können.

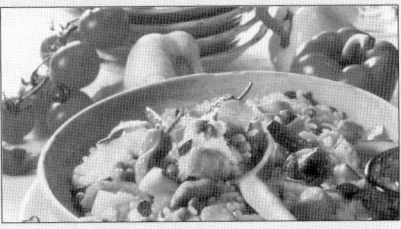

### Energie-Rezepte

Essen Sie sich satt, schlank und gesund mit mehr als 100 Energie-Rezeptvorschlägen. Zum Abnehmen erhalten Sie Praxistipps für kohlenhydratarme Abendmahlzeiten nach dem Prinzip der Insulintrennkost.

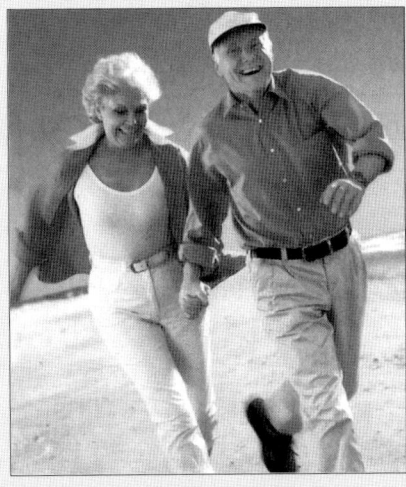

### Bewegung

Gesund-Vital-Schlank bietet anschaulich und spannend präsentiertes Basiswissen über den Stoffwechsel des menschlichen Körpers, über Nahrungsbausteine, Fettgewebe und die Entstehung von Übergewicht. Es enthält aktuelle Erkenntnisse über das Stoffwechselhormon Insulin und hilft mit vielen Tipps aus der Übergewichts- und Insulinfalle.

Sie erhalten einen ausführlichen Einblick in die Entstehung und Vermeidung von Ernährungskrankheiten. Für die praktische Umsetzung einer ausgewogenen, gesunden Ernährung werden zahlreiche Tipps gegeben.

Dr. D. Pape, Dr. R. Schwarz, H. Gillessen
**Gesund – Vital – Schlank**
2001, 213 S., 149 Abb. und 15 Tab.,
ISBN 3-7691-1164-8 broschiert € **19,95**

Lernen Sie, wie Sie mit „Bewegungshormonen" eingesperrtes Fett aus dem Fettgewebe mobilisieren und verbrennen, dabei stoffwechselaktive Muskulatur aufbauen und Ihre Hirnfunktion fitter machen.

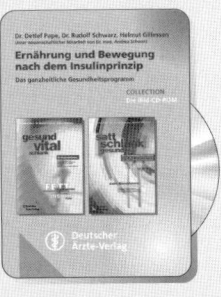

### Bild-CD-ROM für professionelle Ernährungs- und Fitnessberatung

- Alle Schaubilder aus „Gesund-Vital-Schlank" und „Satt-Schlank-Gesund" auf einer CD-ROM
- Veranschaulichung von Vorträgen und Unterricht
- Ausdruck und Übernahme in andere Anwendungen (z.B. Präsentationen)
- Komplette PowerPoint-Vorträge, thematisch sortiert
- Komfortable Volltextsuche in den Folientexten

Pape, Schwarz, Gillessen
**Ernährung und Bewegung nach dem Insulinprinzip**
Das ganzheitliche Gesundheitsprogramm
Collection – Die Bild-CD-ROM
2004, ISBN 3-7691-0467-6 € **139,–**

**Bestellungen bitte an Ihre Buchhandlung oder Deutscher Ärzte-Verlag,**
Versandbuchhandlung:
Postfach 400244, 50832 Köln.
Tel. (0 22 34) 7011 - 314 / Fax 7011 - 476
E-Mail: vsbh@aerzteverlag.de

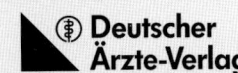

**Mehr Information: aerzteverlag.de**

# Alles zu Wirbelsäule und Sport

## Profitieren Sie vom Wissen erfahrener Orthopäden und Sportwissenschaftler

Welche Sportarten empfehlen Sie bei Wirbelsäulenerkrankungen?
Sie erfahren, wie Sie Ihre Patienten mit Wirbelsäulenproblemen individuell beraten können.

- Orthopädische und sportwissenschaftliche Grundlagen
- Bewertungen der Sportarten aufgrund klinischer Erfahrungen
- Verletzungen und Überlastungsschäden der Wirbelsäule: die Ergebnisse einer Expertenumfrage
- Sport in verschiedenen Lebensabschnitten

**Machen Sie sich fit für Ihre Patienten!**

J. Krämer / A. Wilcke / R. Krämer
**Wirbelsäule und Sport**
Empfehlungen von Sportarten aus orthopädischer und sportwissenschaftlicher Sicht

2005, 228 Seiten, 112 Abbildungen in 157 Einzeldarstellungen, 43 Tabellen
ISBN 3-7691-1198-2
broschiert **€ 39,95**

## Innere Krankheiten sporttherapeutisch behandeln

Möchten Sie die Sport- und Bewegungstherapie nach medizinischen und sporttherapeutischen Aspekten optimieren?

Didaktisch kompetent vermittelt das Standardwerk sowohl Basiswissen als auch sporttherapeutische Konsequenzen.

- Atemwegserkrankungen
- Herz-Kreislauf-Erkrankungen
- Erkrankungen des Blutes (Leukämie, AIDS etc.), der Gefäße, der Verdauungsorgane und der Niere
- Krebserkrankungen
- Rheumatologische Erkrankungen
- Rehabilitation

**Ihr Know-how für eine interdisziplinäre Sport- und Bewegungstherapie!**

R. Rost
**Sport- und Bewegungstherapie bei Inneren Krankheiten**
Lehrbuch für Sportlehrer, Übungsleiter, Physiotherapeuten und Sportmediziner
Überarbeitet von B. Bjarnason-Wehrens, C. Graf, D. Lagerström, E. P. Müller, H.-G. Predel und K. Völker

3. überarb. und erw. Aufl. 2005, 479 S., 114 Abb., 52 Tab. ISBN 3-7691-0411-0
broschiert **€ 49,95**

## Alle Aspekte zu Sportverletzungen auf einen Blick

Umfassendes Grundlagenwissen über Verletzungsarten und Verletzungsmechanismen des Bewegungsapparates, deren Prävention sowie Behandlungsprinzipien und Notfallmaßnahmen

**PRESSESTIMME** „ Sehr hilfreich für die Praxis dürften auch die Rehabilitations-Protokolle und Übungsanleitungen zur Wiederherstellung der normalen Muskel- und Gelenkfunktion nach Verletzungen oder nach Meniskus- oder Bandoperationen sein.
Mit Hilfe des ausführlichen Sachverzeichnisses ist das gewünschte Thema schnell gefunden. " *Ärzte-Zeitung*

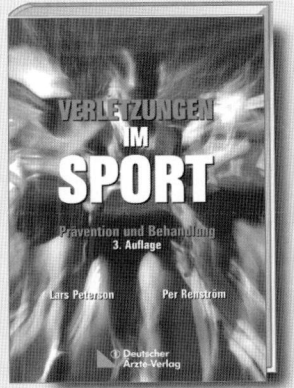

Lars Peterson / Per Renström
**Verletzungen im Sport**
Prävention und Behandlung
3. Auflage

3. völlig neu bearbeitete Auflage 2002
534 Seiten, 335 Abbildungen in 560 Einzeldarst. und 14 Tabellen
ISBN 3-7691-0320-3
gebunden **€ 54,95**

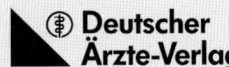

Bestellungen bitte an Ihre Buchhandlung oder Deutscher Ärzte-Verlag, Versandbuchhandlung:
Postfach 400244, 50832 Köln.
Tel. (0 22 34) 7011 - 314 / Fax 7011 - 476
E-Mail: vsbh@aerzteverlag.de

*Irrtümer und Preisänderungen vorbehalten. Preise zzgl. Versandspesen € 4,50*
*Deutscher Ärzte-Verlag GmbH · Sitz Köln · HRB 106 Amtsgericht Köln*

**Mehr Information: aerzteverlag.de**